INFLUENCE

DE LA

PRESSION DE L'AIR

SUR LA VIE DE L'HOMME

PUBLICATIONS ANTÉRIEURES DE L'AUTEUR

1° Les Altitudes de l'Amérique tropicale comparées au niveau des mers, au point de vue de la constitution médicale. In-8, 1861.

2° L'Air raréfié dans ses rapports avec l'homme sain et avec l'homme malade Brochure in-8, 80 pages. 1862.

3° Aérothérapie. Application artificielle de l'air des montagnes au traitement des maladies chroniques. Brochure in-18, 80 pages. 1863.

4° Le Mexique et l'Amérique tropicale. Climats, hygiène et maladies. Volume in-18. 1864.

Nota. Ce dernier ouvrage n'est autre que le premier refondu dans une 2ᵉ édition.

5° La Statistique du Mexique, in-8°. *Bulletin de la Société mexicaine de géographie et de statistique.* 1865.

Typographie Lahure, rue de Fleurus, 9, à Paris.

INFLUENCE

DE LA

PRESSION DE L'AIR

SUR LA VIE DE L'HOMME

CLIMATS D'ALTITUDE ET CLIMATS DE MONTAGNE

PAR D. JOURDANET

Docteur en Médecine, Chevalier de la Légion d'honneur

GRAVURES PAR BOETZEL

CARTES EN COULEUR DESSINÉES ET GRAVÉES CHEZ ÉRHARD

TOME SECOND

PARIS

G. MASSON, ÉDITEUR

LIBRAIRE DE L'ACADÉMIE DE MÉDECINE

1875

TROISIÈME PARTIE

CONSTITUTION PATHOLOGIQUE DES ALTITUDES

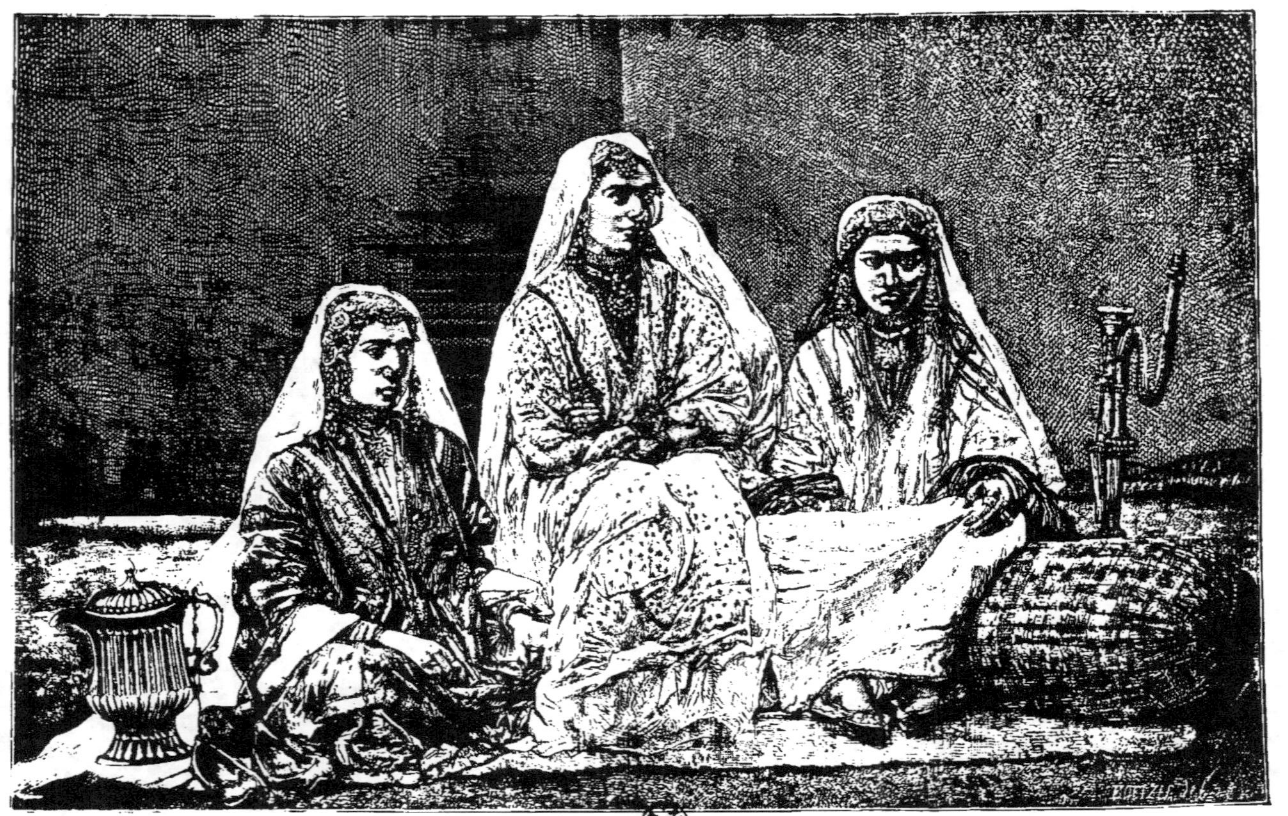

TYPES CACHEMIRIENS.

D'après une photographie.

DE

LA PRESSION DE L'AIR

CHAPITRE PREMIER

DE L'ANOXYHÉMIE OU ANÉMIE BAROMÉTRIQUE

J'ai déjà dit l'influence de la dépression atmosphérique sur l'hématose. L'ensemble de mes convictions à cet égard m'a conduit à faire l'étude d'un état morbide que j'ai cru pouvoir qualifier d'*anémie des altitudes*. Jamais dénomination ne fut mieux justifiée par la nature d'altérations qu'elle a pour objet de soumettre au jugement des hommes de science. Qu'est-ce, en effet, que l'anémie considérée d'une manière générale? Ce qui la représente le plus fidèlement à notre esprit, c'est la situation d'un sujet qui vient d'essuyer une grande perte de sang. L'état général qui en résulte n'est pas précisément une maladie, dans l'acception véritable du mot; mais une manière d'être dans laquelle toutes les fonctions languissent et sont en souffrance. C'est, en réalité, une porte toujours ouverte à toutes sortes d'affections morbides; car l'élément qui nourrit, qui stimule, qui vivifie, est amoindri dans sa dose normale et, partant, dans son énergie naturelle. Vienne alors une cause de trouble pour l'économie vivante; les forces appelées à lui faire obstacle se rencontreront en défaut; un organe, une fonction en pourra devenir la victime et donner à l'indécision de l'état existant une physionomie nouvelle, plus précise, permettant de caractériser par une appellation connue de la nomenclature médicale une série de symptômes qui auront choisi leur siége fixe et définitif. Mais le plus souvent ce n'est pas cela que l'observateur est appelé à juger; c'est bien plutôt un état général de langueur, dans lequel tout paraît souffrir sans que l'on y trouve les bases de diagnostic d'un état morbide localisé. Si le souvenir d'une hémorragie récente est là pour guider alors les investigations du praticien, nulle hésitation ne saurait arrêter son jugement, qui se fixe sur cette cause occasionnelle, et le mot d'anémie se présente naturellement pour couvrir cet ensemble vague de très-réelles souffrances.

Mais hâtons-nous de dire qu'une perte de sang n'est nullement nécessaire pour produire cet état général que nous venons de signaler. Une hémorragie accidentelle est même à la fois l'origine la plus naturelle de l'anémie et la circonstance la plus favorable au rétablissement rapide des forces; car l'organisme sain et robuste avant cette soustraction sanguine se trouve naturellement préparé à reconstituer le liquide nourricier dont il vient d'être passagèrement privé. Mais, tandis que le sang est en général très-prompt à acquérir la partie de sérum qui lui est accidentellement enlevée, les globules ne reviennent que lentement aux proportions qui leur sont naturelles. Avant, donc, que ce liquide soit absolument reconstitué chez les sujets affaiblis par une hémorragie, il y faut constater un état transitoire pendant lequel la masse du sang suffit amplement à la plénitude des vaisseaux, tandis que les globules l'accompagnent dans une proportion amoindrie. Or, dans cet état, l'affaiblissement général n'est pas moins remarquable que lorsque la diminution porte sur la masse entière du sang; de sorte qu'on arrive forcément à cette conviction dont la justesse est démontrée par l'observation de chaque jour : c'est que l'ensemble des signes qui constituent l'état anémique se trouve avoir sa source la plus naturelle dans l'abaissement proportionnel du nombre de globules, quelle que soit, d'ailleurs, la quantité de liquide qui circule dans les vaisseaux.

Ajoutons tout de suite que, sans nul besoin d'une hémorragie préalable, plusieurs agents et quelques états morbides ont le déplorable pouvoir de produire cette altération globulaire et de lui imprimer un degré de constance d'autant plus à redouter que la tendance naturelle à la reconstruction des globules en est complétement écartée. D'après ce premier aperçu, il paraîtrait donc raisonnable de dire que l'anémie est la suite de conditions morbides complexes dominées par un résultat commun : l'hypoglobulie. Mais hâtons-nous d'avouer que, quelles que puissent être les circonstances où elles ont pris leur source, toutes les anémies viennent aboutir à un ensemble de symptômes qui indiquent l'uniformité avec laquelle l'organisme succombe à une commune influence. C'est cette analogie dans leurs manifestations qui a permis d'en confondre l'étude sous une dénomination collective, qui les réunit toutes par les liens d'une altération matérielle commune : la diminution des globules sanguins.

Mais en agissant ainsi, on a cédé à des apparences trompeuses d'une manière d'autant plus regrettable que tout devient confusion dans une étude ainsi compliquée. Nous n'y débutons même que par une erreur physiologique dont nous avons dédaigné de prendre le moindre souci ; car nous paraissons attribuer. aux globules la propriété essentielle de soutenir notre existence, tandis qu'en réalité, l'analyse a prouvé que ces corpuscules sont plus abondants dans le sang veineux que dans le sang artériel, sans que, pour cela, le liquide des veines ait le moindre pouvoir pour prolonger la vie par l'entretien de ses fonctions naturelles. La vérité est que les globules ne sont que le support du véritable agent qui nous fait vivre et que, lorsque leur nombre diminue dans le sang, l'oxygène n'y peut plus acquérir le degré de condensation qui est indispensable au libre fonctionnement de l'organisme. Dans l'hypoglobulie, par conséquent, nous ne souffrons pas précisément parce que nos globules sont diminués, mais à cause de la pénurie d'oxygène dans laquelle cette altération du sang nous oblige à vivre [1]. Il y a sans doute entre ces deux diminutions de l'agent et du support une liaison inséparable ; mais ce n'est pas une raison pour omettre la distinction que je viens de faire. Elle est même à ce point nécessaire que si la privation d'oxygène est bien reconnue comme étant l'occasion essentielle des souffrances des anémiques, il devient évident que toute cause qui pourrait, indépendamment des globules, avoir pour effet de diminuer la densité de ce gaz dans le sang, devrait produire, d'une manière uniforme, l'ensemble des signes qui caractérisent l'anémie.

On voit, dès lors, l'intérêt qui se rattache à ce point de départ de notre étude. Aussi arrêterai-je un moment le cours naturel de mes démonstrations pour mettre d'abord en évidence les vérités qui sont appelées à lui servir de base.

MM. Poggiale et Marchal de Calvi [2] ont analysé comparativement les deux sangs artériel et veineux du même sujet. Ils ont trouvé la composition suivante :

	Sang artériel.	Sang veineux.
Eau	822,46	818,41
Matières solides	177,54	181,59

1. Je ne m'explique peut-être pas très-exactement. Il est, en effet, incontestable que le véritable agent de concentration de l'oxygène est l'hémoglobine, et que ce principe peut exister en quantité variable dans les globules. Il n'en est pas moins vrai que son union avec ces corpuscules est des plus intimes, et que sa puissance peut très-approximativement se calculer par la proportion des globules. Je continuerai donc à employer le langage auquel je suis habitué, priant mon lecteur de ne pas s'y méprendre.

2. *Recherches chimiques sur le sang.* Comptes rendus de l'Académie des sciences, 1848, t. XXVI, p. 143.

	Sang artériel.	Sang veineux.
Fibrine	6,17	6,08
Albumine	66,03	61,37
Globules	97,46	106,05
Matières grasses	1,10	1,20
Chlorure de sodium	3,15	3,29
Sels solubles	2,10	2,19
Phosphate de chaux	0,79	0,76
Sesquioxyde de fer	0,63	0,58

QUANTITÉS COMPARATIVES DE MATIÈRES SÈCHES RETIRÉES DES SANGS VEINEUX ET ARTÉRIEL [1].

Pour 100 parties :

	Sang artériel.	Sang veineux.	
Prévost et Dumas	17,07	16,36	de mouton.
—	17,57	18,26	—
Letellier	14.47	13.81	—
—	19,12	17,72	—
—	14,98	15,88	—
Hering	20,11	20,51	bœuf.
Lecann	21,61	20,43	cheval.
—	21,45	20,54	—
Hering	16,05	16,84	—
Simon	23,99	24,26	—
—	21,06	21,34	—
Prévost et Dumas	17,65	17,41	chat.
—	19,02	19,08	—
		242,56	

Ces différents travaux prouvent surabondamment que le principal, sinon l'unique rôle des globules dans le soutien de la vie, est de servir de support et de moyen de condensation à l'oxygène destiné à alimenter notre existence. Privé de leur concours, le sang ne dissoudrait qu'une quantité insuffisante de ce gaz, et d'autre part, quel que fût le nombre auquel ils s'élevassent dans ce liquide, la respiration d'un gaz non mélangé d'oxygène amènerait promptement la mort par asphyxie. Nul doute ne peut donc rester dans l'esprit de mes lecteurs sur l'impuissance isolée de ces corpuscules, et j'ai eu raison de dire que le sang ne leur doit sa vitalité, non interrompue, que par le pouvoir dont ils jouissent de s'emparer du gaz auquel notre existence alimente sa durée, non moins que par la faculté de le céder aux organes et de s'en imbiber de nouveau au contact de l'air, dans un mouvement incessant qui est la

1. Citées par Milne Edwards, t. I, p. 366.

condition essentielle de la vie. La nature, au surplus, n'a pas voulu seulement pourvoir à cette nécessité de l'absorption continue du gaz vital; elle a encore prévu que son action stimulante ne saurait suffire au plein exercice de nos fonctions, si sa densité dans le sang ne se conservait au degré qui doit en assurer toute l'influence. C'est à ce double rôle que les globules sont destinés, et ils s'en acquittent, sans nul doute, en raison de leur propre condensation. Il ne serait pas naturel, en effet, de croire *a priori* qu'ils pussent s'emparer d'une dose toujours uniforme d'oxygène, quel que fût le nombre auquel ils se sont eux-mêmes élevés dans le torrent circulatoire. Hâtons-nous d'ajouter que ce que le raisonnement indique se réalise indubitablement, car les analyses l'ont démontré.

Je ne suis pas en mesure de juger par moi-même les travaux de M. Meyer à ce sujet; mais M. Fernet, qui a pris note de ses écrits dans leur langue originaire, nous dit que, « selon cet auteur, l'absorption de l'oxygène par le sang dépend pour la plus faible partie seulement de la pression exercée par ce gaz à la surface du liquide : en outre, à mesure que le sang s'enrichit en eau et perd par conséquent des quantités relatives du principe qui fixe l'oxygène, les quantités absorbées indépendantes de la pression décroissent, celles qui entrent en dissolution proprement dite augmentent. Il explique ainsi l'affaiblissement graduel de la respiration après des saignées fréquemment répétées, l'expérience ayant démontré que le sang contient alors des proportions d'eau de plus en plus considérables. »

Et bientôt M. Fernet ajoute : « De là l'influence, connue de tous les physiologistes, de la quantité ou des dimensions relatives des globules sur la consommation d'oxygène dans l'acte de la respiration : de là, aussi, les coïncidences, observées dans un grand nombre de recherches sur la pathologie et l'anatomie comparée, entre la diminution des globules et le ralentissement dans la fonction de respiration, ou réciproquement. Les résultats obtenus à cet égard sont devenus classiques, et je ne crois pas nécessaire d'y insister [1]. »

Il est donc hors de doute que la densité à laquelle l'oxygène a le pouvoir de s'élever dans le sang est proportionnelle au nombre de globules. Il s'ensuit qu'un appauvrissement du liquide nourricier, au point de vue de ces corpuscules, entraîne, nécessairement, la diminution de ce gaz dans le torrent circulatoire. Et comme, d'ailleurs, l'incapacité du sang veineux à soutenir les phénomènes de la vie a prouvé l'impuissance des globules par eux-mêmes, on arrive bien naturellement à la conviction, déjà exprimée dans ce chapitre, que les sujets atteints d'hypoglobulie ne

---

1. Fernet, loc. cit., p. 213-214.

souffrent réellement que par suite de la soustraction d'une part importante de l'oxygène nécessaire à la vie.

On n'aurait, du reste, qu'une idée erronée du phénomène, si l'on voulait en chercher la constatation dans la consommation permanente d'oxygène et la production d'acide carbonique constituant l'acte respiratoire
des anémiques. L'étude qui en a été essayée indique, en effet, quelquefois
un échange fort actif de ces deux gaz dans les conduits pulmonaires.

Cette activité des combustions respiratoires carbonées chez les anémiques n'indiquerait donc pas tout d'abord que ce genre de malades
eût précisément à souffrir d'une privation nécessaire d'oxygène. Mais ce
n'est point dans cette partie du phénomène qu'il est naturel de constater
la vérité, dont nous cherchons la démonstration. L'oxygène, en effet,
n'agit pas seulement par les transformations carbonées, dont il est la
source; il est aussi pour nos organes un stimulant nécessaire qui réveille leur action et y provoque des aptitudes variées. C'est pour cela,
surtout, que non-seulement le courant qui s'en établit dans le sang,
mais encore la densité qu'il y acquiert devient une question d'un ordre
primordial. Celle-ci n'est pas moins intéressante, lorsqu'il s'agit de puiser dans ce liquide les éléments de consommation gazeuse qui sont appelés à coopérer à des efforts exceptionnels en tout genre de travail. L'incapacité des anémiques dans ces cas extraordinaires indique chez eux
avec évidence l'insuffisance de l'aliment auquel les fonctions vont demander leurs habituelles ressources.

Il y a, d'ailleurs, dans l'acte respiratoire complet, un genre de combustion non carbonée qui repose plus particulièrement sur des éléments
protéiques de nature azotée. Le degré de son activité est peut-être l'indice
de la véritable énergie avec laquelle nos organes sont stimulés. Cette
part du phénomène respiratoire a sa mesure la plus naturelle dans l'écart qui se constate entre l'acide carbonique produit et l'oxygène consommé. Ce rapport est généralement de 0,80 pour 100, dans les circonstances les plus ordinaires de vitalité. Il indique souvent qu'une
part plus notable du gaz comburant a été déviée de ses combustions carbonées les plus habituelles. Mais ce n'est pas chez les anémiques que l'on
remarque cette particularité. C'est, au contraire, un phénomène opposé
qui attire chez eux l'attention de l'observateur; car les analyses ont démontré que l'oxygène inspiré y est employé presque tout entier à former de l'acide carbonique.

J'avoue que cette partie du travail qui nous occupe est encore le sujet d'un des *desirata* qu'il nous reste à satisfaire. A la vérité, une étude
importante faite à Lyon, en 1849, par MM. Hervier et Saint-Lager, a mis
hors de doute le fait d'une plus grande quantité d'acide carbonique
exhalé par les chlorotiques, comparativement à l'état de santé; mais le

rapport entre la production de ce gaz avec l'oxygène consommé ne fut pas mis en question par ces estimables expérimentateurs.

J'ai toujours eu le désir de voir cette lacune remplie par les soins d'un homme dont la compétence en analyses de ce genre ne pût être l'objet d'aucun doute. Il ne m'a pas été possible encore de l'obtenir. En attendant, j'ai cherché à dissiper mes doutes au moyen d'un travail personnel. J'ai pris de l'air expiré par des chlorotiques, dans un sac en caoutchouc muni d'une embouchure avec un jeu irréprochable de soupape. Cet air, successivement traité par de la potasse et de l'acide pyrogallique, m'a dévoilé des quantités d'acide carbonique produit et d'oxygène absorbé dans la proportion suivante :

> Acide carbonique produit....... 4,61 p. 100.
> Oxygène absorbé............... 4,65 p. 100.

Par où l'on voit que la partie d'oxygène qui est employée dans l'état de santé à des combustions non carbonées, est notablement diminuée chez les hypoglobuliques.

Ce résultat, qui paraît être une vérité, est en accord parfait avec d'autres phénomènes qu'il ferait *à priori* prévoir. Les combinaisons de l'oxygène avec l'azote paraissent, en effet, diminuées en même temps chez les chlorotiques. C'est du moins ce qui semble ressortir de quelques travaux analytiques, vagues encore à la vérité, mais qui méritent déjà un commencement de confiance, et qui proclament que l'urée est diminuée dans sa production dans les maladies qui ont pour base une altération des globules sanguins.

Il paraît donc très-naturel d'arriver à la conviction que les altérations fonctionnelles et morbides qui s'observent chez les anémiques proviennent de la diminution de densité de l'oxygène du sang. Je ne veux pas dire que leurs souffrances n'ont pas d'autres causes. Il est, au contraire, bien naturel de croire que les conditions primordiales qui ont été pour le liquide nourricier l'occasion d'une moindre richesse en globules, continuent à agir sur l'organisme d'une manière funeste. Mais l'originalité qui découle de l'hypoglobulie est indépendante, en quelque sorte, des autres conditions qui l'accompagnent ou qui l'ont précédée. Elle est assez caractéristique pour que le groupe à peu près uniforme des signes qui la constituent, permette de faire abstraction des accidents variés dont elle se complique. L'appellation d'anémie réveille donc dans l'esprit l'idée collective d'un ensemble de symptômes, vague peut-être dans son point de départ et dans les limites qui définissent son étendue, mais très-ferme et très-positif dans la constante uniformité des manifestations essentielles qui le caractérisent. Là où nous voyons l'ensemble de ces signes, nous ne balançons pas à diagnostiquer la pauvreté du sang en globules; c'est-à-dire que nous y constatons, par cela même, une moindre densité de l'oxygène artériel.

N'allons pas plus loin sans placer ici le souvenir de ce que nous avons dit sur la désoxygénation du sang, observée par M. Bert chez les animaux soumis à une dépression barométrique. Rappelons-nous aussi ces accidents lipothymiques si graves dont M. Graisher faillit être victime, à la hauteur d'environ 9000 mètres. Souvenons-nous encore de cet affaiblissement vertigineux si souvent éprouvé par les voyageurs de montagnes. A côté de cette évocation de nos souvenirs, plaçons un sujet dont on vient d'ouvrir la veine par une saignée. Tout à coup, nous le voyons pâlir ; ses lèvres deviennent violacées ; ses yeux se cavent ; son estomac se soulève ; le vertige l'entraîne ; il va tomber en défaillance, quoique vous ayez pris soin d'arrêter l'écoulement de sang. S'il est assis, couchez-le ; vous éviterez peut-être par cette simple manœuvre qu'il perde complétement ses sens, ou vous obtiendrez qu'il les reprenne sans retard, s'ils sont déjà perdus.

Je demanderai maintenant à mes lecteurs s'ils ne sont pas frappés, comme je le suis moi-même, des analogies qui ressortent de ces situations morbides diverses, d'origines en apparence si différentes. Veuillez remarquer, en effet, que cet homme dont la saignée vient d'altérer les forces, chancelle, pâlit, est atteint de vomissements. Sur le point de succomber à la syncope qui le menace, il s'y soustrait, et soulage tous ses accidents par la position horizontale, ramenant de la sorte au cerveau un stimulant que la saignée vient de trop appauvrir. Malgré la grande différence de situations, n'est-ce pas absolument ainsi que se comportent les voyageurs qui succombent aux atteintes du mal de montagne ?

A la vérité, la saignée a pour conséquence une déplétion des vaisseaux, qui ne paraît pas avoir son analogue dans le mal des altitudes. Mais, outre que des congestions abdominales et hépatiques existent ici pour produire sur le cerveau un résultat comparable, l'une et l'autre situations se rapprochent essentiellement par la désoxygénation du sang qui nous paraît presque les confondre. D'une part, en effet, la masse du liquide sanguin diminuée offre un élément moindre à l'absorption de l'oxygène, et d'un autre côté, la pression atmosphérique altérée y diminue la densité de ce même gaz ; ici, c'est une désoxygénation barométrique ; là, c'est une désoxygénation globulaire.

Laissez les deux sujets dans ces situations respectives : que l'un ne forme plus de globules ; que l'autre ne change pas de niveau. Ils s'habitueront à leur état, sans doute ; les premiers accidents disparaîtront désormais ; leurs fonctions reprendront les cours à peu près normaux.... mais des deux parts ils seront anémiques ; car les deux sujets ne pourront plus ramener l'oxygène de leur sang à la densité qui leur était auparavant naturelle.

Telles sont les raisons qui m'ont conduit à la dénomination d'anémie, ou plutôt d'anoxyhémie des altitudes, pour désigner l'ensemble de symptômes qui caractérisent un état habituel, souvent morbide, chez beaucoup de sujets qui habitent les lieux élevés. En agissant ainsi, non-seulement je ne crois pas m'être écarté des règles qui président à toute nomenclature judicieuse, mais je verrais encore des raisons pour admettre l'existence de deux groupes dans cette commune étude, et pour les distinguer par les deux dénominations d'anoxyhémie hypoglobulaire et d'anoxyhémie barométrique.

Je viens de m'expliquer sur la nature, telle que je la comprends, de l'anoxyhémie des altitudes. On me demandera sans doute maintenant quels en sont les signes diagnostiques. Et d'abord, est-ce là bien réellement une maladie ? Je réponds : un sujet auparavant robuste a été victime d'une hémorragie considérable ; nous le voyons huit jours après cet accident. Déjà un sang aqueux remplit surabondamment les vaisseaux artériels et veineux ; le pouls est fort, plein et vibrant, la peau chaude, la respiration inquiète, incertaine, souvent suspireuse ; les forces sont abattues ; les mouvements réveillent des palpitations de cœur fort incommodes ; les digestions pénibles et prolongées s'accompagnent de vertiges : j'ose dire que si cet ensemble d'accidents constitue une maladie, c'est au même titre que l'inanition, mais pas davantage. Dans l'un et l'autre cas, les fonctions sont troublées faute d'aliment ; les lésions n'existent nulle part et ne peuvent être que secondaires.

Il en est de même de l'anémie des altitudes.

Mais, ainsi que l'hypoglobulie ne saurait exister longtemps sans altérer certaines fonctions assez profondément pour imprimer au mal une physionomie particulière qui l'individualise, l'anoxyhémie barométrique peut affecter aussi des formes morbides qui varient en raison des prédispositions individuelles. Nous verrons tout à l'heure quelles sont alors ses manifestations les plus habituelles ; mais avant de pousser plus loin cette importante étude, revenons sur nos pas pour bien reconnaître la solidité du terrain sur lequel nous avons marché et l'intérêt réel qui nous y accompagne.

1° Nos observations portent sur un pays où la pression barométrique est diminuée de 18 centimètres (à peu près un quart d'atmosphère).

2° Les expériences de M. Bert ont prouvé que cette dépression atmosphérique commence à porter atteinte à l'affinité qui unit l'oxygène aux globules, et diminue par conséquent la densité de ce gaz dans le sang.

3° Les hommes qui, partis du niveau des mers, arrivent rapidement à cette altitude, éprouvent un ensemble d'accidents qui disparaissent peut-être bientôt, mais qui n'en prouvent pas moins les effets réels de l'influence à laquelle ils ont momentanément cédé.

4° Ces accidents sont remarquables par leur originalité et ne peuvent dépendre que de l'unique condition originale dont on est entouré : la diminution de la pression atmosphérique et la désoxygénation sanguine qui en est la conséquence incontestable.

5° Les études physiologiques faites à la page 295 nous prouvent que toutes les conséquences de ces premiers phénomènes n'ont pas disparu chez tous les résidents, même dans leur état habituel de santé.

6° C'est donc là une cause prédisposante de souffrances d'autre nature et, avant tout, c'est un état physiologique anormal qui peut devenir lui-même maladif.

7° C'est ce dernier résultat qui constitue l'anoxyhémie des altitudes.

Il arrive, du reste, sur le plateau ce que l'on observe dans toutes les contrées du globe : une cause générale de maladie étant donnée, tout le monde n'y cède pas avec la même facilité et d'une manière toujours identique. Les constitutions individuelles donnent, en effet, des aptitudes différentes pour résister à certaines conditions étiologiques déterminées. Il est aisé de prévoir, dans cet ordre d'idées, que la meilleure protection contre la raréfaction atmosphérique ambiante serait dans un sang fortement pourvu de globules. Or c'est là une question de tempérament. Les analyses remarquables de MM. Andral et Gavarret nous ont démontré que le nombre auquel s'élèvent ces corpuscules suivent les oscillations des complexions individuelles. Ils figurent dans les vaisseaux en proportion d'autant plus considérable que les sujets ont un tempérament sanguin plus marqué. La grande variété que l'on observe partout dans les complexions organiques permet de comprendre, par conséquent, que la résis-tance à l'air des altitudes doive se représenter dans une échelle très-compliquée. Mais il est déjà très-remarquable que, dans les contrées élevées où s'est exercée notre longue pratique, les tempéraments sanguins très-caractérisés ne s'observent réellement nulle part. Les sujets organisés pour cette exubérance du système circulatoire en perdent toutes les appa-rences par l'emploi constant de cette force à contrebalancer la pénurie d'air imposée par les climats. Ces tempéraments ainsi transformés sont les privilégiés des altitudes. Au-dessous d'eux on ne voit que des com-plexions fort ordinaires et des gens habituellement faibles. Avant de recher-cher parmi ceux-ci des souffrances pathologiques très-caractérisées, disons tout d'abord qu'ils en possèdent à ce point les prédispositions les plus irrécusables, que les moindres causes suffisent à les rendre évidentes. Que vienne, en effet, s'ajouter à la raréfaction naturelle de l'air, une circon-stance nouvelle qui le rende moins respirable — la chaleur extrêmement sèche du printemps, par exemple —, l'appétit s'altère ; on a de l'insomnie, du vertige ; on est agacé, troublé ; la pensée devient difficile, l'exercice musculaire plus pénible ; les maladies graves sont plus fréquentes, avec un caractère adynamique très-tranché. C'est là de l'anoxyhémisme, généralement latent, qui se fait jour tout à coup par les signes les moins équivoques, à la suite de l'exagération de ses causes les plus habituelles. Ce qui signifie que les hommes qui possèdent ces tempéraments appauvris ne sont pas ordinairement malades, si l'on veut, mais constamment menacés de le devenir sous l'influence du moindre accident. Ils ont habituellement le visage abattu ; leur démarche est lente et souvent hésitante ; leur appétit est médiocre et la digestion prolongée ; ils ont des insomnies fréquentes, et si le sommeil dure la nuit entière, il n'est nullement réparateur : ces sujets se lèvent le matin lourds et courbaturés. C'est sur eux que je remarquais souvent cette tendance au refroidissement des extrémités dont j'ai parlé dans mon premier livre. Je ne pensai point alors qu'un abaissement général de température pût être appréciable dans les cavités ; car je ne pouvais croire que le commencement de désoxygénation dont ils étaient déjà victimes pût agir au delà des phénomènes les plus simples de calorification extérieure ; mais le fait me parut assez notable dans ce sens élémentaire pour qu'il pût être signalé comme servant à caractériser une situation qui me semblait empreinte d'une incontestable originalité. Je me suis convaincu, plus tard, que cette altération de chaleur est souvent perceptible à l'aisselle et mérite de figurer parmi les signes d'un état général anoxyhémique ou qui n'est pas loin de mériter cette dénomination dans un sens vraiment pathologique.

Je m'arrête un moment pour prévenir mon lecteur que je ne veux rien omettre qui puisse servir à le laisser pleinement convaincu. J'éprouve, donc, le besoin de lui dire que ma plume n'est nullement isolée dans la peinture que je viens de faire d'un état d'altération maladive souvent observée sur le haut plateau. Tout le monde la voit sans la nommer ; il y est surtout fait souvent allusion dans les récits d'un confrère estimé qui n'a pas cru devoir juger comme moi les influences des altitudes, non qu'il y ait jamais décrit autre chose que ce que j'ai proclamé moi-même, mais se refusant toujours d'y faire intervenir comme cause la désoxygénation sanguine.

Je dois me limiter actuellement à rappeler que notre regretté confrère n'a pas moins remarqué que moi-même cet affaiblissement souvent observé sur le haut plateau du Mexique. «On remarque très-souvent, dit-il, surtout de février à la fin de mai, c'est-à-dire à l'époque des chaleurs les plus fortes, des vertiges avec lourdeur de tête, resserrement des tempes, bleuettes passant devant les yeux, malaise d'estomac et vomissements sympathiques d'une *hypérémie cérébrale....* »

Et dans un autre passage :

« Ou bien les individus s'habituent et se plient simplement aux modifications organiques imposées par cet air sec et chaud (des altitudes), et alors ils ne tardent pas à voir leur constitution s'amollir ; ils craignent l'exercice qui les épuise ; ils languissent, ils s'étiolent : voilà la soi-disant anémie des altitudes [1]. »

Je pourrais répéter ici ce que j'ai déjà dit ailleurs en réponse aux assertions qui précèdent : je fais peu de cas des dénominations, lorsque les choses sont bien comprises. Si l'on prouve que ce que j'appelle anémie des altitudes, non sans en donner les raisons, serait mieux désigné par les mots qu'on nous donne, d'*amollissement*, de *langueur*, d'*étiolement*, je saurai gré qu'on les fasse accepter par la science, pourvu qu'il reste bien entendu que ces mots servent à désigner un état maladif bien souvent observé par nous tous sur le plateau du Mexique, avec cette particularité qui le rend plus digne de remarque : c'est que la température élevée, s'exerçant sur les sujets malades, ne figure nullement dans l'étiologie de leurs souffrances. Les gens le plus fréquemment atteints ont, en effet, une vie sédentaire, à l'ombre du domicile, dans un pays où le thermomètre centigrade, ne dépassant jamais 26, se maintient, aux saisons les plus chaudes, entre 16 et 23 degrés.

Quoi qu'il en soit, on voit donc que les témoignages ne manquent pas pour constater l'état de souffrance ou d'affaiblissement dont il est ici question. Celui que je viens de reproduire, est d'autant plus précieux à mentionner ici que la vérité s'en dégage par la voix même qui lui a été habituellement hostile.

Ne dédaignant pas ce nouvel appui, je ramène l'attention sur les phénomènes morbides qui nous occupent. Leur ensemble m'avait assez captivé dès l'année 1849, à Puebla, pour que je n'hésitasse pas à lui appliquer la dénomination d'anémie, dans le sens d'une diminution de globules. Ce fut alors que les occasions me furent successivement offertes de faire cinq analyses du sang de sujets ainsi maladifs. Le résultat en fut des plus curieux, et j'ose dire des moins compréhensibles pour les idées dont j'étais alors dominé. Toutes concordent dans un résultat identique. L'une d'elles, la seule dont je puisse rendre compte d'une manière tout à fait circonstanciée, a trait à un sujet qui fit une chute de cheval ayant pour conséquence une commotion cérébrale des plus graves. Après trois jours d'une action déprimante très-prononcée, des phénomènes de réaction vive me parurent indiquer l'urgence d'une saignée du bras. Le malade m'avait consulté précédemment à propos de l'ensemble de symptômes d'affaiblissement, qui nous occupent dans ce chapitre. Il me sembla intéressant de chercher à lever mes doutes à pro-

1. *Gazette hebdomadaire de médecine et de chirurgie*, 1864, p. 265.

pos d'hypoglobulie dont je le croyais atteint. Je pris 200 grammes du sang extrait de sa veine. Après formation complète du caillot, je décantai avec soin et pris de nouveau le poids de ce qui restait, ci : 90 grammes.

Faisant évaporer lentement jusqu'à siccité complète de ce dépôt, j'obtins 38,2 grammes de parties solides renfermant les globules, la fibrine des 200 grammes primitifs et la part d'albumine qui correspondait à la masse restée après le décantage. J'ai pu supposer, d'ailleurs, sans crainte d'erreur notable, que la fibrine et l'albumine existaient dans ce sang en proportions normales; car je savais que le malade n'était atteint d'aucune maladie qui en pût altérer les rapports habituels.

```
Ci : Fibrine,    0,3 p. 100...........   0,6   grammes.
     Albumine, 7,5 p. 100........   15      —
                                    ————
     En somme.................   15,6   grammes.
Retranchant l'albumine des 110 grammes de sé-
rum décanté................................    8,2     —
                                    ————
     Il reste...................    7,4   grammes,
```

qui, retranchés des 38,2 de parties solides, constatées après dessiccation, laissent 30,8 pour représenter les globules correspondant aux 200 grammes de sang ; c'est-à-dire 15,4 p. 100, ce qui dépasse un peu les proportions normales.

Les autres analyses que j'ai faites dans des circonstances qui offrent des analogies frappantes avec le cas que je viens de décrire, ont été concluantes dans le même sens. Deux d'entre elles, néanmoins, ne fournirent que 110 et 115 pour 1000 de globules. A la vérité, les sujets appartenaient au sexe féminin. Voici les résultats concis pris sur mes notes :

```
200 gr. de sang d'un sujet de 31 ans d'apparence anémique, pas de décan-
    tage, évaporation complète, résidu sec........................   42,6 gr.
Id. d'un sujet de 33 ans.......................................   41,2
Id. d'une jeune fille de 19 ans................................   37,6
Id. d'une jeune fille de 25 ans................................   38,6
```

Voilà donc un état de souffrance bien constaté, s'étendant, d'une manière générale, sur un assez grand nombre d'individus, pour qu'on ne puisse point balancer à y signaler une influence climatérique. L'existence de ces accidents à Puebla, ville essentiellement propre, sans émanations mauvaises d'aucune sorte, leur constatation même au milieu des campagnes absolument dénuées de marécages, sous un ciel presque toujours radieux, au milieu d'une lumière splendide, par une température admirable de constante douceur ; tout cela ne présente-t-il pas un ensemble de conditions qui se recommande par une incontestable originalité? Voilà des gens qui souffrent réellement, qui ne paraissent pas avoir un organe spécialement affecté, que l'on dirait volontiers anémiques, et dont le sang examiné renferme, cependant, la quantité normale de globules; ils sont dans un pays où les nouveaux venus non acclimatés présentent, pour ainsi dire à l'état aigu, ce qui se traduit chez les résidents par des affaiblissements sans caractères fixes ou par des langueurs mal délimitées.... Et pourtant, cela ne vous frappe aucunement.... Pour vous, la cause qui agissait si péniblement sur les voyageurs ne figure en rien dans les altérations originales de la santé des habitants. Quand vous les voyez ainsi souffrants, vous aimez mieux ne pas savoir ce qu'ils ont ou mettre votre esprit à la torture pour l'expliquer, que d'avoir recours à l'interprétation la plus simple, la plus naturelle, en reconnaissant une influence évidente qui vous saisit, qui vous a frappé vous-même bien souvent, brisant, d'une manière fort sensible, vos aptitudes naturelles et votre activité. Vous préférez poétiser la situation, et vous extasier sur l'adresse et la force des *toreadores*, sur la courageuse agilité d'un cavalier conduisant sa monture avec une dextérité réellement digne d'admiration, sur l'infatigable entrain des jeunes filles, pleines de sympathique grâce, tourbillonnant la nuit entière dans un bal qui les a grisées. A votre aise! et soyez satisfait. Quant à moi, la coutume de porter sur les choses un jugement empreint de plus de réalisme, m'a toujours fait penser que la force et l'agilité se montrent dans tous les pays, chez quelques hommes privilégiés, et que, partout, les jeunes filles oublient leurs palpitations et leurs fatigues pour la valse et la mazourka, sans que cela puisse être considéré nulle part comme une preuve en faveur du développement des forces générales d'une contrée.

Je ne suis pas ramené davantage à vos idées lorsque vous me rappelez qu'un combat célèbre, celui de Pichincha, eut lieu à une hauteur peu différente de celle du Mont-Rose, et que les combattants firent preuve de vigueur et d'incontestable énergie. Est-ce là un argument? C'est tout au plus un exemple remarquable de ce que peut la surexcitation morale contre les influences qui lui sont opposées. Cela me rappelle qu'au Mexique, à l'attaque d'un escarpement élevé qui devait nous conduire à Huejutla, trois de nos braves soldats montèrent avec tant d'élan qu'ils tombèrent morts, asphyxiés, sur les canons qu'on venait de prendre. Pouvons-nous dire, en célébrant la gloire de ces braves gens, qu'ils étaient *physiologiquement* capables de cette action d'éclat? Leur héroïque mort est là pour nous répondre [1].

Il ne me paraît pas nécessaire de rien ajouter à ce qui précède, pour faire comprendre à mes lecteurs les conditions claires et précises au mi-

---

1. Le rapport publié à cette époque par le colonel Tourre citait positivement ce fait héroïque en nommant les trois généreuses victimes.

lieu desquelles se développe l'action étiologique qui sert de base à l'anémie des altitudes. Je n'ai pas besoin non plus d'insister davantage sur l'altération circulatoire qui en caractérise la vraie nature. Disons maintenant les signes par lesquels l'abattement physiologique, que je viens de décrire, témoigne de son passage à un état pathologique confirmé. Ici, une division devient nécessaire; car le mal qui nous occupe affecte diverses formes très-distinctement caractérisées. Il peut, en effet, être la conséquence d'une diminution générale de toute la masse sanguine; manifester particulièrement par le vertige l'atteinte portée au système nerveux; se faire jour par les symptômes de l'hypocondrie; se produire, enfin, par des névroses de l'estomac et par des désordres non inflammatoires du tube digestif. Nous aurons donc à étudier :

1° L'anoxyhémie anémique des altitudes;

2° L'anoxyhémie vertigineuse;

3° L'anoxyhémie hypocondriaque;

4° L'anoxyhémie dyspeptique.

§ 1. — *De l'anoxyhémie anémique des altitudes.*

J'appelle ainsi l'état d'un sujet qui, sous l'influence d'une oxygénation languissante, d'une évaporation excessive par sécheresse et légèreté de l'air, arrive à ne plus avoir dans l'ensemble de ses vaisseaux la quantité totale de liquide qui en constitue la masse normale. J'ai pu me convaincre que cette manière d'être est fort commune dans les localités qui dépassent, au Mexique, l'altitude de 2000 mètres. Il n'est pas facile d'en donner beaucoup de preuves directes; mais la vérité me paraît, néanmoins, se dégager nettement d'un ensemble de considérations qui semblent la proclamer de la manière la plus convaincante. Ainsi, la pauvreté du système circulatoire périphérique est une chose qui frappe le regard d'une façon très-sensible. La peau sèche et pâle se soulève rarement, sillonnée par les veines sous cutanées. Chez les vieillards même, tandis que sur les niveaux inférieurs les trajets veineux se dessinent démesurément surtout à la peau des mains, les altitudes éteignent ces engorgements que l'on n'y voit plus qu'avec une extrême rareté. La radiale, d'ailleurs, présente presque toujours un pouls petit et dépressible, et je dois ajouter tout de suite que, malheureusement, ce ne sont pas là de trompeuses apparences. Les conduits circulatoires, en effet, ont trop souvent une tendance exagérée à diminuer leur calibre, surtout vers les pieds; d'où l'on arrive quelquefois à la conséquence déplorable d'un refroidissement douloureux avec menace de gangrène par asphyxie locale, abstraction faite de toute embolie. Nous en avons eu souvent la preuve chez des sujets auxquels les menaces d'un pareil résultat nous obli-

geaient à donner le conseil de descendre aux terres chaudes des niveaux inférieurs. Là, l'action complexe de la chaleur, de l'humidité
et d'une oxygénation meilleure opérait assez promptement leur rétablissement. Ils nous revenaient guéris et, très-souvent, sans accidents
ultérieurs.

J'ai connu une dame de la meilleure société de Mexico, qui a été l'occasion d'une observation des plus intéressantes; vers la fin d'octobre 1862,
Mme B.... avait trente-sept ans. Sa santé jusque-là avait été des meilleures. A cette date, à la suite de peines morales qui l'avaient beaucoup
affectée, elle perdit absolument l'appétit. Elle éprouvait, d'ailleurs,
comme des serrements de cœur très-fréquents, avec la sensation de mouvements irréguliers et de pauses très-pénibles. Des frissons erratiques se
faisaient souvent sentir sur tout le corps, et les pieds qui, jusque-là,
n'avaient jamais eu de tendance à se refroidir, perdirent insensiblement
leur chaleur habituelle. La malade ne pouvait les réchauffer par aucun
moyen, et il lui semblait qu'ils se refroidissaient davantage sous l'influence de l'exercice. En marchant, aussi, elle éprouvait une sensation
singulière, plus agaçante que douloureuse, à la partie postérieure des
jambes, au bas du mollet. Il lui semblait qu'une main invisible lui serrait
ce point des deux membres, les attirant en arrière, lorsque le mouvement
volontaire de la marche les poussait en avant.

Cependant le temps s'écoulait au milieu de ces premiers symptômes
sans qu'ils vinssent se compliquer d'aucun autre accident, lorsque vers
le 20 novembre, des douleurs lancinantes fort vives commencèrent sur le
gros orteil du pied droit. Alors aussi le refroidissement de ce côté se fit
sentir encore plus intense. Les frissons erratiques devenaient, d'ailleurs,
plus fréquents, et l'anorexie complète. Les nuits étaient surtout tourmentées par les élancements très-douloureux du pied.

La malade qui avait quelques idées dignes d'être blâmées en fait de
pratique médicale, s'était refusée jusque-là à appeler un médecin, et
pour mieux s'y soustraire, cachait à sa famille tout ce qu'elle pouvait de
ses souffrances. Mais un symptôme nouveau, plus alarmant que ceux qui
avaient précédé, vint mettre fin à cette situation regrettable. Le gros orteil, qui était le siége de douleurs lancinantes, devint violacé dans toute
son étendue, et noirâtre à la pointe. Un médecin fut appelé. Son diagnostic ne pouvait être douteux. Un cas de gangrène spontanée se présentait
là avec tant d'évidence, qu'il n'y avait pas la moindre place au doute. Ses
pressentiments sur le pronostic furent exprimés avec une sincérité, qui
laissa la famille entière dans un état d'autant plus vif d'affliction que les
nombreux exemples de terminaisons déplorables de cette maladie sont, à
Mexico, de connaissance vulgaire.

Les prescriptions furent sages, d'ailleurs; mais le mal paraissait empirer. Les nuits étaient horribles; les frissons plus intenses revenaient à tout instant.

On était au commencement de décembre. Le doigt était toujours violacé, la tache noire plus étendue à la pointe, avec la peau dure et racornie. Les battements de l'artère pédieuse étaient à peine perceptibles. Ils diminuaient aussi très-sensiblement sur l'autre pied, qui avait toujours sa tendance au refroidissement, mais en restant indolent. D'ailleurs, l'état général de la malade était des plus mauvais. Les douleurs, l'insomnie, l'alimentation insuffisante l'avaient grandement affaiblie. Sa circulation générale était des plus altérées : le cœur battait faiblement, et le pouls se présentait à la radiale petit, et si facilement dépressible qu'il disparaissait au contact du doigt qui l'explorait, excepté en quelques moments de vive réaction fébrile.

L'affliction de la famille et le découragement du médecin devenaient chaque jour plus marqués. La malade avait conscience de la gravité de son état. Cherchant à s'y soustraire par une inspiration personnelle, elle demanda à faire usage des bains du Peñon. Aucun obstacle ne fut opposé à la réalisation de ce désir. Elle fut donc transportée dans cet établissement thermal, qui se trouve à quatre kilomètres de la capitale. Il est alimenté par une source très-abondante d'eau chaude, dont la température se soutient entre 45 et 50 degrés. Elle est saline avec une minéralisation insignifiante ayant pour base le chlorure de sodium[1]. Une très-notable quantité d'acide carbonique produit un vif petillement à la surface. L'installation de ces bains est, d'ailleurs, des plus élémentaires.

Elle consiste dans une série de piscines de 2 mètres carrés, au fond desquelles on descend à l'aide de quatre ou cinq marches ménagées tout

1. Voici le résultat de l'analyse de cette eau :

SUBSTANCES GAZEUZES.

Air	6,2
Acide carbonique	61,3
Azote	28,8
Vapeur d'eau	1,7
TOTAL	108

SUBSTANCES SOLIDES

Sulfate de chaux	0,029	par litre.
Carbonate de chaux	0.056	—
Carbonate de magnésie	0,256	—
Carbonate de soude	0,341	—
Chlorure de sodium	0,480	—
Silicate de potasse	0,147	—
Alumine	0,016	—
Fer	Traces sensibles.	
TOTAL	1,3250	

autour. L'eau y coule constamment et abondamment, à une température de 48° centigrades. Les vapeurs s'en répandent dans la pièce et lui communiquent une chaleur très-élevée. Le baigneur supporte rarement une séance d'immersion de plus de 20 à 30 minutes, après laquelle, convenablement enveloppé, il se couche dans la pièce même, et transpire à souhait.

Le cœur bat avec force, pendant ce temps; la respiration s'emplit et s'accélère, jusqu'à ce que le sujet fatigué se débarrasse peu à peu de ses couvertures et passe s'habiller dans la pièce voisine où l'écoulement d'eau n'existe pas.

On le voit, c'est un bain de vapeur, avec addition de l'effet stimulant de l'eau thermale

C'est à ce moyen que notre intéressante malade eut l'inspiration d'avoir recours. Bien lui en prit; car le premier bain, qui eut lieu le 6 décembre, ramena la chaleur au pied pour plusieurs heures. La seconde séance (9 décembre), le réchauffa pour toujours, et fit disparaître complétement les frissons. Les suivantes, au nombre de six seulement, confirmèrent la guérison. La peau racornie s'exfolia, et plus jamais les douleurs ne reparurent. L'appétit était complet, et la santé tout à fait remise aux premiers jours de janvier.

J'ai pu suivre, depuis, les conséquences de cet événement curieux. La dame respectable qui en est le sujet habite actuellement la France. Elle a toujours le pouls faible, les mouvements du cœur sans énergie. Les pédieuses non oblitérées sont fort minces, et se perçoivent à peine. Elle a encore une grande tendance au froid des pieds, et son teint n'indique pas une sanguification vigoureuse. A cela près, sa santé est complète.

Ce que j'aurais à ajouter relativement au cas important que je viens de décrire, me paraîtrait avoir sa place plus naturelle dans une autre partie de ce livre, qui traite des effets du changement de résidence. Je dirai, néanmoins, ici même, que Mme B.... se ressent évidemment encore des conditions circulatoires qui causèrent, il y a dix ans, les troubles graves dont on vient de lire la peinture. Pendant la saison froide, l'exercice lui est impossible. Quelle qu'ait pu être, en effet, jusqu'à présent, l'influence du climat pour activer la circulation, le calibre des vaisseaux éloignés ne s'en est accru que dans des proportions peu marquées. Il s'ensuit que le sang ne vient encore aux pieds que dans une mesure restreinte. Cela suffit déjà à la calorification complète dans des conditions modérées. Mais en hiver, pour peu que les mouvements absorbent la part de chaleur qui correspond au travail musculaire de la marche, le pied ne trouve plus dans la masse réduite de l'afflux sanguin un reste suffisant de ressources pour se réchauffer lui-même, au milieu d'une atmosphère très-froide qui fait naître de grandes exigences de rayonnement de la part des corps qui y sont plongés.

Quoi qu'il en soit, j'ai cru pouvoir présenter l'observation qu'on vient de lire comme une occasion de se convaincre qu'il est des cas où la masse du sang amoindrie permet aux vaisseaux de revenir sur eux-mêmes de manière à ne plus présenter que des calibres restreints. Le cœur s'en ressent assez pour y diminuer sensiblement l'activité de ses mouvements. Vienne, alors, s'ajouter à cet état normal un concours de conditions déprimantes; les parties périphériques les plus éloignées ne recevront plus qu'à grand'peine le sang qui est indispensable à l'exercice de leurs fonctions; la vie y deviendra insuffisante; le froid s'en emparera, et leur mortification par gangrène en sera la conséquence dès lors naturelle.

Les résultats remarquables du traitement, dans le cas qui nous occupe, ont prouvé jusqu'à l'évidence la justesse de mes interprétations. Aucune autre variété de gangrène, en effet, n'aurait trouvé dans l'application directe de la chaleur et dans l'énergie d'un moyen des plus excitants l'occasion de guérir avec cette heureuse promptitude.

La diminution de la masse du sang chez beaucoup de sujets qui habitent le plateau de l'Anahuac se fait soupçonner très-justement dans des circonstances moins saisissantes que celle qu'on vient de lire. On dirait même que le vulgaire y possède le pressentiment instinctif de sa réalité. Ainsi, beaucoup de gens se refusent à prendre des bains de pieds fréquents, dans la crainte d'en affaiblir l'organe de la vision. Chez eux, c'est une croyance très-fortement enracinée que ce moyen thérapeutique si simple peut occasionner des désordres sérieux, et ils s'en abstiennent généralement. Les esprits forts rient volontiers de cette conviction populaire, et je ne suis pas bien certain de ne pas en avoir ri moi-même, avant d'en observer la justification la plus évidente. Mais j'eus plus d'une occasion de voir des sujets préalablement affaiblis se trouver fort mal de l'usage des pédiluves. Avec le peu de sang qui circule dans leurs vaisseaux, l'appel subit vers les extrémités d'une quantité notable de ce liquide, soustrait au cerveau assez de son stimulant nécessaire, pour que l'influx nerveux s'en ressente d'une manière nuisible. Le cœur troublé donne des battements irréguliers; on a des tintements d'oreilles, du vertige et comme des menaces de lipothymie. Sans doute, cela ne s'observe pas bien souvent à un degré si marqué; mais il n'est pas douteux que les croyances populaires sur ce point n'aient une base qui ne saurait être considérée comme illusoire. Pour ma part, j'avais appris à respecter le soupçon de l'appauvrissement circulatoire chez certains sujets, lorsqu'il s'agissait de conseiller des moyens d'où pouvait résulter un déplacement notable de sang.

Les médecins qui n'ont pas l'occasion de mettre à profit la libre pratique des autopsies ne peuvent guère confirmer par l'examen des cadavres la réalité de ce que l'observation de la vie fait aisément entrevoir sur le fait qui nous occupe. Je confesse que j'ai toujours exercé avec cette mauvaise chance. Il m'a été donné quelquefois, cependant, de faire la constatation nécropsique de la pauvreté circulatoire de personnes qui avaient succombé à des accidents subits. Nous en avons eu, surtout, une preuve éclatante dans une circonstance très-douloureuse et exceptionnellement mémorable. Personne ne peut avoir oublié la fin prématurée d'un des hommes les plus dignes d'estime, parmi ceux que l'expédition du Mexique nous a donné l'occasion de regretter bien vivement. Je veux parler de M. L...

Je n'eus pas l'honneur de donner mes conseils médicaux à ce compatriote éminent. Les hasards de la vie et des relations sociales ne me mirent même jamais en sa présence. La direction de sa santé fut confiée aux inspirations intelligentes d'un des médecins les plus recommandables de Mexico, M. le docteur Schulze. Il s'acquitta de ce soin, pendant plusieurs mois, avec un zèle affectueux dont furent vivement touchés tous ceux qui en étaient les témoins les plus immédiats.

M. L.... était parti de son pays, comme beaucoup de Français de cette époque, avec des illusions qui ne devaient jamais se changer en réalité. Son bon sens naturel lui en donna le pressentiment dès son arrivée à Veracruz. Ce fut avec une impression pénible qu'il entreprit le voyage en diligence vers la capitale. C'était la fin de la saison des pluies; la route généralement mauvaise en tout temps, était alors coupée en plusieurs endroits par des excavations profondes pleines d'eau et de boue. Il fallut souvent descendre de voiture et faire à pied plusieurs kilomètres dans la vase et sous une pluie battante. Les rêves dorés achevèrent de fondre sous ces averses, à l'aide de conversations qui éclairaient, d'ailleurs, insensiblement son esprit abusé. Il arriva à Mexico, non-seulement abattu, mais malade; car des tendances rhumatismales habituelles s'étaient réveillées sous l'influence de la fatigue et de l'humidité. J'ai su qu'il ne s'en soulagea jamais pendant son séjour à Mexico qui dura cinq ou six mois.

Malgré ses souffrances, possédé du désir de produire quelque résultat dans la mission qui lui était confiée, aspirant surtout à un prompt retour, il se mit au travail avec une ardeur fébrile et ne cessa jamais d'en être préoccupé. Le temps se passa ainsi entre des efforts impuissants, des douleurs souvent aiguës et un découragement des plus prononcés. La vie la plus sédentaire était, d'ailleurs, la conséquence forcée de ses souffrances.

Six mois s'étaient écoulés dans cet état, lorsqu'un jour, après une courte promenade en voiture en compagnie de son médecin, M. L...,

essoufflé par l'ascension de son escalier, poussa un soupir et tomba fou
droyé. Il était mort.

Je fus désigné par le chef de notre légation pour assister à l'autopsie
que MM. les D⁏ Ehrmann et Jimenez devaient faire, à la sollicitation du
gouvernement mexicain et du quartier général français. Le résultat en
fut des plus surprenants.

Il m'a été impossible au moment d'écrire ce livre, de me procurer le
rapport que nous en fîmes alors. Mais je suis sûr de le pouvoir résumer
avec la plus grande fidélité.

Obésité très-prononcée. Aucune incision ne produit nulle part le moindre écoulement de sang. Les gros troncs veineux et le cœur sont absolument vides. Le poumon n'est nullement injecté. Le foie nous apparut
légèrement congestionné.

Les méninges gorgées de sang nous présentent leurs vaisseaux extrêmement distendus; mais ils ne sont déchirés nulle part : il n'y a pas eu
d'hémorragie. Le cerveau n'est, d'ailleurs, le siége d'aucun épanchement
et il n'est ramolli sur aucun point.

Ainsi donc notre attention se fixe sur un sujet obèse, d'un tempérament essentiellement lymphatique. Pendant plusieurs mois il a été con-
damné à l'immobilité et parfois au séjour du lit, par la ténacité invincible
de douleurs rhumatismales. Dans les rares moments de trêve que ses
douleurs lui laissèrent, il fit de courtes promenades au grand air
dans une voiture souvent à demi fermée. Et toujours, au milieu de
cette bien triste existence, les préoccupations les plus sérieuses assaillirent son esprit. Inquiet du présent, soucieux de l'avenir, domptant la
douleur pour se plonger sans cesse dans les chiffres ingrats d'un budget
impossible, dormant peu, pensant toujours, il ne vécut constamment
que d'une vie nerveuse et l'on peut dire que par son tempérament, par
ses habitudes, par les inquiétudes de son esprit, par ses souffrances
physiques, jamais homme ne réunit plus de conditions contraires à une
bonne hématose. Tout sujet, à sa place, eût été anémique. Mais au niveau de la mer, à Paris, cette obésité se fût généralement infiltrée de
liquides; les vaisseaux sanguins s'en seraient partout engorgés surabondamment, et le cas qui nous occupe eût offert le plus frappant exemple
d'une hydrémie des mieux caractérisées. Mais après quelques mois d'influence de conditions climatériques exceptionnelles, ces résultats naturels ont été transformés sur le sujet qui fixe aujourd'hui notre attention.

Non-seulement il n'était plus hydrémique, dans son nouveau séjour;
mais la masse du sang diminuée à un degré extrême ne laissait plus de
traces dans le cœur et dans les gros vaisseaux. L'infiltration considérable
des enveloppes cérébrales et un peu d'engorgement du foie avaient suffi
pour tarir les ressources sanguines dans tout le reste de l'organisme. Le

cœur lui-même avait battu à vide et une syncope immédiatement mortelle avait été la conséquence de ce dénûment du centre circulatoire. Telle fut la conclusion de notre rapport sur la cause immédiate de la mort. Ce fatal événement avait été subit, en effet, d'après le dire des personnes qui en fournissaient le témoignage. Or, l'absence d'hémorragie et de déchirures cérébrales nous empêchait de bien comprendre cette sorte de sidération dont la regrettable victime était devant nos yeux. L'état congestif des méninges, quoique très-considérable, ne nous semblait pas non plus pouvoir être aussi inopinément mortel. La mort nous parut donc provenir d'un raptus sanguin coïncidant avec une diminution habituelle de la masse totale de ce liquide, et nous formulâmes très-nettement notre jugement par cette conclusion, en y apposant nos trois signatures en triple expédition : une en espagnol pour le gouvernement mexicain, deux en langue française pour la légation et le quartier général français.

Cette observation me paraît bien digne de l'attention de mes lecteurs, en ce sens qu'elle est la preuve matérielle et palpable du phénomène physiologique et morbide que je cherche à rendre évident. Et quant au phénomène lui-même, il se présente avec un intérêt si réel, que nous le voyons devenir la cause prédisposante de la mort la moins attendue. Je crois, donc, pouvoir insister sur l'importance du fait dévoilé par cette autopsie; car il n'est pas douteux pour moi que l'altération dont elle est la preuve et, pour ainsi dire, la révélation, est souvent l'origine de cas malheureux dont la cause restait inexpliquée.

L'amincissement des vaisseaux sanguins, sur les grandes hauteurs, est fréquemment le point de départ de ramollissements cérébraux, médullaires et nerveux, par arrêt progressif de la circulation, sans l'intervention d'aucune autre cause. Ce serait, donc là, à mon avis, une manière d'être propre des altitudes, dont la triste mais bien réelle originalité imprimerait à la pathologie des lieux élevés son cachet le plus déplorable.

Je ne saurais abandonner ce sujet sans faire ressortir le peu de fondement avec lequel on a dit et répété que, s'il y a des anémies sur le haut plateau du Mexique, c'est à titre de pays chaud. J'ai déjà fait observer que Mexico ne possède nullement une température qui autorise une semblable pensée. Je dois ajouter maintenant, pour en finir, que les contrées tropicales produisent, en effet, sur leurs habitants une action nuisible à l'hématose; l'anémie des pays chauds n'est pas née dans l'imagination de ceux qui en ont proclamé l'existence. Elle est incontestablement une réalité. Mais bien loin d'avoir quelque chose de commun avec celle que nous venons de décrire, elle en est, au contraire, comme la représentation opposée. Chez les anémiques des pays chauds, en effet, dans les localités basses du Mexique, c'est l'hydrémie qui domine. L'action de la chaleur, jointe à l'humidité excessive de l'atmosphère, a pour conséquence une plénitude exagérée des vaisseaux circulatoires. Je n'ai pas besoin de dire combien un semblable état se distingue de l'anoxyhémie dont il est question dans cette étude. De sorte que, pour terminer par le parallèle obligé que je me suis proposé d'établir dans ce livre entre les effets de niveaux différents dans une même contrée, je dirai qu'au niveau de la mer, c'est l'hypoglobulie hydrémique qui s'observe le plus communément ; au-delà de 2000 mètres, on ne voit guère que des anoxyhémies avec une diminution marquée du torrent circulatoire.

§ 2. — *De l'anoxyhémie vertigineuse et hypocondriaque.*

La forme vertigineuse de l'anoxyhémie des altitudes affecte des signes plus vulgairement saisissables et généralement plus connus que ceux dont je viens de faire l'étude. Le vertige est, d'ailleurs, très-fréquent sur l'Anahuac, comme phénomène isolé et fugace ; il n'est même pas bien rare avec une marche morbide régulière à type chronique. Les exemples d'une marche aiguë ne sont pas communs ; mais ils sont très-frappants par l'aspect de gravité que parfois ils affectent. C'est par ce dernier type que nous commencerons notre étude. Nous y débuterons par le récit d'une observation qui présente le tableau complet des symptômes qui le caractérisent. Mais avant de commencer, je désire qu'il ne reste entre nous aucun doute sur ce que l'on doit entendre par le mot de vertige. En réalité, il est très-difficile de bien en saisir le sens, lorsqu'on ne l'a jamais éprouvé soi-même. C'est une sensation provenant d'une aberration nerveuse qui nous donne l'illusion de l'ébranlement du sol qui nous supporte ou du tournoiement des objets qui nous entourent ; à tel point que l'on croit pouvoir s'y soustraire en fermant les yeux ou en cherchant un appui qui rassure. La vérité est que rien n'a bougé, ni autour de nous, ni sous nos pas et que nous sommes dupes d'une illusion maladive. Vous avez peut-être éprouvé quelque chose d'analogue en tournant rapidement sur vous-même ; ajoutez à cette impression bien connue celle qui soulève le cœur dans le jeu peu attrayant de l'escarpolette, et vous aurez, par ce mélange à coup sûr désagréable, une idée très-rapprochée des illusions étourdissantes du vertige.

Comme on voit, ce n'est pas une sensation précisément douloureuse ; mais elle impressionne très-vivement, et quand elle se complique de l'envie de vomir, elle prend les proportions d'une angoisse des plus pénibles. Dans les cas ordinaires ce singulier phénomène est des plus fugaces ; il ne dure guère au delà de trois ou quatre secondes, et bien des gens l'éprouvent, à de longs intervalles, sans autres troubles de la santé. Ce

n'est alors qu'un accident insignifiant qui ne mérite aucunement le nom
de maladie.

Mais le vertige devient un signe réellement pathognomonique, lorsque,
ajouté à d'autres symptômes qu'il domine ou auxquels il apporte le cachet de son originalité, il concourt à constituer un ensemble dont la per-
manence et la répétition forment réellement une entité morbide. Nous en
avons la preuve dans l'observation suivante dont les proportions s'élèvent
au degré d'acuité le plus marqué. Nous verrons ensuite comment cette
même affection procède quand elle affecte une marche chronique.

Mme R.... est née dans une localité de moyenne altitude de l'État de
Jalisco. Elle est à Mexico depuis un an seulement. Elle a 35 ans. Son enfance a été des plus saines, sa jeunesse heureuse, sa santé généralement
bonne. Elle jouit d'un embonpoint modéré et son visage frais et rose
indique une hématose satisfaisante. L'exploration des carotides confirme
la justesse de cette impression au point de vue de l'hypoglobulie ; car
leurs battements absolument normaux ne donnent pas le moindre bruit
de souffle.

Depuis un an, les événements politiques ont été pour elle et pour sa
famille l'occasion de grands tourments d'esprit et de sérieux revers de
fortune. Mme R.... en a perdu le sommeil et l'appétit. Nous sommes au
mois de mai. La chaleur, au soleil, a été très-intense pendant quelques
jours. Cette température et la sécheresse de l'air ont produit sur ma
cliente des effets énervants très-marqués. Ses forces sont devenues insensiblement languissantes et la bouche un peu pâteuse lui fait éprouver
une amertume constante.

Tel était son état lorsqu'un jour elle fait une chute qui lui cause une
grande frayeur, sans qu'il en résulte la moindre blessure, la moindre
contusion digne de remarque. Dix minutes après ce petit accident,
Mme R.. . est prise d'un vertige qui lui fait éprouver la sensation d'un
tremblement de terre. Mais voyant que tout est tranquille autour d'elle,
sa pensée se porte sur le trouble qu'elle vient d'éprouver, y voit un motif
fort exagéré d'inquiétude et demande les secours immédiats du médecin.

J'arrive auprès d'elle. Je la trouve couchée, le visage pâle, le regard
inquiet. La peau est d'une température normale ; le pouls bat 80 pulsations par minute, faibles et dépressibles. La langue couverte d'une mince
couche blanchâtre est un peu jaune vers sa base. La malade est très-
tourmentée, parce qu'elle ne peut essayer de s'asseoir sans provoquer
des envies de vomir. Elle a même déjà rendu quelques glaires pour avoir
voulu rester assise. Mais la position horizontale la calme complétement.

Du reste, elle ne sent aucune douleur nulle part. Elle fixe la lumière
du soleil par les fenêtres sans en être incommodée. La pupille fort mobile
paraît obéir d'une manière normale aux impressions successives d'ombre

et de lumière vive. Elle n'accuse aucun fourmillement des membres et il lui semble que la sensibilité tactile est partout naturelle. Il est deux heures de l'après-midi. La malade a pris à huit heures une tasse de chocolat qui a été digéré.

J'ordonne un gramme d'ipécacuanha.

Je revois la malade à huit heures du soir. J'apprends que la poudre émétique a produit son effet le plus habituel. Ma cliente en a été très-fatiguée; car chaque vomissement s'accompagnait de vertiges très-pénibles. Actuellement la malade dort et paraît fort tranquille. Elle se réveille devant moi, semble un moment inquiétée par son vertige, ferme les yeux pour se soustraire aux impressions qui lui viennent de ce qui l'entoure et me dit qu'elle se sent soulagée, quoique fort abattue.

Je prescris un sinapisme à appliquer trois fois dans la nuit sur divers points du rachis. On donnera de l'eau rougie glacée, si la malade consent à boire.

Deuxième jour, 8 heures du matin. — Mme R.... a dormi cinq heures. Le vertige a été très-fort et elle a vomi en s'asseyant pour satisfaire un besoin naturel. Quand j'arrive auprès d'elle, sa vue se trouble — non par la perception de la lumière, mais à l'aspect des mouvements — et un léger tournoiement de tête vient l'assaillir, quoiqu'elle n'ait pas quitté la position horizontale. Il y a des bourdonnements d'oreilles; la figure est pâle et les yeux fortement cernés; la conjonctive, absolument dénuée de filets rouges, possède un fond nacré. La langue est toujours blanchâtre. Le pouls bat comme la veille 80 pulsations par minute, petit et dépressible. Répugnance pour la boisson.

La malade désire qu'on la laisse tranquille ; car le parler la fatigue. Elle se sent dans un état fort satisfaisant pourvu qu'elle garde la station horizontale et qu'elle reste les yeux fermés. L'intelligence est, du reste, complète et la tête n'est le siége d'aucune souffrance.

Je prie le lecteur de s'arrêter un moment avec moi devant cet ensemble de symptômes et de vouloir bien en peser tout l'intérêt. L'analyse la plus minutieuse ne saurait nous y rien découvrir dans le sens d'une affection grave des centres nerveux. Pas la moindre céphalalgie, nulle tendance au délire, pas plus qu'à un état comateux; point d'injection sanguine de la conjonctive; aucune altération de la motilité. Le vertige lui-même n'est pas constant ; la station verticale est nécessaire pour qu'il apparaisse. Somme toute, aucune raison ne saurait justifier la pensée d'un état congestif ou d'un principe inflammatoire du côté de l'encéphale ou de ses enveloppes.

Un embarras ou fièvre gastrique réagissant sur les centres nerveux trouverait plutôt sa place marquée dans le diagnostic qui nous préoccupe. Mais nous n'avons point de fièvre, pas de frissons, pas de chaleur à la peau, pas de sueurs, point de douleurs lombaires. D'ailleurs, comme nous l'avons déjà dit, le vomissement et le vertige du mal qui nous occupe sont inséparables de la position verticale, ce qui n'est pas le propre de l'affection que nous venons de lui comparer.

En fait d'analogie, nous en établirions plutôt une raisonnable en disant que la situation de notre malade est quelque chose comme l'état aigu de ce que l'on a la coutume de désigner par l'appellation un peu vague de *vertigo a stomacho leso*. L'étude comparative que nous faisons arriverait, enfin, à trouver une similitude tout à fait frappante dans les accidents des voyageurs de montagnes et surtout dans le mal de mer. Cette ressemblance qu'on ne peut mettre en doute ne saurait se limiter aux manifestations extérieures; la nature du mal rentre sans doute également dans cette analogie. Quel que soit le concours de circonstances qui l'ait pu produire, le vertige aigu dont nous faisons actuellement l'étude dénote indubitablement une absence de stimulation sur le cerveau. La cause prédisposante nous apparaît alors dans l'aération incomplète du sang de notre malade, et la cause déterminante, dans un état congestif passager du système de la circulation portale. Ce dernier point paraît se déduire naturellement de la matité un peu trop étendue des hypocondres et d'une sorte d'empâtement tactile de toute la cavité de l'abdomen. Mais il ne faudrait pas s'aveugler au point de croire que cette congestion pourrait expliquer tout le mal.

Nous avons eu souvent, en effet, l'occasion d'observer, au niveau de la mer, des états congestifs des hypocondres et de l'embarras gastrique bien autrement accentués, sans que pour cela le vertige que nous venons de décrire s'y trouvât aucunement lié. Nous sommes donc, ici, bien réellement en présence d'une affection originale, *sui generis*, assez nettement constituée pour apparaître toujours avec les mêmes caractères, sous l'influence des mêmes conditions atmosphériques.

La nature probable de cette affection nous trace elle-même notre plan de conduite thérapeutique. Il est tout entier dans deux indications : régulariser la circulation abdominale au moyen des purgatifs, de préférence par le calomel associé à la jusquiame ou à la belladone; stimuler doucement le cours du sang au moyen de substances diffusibles à l'intérieur, et à l'extérieur par les synapismes.

Revenons à notre malade.

Nous sommes auprès d'elle à huit heures du matin du deuxième jour. Nous avons dit comment elle vient de passer la nuit, et l'état dans lequel elle se trouve actuellement. Nous lui prescrivons 40 centigrammes de calomel avec 5 centigrammes d'extrait de belladone, en quatre pilules, à prendre de deux en deux heures. Quelques gouttes d'acétate d'ammoniaque, mêlé d'éther sulfurique, dans les intervalles. Eau vineuse à

la glace, si la malade a soif; quelques tasses de thé au lait, s'il est
supporté.

Huit heures du soir du deuxième jour. La malade vient de passer une
fort mauvaise journée. Tous les symptômes se sont aggravés. Le bruit
extérieur, le mouvement des assistants, et l'attention portée sur leur conversation ont suffi pour causer la sensation du vertige, quoique la position horizontale ne fût pas interrompue. Les pilules ont produit deux
selles. La malade a vomi chaque fois qu'elle s'est assise, pâlissant beaucoup, avec menace de syncope. Quand j'arrive auprès d'elle, elle est calme.
Un sommeil tranquille d'une heure vient de la soulager notablement.
Son pouls est descendu à 70, très-concentré et toujours dépressible. La
peau est fraîche. Le visage pâle, les yeux cernés, la conjonctive bleuâtre,
la pupille mobile; sensibilité tactile partout naturelle; intégrité des mouvements musculaires.

Prescription : 10 gouttes d'acétate d'ammoniaque éthéré au cinquième,
toutes les trois heures; quelques synapismes sur le rachis. Eau vineuse
glacée. Thé au lait.

Troisième jour; huit heures du matin. La nuit a été bonne. La malade
a dormi tranquillement un total de cinq heures, interrompues par deux
besoins de garde-robes, pénibles à cause du vertige et des efforts de vomir, qui en ont été la suite. Actuellement, la malade est plus tranquille;
elle ouvre les yeux, et regarde les mouvements qui ont lieu autour d'elle,
sans en être troublée. Les bruits de la rue la fatiguent encore, — mais
moins que la veille. Quant à se tenir assise, cela lui est impossible; l'i-
dée de l'essayer suffit à lui causer des angoisses. La figure exprime moins
de souffrance que la veille. Pouls à 70. — Prescription : Acétate d'ammoniaque éthéré, synapismes. Thé au lait.

Même jour, huit heures du soir. Journée tranquille à la condition de ne
pas remuer dans le lit, et surtout de ne pas s'éloigner de la station horizontale. Une seule fois ces mouvements ont été nécessaires, et les fatigues
du vertige en ont été la conséquence. La malade n'est bien que couchée
et entourée de soins silencieux. Sensibilité tactile partout naturelle; intelligence complète. Pouls à 70. Répugnance pour les boissons et pour
l'aliment.

Prescription identique à la précédente.

Quatrième et cinquième jour. Même état et mêmes prescriptions.

Sixième jour, huit heures du soir. La malade a pu se tenir demi-
assise en plan incliné. Elle a supporté un bouillon et une tasse de thé
au lait. — Pouls moins petit à 75. Peau fraîche et moite; yeux franchement ouverts; ouïe moins sensible.

Prescription. Gouttes d'acétate d'ammoniaque.

Septième jour, huit heures du soir. La nuit précédente a été fort tranquille. La journée vient de se bien passer. La malade a été franchement assise sur son lit, sans autre trouble qu'un léger vertige en abandonnant la position horizontale. La conversation est facile et gaie. Deux potages suivis d'un verre pur de Bordeaux ont été désirés et très-bien supportés.

Huitième journée. La malade est levée. Elle a mangé avec plaisir une aile de poulet avec un peu de vin de Bordeaux. Ses couleurs ne reviennent pas encore, mais l'expression de son visage est des meilleures. Le trouble vertigineux n'a pas, il est vrai, disparu complétement, mais il n'est plus perçu qu'au moment de se lever et dans les mouvements de rotation de la tête.

Le soulagement augmente les jours suivants, et je puis dire que l'état de la malade est complétement sain le douzième jour. Il ne serait pas tout à fait juste, cependant, de dire que ma cliente, après ses accidents, a recouvré absolument sa santé primitive. Il est vrai qu'elle n'était plus malade, dans l'acception rigoureuse du mot; mais les visites que j'ai eu l'occasion de lui faire, pendant longtemps, m'ont convaincu qu'une transformation s'était opérée dans sa manière d'être. Elle en était persuadée elle-même. Ses digestions nous parurent moins bonnes qu'auparavant. Elle s'essoufflait plus facilement par la marche, et surtout en montant à des étages élevés. L'innervation témoignait, d'ailleurs, de certains troubles, légers, si l'on veut, mais inusités pour Mme R... De sorte qu'il serait peut-être exact de dire que sa maladie vertigineuse aiguë, a été le début de phénomènes indiquant que l'action désoxygénante du climat des hauteurs prenait enfin le dessus sur la résistance, jusque-là victorieuse.

Je me hâte de dire que les accidents aigus de l'anoxyhémie vertigineuse, tels que je viens de les décrire, ne s'observent pas fréquemment à Mexico; mais ils sont toujours très-remarquables par l'uniformité constante avec laquelle ils se manifestent. J'en ai cité deux cas dans mon livre, « le Mexique et l'Amérique tropicale. » L'un d'eux fut très-digne d'attention par l'aspect de gravité que ses symptômes affectèrent. Ils n'en disparurent pas moins, sans donner lieu au moindre soupçon raisonnable d'une affection sérieuse des centres nerveux. La marche et les caractères en furent d'ailleurs identiques à ceux que je viens de décrire, et ils m'inspirèrent l'idée du même traitement dans lequel je n'ai jamais varié, depuis, pour des cas analogues.

La forme chronique de cette affection est de beaucoup plus fréquente, à Mexico.

Voici le récit d'un cas de cette espèce :

M. J. est né en France en 1815, son enfance et sa première jeunesse ont été maladives, non qu'il eût jamais été atteint d'une affection grave, mais il n'était pas robuste et il se mêlait rarement aux jeux bruyants de son âge. Il acquit de la vigueur et plus de santé en complétant sa vingtième année. Parti pour le Mexique en 1842, il résida à la côte du golfe pendant six ans, sans y contracter d'autre maladie que la fièvre jaune dont les atteintes furent des plus légères. Il en partit sain et vigoureux, à la fin de 1848, pour fixer sa résidence à Puebla (2,200 mètres d'altitude).

Il n'éprouva absolument rien en y arrivant. Mais insensiblement il lui sembla remarquer que le travail physique, la marche surtout, le fatiguait plus qu'auparavant. Les premiers troubles qu'il crut observer dans sa manière d'être consistèrent en une lourdeur pénible de la tête aux heures du lever ; le corps était en même temps courbaturé, quoique le sommeil eût duré la nuit entière. Ce malaise ne disparaissait qu'au bout d'une heure de mouvement et d'agitation corporelle.

D'autre part, l'appétit, jusque-là excellent, se modifia d'une manière notable et les digestions se prolongèrent. Ces dérangements durèrent environ une année, sans causer des troubles sérieux dans la santé. L'arrivée à Mexico, à la fin de 1850, parut les aggraver. L'exercice à pied devenait pénible, les repas étaient peu désirés, le travail intellectuel causait promptement de la fatigue. Cependant, on ne pourrait dire que M. J. fût malade. Il vaquait avec zèle et activité à ses occupations habituelles ; mais il s'y sentait troublé dans ses aptitudes et, tout en avouant se bien porter, il ne se croyait nullement dans un état normal de bonne santé.

Dix huit mois se passèrent ainsi. On était au mois d'avril 1852. Quoique le thermomètre ne marquât à l'ombre que 24° centigrades, la chaleur, au soleil, était très-élevée et l'air très-sec. M. J. en fut péniblement affecté. Il acheva d'y perdre le peu d'appétit qui lui restait. Ses garde-robes devinrent d'ailleurs rares et difficiles ; la bouche devint pâteuse et sèche, la respiration haletante au moindre exercice. Cet état durait depuis environ 10 jours, lorsqu'un matin, une heure après son lever, M. J. fut pris d'un vertige qui lui causa l'impression la plus triste. Il s'en préoccupa d'autant plus vivement, que l'accident se renouvela le soir de ce même jour et qu'un médecin consulté y crut voir un symptôme cérébral des plus sérieux. Heureusement, néanmoins, rien ne fut prescrit qui pût lui être contraire, car les conseils se limitèrent à l'usage des purgatifs et de l'exercice. L'effet évacuant fut utile pour combattre le symptôme nuisible de la constipation. Mais cela n'empêcha pas qu'à dater de cette époque, la situation de M. J. fut des plus tourmentées. Le vertige était, je ne ne dirai pas fréquent ; car il n'apparaissait même pas tous les jours ; mais son souvenir était présent à la pensée et il était toujours attendu ; de sorte que l'esprit en était sans cesse obstinément préoccupé. D'ailleurs, les forces du malade avaient beaucoup diminué ; ses aptitudes intellectuelles étaient en visible souffrance. Le sommeil ne durait plus la nuit entière; M. J. se levait lourd et courbaturé.

Si l'on veut bien remarquer cet ensemble de signes, on y reconnaîtra aisément que le vertige n'en paraît être qu'un des moindres phénomènes, puisqu'il n'est ni constant, ni prolongé, et qu'il ne laisse après lui aucun trouble qui lui appartienne en propre. Cependant, c'est de lui que le malade se préoccupe le plus vivement, et nous sommes forcé de reconnaître que ce n'est pas, pour nous même, une préoccupation sans fondement.

Il est, en effet, très certain que cette sensation d'équilibre perdu, de tête qui fuit ou qui tourne, ne peut se produire d'une manière permanente chez un sujet malade sans indiquer un état des plus sérieux dans la vitalité de l'organe central de l'innervation. Il y est inévitablement l'indice, ou d'une grave atteinte matérielle, ou, celle-ci n'existant pas, d'une altération sérieuse dans la source où son activité s'alimente. C'est à ce dernier titre que le vertige dont nous faisons actuellement l'histoire mérite de fixer nos méditations. C'est lui qui nous dit, en effet, que, indépendamment des autres symptômes dont M. J. présente l'important ensemble, son cerveau n'est qu'imparfaitement stimulé et que, si le sang lui arrive en quantité normale, ce ne peut être qu'un sang appauvri.

Quoi qu'il en soit, l'état du malade fut longtemps des plus pénibles. Nuits d'insomnie, fatigue corporelle et intellectuelle, digestions prolongées, palpitations de cœur aux heures pénibles qui suivaient les repas, vertiges plus ou moins intenses, idées tristes et mélancoliques; tels furent, pendant trois ans, ses divers éléments de souffrances, avec des intervalles peu prolongés de soulagement et de semi-retour à la vie normale. La guérison ne put s'obtenir que par un voyage en Europe, longtemps projeté et dont la réalisation ne fut possible qu'en 1855.

A cette époque, l'état de M. J. était des plus affligeants. Constamment préoccupé de ses souffrances, faible, incapable d'un travail d'esprit prolongé, triste, cherchant l'oubli de sa situation dans l'emploi de son activité et ramené à la réalité par le sentiment de son impuissance; voyant tous ses organes sans aucune altération matérielle, mais manquant du souffle animateur qui devait en assurer les fonctions utiles : tel nous le vîmes alors, au moment de son départ pour la France. La première journée de voyage le fatigua tellement qu'il fallut l'interrompre par un repos de 48 heures. A Perote, les forces lui manquèrent. L'usage de la litière fut indispensable pour arriver à Veracruz.

L'embarquement eut lieu au mois d'avril. Le mal de mer, pendant trois jours, fut la seule souffrance qui tourmenta notre malade dans sa traversée de l'Atlantique. Le reste du temps fut des plus heureux pour lui. L'appétit reparut; les forces augmentèrent; les couleurs revinrent au visage; M. J. était méconnaissable quand il atteignit son pays.

Il séjourna seulement trois mois en France et revint au Mexique avec une vigueur nouvelle. Il y put puiser pendant cinq ans encore la force de résister au climat des hauteurs ; mais en 1860, commençant à en ressentir de nouveau les atteintes, il repartit pour l'Europe où il se trouve actuellement

Depuis 1855, le vertige n'a plus reparu. Mais pouvons-nous dire que M. J. est revenu absolument à son état antérieur ? En apparence, la santé serait complète : l'appétit est bon, les digestions sont satisfaisantes ; l'aspect du visage est rassurant, le corps a repris une ampleur de bon augure ; mais les forces musculaires ne sont revenues qu'imparfaitement ; le caractère est resté profondément modifié ; il y a de l'insomnie, des céphalalgies fréquentes, et d'ailleurs, dans sa constipation encore opiniâtre, dans des douleurs reinales fréquentes, on ne voit que trop les germes où se manifestent des tendances à de futurs dangers. En somme, le retour à la santé est incomplet, et l'état actuel n'est satisfaisant que sous l'influence de soins constants et d'une inquiète vigilance.

Le cas de M. J. est de ceux qui paraissent, au premier abord, ne laisser aucun doute dans l'esprit, pas plus sur leur nature que sur les causes qui en ont été l'origine. Le mal est venu lentement sous l'influence de la diminution de pression atmosphérique. Le malade n'a été soumis à aucune autre cause ; car, avant son arrivée sur l'Anahuac, il n'a fait aucun excès ; on ne l'a vu obéir à aucune passion ; il n'a eu nul sujet de mécontentement et la réussite de ses desseins a dû le laisser constamment satisfait. Il se livrait, d'ailleurs, à un travail modéré des plus hygiéniques, car l'intelligence et le mouvement corporel y trouvaient également l'occasion d'un emploi tempéré. Il a donc souffert sous l'influence de l'unique cause qui pût altérer des fonctions jusque-là régulières, et je me vois d'autant plus autorisé à placer cette cause dans la raréfaction de l'air, que les phénomènes que nous avons vus en être la conséquence sont précisément de ceux qui reconnaissent d'habitude ce genre d'étiologie. Notre malade est donc devenu anémique. Nous ajouterons ici qu'ayant été ausculté souvent avec le plus grand soin, ses carotides n'ont pas donné un bruit de souffle, ou ne l'ont laissé percevoir que bien faiblement. L'anoxyhémie barométrique est par conséquent des plus évidentes. Le vertige n'a fait qu'en caractériser la variété en ajoutant un cachet original à sa marche et en témoignant de l'impression profonde que le système nerveux en avait reçue.

Ce n'est pas sans intention que je viens d'écarter de mon récit l'énumération des moyens dont il a été fait usage pour combattre les souffrances de M. J. Il n'est pas possible de faire jour par jour une étude clinique régulière dans des cas chroniques qui durent des années. La réalisation de ce travail serait fastidieuse, si elle n'était pas impraticable. La prolongation de ce genre de maladie et l'humeur versatile des sujets qui l'endurent engendrent, d'ailleurs, une grande confusion dans sa thérapeutique. L'oreille y reste volontiers ouverte à des conseils de toute sorte, même aux moins compétents ; de telle manière que le soin exagéré dont le malade s'entoure, à certaines époques de ses souffrances, est un mal réel qui s'ajoute à ceux dont il est déjà naturellement victime. Lors, donc, que dans un cas semblable, on porte une attention rétrospective sur une bien longue série de souffrances, il y a plus d'utilité pour nous à dire ce qu'il aurait fallu faire qu'à énumérer fastidieusement tout ce que l'on a essayé.

Que convenait-il, donc, de faire à ce malade ? Lui conseiller, d'abord, des niveaux rapprochés de la mer. Et si ce déplacement est impossible ? Entretenir la liberté du ventre par de légers minoratifs ; fortifier par le quinquina ; donner un peu de fer aux repas, sans beaucoup compter sur ce moyen ; par dessus tout, faire ce qu'on ne fait jamais, faire respirer de l'oxygène. A cela ajoutez l'usage d'ablutions et de douches froides et l'exercice modéré. Le médecin doit réagir par tous les moyens contre la passion qu'ont ces malades de se médicamenter au delà de toute raison. Il doit aussi les prémunir, par de sages conseils, contre les causes habituelles de maladies inflammatoires aiguës ; car leur peu de résistance les en rendrait le plus souvent victimes.

Nous avons dit que l'anoxyhémie des altitudes compte, dans son histoire, une forme hypocondriaque. Mais ce n'est pas notre intention de nous y arrêter longuement, car elle n'a nulle originalité dans sa marche pour la distinguer des hypocondries des autres pays. Elle ne nous appartient ici que par son étiologie. Au cas que nous venons de citer de M. J. ôtez le vertige ; augmentez les symptômes abdominaux par des borborygmes et des flatuosités fatigantes ; pervertissez un peu les sentiments moraux... et vous aurez la forme hypocondriaque de l'anoxyhémie des altitudes : forme déplorable, à plusieurs titres ; puisque, outre les souffrances matérielles et morales dont elle est la source dans le présent, elle permet de craindre une durée démesurément prolongée et une perversion définitive de l'intelligence.

§ 3. — *Anoxyhémie à forme dyspeptique.*

Les affections gastro-intestinales sont fort communes au Mexique. Vers les niveaux tout à fait inférieurs, elles présentent des caractères inflammatoires habituellement très-marqués. Sur les localités moins basses, mais encore très-chaudes, entre 600 et 1,200 mètres, elles affectent le plus souvent le type dyssentérique. Sur les plateaux, leur marche est hésitante, dissimulée ; leurs caractères ne s'y accusent pas avec franchise ; leur début est fréquemment insidieux et leurs réactions sont nulles ou tellement faibles qu'elles comptent pour absentes dans les considérations pratiques. Au dessous de 1200 mètres d'altitude, tous les tempéraments en peuvent être atteints, sans doute ; mais on peut assurer que les sujets habituellement forts et robustes en présentent les cas les plus dangereux. Vers 2000 mètres, au contraire, les dérangements légers des voies digestives sont très-communs parmi les individus ordinairement faibles, et c'est parmi eux encore que l'on voit des accidents plus sérieux avec une grande fréquence.

Avant de pénétrer plus avant dans cette partie de notre étude, nous devons, donc, porter notre attention sur ce fait : que les niveaux ont contribué, de la manière la plus ostensible, à imprimer aux maladies gastro-intestinales des caractères distincts avec des différences incontestablement très-tranchées. Mais je ne veux m'occuper ici que des désordres fonctionnels qu'on observe, sur les grandes hauteurs, chez les gens affaiblis par une oxygénation incomplète. Ces désordres y sont fort communs, à ce point même qu'ils me remplirent d'étonnement, à Puebla, lorsque je m'installai dans cette ville en arrivant de la côte. Il est très-certain que ses habitants comprennent, en général, fort mal leur régime culinaire ; mais je n'ai pas vu que ce fût assez pour expliquer la lenteur de la digestion, les flatuosités, l'anorexie, les douleurs épigastriques dont la fréquence est réellement déplorable. J'avais, d'ailleurs, occasion d'observer ces désordres dans des familles qui avaient des habitudes irréprochables au point de vue de l'hygiène, à table comme en toutes choses. Je ne dois pas perdre l'occasion de dire que ces habitudes ont été présentées sous un faux jour par certains écrits. En admettant comme incontestable la faiblesse des habitants de l'Anahuac, mes contradicteurs affirment que l'altitude ne contribue nullement aux causes qui la produisent. Ils l'expliquent par les vices cachés, l'ivrognerie et l'alimentation insuffisante. Une première pensée s'offre immédiatement à l'esprit ; c'est par elle que je débuterai pour leur répondre : les coutumes et les mœurs du Mexique ne changent pas sensiblement avec les niveaux ; pourquoi n'agissent-elles fatalement que sur les hauts plateaux ?... Mais cette objection, quoique sérieuse, ne mérite d'être considérée que comme un artifice de polémique en présence des faits incontestables qui peuvent être opposés à mes contradicteurs.

Ils disent que l'alimentation est insuffisante au Mexique et que cela explique la décadence physique des habitants du plateau. Si c'était vrai, à quelles conditions devraient être réduits nos propres compatriotes? car l'alimentation des Français, en général, est incontestablement plus mauvaise. Leplay nous assure en effet, que :

« 1° Les vignerons de l'Armagnac ont une alimentation suffisante : ils « font par jour quatre repas, dont deux avec de la viande ;

« 2° Ceux du Morvan ne mangent de la viande qu'une fois par an, le

« jour de la fête communale ; ils se nourrissent ordinairement de pain et
« de pommes de terre assaisonnées de lait et de graisse.

« 3° Les paysans du Maine mangent de la viande deux fois par an : le
« jour de la fête communale et le mardi gras.

« 4° Ceux de la Bretagne, qui sont les plus malheureux de tous, se par-
« tagent en ceux qui ne mangent jamais de viande, et ceux qui en man-
« gent aux grands pardons, c'est-à-dire cinq à six fois dans l'année.

« 5° Les mineurs des montagnes d'Auvergne ne mangent de la viande
« que six fois par an.

« 6° Les tisserands de la Sarthe ne mangent de la viande que les jours
« de fête.

« 7° Les maîtres nourrisseurs de la banlieue de Paris ont une alimen-
« tation simplement suffisante.

« 8° Les cordonniers de la ville mangent de la viande une ou deux fois
« par semaine [1]. »

Que parlez-vous donc de mauvaise alimentation des Mexicains ? Si nous
faisons abstraction des Indiens auxquels nous reviendrons tout-à-l'heure,
il est incontestable qu'à peu d'exceptions près, tout le monde consomme
de la viande plus qu'en suffisante quantité pour ne pas approcher de l'inanition d'abord, et tout ce qu'il en faut aussi pour entretenir les forces et
résister à des fatigues.

Dans les villes populeuses, les classes élevées de la société abusent
plutôt qu'elles ne se privent des aliments vraiment réparateurs. Leurs
tables sont servies avec profusion, et les gens du service se repaissent
abondamment de ce qui n'est pas consommé par leurs maîtres. Les moyennes fortunes ne sont guère moins prodigues. Nous ne les égalons pas en
France certainement sous ce rapport. Pour nous, l'épargne est la première condition de l'existence ; nous lui subordonnons toutes choses, et
nos tables s'en ressentent souvent par une regrettable parcimonie. Au
Mexique, le lendemain ne domine jamais les considérations de bien être
du jour présent. Le souci de l'avenir l'emporte rarement assez dans les
calculs courants de la vie, pour que le nécessaire et même un superflu convenable y reçoivent aucune atteinte. Aussi puis-je affirmer — et personne
ne peut se flatter de l'avoir mieux vu — que les familles des classes moyennes, à goûts nationaux, couvrent leurs tables de trop de mets nourris-
sants incomparablement plus souvent qu'elles ne s'en privent. Je prétends
en donner la preuve en détaillant ici le régime d'une de ces maisons :

A sept heures et demie du matin : chocolat au lait avec petits pains.

A dix heures et demie, déjeuner : œufs à la mexicaine, sauce aux tomates et piments, ragoût aux pommes de terre, haricots ; pulque.

1. V y. *Dictionnaire de médecine et de chirurgie*, t. I, p. 708.

A trois heures : deux potages, bœuf aux choux et au lard, une entrée de viande, un rôti; confiture et fruits.

A sept heures du soir : chocolat au lait.

A dix heures du soir : riz blanc, un rôti, poitrine de veau aux piments (dit *clemôle* haricots, salade, *pulque* pour boisson.

Je passe aux ouvriers des villes. Très-certainement, toute personne qui connaît les cités du Mexique se scandaliserait qu'on vînt prétendre que la viande n'est pas consommée tous les jours par à peu près tous les individus de cette classe sociale. Les *bodegones* leur en fournissent le moyen à bon compte ; car, à Mexico même, pour 35 centimes, on donne pain, viande et haricots bien préparés et en quantité suffisante pour un repas.

Les oisifs, les vagabonds eux-mêmes vont au marché, où les restes recueillis dans les maisons bourgeoises leur sont vendus à fort bas prix sous le nom de *escamocha*. Pour une *cuartilla* (15 centimes) on en fait un repas avec accompagnement suffisant de pain de maïs.

La nourriture de nos colléges français a été, jusqu'à ces derniers temps, un vrai scandale. Elle est un peu modifiée actuellement, mais pas au point qu'on puisse cesser de gémir en pensant aux privations que s'imposent des jeunes gens gâtés, pour la plupart, par une enfance luxueuse. Est-il bien certain qu'ils trouvent le nécessaire dans tous nos établissements d'éducation? et n'est-il pas permis de blâmer l'indifférence de beaucoup de pères de famille — bons et fort honorables, d'ailleurs — qui se trouvent satisfaits, quand ils se sont déchargés sur d'autres du souci et de la responsabilité de l'éducation de leurs enfants ?

Au Mexique — je le sais pertinemment — la nourriture des colléges n'est pas, à la vérité, préparée avec une délicatesse digne d'éloges, mais elle est abondante et répétée même à l'excès. En voici la preuve:

COLLÉGE DE SAN JUAN DE LETRAN (*de mon temps*).

A six heures du matin : chocolat à l'eau avec pain.

A dix heures, déjeuner : un plat de viande sautée et un plat de haricots.

A deux heures, dîner : un potage aux choux, un bouilli, un plat de viande sautée, et pour dessert un peu de miel de sucre brut.

A huit heures du soir : poitrine de veau à la sauce au piment, un plat de haricots.

Les jeudis et dimanches : du fruit à dîner.

Passons aux industries en dehors des villes. Je suis allié à une famille qui possède deux manufactures importantes de filature et de tissage. Elles occupent une population de 3,000 ouvriers en y comprenant leur parenté. Tous les jours il est tué pour eux les animaux nécessaires à leur alimentation. Le débit leur en est fait au prix de revient, et je puis affirmer que personne n'en est privé.

Les intérêts qui nous lient à l'entreprise minière de R. del Monte me

mettent parfaitement en mesure de connaître le fait suivant : A la fin
de 1850, cette compagnie accepta à son service, pour le travail intérieur
des mines, sous la sauve-garde d'une force publique, un certain nombre
d'hommes condamnés judiciairement aux travaux forcés. On prit l'engagement, vis-à-vis de l'Administration, de ne pas donner à chacun de ces
hommes moins d'une livre de viande par jour. Cela paraît indiquer que
les habitudes des gens en liberté, dans ce lieu même, ne sont guère inférieures à la consommation de ce chiffre. Pour en faire apprécier tout l'intérêt, nous rappellerons au lecteur que nos Administrations, conseillées par la
science, ont jugé que le soldat français est suffisamment nourri avec une
demi-livre de viande par jour.

Sans doute, il est des époques désastreuses pendant lesquelles tout le
monde est appelé à souffrir. Plus que dans toute partie du monde civilisé,
le Mexique peut quelquefois donner le déplorable spectacle d'une abondance extrême sur un point de son territoire, à côté d'autres lieux frappés
irrémédiablement de famine; car les difficultés de communication obligent
à consommer les produits sur place, ou bien leur donnent, à distance, un
prix de revient si élevé qu'ils ne sont plus accessibles qu'aux fortunes
exceptionnelles. Mais il est à remarquer que ce malheur arrive plutôt à
propos de céréales que pour les animaux, quelques-uns de ceux-ci se transportant eux-mêmes en pacageant avec le secours d'une petite quantité
de graines. C'est là un procédé fort en usage au Mexique. L'État de Michoacan l'emploie souvent comme un des moyens d'équilibrer ses comptes
courants avec le commerce de la capitale. X écrit à Y : « En payement des
100,000 piastres que je vous dois, je mets en route une expédition de porcs.
Veuillez pourvoir à leur placement avant leur arrivée et inscrivez-les à
mon crédit. » J'ai beaucoup connu une famille des plus respectables de
Mexico, propriétaire de l'*Hacienda du Torreon*, au nord du Chihuahua, au
milieu des Indiens sauvages. L'administrateur n'avait pas d'autre moyen
d'en remettre les bénéfices à son patron que de lui expédier tous les ans
un certain nombre de moutons, à la garde d'un seul ou de deux hommes.
Ils faisaient six mois de voyage en pacageant, et ils arrivaient en parfait
état, sans frais de transport.

Voilà donc un moyen commode et peu coûteux de prévenir les disettes
dans les localités éloignées où la production est insuffisante. Cela fait
aisément comprendre que, en temps de calme, le manque de provisions
n'existe réellement nulle part pour ce qui regarde les animaux de boucherie. Si l'on a quelquefois ce malheur, si l'on en est victime surtout en
approvisionnement de maïs, il est bien certain que ce n'est pas avec une
assez grande fréquence pour qu'il soit permis d'en raisonner en règle
générale. Au surplus, vous trouverez tels districts du Mexique où la viande
n'a guère plus de prix que dans les Provinces-argentines. Dans l'État de

Tamaulipas, de mon temps, les muletiers et autres voyageurs pouvaient
tuer, en traversant les grandes propriétés, telles bêtes qu'ils trouvaient
à leur convenance, sans autre charge pour eux que l'obligation d'en apporter le cuir à la ferme.

Que vaut la viande de tant de milliers de chèvres qu'on tue, pour en
avoir les peaux uniquement, dans les environs de Téhuacan et autres lieux?
On en coupe une faible partie en lanières qu'on sèche au soleil, et on la
vend à vil prix sous le nom de *chito*. Dans les villes populeuses, même,
quoique la viande de boucherie acquière un prix relativement élevé, elle
est encore accessible aux fortunes les plus modestes. Dans la capitale, le
bœuf ne se vend pas au-delà de 60 centimes la livre, et les morceaux de
qualité inférieure valent encore moins. Or, Mexico est placé dans les conditions les moins avantageuses pour se nourrir à bon marché. Les prix
sont inférieurs partout ailleurs.

Somme toute, on peut donc affirmer que la viande manque rarement à
la consommation des habitants du Mexique. Dans la plus grande partie du
pays elle est mise en vente à vil prix. Il n'y a guère que les Indiens qui
s'en privent. Mais je ne parlerai pas ici des privations le plus souvent
volontaires de cette classe d'hommes. Ni mes contradicteurs, ni moi ne les
avons pris pour base de nos observations. Je dois dire cependant que les
Indiens du Mexique, qui mangent en effet peu de viande, en consomment
généralement beaucoup plus que la plupart de nos paysans de France.

Mais j'ai voulu démontrer seulement que, lorsqu'on m'a objecté les
habitudes de mauvaise alimentation pour expliquer certaines défaillances
physiques des habitants du haut plateau, on a fait preuve de connaissances fort défectueuses sur leur régime alimentaire. On aurait tout au
plus pu nous assurer que leur manière de comprendre l'art culinaire n'est
nullement dans nos goûts. Mais ils nous trouvent eux-mêmes le palais
infiniment fade et peu délicat, quand ils nous voient déguster, en les sa-
vourant, nos sauces nationales.

Vous avez aussi nommé l'ivrognerie. Mais de quelle classe d'hommes
parlez-vous ? Je puis me flatter d'avoir été consulté par des gens de tout
rang. Ma clientèle a été nombreuse, certainement. Je ne me souviens pas
d'avoir eu à y réprimer bien souvent l'usage immodéré de leur boisson
favorite, le *pulque*. Pour ce qui est du vin, j'ai dû quelquefois en réclamer
l'usage avec instance; jamais je n'ai eu l'occasion d'en blâmer l'abus.
Quant aux liqueurs, elles produisent un tel malaise, que leur habitude est
rarement le fait des gens du plateau. Je sais bien que l'eau-de-vie de canne
attire certaines classes inférieures, surtout les Indiens ; mais je répète
encore que ce n'est point parmi ces hommes que nous avons observé;
nos anémiques ont été étudiés entre gens qui se distinguent communément par une sobriété judicieuse, des plus dignes d'éloge, et d'autant plus

respectable qu'elle peut être proclamée comme étant générale dans ce pays trop souvent mal apprécié.

Vous avez parlé aussi de vices cachés que vous considérez comme cause de décadence. On est malheureusement forcé d'avouer que cette sorte de malheur est de tous les pays. Mais, tandis que le contact le plus franc et l'hospitalité la plus ouverte m'ont permis de constater, au Mexique, des habitudes intimes en général dignes de respect, j'ai quelque peine à comprendre que mes contradicteurs aient pu raisonnablement fonder des opinions contraires sur des observations le plus souvent superficielles et voyageuses. Je m'en tiens à mes convictions sur la moralité des familles, et je la formule en disant qu'elle est au moins aussi bonne que la nôtre.

Toutes ces causes étant écartées de notre sujet, du moins comme étiologie permanente propre à ces localités, nous pouvons reprendre notre étude au point où cet examen nous l'a fait abandonner.

A propos de dyspepsie, je fus donc forcé de rester convaincu que les habitudes ne comptaient que pour peu de chose parmi les causes des souffrances qui se présentaient à mon observation d'une manière si générale. Bientôt les occasions ne manquèrent pas de constater leur prédilection pour les gens affaiblis, pour ces mêmes sujets chez lesquels on voyait déjà l'ensemble des caractères qui constituent l'anoxyhémie des altitudes. La dispepsie n'est alors qu'un des signes de cette anémie ; mais ajoutons bien vite qu'elle lui imprime une physionomie spéciale et une marche des plus déplorables. On n'aura pas de peine à le comprendre. Les sucs digestifs, appauvris par ces conditions originaires, élaborent mal les substances alimentaires et ne les préparent qu'imparfaitement à l'assimilation. Celles-ci deviennent donc, d'une part, impuissantes à réparer les forces et, d'autre part, passant à l'intestin dans un état incomplet de chymification, elles y deviennent une cause d'irritation, de trouble fonctionnel et de diarrhée.

C'étaient ces sujets qui nous donnaient aussi fort souvent l'occasion d'observer des urines anormales, chargées de sels outre mesure, et quelquefois avec une réaction saccharine plus ou moins marquée. Ces cas de glucosurie avaient ceci de particulier que le sucre ne s'y constatait pas à toute heure et que la privation alimentaire de substances amylacées avait fort peu d'influence pour leur guérison définitive. C'est là, au surplus, que le refroidissement des malades était le plus remarqué ; c'est là que leur circulation paraissait le plus affaiblie ; c'est là encore qu'il n'était pas rare de rencontrer des asphyxies locales, sous forme de gangrène spontanée des membres inférieurs ; c'est là, enfin, que je voyais ces cas de paralysies hémiplégiques, déjà mentionnées dans ce livre, quelquefois avec perte de la parole et avec persistance de l'intelligence, phénomènes qui portaient ma pensée sur une autre sorte d'asphyxie locale prenant un point du cerveau pour siége, sous forme de ramollissement, par suite d'un arrêt lent et progressif de la circulation, sans embolie.

Mais la forme la plus commune de ces désordres est la dispepsie dou- loureuse : la gastralgie proprement dite. Dans les cas les moins sérieux, la douleur épigastrique n'est pas précisément très-vive; c'est le malaise général qui domine, habituellement après le repas. Le visage pâlit, les yeux se cernent, les traits se tirent, un abattement considérable s'empare du malade qui ne cède qu'à grand'peine à la nécessité de se mettre en mouvement. Une sensation de plénitude exagérée dont l'estomac est le siége, semble comprimer le diaphragme et vient ajouter aux autres symptômes, déjà si pénibles, le trouble d'une respiration suspireuse ou haletante, avec la gêne d'une oppression plus ou moins marquée. Le plus souvent, le soulagement ne vient qu'après plusieurs heures et il coïncide, d'ordinaire, avec des renvois de gaz tantôt insipides, tantôt nidoreux ou fortement acidulés. Mais le calme n'est que passager. L'état de vacuité de l'estomac ne tarde pas à réveiller les sensations morbides et, alors, c'est principalement la douleur qui domine jusqu'à ce que l'aliment vienne de nouveau la calmer en causant les troubles que nous venons de décrire.

Il est des cas fréquents pour lesquels c'est la douleur qui est le signe dominant. Elle est parfois fort vive, sinon d'une manière continue, du moins par accès qui durent plusieurs jours. Il n'est pas rare alors de voir les repas être suivis d'efforts de vomissement; mais il est très-remarquable que l'aliment n'est presque jamais rejeté et que les contractions de l'estomac amènent seulement au dehors quelques glaires visqueuses et blanchâtres.

Ces accidents ne sont pas rares dans la pratique de l'Anahuac, et ils y sont quelquefois l'occasion de perplexités pénibles. Les douleurs, en effet, irradient vers les lombes, vers la région précordiale même, de manière à faire naître des craintes d'une complication d'angine de poitrine, crainte si bien justifiée, du reste, que je compte pour ma part deux observations de mort subite chez des malades qui n'avaient présenté, pendant six et dix ans, que les symptômes, un peu vifs il est vrai, mais exclusivement de gastralgie.

Le praticien y est accompagné d'un autre souci. C'est que les cancers sont malheureusement fréquents sur l'Anahuac. Quelqu'exercé que l'on puisse être à en porter le diagnostic différentiel, les années nous enseignent à ne prononcer qu'avec une grande réserve ; car les déceptions ne manquent pas, même dans des circonstances qui paraissaient devoir le moins nous les faire appréhender.

J'ai connu, entre autres, un Mexicain fort recommandable, M. J. T. qui souffrit pendant un nombre considérable d'années de dispepsies douloureuses. Aucun signe, pour aucun des nombreux et fort distingués confrères qui le virent, ne parut autoriser la moindre crainte d'affection cancéreuse. La longue durée, d'ailleurs, de ces souffrances sans que nul signe palpable vînt les accompagner du côté de l'estomac, permettait cette consolante confiance et semblait même la rendre obligée. Cependant, le malade fit deux voyages en Europe; il n'en revint pas soulagé, et le triste dénoûment de ses peines fut la mort par un cancer de la langue, avec l'accompagnement non équivoque d'une diathèse des plus caractérisées.

Je me souviens aussi de M. B...., employé des postes, homme d'une stature remarquable, dont les traits, empreints de l'originalité la plus nette, rappelaient à s'y méprendre les plus beaux types mauresques. Il eut pendant dix ans des douleurs épigastriques des plus simples. Nulle crainte n'eût été légitime. Cependant, un de ces accès produisit une syncope et la mort la plus inattendue.

M. F. E.... fort connu dans le meilleur monde de Mexico, mena une vie pénible, pendant une douzaine d'années, présentant les symptômes les plus vulgaires et les moins équivoques d'une dyspepsie douloureuse. Aucun praticien de Mexico, aucun des maîtres de la science qui le virent à Paris n'en conçut la moindre appréhension. Il n'en mourut pas moins fort subitement en France, en 1863, comme on meurt d'une syncope d'angor pectoris.

Ce cas malheureux, ainsi que le précédent, m'est une occasion de dire que les dyspepsies et les gastralgies simples trouvent, en général, une raison efficace de soulagement dans le changement de niveau. Lorsque les voyages restent impuissants à le produire, il est à craindre que des accidents plus sérieux ne se présentent à une époque plus ou moins éloignée. Une gastralgie de l'Anahuac qui ne guérit pas en Europe, par l'influence du climat, à l'aide d'un régime approprié, doit devenir un sujet de sérieuses inquiétudes. La persistance des accidents mérite alors qu'on tourne attentivement la pensée sur les désordres nerveux d'une nature plus grave, sur les fonctions du foie, les excrétions urinaires, l'irritation sub-inflammatoire de l'estomac et des intestins, voire même l'épaississement et un commencement d'induration de la muqueuse gastrique, précurseurs déplorables d'une altération de nature cancéreuse. Cela revient à dire que le changement radical d'habitation, dans des circonstances douteuses, serait comme une pierre de touche permettant de mettre en évidence les cas les plus sérieux dont la marche future pourrait devenir redoutable.

Mais n'anticipons pas sur ce que nous aurons à dire, plus loin, de l'influence des variations de niveaux comme moyen thérapeutique, et terminons ici cette partie importante de notre étude. Elle a eu pour objet d'établir que les habitants des hauteurs, au-delà de 2000 mètres, sont

souvent atteints d'un état de langueur qui ne mérite pas toujours le nom de maladie.

Que devons-nous donc comprendre par cette dénomination d'anémie des altitudes? Absolument ce que tout le monde entend par anémie des villes, anémie des mineurs, anémie des pays chauds, anémie des cuisiniers, qui n'ont jamais signifié, dans l'esprit de personne, que tous les mineurs, tous les hommes de cuisine, tous les citadins et tous les habitants des climats torrides sont indistinctement et forcément anémiques.

Mais, de même que, dans ces situations fort connues et bien étudiées, tous ceux qui en ont l'habitude y subissent des dangers communs et contractent des prédispositions déterminées, si non des maladies réelles ; de même l'habitant des grandes hauteurs puise dans ce séjour une manière d'être qui, lorsqu'elle n'est pas déjà par elle-même un état réellement pathologique, imprime du moins son influence, par des caractères constants, aux autres maladies dont le montagnard des hautes stations peut être atteint pour des motifs plus vulgaires. C'est même ce cachet d'originalité, très-distinctement perceptible dans la pathologie de l'Anahuac, qui excita ma première surprise et fut le point de départ de toutes mes méditations sur l'hygiène des altitudes.

J'ai toujours pensé, en effet, que : *la vraie nature des influences extérieures se juge bien mieux par les maladies qu'elles causent à l'homme, que par les forces dont elles l'animent.* Ce n'est pas le dynamomètre qui aurait pu dévoiler le genre d'action des pays paludéens. Ce n'est ni le thermomètre, ni l'aspect de l'homme encore sain qui nous a dit la sorte de danger que les côtes du golfe du Mexique font courir aux nouveaux débarqués. C'est la clinique, ce sont ses enseignements qui nous ont édifiés sur l'hygiène de ces localités dangereuses.

Je n'ai pas eu d'autre guide que ces convictions, au début de mes études sur le climat de l'Anahuac. Elles m'amenèrent graduellement à la pensée de cette influence affaiblissante dont ce chapitre vient de dire les effets les plus directs et les plus caractéristiques. Mon devoir maintenant est de démontrer que son action est encore très-nettement perceptible dans l'ensemble des phénomènes pathologiques le plus communément observés sur ces localités.

CHAPITRE II

Avant de donner la preuve directe des vérités qui précèdent, par l'étude des maladies les plus communes des lieux élevés, je vois un intérêt considérable à arrêter d'abord l'attention sur une affection, ailleurs désastreuse, rarement observée sur les hauts plateaux. Je veux parler de la phthisie pulmonaire. Je crois, en effet, que la nature des *circumfusa* ne se juge pas seulement par les accidents dont ils sont l'origine, mais aussi, très-souvent, par l'innocuité qui les caractérise à propos d'autres maladies dont ils sont un moyen de préservation. Pénétré de cette pensée, je fis autrefois tous mes efforts pour démontrer, non-seulement que la phthisie est rare sur l'Anahuac, mais encore que son absence y est parfaitement en rapport avec les conditions physiologiques dont la diminution du poids de l'air est l'occasion naturelle. Je crus même pouvoir en conclure, dès 1861, que, sans nul doute, il devait en être de même dans tous les pays placés à plus de 2000 mètres d'altitude. On aura peine à croire, maintenant, que mon assertion ait été accueillie, au début, par des sourires d'incrédulité et que j'aie pu être maltraité dans maintes critiques qui s'en occupèrent pour me combattre. Cette improbation est cependant un fait très-certain. Ce n'est pas dire que la question de la préservation de la phthisie pulmonaire par le séjour des grandes hauteurs doive être considérée comme étant absolument neuve. Quelques auteurs s'en étaient déjà occupés. Le Dr Baykie, entre autres, médecin anglais fort distingué, qui a longtemps résidé à la station sanitaire d'Atakamund dans les Nilguerris, à l'altitude de 2200 mètres, assure que la phthisie y est rare et que les tuberculeux étrangers y éprouvent du soulagement. D'autres praticiens de l'Inde et de l'Himalaya avaient depuis longtemps donné la même assurance. On peut aussi trouver quelques traces d'assertions analogues relatives aux hauteurs de l'Amérique tropicale. Mais on peut assurer que ce point de science était, jusqu'à nos jours, assez peu éclairci, pour que l'on en ait éprouvé tout à coup comme une sorte de surprise à laquelle mes affirmations réitérées et très-fermes ont contribué d'une manière indiscutable, depuis 1861. Il ne faudrait pas croire, du reste, que le caractère de nouveauté que cette question affecte, soit seulement une situation d'esprit européenne. Je puis affirmer que le mouvement vers la vérité est un fait tout à fait moderne, même en Amérique. J'ai pu constater, en effet, en 1851, à Mexico même, que l'habitude d'envoyer aux parties basses du pays le peu de tuberculeux que l'on rencontre dans la capitale, était chose acceptée dans la pratique des médecins les plus distingués. Je puis ajouter que le fait de la préservation avec toute son évidence a été pour moi, pendant longtemps, dans le pays même, l'objet de démonstrations dont la nécessité devenait journalière en présence de l'idée préconçue qui lui était hostile.

Quoi qu'il en soit, il est hors de doute que mon livre publié en 1861, a eu les honneurs d'une initiative européenne, en ce sens que c'est de là que date réellement le bruit qui s'est fait autour de cette question et qui a assuré son éclaircissement. Déjà, dès l'année suivante, en 1862, M. le Dr Guilbert, qui a exercé en Bolivie, publia ses observations dans une thèse soutenue à la Faculté de Paris. Ses conclusions affirment :

« 1° L'absence de la phthisie pulmonaire sur les indigènes des Cordillères, sans conditions d'origine indienne ou européenne ;

« 2° La curabilité de cette maladie par un séjour prolongé dans ce climat, et dans une proportion telle que la curabilité ne doit plus être considérée comme l'exception;

« 3° L'action constatée du climat sur la marche de la maladie de ceux qui ne doivent pas guérir définitivement, et souvent des guérisons temporaires.»

Cette influence heureuse a lieu dans des pays où ce praticien recommandable signale les conditions météorologiques suivantes :

	ALTITUDE	LATITUDE	TEMPÉRATURE ANNUELLE	TEMPÉRATURE D'HIVER	TEMPÉRATURE DE PRINTEMPS	TEMPÉRATURE D'ÉTÉ	TEMPÉRATURE D'AUTOMNE
Corocoro	4430	18.	6,5	3.	7.	8.	8.
La Paz (Environs de)	4100	17,5	6.	2.	6.	8.	8.
Antisana	4100	14.	4,7	3,5	4,9	5,7	5,6
Quito	2908	0,14'	15,6	15,4	15,7	15,6	15,7
Bogota	2667	4,36'	15.	15,1	15.	15,3	14,5

La préservation dans ces contrées élevées doit attirer notre attention avec d'autant plus de raison qu'elle s'observe, entre autres, dans un pays dont les niveaux inférieurs sont décimés par cette cruelle maladie. La zone chaude du Pérou, en effet, d'après M. Guilbert, voit figurer la phthisie pour le chiffre de trois dixièmes dans le relevé des causes de mortalité, quoique son climat présente l'exemple d'un printemps perpétuel. Le thermomètre, en effet, marque dans les régions péruviennes inférieures les températures suivantes : L'hiver, le thermomètre ne descend jamais au dessous de 15 degrés; en été, il ne s'élève pas au-dessus de 30 ; on cite par exception 35 ; la moyenne d'hiver est de 18, celle de l'été 24 et l'annuelle 22.

Ici, donc, la question se trouve bien clairement tranchée ; car, dans un même pays, tandis que la température n'a pas le droit de figurer comme cause efficiente, nous constatons l'absence et les ravages d'une même maladie, sans autre condition que l'altitude pour expliquer ce changement extraordinaire d'influence étiologique.

Je ne trouve nulle part des assertions écrites bien précises sur l'action des hauteurs de l'Abyssinie au sujet de la tuberculose. Je n'ai pas voulu rester dans l'ignorance à cet égard. J'ai eu recours à l'obligeance de M. Antoine d'Abbadie, dont la compétence éclairée, au sujet de cet intéressant pays, ne peut être mise en doute par personne. Il est certain que ce voyageur recommandable n'appartient pas à la profession médicale; mais il n'hésite pas à faire l'aveu qu'il s'est vu bien souvent dans la nécessité de mettre à profit des connaissances thérapeutiques qui ne lui sont pas étrangères, pour donner des conseils à des malheureux qui souffraient. Ayant fait appel à ses souvenirs, j'en ai obtenu pour réponse que la phthisie ne figurait pas parmi les maladies qu'il fut à même d'observer, de la sorte, sur les localités élevées de l'Abyssinie.

Les frères de Schlagintweit, qui ont étudié attentivement les naturels du Tibet occidental, affirment qu'ils ne sont pas sujets à la tuberculose. « Nous avons dû, disent-ils, apprécier les conditions sanitaires du Tibet par l'état de santé des naturels du pays, qui paraissent souffrir principalement de l'instabilité, du froid et du vent à certaines hauteurs, non moins que de l'extrême sécheresse. Leur nourriture lourde et relativement indigeste a pour effet la constipation intestinale. L'inflammation d'un caractère aigu n'est pas sans fréquence. Elle affecte de préférence l'estomac et les intestins, quelquefois la gorge, rarement la poitrine. *Quant aux maladies chroniques de poitrine, je n'ai pu nulle part les observer parmi les Tibétains*, pas plus que les fièvres intermittentes. Mais il m'aurait été difficile de décider dans quels cas d'affection pulmonaire déjà acquise les conditions de ce pays pourraient être favorables, étant admis que la dépression atmosphérique y est si considérable, tandis que la tempéra-

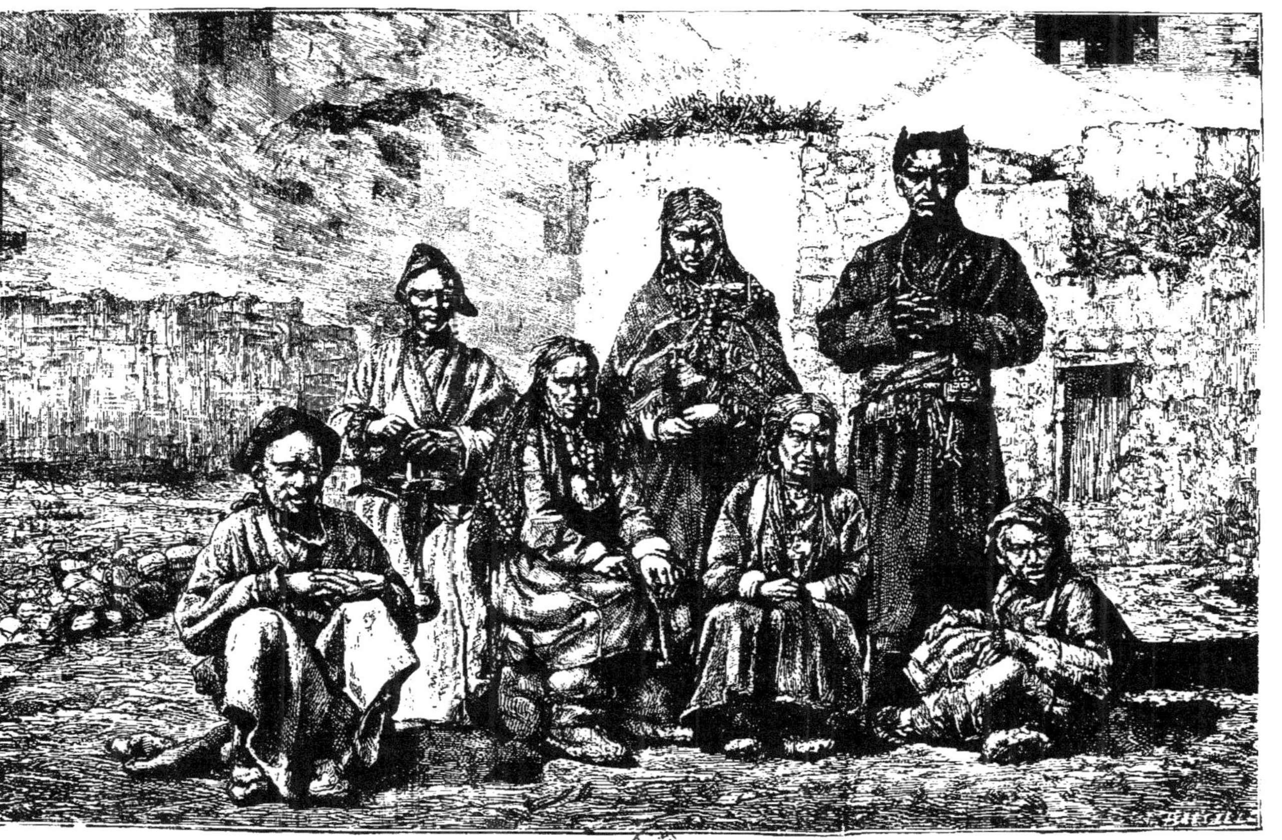

HABITANTS DE LA VALLÉE DU SPITI (Tibet occidental; province de Ladak : 4000 mètres d'altitude).

D'après une photographie.

lure est aussi douce qu'à Saint-Maurice et autres stations de la Suisse dans la meilleure saison[1].

Depuis que les États-Unis du Nord-Amérique ont acquis, par la conquête, des contrées montagneuses qui dépendaient autrefois de la république mexicaine, l'attention des médecins américains s'est portée sur la climatologie de ces régions nouvelles. M. le Dr J. M. Toner nous assure que « des observateurs consciencieux, dont la résidence s'est prolongée plusieurs années sur les plaines élevées des États-Unis, en ont retiré la conviction d'un soulagement prompt et très-marqué dans la santé des soldats et des officiers qui avaient été atteints d'affections bronchiques et pulmonaires, lors de leur résidence sur les côtes de l'Atlantique.

« On a surtout pris note des salutaires effets de Santa Fé du Nouveau-Mexique et autres lieux voisins pour le rétablissement durable des malades atteints d'affections de poitrine. »

Nous trouvons dans le travail du même auteur un tableau intéressant sur les causes de décès aux États-Unis. La phthisie pulmonaire y figure pour des chiffres très-bas dans tous les États qui possèdent des localités très-élevées.

Pays.	Moyenne élévation.	Phthisie pour 100 décès.
Arizona	1980 mètres.	2.52
Colorado	2146	7,59
Idaho	1915	10,00
Montana	1486	9,18
Nevada	1783	8,00
New-Mexico	1750	3,00
Utah	1800	6,25
Wioming	2370	5,40

Par comparaison :

Connecticut	20 0/0
Columbia	21
Maine	26
Massachusetz	22
New-Jersey	22
New-York	27

Il est résulté de cet ensemble de preuves relatives à ce point de prophylaxie, que l'attention s'est portée, dans un même but d'investigation, sur les hauteurs moins considérables habitées en Europe. Les résultats auxquels on est parvenu, par cette nouvelle voie d'examen, confirment

1. Schlagintweit, t. IV, p. 523.
2. Dr Toner. *Dictionary of elevations.* New-York, 1864, p. xxi.

au delà de toute attente les vérités que l'Amérique tropicale et les élévations de l'Asie avaient déjà dévoilées. Ce n'est pas le moment encore de
nous occuper du degré d'appui que nous trouverons aussi dans la climatologie de montagnes des pays tempérés. C'est une question qui sera
traitée en son lieu avec tous les développements qu'elle comporte. Ici, ne
l'oublions pas, nous ne mettons au jour que les vérités dont les altitudes
dépassant 2000 mètres nous donnent la confirmation, dans les pays in-
tertropicaux.

Ce que j'en ai dit autrefois, relativement à la phthisie, excita la controverse et j'ose dire un certain degré d'incrédulité. Mais, comme il
arrive à toutes les vérités d'abord contestées, ce point de préservation
devenant enfin irréfutable, a été le sujet d'une réaction qui dépasse actuellement la réalité au delà de toute justice. A la place de la négation
passée, on vous dit aujourd'hui qu'il n'y a pas absolument de phthisie
sur les grandes hauteurs tropicales de l'Amérique. Je dois à la vérité de
proclamer que je n'ai jamais été l'auteur d'une assertion aussi peu digne
de croyance. Il n'est pas exact de dire qu'il n'y a pas de phthisie pulmonaire sur le plateau de l'Anahuac; mais qu'il y en a beaucoup moins que
sur les niveaux inférieurs du même pays, beaucoup moins aussi que
dans les contrées tempérées d'Europe, situées au niveau de la mer. Il m'a
paru qu'il serait juste de ramener enfin la question aux conditions de
vérité établies par la statistique. J'ai pris ce soin moi-même, en 1865,
dans une étude en forme de mémoire que je lus à mes collègues de la
Société de Médecine de Mexico, en demandant une enquête et une discussion sérieuse sur ce sujet intéressant. Ma voix fut écoutée, et nous
eûmes, en effet, une longue série d'entretiens sur cette question de prophylaxie climatérique. Le résultat en fut favorable aux développements
et aux conclusions de mon mémoire, qui se trouve ainsi représenter fidèlement l'ensemble de nos adhésions et de nos doutes. Le plus simple
sera donc d'en donner ici l'analyse.

En réalité, l'observation faite sur l'Anahuac permet de constater quatre
vérités principales que la pratique finit par rendre évidentes :

1° D'une manière générale, la phthisie est une maladie rare à Mexico :

2° Cette maladie est presque nulle dans la classe aisée de la population ;

3° L'affection acquise dans des lieux moins favorisés prend sur les altitudes du Mexique une marche plus lente, et, quelquefois, elle guérit;

4° Les prédispositions à cette maladie provenant de localités plus
basses et de conditions individuelles diverses, s'éteignent généralement
sur le haut Anahuac.

A. Il a suffi de porter sur ce sujet, d'une manière sérieuse, l'attention des médecins qui exercent à Mexico pour que l'on y soit arrivé à la conviction d'une certaine immunité, avant même de se livrer à tout examen qui puisse en fournir la preuve. Cet état d'esprit provient de l'évidence de la situation même. La pratique, en effet, ne présente pas aux souvenirs une somme• de cas qui puisse suffire à autoriser la pensée que cette maladie existe à Mexico comme dans d'autres pays où l'on a eu tant de raisons de s'en plaindre. Cette conviction étant acquise d'une manière sommaire, il arrive qu'en recueillant les voix des praticiens qui sont à même de mieux discerner la vérité, celle-ci s'exprime en termes différents, selon le milieu habituel où la pratique de chacun s'exerce. On diffère donc à Mexico du plus au moins dans le jugement définitif qu'on porte sur la question; mais il est très-certain que pas un médecin ne se hasarde à nier que cette capitale jouisse d'une certaine immunité contre la phthisie pulmonaire. Cette opinion générale est déjà respectable à titre de preuve et nous ne devons pas omettre de l'inscrire en tête de nos arguments.

La statistique ne nous a pas encore éclairés à cet égard d'une manière définitive. A la vérité, le travail de M. le Dr Reyes, qui se trouve reproduit parmi les notes de ce livre, nous a donné un premier renseignement qui n'est pas dénué d'intérêt. Ce confrère recommandable nous présente le chiffre de 1561 cas de mort par la phthisie pulmonaire sur un total de 27 759 représentant pour Mexico la mortalité de quatre années. D'après ces données, la tuberculisation pulmonaire fournirait les 5,6 pour 100 des causes de mort. Comme d'ailleurs la mortalité totale annuelle est, en moyenne, de 7000, et la population la plus probable de la capitale de 185 000 âmes, nous pourrions croire, sur la foi de ces nombres, qu'il mourt actuellement à Mexico par la phthisie, $\dfrac{0,056 \text{ de } 7,000 \times 1,000}{185,000}$ c'est-à-dire 2,11 pour 1000 habitants. Il n'est pas inutile maintenant de rappeler ce qui se passe en d'autres pays. Tandis que nous compterions à Mexico une mort par la phthisie sur 18 décès, on compte à Londres 1 phthisique sur 8 morts et à Paris 1 sur 5; cela s'élève donc en,moyenne pour ces pays à près de 4 phthisiques morts annuellement pour 1000 habitants. Les résultats constatés à Mexico par M. Reyes pourraient donc être déjà considérés comme satisfaisants. Cependant, la réflexion de tout praticien judicieux, exerçant dans la localité, porte invinciblement l'esprit à la conviction que le chiffre de M. Reyes représente la mortalité par la phthisie d'une manière exagérée. On ne voit, en effet, qu'un bien petit nombre de phthisiques. Or, en serait-il ainsi s'il mourait annuellement à Mexico 2,11 tuberculeux pour 1000 habitants? Évidemment, non. Les malades de ce genre vivent fort longtemps dans cette capitale. Pour quiconque a l'habitude de les observer, il devient fort probable qu'en terme moyen ils présentent une durée de trois ans. Il en résulterait que 1000 habitants donneraient constamment sur place plus de 6 phthisiques vivants, et comme on ne peut pas admettre que la clientèle d'un médecin de renom s'exerce sur une population moindre de 2000 sujets, nous nous verrions forcés de conclure que les médecins bien placés de Mexico voient constamment 13 phthisiques dans leur cercle habituel, sinon en traitement actif, du moins pour pouvoir les signaler à l'attention. Or, cette conclusion est si éloignée de la vérité que l'esprit la repousse même sans examen. Cependant, ce genre de malades appartient essentiellement à la clientèle mobile. Fatigués de leurs souffrances, mus par le désir bien naturel de guérir, ils s'adressent alternativement à tous les médecins dont la réputation leur paraît offrir quelques chances nouvelles. Il résulte de cette mobilité d'espérances que tous les médecins de quelque mérite ont l'occasion d'inscrire dans leur mémoire l'existence sur place de phthisiques qui portent le même nom. Malgré cette circonstance, qui se prête à la multiplication des cas de ce genre, si vous réunissez un grand nombre de médecins de Mexico, ils vous présenteront individuellement un chiffre de souvenirs extrêmement limités ; et si vous prétendez faire la somme reposant sur tous leurs dires, vous découvrez que leurs impressions reposent sur les mêmes sujets. Malgré cette confusion si propre à augmenter les convictions sur l'importance de cette maladie, la pensée est qu'elle n'est point commune.

Un fait plus positif est dévoilé par M. le Dr Jimenez. Il nous a, en effet, assuré que, *sur un total de 11 963 malades inscrits dans son service d'hôpital pendant 24 ans, 143 sujets seulement y figurent à titre de phthisiques.* C'est une proportion de 1 1/4 pour 100. Ce chiffre, déjà très-significatif au premier abord, le devient davantage encore par la considération que presque tous les cas de phthisie s'observent à Mexico dans la classe indigente, par conséquent parmi les sujets susceptibles de faire appel aux soins hospitaliers.

En s'appuyant sur toutes ces considérations, et sans prétendre vouloir représenter sa conviction par un chiffre, on peut bien assurer que *la phthisie pulmonaire est rare à Mexico, d'une manière générale.*

B. Nous avons dit, en outre, que cette maladie est presque nulle dans la classe aisée de la population.

Cette proposition se trouve prouvée par la variété que l'on observe dans les convictions des praticiens sur la fréquence de la tuberculose. Ceux dont la pratique s'exerce parmi les indigents en retirent l'impression que l'affection n'est pas rare. Mais les médecins qui comptent leurs clients parmi les gens favorisés par la fortune sont généralement frappés de l'idée contraire. Je puis me présenter comme exemple d'un praticien fortement occupé. Je le prouverai en disant que, depuis le mois d'octobre 1856 jusqu'au mois de mars 1869 (4 ans et demi), j'ai fait, à Mexico, plus de 30 000 visites. J'en possède la nomenclature fort nette dans un livre très-bien tenu que j'ai fait souvent passer, comme preuve, devant les yeux des personnes que cette question intéresse. J'y vois figurer les noms de 6 phthisiques seulement. *Or, un médecin qui fait* 30 000 *visites en quatre ans et demi, et qui ne peut nommer que* 6 *phthisiques dans sa clientèle de gens aisés, a bien le droit de dire qu'il n'y a pas à Mexico de tuberculeux dans la classe qui vit sans privations.*

Permettez-moi maintenant de dire que quel que soit d'ailleurs le degré de malheur qui frappe les gens peu fortunés, l'immunité chez les sujets aisés est un fait des plus considérables; car il ne tend à rien moins qu'à prouver le triomphe presque absolu des soins d'hygiène contre la phthisie. Cela veut dire que si un avenir prospère parvenait à généraliser le bien-être, cette maladie serait des plus rares sur les grandes hauteurs de l'Anahuac. Nous ne saurions être indifférents à ces considérations; car malheureusement, dans des pays européens, les soins de l'hygiène publique, si efficaces pour augmenter le terme moyen de durée de la vie, n'ont pas empêché la phthisie de figurer pour une proportion alarmante dans les causes de décès.

D'autres considérations d'un intérêt très-élevé gravitent autour de cette immunité. Si nous portons, en effet, nos regards d'une manière plus générale sur la pathologie et sur l'état physiologique des altitudes, nous n'aurons pas de peine à reconnaître que la faiblesse y domine la vie, dans la santé comme dans l'état pathologique. L'homme du haut Anahuac est le moins robuste des habitants de ce vaste pays. Pour lui, la marche des maladies est souvent insidieuse; les inflammations vives sont généralement transitoires et font place à un adynamie redoutable. « Aussi peut-on affirmer en général, sans crainte d'exagérer la réalité, que la faiblesse avec laquelle les fonctions s'exercent présente un rapport parfait avec la mollesse qu'apporte l'organisme à activer les inflammations ou à leur offrir une résistance qui en assure la marche régulière. »

Dire que c'est au milieu de ces défaillances de la vie que l'homme trouve des garanties contre la tuberculisation pulmonaire, n'est-ce pas modifier les idées que le corps médical s'était dès longtemps formées sur les constitutions qui prédisposent à cette maladie? N'ajouterons-nous pas un nouveau sujet d'étonnement, lorsque nous affirmerons que les habitants robustes des niveaux les plus inférieurs sont décimés par la phthisie et qu'ainsi ses atteintes sont d'autant plus nombreuses, dans les diverses localités du pays, que l'on observe plus de vigueur dans l'ensemble des habitants? car on la voit au Mexique d'autant moins fréquente que les populations sont plus affaiblies par le climat. J'ose dire que ce sont là des vérités dont la logique présente le sujet de la phthisie pulmonaire sous un aspect tout nouveau qui le remet forcément à l'étude. Veuillez encore remarquer cette autre face éminemment saisissante de la question qui nous occupe: la pneumonie est une des maladies les plus fréquentes de Mexico. Comment se fait-il que les causes extérieures qui tendent et réussissent si souvent à enflammer le parenchyme pulmonaire dans la fluxion de poitrine soient impropres à alimenter l'inflammation lente qui accompagne le développement et préside à la marche du tubercule ? Nous voyons donc ainsi que l'étude dont nous nous occupons prend des proportions inattendues par les considérations qui s'y rattachent. Envisagée isolément, l'immunité de Mexico au point de vue de la phthisie pulmonaire n'est qu'un bienfait climatérique qui se constate avec intérêt. Rapprochée de l'anémie générale qui atteint la population, mise en rapport avec le développement faible de l'organisme de la masse des habitants, en présence de la gravité et de la fréquence de la pneumonie, l'immunité qui nous occupe contribue à donner à cette constitution pathologique un cachet d'originalité qui la distingue de toutes celles que des pays variés ont offertes à l'histoire de notre art.

Indépendamment de l'intérêt humanitaire qui se rattache d'une manière directe à cette question d'étiologie, on en peut faire découler des considérations dont nos confrères d'Europe et d'Amérique nous sauront gré, j'en suis sûr. Cette préservation de l'Anahuac, en effet, résulte bien d'une action directe sur la nature du mal lui-même ; car les causes qui agissent d'ordinaire en d'autres lieux, de manière à engendrer la phthisie, restent presque absolument sans effet sur le haut plateau. Il n'est pas douteux que cela ne soit parfaitement exact en fait de température. S'il est vrai, en effet, que la chaleur s'y fasse remarquer par son uniformité stationnaire, il n'est pas moins incontestable qu'elle a des écarts subits, inconnus en d'autres pays. Nous n'ignorons pas, par exemple, que la différence de température entre le soleil des rues et l'ombre des domiciles dépasse souvent 30 degrés centigrades. Nous avons encore les refroidissements subits par l'évaporation rapide qui est la conséquence de la légèreté et de la sécheresse de l'atmosphère. Nous connaissons aussi ces abaissements nocturnes de température qui vont jusqu'à produire de la glace, et geler les moissons après des journées brûlantes. Tous ces phénomènes, communs dans les localités dont nous parlons, y sont les causes les plus redoutables des pneumonies, et il est sans doute du plus haut intérêt de constater leur existence au milieu de l'immunité dont on y jouit au point de vue de la phthisie.

Cette immunité, d'ailleurs, n'est pas le fait d'une latitude; car les villes du littoral et des niveaux intermédiaires ne partagent pas avec Mexico le privilége d'en jouir. Nous pouvons donc constater une préservation réelle au milieu de circonstances thermométriques, et sous une position équatoriale qui, ailleurs, sont justement reconnues comme étant funestes.

Il n'est pas, en outre, sans intérêt de faire observer que nous voyons constamment à Mexico deux maladies qui, en Europe, ont souvent pour conséquence la formation de tubercules: le typhus et la rougeole. Elles sont impuissantes à neutraliser l'action bienfaisante de son atmosphère, tant est grande cette action s'exerçant, comme nous l'avons vu, d'une manière générale sur l'ensemble de la population.

C. Il s'agit maintenant de rechercher si cette influence heureuse a le pouvoir de modifier ou même de guérir la phthisie acquise en d'autres lieux moins favorisés.

Je n'ai pas besoin de rappeler que les moyens de détruire la tuberculisation pulmonaire par l'hygiène des voyages et d'un lointain séjour, sont le rêve des thérapeutistes de la moderne Europe et du Nord-Amérique. C'est la pierre philosophale de notre époque médicale. Ce sera toujours surtout le thème favori des malades qui nous occupent dans cette étude; car, nous le savons par expérience, les phthisiques vivent d'illusions; ils aiment à calmer leurs souffrances par l'espoir d'un avenir meilleur. Quelle que soit leur douleur présente, leur pensée y met un terme par le séjour imaginaire de lieux qu'ils ne connaissent pas. Leur dire que l'Anahuac est un remède à leurs maux, c'est flatter leur idée favorite, c'est ouvrir aussi aux praticiens aux abois une voie nouvelle vers des espérances déjà trop souvent déçues dans d'autres localités vainement prônées. Avons-nous le droit de faire naître cet espoir? Dans quelle mesure croyons-nous pouvoir le remplir? C'est ce que je vais examiner avec le désir le plus sincère de ne pas m'écarter de la vérité.

Pourrait-on croire que, malgré l'intérêt qui domine ce point de la question qui nous occupe, nous manquions de documents pour en préciser le degré d'importance? Quelles que puissent être les nombreuses applications qui en découlent et les avantages pratiques qu'on en doive retirer, cette étude s'entoure d'un tel caractère de nouveauté que nous sommes extrêmement pauvres d'observations en fait de phthisie acquise en d'autres localités, et dont le développement, ainsi que la terminaison, aient eu lieu sur l'Anahuac. Beaucoup de phthisiques cependant ont été amenés à Mexico par le hasard; quelques-uns y sont venus dans l'intention de consulter des praticiens de cette capitale. J'ai le regret de dire que des idées préconçues, au point de vue des influences de température, ont fait oublier les conditions complexes qui se rattachent à la légèreté de son atmosphère. Il en est trop généralement résulté qu'on a donné aux malades le conseil du retour à des localités d'un niveau inférieur. Nous nous sommes ainsi volontairement privés des éléments d'observation que les déserteurs des côtes et des niveaux intermédiaires du pays auraient fournis en grand nombre.

Dans la position qui est ainsi faite par ces déplorables antécédents, nous en sommes réduits à porter les regards sur les actualités et sur quelques souvenirs de pratique récente. Les ressources de l'écrivain se trouvent donc forcément limitées.

Il n'en est pas moins vrai que les souvenirs se pressent en foule dans la mémoire à titre de guérisons radicales des tubercules. Mais l'absence d'attention et le peu d'intérêt que cette question inspirait jusqu'à nos jours, ont eu pour résultat qu'aucune note écrite n'a pu permettre encore le groupement d'un assez grand nombre de faits pour former un historique digne de l'importance du sujet. On en est réduit à l'affirmation ferme et sincère que des cas nombreux de guérison existent. Le petit nombre de personnalités dont la citation serait facile, n'est pas en rapport avec l'impression que la généralité des faits a produite dans l'esprit. Les omissions dépassent les souvenirs précis, et les citations exceptionnelles ne feraient qu'amoindrir l'intérêt du sujet en faisant croire que son butin est d'un poids minime. Il vaut mieux, jusqu'à ce que la situation sóit améliorée au point de vue de la statistique, s'en tenir à l'affirmation née de la fermeté des croyances que la vue des faits inspire.

D. Nous avons maintenant à rechercher si cette action climatérique bienfaisante a le pouvoir de détruire les prédispositions à cette maladie provenant de localités moins favorisées.

Ici, les investigations prennent une direction différente. Elles ne portent pas sur les malades, mais sur les gens plus heureux qui conservent leur santé. La population étrangère de Mexico n'est pas aussi considérable qu'on le pourrait croire. Ainsi, le nombre de Français appartenant à cette catégorie n'a jamais dépassé 1200, en dehors de l'époque qui appartient à l'expédition militaire. Il n'en est pas moins vrai que la plus grande partie arrivent au Mexique à l'âge de la vie, particulièrement redoutable en fait de phthisie pulmonaire. Il est même exact de dire que les départements de France qui fournissent l'élément principal de cette population franco-mexicaine, appartiennent aux régions françaises le moins favorisées, sous le rapport de la tuberculose consomptive. Ainsi, les Basses-Alpes envoient un contingent très-nombreux d'émigrants. Il n'est pas croyable qu'aucun d'entre eux ne soit déjà porteur du germe morbide; je m'empresse de dire que je ne m'en suis pas tenu à la présomption sur ce point. J'ai vu ces jeunes gens; je les ai interrogés et j'ai su par eux-mêmes que plusieurs avaient perdu beaucoup de leurs parents par suite de la cruelle maladie qui nous occupe. Quelques-uns ont

ajouté qu'ils avaient eux-mêmes inspiré des craintes pour l'avenir à des
médecins judicieux. J'ai pris soin de suivre ces jeunes hommes et je n'ai
pas su qu'aucun d'eux ait jamais été atteint à Mexico même de la maladie
à propos de laquelle ils avaient inspiré des craintes en France. Les
exceptions à cette vérité portent sur des sujets qui n'ont pas établi leur
résidence fixe sur les plus grandes hauteurs de l'Anahuac. Des besoins
nés de l'exercice des spéculations mercantiles portaient souvent leurs
pas sur les régions basses du pays. C'est là qu'ils puisaient l'occasion
d'un développement morbide auquel ils étaient déjà prédisposés. Leur
retour à Mexico était rarement suffisant pour les rétablir de leurs souffrances. Ils en étaient victimes le plus souvent et leurs noms s'inscri-
vaient, sans raison, à titre de tuberculeux de l'Anahuac.

Ces considérations permettent, sans nul doute, de présenter l'absence
habituelle de cette maladie parmi les résidents étrangers, comme étant
un témoignage de la préservation chez les gens prédisposés.

Avant donc de savoir si la phthisie acquise en d'autres lieux s'éteint
sous l'influence du ciel de l'Anahuac, nous pouvons proclamer un fait
que l'expérience dégage de toute espèce de doute : c'est que l'atmosphère
des plus hauts plateaux neutralise les effets d'une prédisposition qui aurait pris naissance dans des contrées moins favorisées. Cette vérité est
un fait d'une portée immense. Il existe dans le monde un nombre considérable de jeunes hommes autour desquels la mort a produit l'isolement
de la famille. Au milieu de l'indépendance qui leur est faite par le deuil,
ils sont prêts à porter leurs pas partout où l'on pourrait offrir quelques
garanties à leur existence prématurément menacée. Disons-leur que sur
la Cordillère, où les destins politiques attirent aujourd'hui l'attention du
monde, plusieurs d'entre eux passeraient leur vie sans trouble au milieu
du progrès social qui se prépare et auquel ils pourraient contribuer avec
le calme d'une santé rassurée. Ils y trouveraient le bénéfice de vivre sans
souffrir jusqu'au terme habituel de la carrière humaine.

Disons surtout cette influence heureuse à ce père de famille, quel qu'il
soit, que des malheurs successifs et prématurés ont privé d'une épouse
phthisique et de plusieurs enfants victimes d'un déplorable héritage. Un
fils lui reste, un seul, son unique espoir, mais aussi l'objet de ses angoisses les plus vives; car il a tous les dehors de sa mère et de ses frères
regrettés. De grands intérêts, un avenir de splendeurs s'attachent à cette
frêle existence. Eh bien! disons à ce père justement attristé que la Cordillère peut assurer sur la tête de cet enfant devenu homme la réalisation
de tous ses rêves de future prospérité.

Personne ne peut méconnaître que la situation qui est ainsi faite par
cette atmosphère est empreinte d'un doux intérêt. C'est avec la conviction
sincère d'un service à rendre que je l'ai proclamé en Europe, il y a plus

de douze ans. Je suis heureux aujourd'hui d'ajouter à mes efforts l'autorité des paroles qui se sont fait entendre dans les réunions médicales de Mexico. J'en suis heureux surtout à cause de l'attention que les événements de notre temps ont attirée sur les hauts plateaux de la Cordillère; car j'espère que, grâce à ce mouvement actuel des esprits, ma voix ne sera plus perdue et j'aurai pu dire avec vérité de ce séjour ce qu'un littérateur distingué du Pérou a dit de sa patrie : « Un jour viendra sans doute où l'on entreprendra le voyage au Mexique pour y trouver la santé, comme on y court chercher la fortune. »

Je n'aurais rien à ajouter aux paroles qui précèdent, si je n'avais à justifier l'opportunité de la place que je leur fais occuper dans le cadre de ce livre. Il paraît, en effet, étrange que, à propos de la constitution pathologique des hautes stations, je fasse figurer la phthisie à côté de l'anoxyhémie. Rien de plus rationnel, cependant. J'ai déjà dit, en effet, dans un travail antérieur, que « la phthisie est l'opposé de la chlorose, et que, loin de considérer les deux maladies comme se donnant un mutuel appui, on doit les signaler dans une même étude comme pouvant se guérir l'une par l'autre. » Les motifs de cette croyance ressortent de l'étude à laquelle donnent lieu les phénomènes respiratoires des anémiques et des tuberculeux. Dans l'anémie, les combustions organiques azotées sont diminuées d'une manière très-sensible. Elles sont toujours augmentées chez les malades atteints de consomption tuberculeuse[1].

M. Bert a entrepris une longue série d'expériences qui ne laissent aucun doute sur une diminution constante de l'urée dans l'urine des animaux et de l'homme lui-même soumis à des dépressions considérables de l'air ambiant. On en verra les détails intéressants dans son livre. Je m'étais moi-même préoccupé depuis longtemps de cette vérité qui me semblait suffisamment démontrée par ce fait : que, chez les anémiques, l'analyse de l'air expiré signale une égalité presque complète entre l'acide carbonique produit et l'oxygène disparu. Cette condition anormale indiquerait, en effet, que dans ces cas, les combustions vitales n'ont guère eu d'autre aliment que le carbone. J'ai produit ailleurs ces preuves avec tous leurs détails en les accompagnant des analyses qui me sont personnelles. (*Voy. page* 9.)

Par contre, j'ai démontré que chez les phthisiques on observe une situation inverse. L'analyse de l'air expiré y indique, en effet, que les combustions respiratoires portent surabondamment sur les éléments azotés de l'organisme ; car l'écart entre l'acide carbonique produit et

---

1. Voyez Becquerel, *Séméiotique des urines*, p. 339. D'après cet auteur, l'urine des tuberculeux est le plus souvent ce qu'il appelle « urine fébrile », c'est-à-dire fortement chargée de matières solides, d'urée en particulier.

l'oxygène disparu est souvent fort considérable. Je rappellerai ici succinc-
tement le résultat de quelques analyses que j'ai exécutées sur l'air expiré
par des malades atteints de tubercules pulmonaires à divers degrés de
développement. Le procédé employé a été des plus simples. Le phthisique
en observation expirait dans un sac en caoutchouc muni d'une embouchure avec soupape. Je prenais de 30 à 50 centimètres cubes de cet air
que je renfermais dans un tube soigneusement gradué. L'analyse s'y faisait alors par la pratique habituelle de la potasse et de l'acide pyro-galli-
que. Voici les résultats obtenus dans dix analyses opérées par cette méthode, en 1863 :

NUMÉROS d'ordre.	ACIDE carbonique produit.	OXYGÈNE absorbé.	RAPPORT.	NUMÉROS d'ordre.	ACIDE carbonique produit.	OXYGÈNE absorbé.	RAPPORT.
1........	3 78	6,48	0,51	6.......	3,50	5,08	0,60
2........	4,42	7,31	0,60	7..... .	3,20	4,57	0,70
3........	3,77	6,04	0,62	8.......	1,90	3,06	0,62
4........	3,34	4,82	0,71	9.......	1,85	2,88	0,64
5........	3,60	5,78	0,62	10.......	2,40	3,69	0,65

Je dois à la vérité d'avouer que, sur le nombre considérable d'analyses
que j'ai faites, quinze seulement m'ont paru réunir les conditions désirables pour inspirer confiance. Les dix qui forment le tableau que je viens
de mettre sous les yeux du lecteur, sont la preuve évidente de l'emploi
respiratoire d'une quantité anormale d'oxygène en dehors des combustions carbonées. Voici maintenant cinq cas dans lesquels cette anomalie
n'a pas paru se réaliser :

NUMÉROS d'ordre.	ACIDE carbonique produit.	OXYGÈNE absorbé.	RAPPORT.	NUMÉROS d'ordre.	ACIDE carbonique produit.	OXYGÈNE absorbé.	RAPPORT.
1........	4,10	5,06	0,81	4.......	4,18	5,03	0,83
2........	3,95	5,00	0,79	5.......	3,82	4,44	0,86
3........	4,15	5,32	0,78				

Ce second tableau tendrait à jeter des doutes sur le sens véritable du
phénomène. Cependant, si l'on porte l'attention sur ce fait, que le plus
grand nombre d'analyses de ce genre sont le témoignage d'une oxygénation outrée de l'organisme, et si, d'ailleurs, on veut bien remarquer
qu'une proportion anormale d'urée caractérise l'urine des tuberculeux,

on se confirmera dans la pensée qu'une quantité trop considérable d'oxygène est réellement consommée par ce genre de malades. Au surplus, les résultats concluants des travaux de M. Bert ont démontré que la production d'urée diminue avec la densité de l'oxygène respiré.

On regardera, donc, comme très-logique de croire qu'il est dans la nature des phthisiques d'employer l'oxygène qu'ils respirent à se consumer outre mesure; tandis que les anoxyhémiques des hauteurs ne se brûlent eux-mêmes que dans des proportions sous-physiologiques. Cette double pensée, très-naturelle certainement, nous conduit tout droit à la croyance que les atmosphères raréfiées conviennent aux tuberculeux, puisque leur action sous-respiratoire ne peut tendre qu'à ramener à un juste équilibre l'excès d'oxygène consommé par les malades atteints de phthisie. Et cette idée paraît tellement juste qu'on se demande comment un bon esprit comme celui de M. Pidoux a pu se laisser entraîner à dire que la pensée d'imiter artificiellement la nature à cet égard ne serait pas sérieuse. C'est tellement sérieux, au contraire, que le jour où vous aurez pu parvenir à assurer, dans une vaste pièce, un courant d'air y maintenant sans cesse une atmosphère appauvrie du tiers de son oxygène, vous aurez guéri le quart de vos poitrinaires. Remarquez que je ne parle plus ici de récipients à raréfier l'atmosphère; mais d'un procédé plus simple qui consisterait à envoyer de l'azote pur, conjointement avec l'air ordinaire, de manière à former un courant où les mélanges seraient justement calculés. La densité de l'oxygène y serait alors diminuée tout aussi bien que si vous aviez fait agir les pompes sur l'atmosphère naturelle.

Mais n'anticipons pas. Nous aurons à reprendre ce sujet avec plus de détails à l'article thérapeutique.

Ici, notre tâche est déjà remplie. Elle avait uniquement pour but de démontrer les vérités suivantes :

1° Au Mexique, la phthisie est rare, d'une manière générale, au delà de 2000 mètres d'altitude;

2° Elle y est presque nulle dans la classe aisée de la population;

3° Les prédispositions à cette maladie, contractées dans d'autres pays, s'éteignent généralement chez les jeunes hommes qui fixent leur séjour sur ces hautes stations;

4° On y a vu souvent guérir des phthisies acquises en d'autres lieux;

5° Cette préservation ouvre les yeux sur ce fait, que les mêmes causes qui produisent sur les hauteurs l'anoxyhémie des habitants, les protégent contre la consomption pulmonaire.

Quelle que soit la pensée qui domine le lecteur, après avoir donné son attention à ce premier aperçu relatif à la constitution pathologique des grandes altitudes, il ne saurait me blâmer d'en avoir retiré moi-même les premiers éléments de mes convictions sur les réelles influences de ces localités. Il approuvera surtout, j'en suis sûr, que, mis en présence d'une pathologie incontestablement originale, j'aie travaillé à en relier les aspects par des considérations qui pussent en expliquer l'origine commune. Dans les spectacles naturels les moins sympathiques pour notre sensibilité, il est du moins consolant pour la raison d'y trouver de la logique et l'on se sent tout joyeux d'en avoir su pénétrer le sens véritable. J'avoue que j'éprouvai sur l'Anahuac une satisfaction de cette nature, lorsque j'y crus discerner, dans la marche des maladies, une impulsion générale très-nettement caractérisée et que je pus en marquer la source rationnelle dans les conditions de densité faites à l'air par l'altitude. Je mettrai tous mes soins à démontrer que mon esprit ne s'est pas abusé dans cette croyance. Mes méditations sur le typhus me paraissent en fournir un nouveau témoignage. C'est par elles que je continuerai cette intéressante étude sur la constitution pathologique de l'Anahuac.

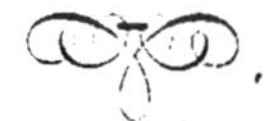

CHAPITRE III

FIÈVRE JAUNE ET TYPHUS

S'il était un observateur que rien n'eût surpris dans la pathologie du Mexique; s'il n'y avait aperçu aucune originalité ayant l'altitude pour base incontestable, je le prierais, avant tout, d'arrêter sa pensée sur ce fait considérable : c'est que la fièvre jaune, qui sévit et prend sa source dans tous les ports du golfe, est impuissante sur les hauteurs qui dépassent 1000 ou 1200 mètres. Nous avons vu des épidémies à Cordova (900 mètres). Peut-être que des circonstances tout à fait exceptionnelles pourraient encore la produire à Orizaba (1240 mètres); mais il est indubitable que c'est là sa limite extrème. Malgré les cas nombreux de maladie dont le germe pris à la côte se développait chez des voyageurs qui venaient mourir à Jalapa, à Perote, à Puebla, à Mexico, il n'y a pas d'exemple que ces dénoûments funestes aient jamais produit autour d'eux, dans aucune de ces villes, le moindre accident qui pût leur être comparé. Et certes, on ne pourrait pas alléguer pour excuse que ces cas de vomito contractés à la côte et développés sur les hauteurs, perdaient assez de leur intensité originelle pour que cette atténuation du mal pût expliquer l'absence de son pouvoir habituel de propagation. C'est, par le fait, le contraire que l'on observe. Les malheureux qui emportent, de la sorte, le germe de la maladie vers les hauteurs, en sont victimes dans une proportion de beaucoup supérieure à ce que l'on constate dans les localités de son origine. Il est même fort digne de remarque que l'affection transportée à Puebla et à Mexico se présente souvent — le plus souvent peut-être — avec de faux caractères de bénignité qui donneraient des droits au meilleur espoir d'une guérison prochaine, sans que, pour cela, le résultat final corresponde aux flatteuses apparences de ces symptômes trompeurs.

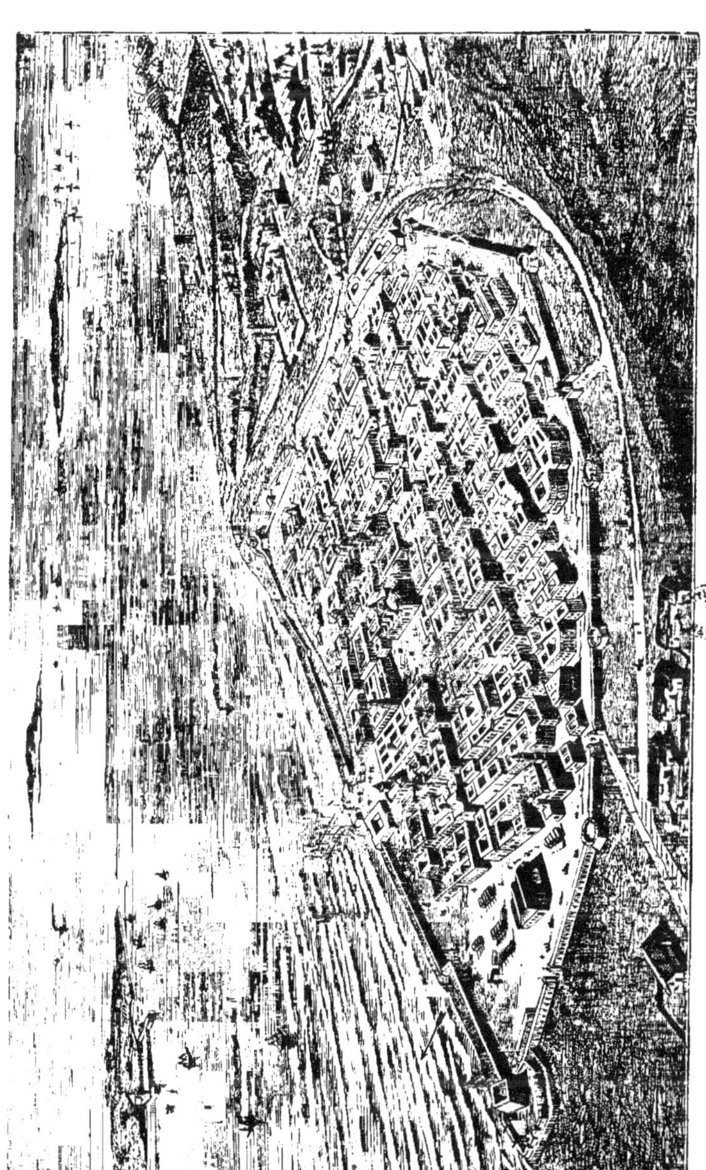

VILLE DE VERACRUZ

Qu'on en juge par les observations suivantes, lues à la Société de Médecine de Mexico et publiées, en 1865, dans l'organe de cette réunion scientifique. Voici, d'abord, mon allocution à cette Société :

« Notre distingué collègue, M. le Dr Garrone, nous a déjà entretenus de deux cas de vomito terminés fatalement à Mexico; deux autres malheurs de même nature, qui ne vous ont pas été décrits, viennent d'arriver dans cette capitale ; je me propose aujourd'hui de vous rapporter la mort d'un Français, victime encore parmi nous de cette maladie, ce qui complétera un total de 5 décès par la fièvre jaune depuis environ un mois et demi. Je pense que c'est pour la première fois que Mexico voit en si peu de temps ce nombre de victimes, et je pense aussi que nous devons être préparés pour l'avenir à la fréquence de pareils malheurs. D'un côté, en effet, le mouvement qui s'opère vers ce pays augmente chaque jour le nombre de voyageurs, qui nous arrivent après avoir respiré l'atmosphère de Veracruz ; et d'autre part, la rapidité croissante du parcours déversera sur Mexico des émigrants malades qui, dans d'autres temps, se fussent arrêtés sur des localités intermédiaires. Nous ne devons rester ni insensibles ni imprévoyants devant cette perspective. Si, autrefois, l'absence presque absolue de cette affection, à Mexico, nous permettait d'en reléguer l'étude aux satisfactions purement spéculatives de notre esprit, les circonstances qui surgissent aujourd'hui nous menacent de la placer dans notre pratique active et nous soumettent par conséquent à d'autres devoirs plus impérieux. Je veux dire qu'il est désormais de notre obligation de mieux connaître la maladie, afin d'apprendre à la mieux combattre. Pour arriver à ce but, les connaissances déjà acquises en d'autres lieux sont sans doute indispensables, mais ce serait une grande erreur de croire que c'est là pour nous toute la science. Il est probable, en effet, que les conditions atmosphériques de Mexico imprimeront aux symptômes, à la marche et à la gravité de la maladie des caractères qui dépendront de notre constitution pathologique habituelle. De là des difficultés de diagnostic et de pronostic pour nous tous, difficultés qui ne pourront être diminuées que par les observations bien faites de tous les cas de vomito qui se développeront parmi nous dans la pratique du haut Anahuac. Nous devons donc nous livrer à cette étude avec le plus grand zèle, et j'obéis aujourd'hui à cette pensée en soumettant à vos réflexions les péripéties du malheur dont je viens d'être témoin.

« Fontvielle Auguste, âgé de trente-deux ans, est Français d'origine. Il est d'une bonne constitution; son état est armurier. Habitant les États-Unis depuis plusieurs années, laborieux et désireux d'une position meilleure, il a obéi à l'impulsion de notre temps et il s'est embarqué pour Veracruz, où il est arrivé le 19 juin. Il en est parti trois jours après, de sorte que mon premier soin est de vous faire remarquer que ce séjour au port a été de courte durée. Son arrivée à Mexico a eu lieu le samedi 24 au soir, et il nous assure qu'il n'a éprouvé pendant ses trois journées de voyage ni douleur, ni incommodité d'aucune espèce.

« A son entrée dans la capitale, les déceptions ne lui ont pas manqué.

« Fontvielle en a éprouvé une peine extrême; mais cet état moral ne l'a pas empêché de jouir d'une santé parfaite le dimanche et le lundi qui ont suivi son arrivée. Il a mangé, marché, dormi comme d'habitude. C'est le mardi seulement qu'il se sent un peu faible et qu'il se plaint de ne pas avoir son appétit ordinaire. Le mercredi matin, il est plus faible encore; mais il n'a ni soif vive, ni céphalalgie, ni douleur dans les membres. Le même jour, vers trois heures, tandis qu'il cause avec quelques résidents français de Mexico, il sent tout à coup les forces lui manquer, et il tombe presque en syncope. Ce fut cet accident qui me fit appeler. C'était le mercredi 28 juin, à quatre heures de l'après-midi. Nous avons à constater ici que Fontvielle avait quitté Vera-Cruz depuis sept jours moins quelques heures.

« Je trouve le malade couché. Au dire des personnes qui le connaissent depuis son arrivée, sa figure a l'expression habituelle; son regard est calme; la conjonctive n'est nullement injectée; la langue est humide, d'une épaisseur normale et à peine couverte d'un enduit, limoneux vers le fond, blanchâtre vers le centre. Le malade n'a pas soif et il n'a eu de nausées que sous l'impression de la syncope dont il a été menacé; maintenant son estomac est calme. Le ventre n'est pas ballonné et l'épigastre n'est point douloureux à la pression. Le pouls bat 72 pulsations, isochrones, pleines, sans dureté; la peau a la température et la moiteur normales. Le malade n'accuse de douleur nulle part, mais il dit sentir un malaise général indéfinissable et surtout beaucoup d'abattement.

« Donc, pas de signe apparent de maladie, et si ce n'était la grande faiblesse, l'analyse clinique amènerait à la conviction que Fontvielle n'est pas malade. On croirait volontiers que les déceptions éprouvées à son arrivée ont produit un état de prostration morale agissant sur l'organisme, et que c'est là tout le mal. Nous savons d'ailleurs que ces défaillances, bien qu'à un degré moindre, se remarquent parfois chez les voyageurs qui, partis de nos niveaux inférieurs, nous arrivent rapidement à Mexico.

« Cependant le malade éprouve l'impression d'une atteinte grave, et moi-même, guidé par ce sentiment, attentif à sa faiblesse, rempli surtout du souvenir de son passage à Veracruz, je me laisse entraîner presque malgré moi à une prévision funeste sans signes qui la justifient. C'est ce qui explique pourquoi, en présence d'une très-grande bénignité apparente, je me décidai à faire usage d'une médication fort active. Pour exécuter cette résolution, trois circonstances devinrent la base de ma conduite : la provenance du malade, son état actuel et la constitution médicale régnante à Mexico, c'est-à-dire un empoisonnement amaril présumé, une faiblesse réellement existante et la possibilité d'une absorption de nature palustre. Le sulfate de quinine répondait à merveille à ces trois indications; je l'ordonnai à la dose de 2 grammes à prendre en trois doses, avec de l'acétate d'ammoniaque dans les intervalles. Si j'ajoute que le malade, spontanément, s'était purgé la veille, il me semble que tout le monde verra l'impossibilité de mieux répondre aux exigences du cas.

« A ma visite du lendemain, je dus croire que j'avais été parfaitement inspiré ou que je m'étais livré à des efforts peu nécessaires, car le malade se trouvait bien sous tous les rapports. La faiblesse elle-même avait considérablement diminué. J'en fus extrêmement satisfait, et je confesse que j'obéis à une obstination capricieuse ou plutôt à un pressentiment peu motivé en ordonnant encore 60 centigrammes de sulfate de quinine. Le malade se leva et se promena dans sa chambre presque tout le jour.

« Je désire, messieurs, avant d'aller plus loin, m'assurer que mes paroles vous font réellement assister au spectacle dont j'ai été moi-même le témoin. Aussi vous demanderai-je si, d'après ce que je viens de vous dire, vous restez bien convaincus de deux choses : 1° que l'observation et l'analyse clinique les plus attentives ne permettaient de porter aucun diagnostic sur mon malade; 2° que j'ai fait usage à la hâte des moyens propres à le relever du seul accident visible, la prostration, propres aussi à combattre un principe sceptique agissant déjà sur l'économie entière. J'ai besoin que vous portiez l'attention sur ces deux circonstances, parce que, d'une part, vous aurez bientôt à reconnaître que l'événement le plus funeste a été le dénoûment d'un mal dont le début paraissait des plus futiles, et que, d'autre part, le temps n'a pas été perdu, les moyens n'ont pas été négligés pour conjurer ce triste événement.... Je reviens à mon malade.

« Dans la nuit du jeudi au vendredi, Fontvielle a mal dormi; il a eu soif à partir de deux heures du matin et il a été tourmenté d'envies fréquentes de vomir. Il est allé deux fois à la garde-robe, mais les matières rendues n'ont pas été conservées, et je ne puis par conséquent vous en dire la nature. A neuf heures du matin, au moment de ma visite, le malade paraît calmé, mais il a le sentiment d'un grand état de gravité. Cependant, à mon grand étonnement, la peau a la chaleur normale; le pouls bat, comme les jours précédents, 72 pulsations par minute; il n'y a ni douleur de tête, ni courbature des membres ou du tronc, ni sensibilité anormale quelconque nulle part. Mais un signe déplorable et bien caractéristique vient déjà justifier des appréhensions à peine avouées et jusque-là presque involontaires dans mon esprit : une teinte jaune est très-manifeste aux conjonctives, aux aines et à la partie antérieure du thorax. En même temps, le malade continue à faire des efforts pour vomir et rend devant moi quelques matières visqueuses nullement teintes de sang.

« Pour la première fois alors mes craintes me paraissent justifiées, et pour la première fois aussi j'ose prononcer tout haut le mot de vomito, que déjà deux jours auparavant j'avais dit comme à voix basse à notre honoré président et à notre distingué collègue M. le docteur Garrone.

« C'était, en effet, cette maladie qui s'insinuait ainsi traîtreusement et se développait tout à coup d'une manière si rapide, qu'à trois heures de ce même jour je pus présenter à M. le docteur Ehrmann le vomissement caractéristique de la fièvre jaune, non pas un vomissement vulgairement hémorragique, mais cette matière décomposée, d'aspect marc de café, qui est le signe d'une mort prochaine. Notre distingué collègue put alors admirer comme moi le singulier contraste d'un symptôme qui annonçait une terminaison fatale avec le maintien du pouls à l'état normal, avec un tel retour des forces musculaires que le malade se levait et marchait librement, avec une telle conservation des facultés intellectuelles que le raisonnement le plus clair présidait à toutes les paroles, sans coma, sans un instant d'égarement. Cet état, bien digne de notre attention, se soutint, peut-on dire, jusqu'à la mort. Notre estimé collègue, M. Garrone, en fut encore témoin à neuf heures du soir. En notre présence alors, le malade nous parla debout, marcha sans embarras, enleva lui seul avec effort des chaussures serrées, se coucha, parla encore avec une grande liberté d'esprit.... et cependant Fontvielle mourait quatre heures plus tard, vers une heure du matin.

« Si nous revenons maintenant sur nos pas, nous avons à constater : 1° 3 jours de séjour à Veracruz ; 2° 3 jours de voyage et 2 jours de séjour à Mexico avec une santé parfaite ; 3° 1 jour et demi de plus avec affaiblissement des forces et de l'appétit ; 4° invasion de la maladie par une syncope, environ 6 jours et demi après le départ de Veracruz ; 5° mort 57 heures après cette invasion, juste 9 jours après avoir quitté le lieu d'infection.

« Je dis, messieurs, que ce cas est pour nous d'un grand enseignement. Il me paraît, en effet, présenter dans un tableau très-saisissant l'exagération des troubles que notre climat doit imprimer à la marche de cette redoutable maladie. J'essayerai de soumettre ma pensée à votre appréciation.

« D'ordinaire, dans les localités où la fièvre jaune est endémique, le premier signe d'un empoisonnement amaril se manifeste par une réaction plus ou moins vive de l'économie contre cette absorption délétère. Je n'ai jamais vu sur nos côtes un vomito sans fièvre, tandis que la nature réussit souvent à s'y débarrasser du principe morbide au moyen d'un accès fébrile en apparence si vulgaire qu'on a pu le confondre avec l'ensemble des symptômes d'une fièvre essentielle de nature plus simple. La réaction, qui est alors un moyen de vie, nous apparaît comme résumant le mal tout entier, le plus souvent sans en présenter les signes les plus essentiellement caractéristiques. La fièvre est donc dans ces cas un effort heureux d'élimination fait spontanément par la nature. On peut dire que cette fièvre est le signe d'une réaction nécessaire et qu'elle est aussi, de la part de l'organisme, un témoignage de force. Eh bien, messieurs, c'est ce travail spontané de la nature qui me paraît entravé par les premiers moments du séjour sur le haut Anahuac. Nous savons, en effet, les changements qui s'opèrent dans les fonctions des Européens qui arrivent à Mexico. Leurs forces se trouvent d'abord fort abattues. Ils sont pour plusieurs jours haletants, courbaturés; ils se sentent peu d'aptitude aux travaux physiques; quelques-uns perdent l'appétit et offrent les signes apyrétiques d'un embarras gastrique. En somme, je n'exagérerai certainement pas ma pensée et je traduirai peut-être celle de tout le monde en affirmant que les nouveaux arrivants sont affaiblis dans toutes leurs fonctions.

« Plaçons maintenant dans ces conditions un étranger qui a absorbé jusqu'au degré morbide le germe de la fièvre jaune en passant à Veracruz. N'aurons-nous pas raison de dire que les forces qui devaient l'aider à combattre un principe destructeur lui font subitement défaut et qu'il se trouve sans armes contre les effets d'un poison trop souvent mortel?

« L'histoire déplorable de Fontvielle appuie cette interprétation avec une force qui l'élève presque à l'évidence. Aux prises avec un empoisonnement qui l'accable, son organisme est impuissant à réagir contre son influence. Au jour de la lutte, au lieu de manifester son énergie par une réaction générale, nous le voyons témoigner de sa défaillance par la syncope; de telle sorte que, si nous sommes bien attentifs au développement des symptômes, nous voyons la mort s'emparer insensiblement de cette existence, sans trouble, sans secousse, sans combat d'aucune espèce. Fontvielle nous présente, au milieu de la vie, comme le fait brut d'une action chimique de laboratoire, car son sang décomposé s'épanche au dehors sans que l'organisme y mette obstacle, sans que l'innervation se révolte un moment contre ce désordre d'une gravité mortelle.

« Je ne dis pas que tous les cas de fièvre jaune que nous aurons à Mexico se montreront à notre observation d'une manière aussi déplorable; mais, outre qu'il est naturel de prévoir que cela puisse se renouveler souvent dans notre atmosphère, d'autres cas analogues déjà observés nous permettent de croire que je viens de mettre sous vos yeux le type le plus ordinaire du vomito qui se développera sur le haut Anahuac.

« Peu de jours auparavant, en effet, un Français succombait d'une manière si imprévue que, quel que fût l'empressement du médecin appelé pour le visiter, notre confrère ne trouvait plus qu'un cadavre. Les signes de maladie qui avaient précédé ce funeste dénoûment se présentèrent avec les apparences d'une telle bénignité que personne dans l'hôtel où vivait le malade ne s'en émut au point de songer à y porter remède.

« Dans l'histoire que M. le docteur Garrone nous a faite du jeune Espagnol mort à l'hôtel Iturbide, nous voyons, au début, une réaction peu vive dont l'aspect n'est pas en rapport avec la gravité promptement mortelle qui ne tarda pas à se présenter.

« Qu'il me soit aussi permis de rappeler qu'en dehors des cinq observations qui ont attristé notre saison actuelle, un cas moins malheureux de vomito se présenta, il y a un an, dans la pratique de nos distingués confrères de l'armée. J'en puise le souvenir dans une note intéressante que je dois à l'obligeance de l'un des médecins les plus recommandables du corps expéditionnaire, M. le docteur Malaval.

« Le malade fut M. D..., inspecteur des douanes. Son séjour à Veracruz ne dura que deux jours. Quoiqu'il se plaignît d'avoir été souffrant pendant le voyage en diligence, son médecin le trouvait sans fièvre le lendemain de son arrivée à Mexico ; mais il se sentait accablé d'une grande faiblesse. Sa langue, saburrale vers le centre, avait les bords d'un rouge vif ; les gencives étaient injectées, la peau sèche et terreuse. L'abattement, déjà considérable au début, fit des progrès les jours suivants pendant que le pouls se maintenait invariable à 70 pulsations, au milieu d'hémorragies buccales et d'un hoquet opiniâtre, qui durèrent une semaine entière. Les symptômes d'adynamie devinrent des plus alarmants ; de larges escarres se formèrent sur le sacrum ; le derme d'un vésicatoire se gangrena, et le malade ne revint à la santé que par une convalescence de trois mois, rendue encore plus pénible par la suppuration d'un vaste abcès dans la région sous-claviculaire.

« Or, messieurs, tous ces dangers, encourus dans la période adynamique de la maladie, se présentèrent après un début remarquable par la plus grande bénignité apparente.

« Sans prétendre donc préjuger l'avenir, je pense que les leçons déjà fournies par l'expérience nous permettent d'éveiller l'attention sur ce fait, que les symptômes les plus vagues, sous les apparences de la plus grande bénignité, un affaiblissement modéré, sans fièvre, sans céphalalgie, peuvent être parmi nous les précurseurs uniques d'une catastrophe très-prochaine chez des voyageurs récemment arrivés de Veracruz.

« L'observation que nous venons de rapporter prouve encore que le meilleur état de santé pendant le voyage ne peut pas être considéré comme une garantie contre un dénoûment funeste. Fontvielle n'a pas éprouvé de souffrances depuis Veracruz jusqu'à Mexico. Il a même joui quatre jours de plus d'une santé satisfaisante après son arrivée dans cette capitale; de sorte que, à ne placer l'invasion de sa maladie qu'au moment où sa syncope m'a fait appeler près de lui, la période d'incubation, sans signes apparents, est d'une semaine entière.

« En présence de ce nouveau malheur, j'éprouverais une grande satisfaction à résoudre quelques-uns des problèmes qui se rattachent aux faces les plus pratiques de cette importante question. Mais j'avoue mon impuissance. Nous sommes encore trop pauvres d'observations pour qu'il soit sage d'afficher la moindre prétention à un savoir exceptionnel dans le fait qui nous occupe. Cet embarras cependant ne va pas jusqu'à l'incompétence. Dans les maladies de nature inconnue, il est encore des vérités générales qui permettent au praticien de ne pas rester sans armes en leur présence. Aussi ai-je cru de mon devoir de ne pas terminer cette observation sans l'accompagner de quelques réflexions pratiques.

« Je ne pense pas qu'aucun signe patogneumonique puisse être invoqué avec fruit pour fixer notre esprit au début sur l'invasion prochaine ou déjà confirmée de la fièvre jaune chez des voyageurs nouveaux venus qui se plaignent à Mexico de symptômes vagues et sans caractères précis. Cependant notre distingué collègue et président, M. Ehrmann, appelle notre attention sur un moyen d'investigation dont je regrette de n'avoir pas fait usage et que je me propose de mettre à profit dans ces cas douteux. Il consiste à rechercher dans l'urine la présence de l'albumine. Cette substance s'y trouve en effet très-abondante à une période déjà avancée de la maladie, et il ne saurait être douteux que sa découverte chez des arrivants atteints d'indispositions mal déterminées ne pût être considérée, ainsi que le pense M. Ehrmann, comme une raison de la plus haute valeur pour fixer la pensée sur une atteinte de fièvre jaune. A défaut de ce moyen, notre esprit trouvera rarement l'occasion, au début, de porter un diagnostic assuré. Mais la provenance des malades et le peu de temps écoulé depuis leur départ du port devront, dans tous les cas mal définis, exciter la méfiance du praticien, qui fera toujours preuve d'une prudence louable en préparant son malade à une lutte justement appréhendée. C'est dans ce but qu'il interrogera avec soin son état présent. Il s'empressera de débarrasser par un vomitif l'état saburral de l'estomac, s'il y a lieu; il purgera le malade avec l'huile de ricin additionnée de jus de citron. Cette indication une fois remplie, on analysera avec soin les symptômes existants pour attaquer sans retard ceux qui paraîtront dominer. Si tous font défaut, s'il n'y a ni fièvre, ni céphalalgie, ni courbature des membres; si un grand abattement est le seul signe d'une santé gravement altérée, l'indication d'un purgatif huileux existe encore; mais il y a en même temps urgence de relever par le quinquina et par les excitants diffusibles les forces du malade. A vrai dire, ce sera cette dernière indication qui sera la plus ordinaire parmi nous, et son insuccès, dans le cas de Fontvielle, ne me paraît pas une raison de lui refuser la confiance.

« Je ne veux pas terminer cette note sans répondre à une des préoccupations que les malheurs dont nous venons de parler font naître dans le public, je veux dire la possibilité de transmission du vomito sur le haut Anahuac par les malades qui en ont pris le germe à la côte. Je ne pense pas que ce malheur puisse jamais arriver. L'expérience, du moins, me paraît devoir inspirer cette espérance. La maladie, il est vrai, peut se développer sous l'influence des émanations de sujets qui en sont atteints ; nous en avons eu plusieurs fois la preuve à Cordova par le développement d'états épidémiques. Mais ce fait doit être lui-même considéré comme le témoignage évident d'une immunité pour le haut Anahuac. Il n'est pas naturel de croire, en effet, que si l'infection eût été possible à Puebla et à Mexico, des siècles se fussent écoulés sans en donner la preuve, ainsi que nous l'avons vu pour des niveaux plus inférieurs. Cette sécurité, qui ne nous paraît pas douteuse pour cette capitale, détachant notre esprit de l'idée de périls personnels, doit faire retomber toute notre sollicitude sur les malheureux qui nous viennent infectés de la côte. Il est certain que l'expérience acquise jusqu'à ce jour démontre les dangers de cette transition pour ce genre de malades. Puissions-nous, par une consciencieuse et persévérante observation, arriver à préciser les moyens de garantir leur existence au terme de leur voyage. »

Voici maintenant le récit de M. le Dr Garrone à propos des cas de vomito qu'il a observés :

« *Observation*. — Adrien Barréra, Espagnol, âgé de dix-huit ans, d'une constitution robuste, s'embarqua à New-York pour la Havane, après avoir vécu cinq ans aux États-Unis. Il resta deux semaines à Cuba, d'où il partit pour Veracruz. Là, il prit la diligence de Mexico, ne s'étant arrêté au port que vingt et une heures seulement.

« Il arriva à la capitale le 31 mai. Le jour suivant, il fut pris de frissons et éprouva un fort mal de tête. Je le vis pour la première fois le soir de ce même jour, 1er juin, au n° 47 de l'hôtel Iturbide. Il se plaignait de céphalalgie, se disait sans appétit et accusait une grande fatigue générale. La langue était blanche, les yeux un peu injectés. Le pouls donnait 100 pulsations par minute.

« Je lui prescrivis une limonade purgative et de l'orangeade froide pour boisson.

« 2 juin. Le purgatif a produit six garde-robes. La douleur de tête a diminué. La langue est moins sèche. Pouls à 90 pulsations. — Prescription : orangeade, bouillon et thé au lait.

! « 3 juin. Le malade a dormi la nuit. La céphalalgie a diminué davantage. La langue est presque propre. Le pouls bat 80 pulsations par minute. Cependant il se plaint d'un malaise général et de quelque vertige en sortant du lit. Il accuse, en outre, une lourdeur d'estomac et un peu d'envie de vomir qui lui fait désirer l'administration d'un vomitif. Je lui prescrivis 4 grammes d'ipéca en quatre paquets, à prendre un paquet tous les quarts d'heure jusqu'à l'effet désiré.

« 4 juin. L'ipécacuanha a produit plusieurs vomissements de matières bilieuses et de mucosités ainsi que quelques garde-robes des mêmes caractères. Le malade a dormi tranquillement pendant quelques heures, et il a une tendance à dormir encore. La peau est fraîche. Le pouls est à 80. Quoiqu'il se plaigne de faiblesse, il se lève et se promène dans la chambre.

« Infusion de citron mêlée de crème de tartre. Bouillon et thé au lait.

« 5 juin. Somnolence, lourdeur de tête, faiblesse générale et manque d'appétit. La langue est humide et un peu sale. Pouls à 100. Peau chaude.

« Décoction de tamarin pour boisson.

« 6 juin. A neuf heures et demie du matin, je trouve le malade habillé, assis sur une chaise, la tête appuyée sur ses mains. Il répond avec difficulté aux questions que je lui adresse. Il est inquiet et troublé. Les conjonctives et la peau se sont teintes de jaune. Le fond de la langue et la muqueuse des lèvres sont recouverts d'une couche noirâtre. L'épigastre et l'hypocondre droit sont très-sensibles à la pression. Le foie déborde d'un pouce les dernières côtes. Le pouls est à 80.

« Mes soupçons sur l'existence d'un cas de fièvre jaune se trouvent confirmés. — Huile de ricin, 4 onces; sirop de limon, 1 once; mêlez; à prendre une cuillerée toutes les heures.

« A trois heures de ce même jour, mes estimables confrères MM. les docteurs Ehrmann, Clément, Jimenez et Jourdanet eurent la bonté de voir le malade et de m'assister de leurs conseils. Depuis ma visite du matin, il a eu deux selles d'un sang noirâtre. Prostration et refroidissement général avec tendance au sommeil. Cependant, invité à lâcher de l'eau, le malade se redresse sur ses genoux avec expédition. Son urine traitée par l'acide nitrique, donne un précipité abondant d'albumine. En frottant légèrement sa langue avec un linge blanc, on le retire teint de sang. 72 pulsations.

« Dans notre réunion, nous fûmes tous d'accord sur ce point : que nous avions affaire à un cas de vomito prieto. Eu égard, du reste, à la faiblesse du malade et à la période avancée de sa maladie, nous convînmes qu'il serait administré du quinquina et de la limonade sulfurique mêlée de vin. A neuf heures du soir, une selle noirâtre liquide. Le malade est inquiet et en délire. Il jette ses couvertures et sort à chaque instant de son lit.

« 7 juin. La nuit a été fort agitée. Le malade n'a voulu prendre ni de l'eau, ni ses remèdes. Le pouls est faible, à 100 pulsations. Le refroidissement général continue. Il n'y a eu ni urine ni garde-robes pendant toute la nuit. La langue, les lèvres et les gencives sont couvertes d'un enduit fuligineux. Il frappe et mord les personnes qui s'approchent de lui.

« Même prescription qu'hier.

« A ma visite de deux heures de l'après-midi, j'apprends qu'il a eu un vomissement noir et quatre selles liquides de la même couleur. Le pouls très-faible est à 112. Un froid de marbre sur toute la peau. Le malade ne cherche plus à sortir du lit. Il est impossible de lui rien faire prendre. Prostration soporante par moments, et par moments aussi il veut se mordre ainsi que les personnes qui veulent l'en empêcher.

« A huit heures du soir, pouls filiforme à 140. Respiration tour à tour suspendue ou accélérée. État comateux.

« A deux heures après minuit du 8 juin, le malade meurt après une longue agonie.

« Cette observation, avec bien d'autres, concourt à prouver :

« 1° Qu'un long séjour dans un pays à fièvre jaune n'est pas nécessaire pour contracter la maladie et que peu d'heures suffisent pour que l'organisme humain en reste affecté.

« 2° On y voit encore combien est trompeur le soulagement qui apparaît aux premiers jours et que ce n'est pas sans fondement que quelques médecins considèrent la fièvre jaune comme une fièvre rémittente plutôt que continue.

« 3° Cette observation contribue enfin à appuyer l'opinion de notre distingué confrère, le docteur Jourdanet; que la forme adynamique est la plus fréquente qu'on observe dans les fièvres essentielles et peut-être dans beaucoup d'autres affections qui se développent sur les altitudes de l'Anahuac, car chez ce jeune homme robuste et fort nous ne vîmes dans la première période de sa maladie qu'une réaction des plus faibles. »

Autre cas rapporté par M. Garrone. « A midi du 13 juin, je fus invité à visiter un malade à l'hôtel de Bordeaux, rue Zuleta n° 3. A mon arrivée, on m'apprit qu'il venait de succomber. C'était un Français de vingt-cinq ans, nommé Guillaume Mégnieux, qui était arrivé de Veracruz par la diligence du 11. En entrant à l'hôtel, il demanda un lit, disant qu'il se trouvait fatigué et indisposé. Sans prendre aucun aliment, il fut se coucher. Il passa le jour suivant dans sa chambre sans prévenir personne, et sans qu'on soupçonnât la gravité de son état. Le 13 à midi, on le trouva mourant dans son lit. Il rendit un sang noirâtre par des vomissements et dans des selles et il expira. J'examinai le cadavre. La peau et les conjonctives étaient fortement jaunies. Du sang noir sortait encore de la bouche et des narines. Je crois pouvoir assurer que cette mort était due à la fièvre jaune. »

Je ne saurais dissimuler l'impression profonde que ces observations ont produite dans mon esprit. Ces malheureux fuyant une atmosphère empestée avec une rapidité qui témoigne de leurs appréhensions bien légitimes, et portant leurs pas vers des conditions inhospitalières qui les livrent sans protection aux conséquences meurtrières du mal dont ils sont envahis ; ce mal lui-même, libre de toute réaction qui pût l'entraver dans sa marche, décomposant, à l'aise, les liquides les plus essentiels à notre existence et nous donnant ce singulier spectacle de fonctions nerveuses et musculaires indifférentes aux désordres précurseurs d'une mort prochaine ; et, dans l'ensemble de ces phénomènes, la marche équivoque et dissimulée vers une catastrophe finale qui s'annonce, en d'autres lieux, par des procédés plus réguliers et tout différents : quel tableau pourrait mériter, à un plus haut degré, de captiver notre plus sérieux intérêt? Nous y voyons de la façon la plus convaincante que ce n'est pas seulement l'impossibilité de propagation de la fièvre jaune qui est à constater sur l'Anahuac, mais une altération profonde produite dans sa marche chez les malades qui en ont pris le germe à la côte, pour en être victimes sur les hauteurs du centre du pays. Je n'ignore pas — et je l'ai moi-même écrit — « qu'il règne une grande confusion dans les descriptions que les observateurs nous ont transmises du vomito prieto ; que des praticiens distingués ont pu soutenir que la fièvre jaune n'est pas une entité morbide ; qu'elle a été présentée par les uns comme une maladie paludéenne, par les autres comme une fièvre bilieuse, et que tout le monde lui reconnaît des symptômes variant selon les individus et selon les années ». Mais cette tendance constante à prendre sur l'Anahuac une marche insidieuse, sans réaction franche, ayant, à toutes ses périodes, l'adynamie pour base de prédilection, je me crois en droit de la considérer comme une véritable originalité locale ; et elle est, d'ailleurs, trop en accord avec ce que nous savons des influences générales du plateau pour ne pas l'y rattacher par les considérations les plus naturelles.

Il n'est, d'ailleurs, pas douteux, ainsi que nous l'avons déjà dit, que le vomito ne se propage pas au delà de 1200 mètres d'altitude. Cette préservation est-elle le fait de l'éloignement des côtes ? Je réponds que Cordova n'en est guère plus rapproché que Perote, à vol d'oiseau, et que cependant la maladie a pu y sévir à l'état épidémique. Me dira-t-on que ce qui préserve les altitudes, c'est l'abaissement de la température, non moins que la distance du foyer d'infection ? Mais nous avons vu ce mal redoutable se développer fort au nord, aux États-Unis ; nous l'avons vu franchir des distances plus considérables encore vers le sud, où les ports des provinces Argentines ont été cruellement décimés. Cette affection s'est même propagée dans la mer Pacifique; Lima a été ravagé par cet horrible fléau. Est-il besoin de rappeler que l'Europe même lui doit déjà des malheurs sans nombre. Gibraltar, Cadix, Lisbonne ont inscrit dans leurs annales les pages lugubres de ses ravages. Nos côtes de France elles-mêmes ont vu poindre avec terreur, en 1863, à Saint-Nazaire une épidémie de ce genre qui s'éteignit heureusement à son début, grâce à la vigueur des mesures du regrettable Dr Mélier.

Nul doute donc que la propagation de cette maladie ne puisse prendre les plus redoutables proportions dans le sens horizontal. Si nous la voyons, au contraire, s'éteindre promptement à mesure qu'on s'élève sur les pentes des montagnes, pourrait-on nier que ce soit un heureux phénomène dont le bienfait est dû tout entier aux circonstances qui sont faites à l'air par l'altitude?

Nous ne saurions, du reste, abandonner ce sujet auquel son horreur même donne un si grand intérêt pour le Mexique, sans dire encore quelques mots sur les conditions originales qui en sont la conséquence pour les habitants. Ceux qui sont nés en dehors de son influence, dans les localités élevées du pays, sont très-aptes à le contracter, lorsqu'ils s'exposent par un voyage ou par un changement de séjour aux causes qui le produisent. Non-seulement ils ne sont pas, sous ce rapport, plus favorisés que les Européens; mais on pourrait encore affirmer que les risques qu'ils courent sont plus considérables.

La principale raison en est dans la rapidité avec laquelle ils changent d'une manière radicale les conditions qui les entourent. Peut-être aussi pourrait-on dire que l'habitude de respirer un air moins dense leur donne peu d'aptitude à résister à des influences funestes. Toujours est-il que les habitants de l'intérieur du pays succombent trop souvent aux émanations de la côte du golfe. Si ces malheurs déplorables ne se présentent pas avec plus de fréquence encore, c'est que la certitude du danger a fait naître une grande prudence, et ce n'est pas là un des moindres sujets de tristesse pour cette intéressante république. Visiter les ports par goût et par une bien naturelle curiosité; les traverser pour suivre les satisfactions de ses caprices ou pour vaquer à des soins d'affaires; séjourner à la côte pour y aspirer l'air de la mer, à d'autres égards si salutaire : ce sont là des plaisirs ou des nécessités qu'on n'aborde qu'en hésitant et avec la résignation d'un risque que la rapidité du transit et le choix d'une saison peuvent amoindrir, mais non détruire absolument. C'est là une situation déplorable, dont on gémit et sur laquelle des conversations incessantes tiennent constamment l'esprit tristement en éveil. Ce blocus moral fait que les déplacements sont moins nombreux, et contribue certainement à rendre la résidence plus uniforme. Un autre inconvénient sérieux en est la conséquence obligée : c'est que les mariages s'effectuent difficilement entre conjoints d'une provenance distincte; et comme d'ailleurs les villes de la côte ne sont pas très-considérables, les moyens d'union sont très-limités et se pratiquent trop souvent entre proches parents.

Cet isolement, au surplus, n'est pas, comme l'on pense bien, une circonstance de peu d'importance au point de vue des rapports sociaux dont la nationalité ferait un devoir. Le vomito est d'ailleurs une arme de rébellion ou de pronunciamento. Je ne puis oublier l'époque, pour moi riche d'impressions, où je fus témoin de la guerre que le général Santa-Anna fit au Yucatan en 1842. Les Yucatèques se frottaient joyeusement les mains dans l'attente des troupes, convaincus que la fièvre jaune ne tarderait pas à combattre pour eux. Je dois avouer que la détermination courageuse avec laquelle ils se préparaient à la lutte permettait de croire qu'ils n'auraient pas besoin de ce redoutable auxiliaire ; mais l'événement prouva qu'ils n'avaient pas compté sur lui sans raison. En dehors de 2 000 soldats faits prisonniers entre Mérida et la côte et renvoyés à Tampico par les soins du gouvernement de la Péninsule, presque tout le reste d'une force de 11 000 hommes se fondit par les maladies.

C'est donc là une protection, lugubre si l'on veut, mais réelle en certains cas, pour l'habitant des côtes. Elle n'est pas toujours dédaignée par ceux qui en profitent, et je ne voudrais pas assurer qu'elle n'est pas l'origine de mille petites difficultés ajoutées à tant d'autres dont se trouve parsemée la carrière des administrateurs de la République.

Cela est en même temps un obstacle bien grave au progrès des villes et des ports situés dans ces conditions déplorables. S'ils peuvent en certains moments se réjouir de posséder ce rempart contre ce qu'ils appellent, souvent à tort, des influences ennemies, ils ont aussi l'occasion de gémir de la répulsion qu'ils inspirent. Leur prospérité s'en trouve bien certainement enrayée. Je dois avouer, cependant, que ce n'est pas au degré que l'on pourrait croire. Le nombre d'Européens prêts à affronter le danger que la côte du golfe leur fait courir est fort considérable. L'espoir, qui n'est pas illusoire, d'une santé robuste après les atteintes de la fièvre jaune leur fait braver celle-ci avec un louable mépris du péril auquel ils s'exposent. Quelques-uns s'y résolvent même sans avoir la pensée d'un séjour définitif. Ils y sont courageusement conduits par le désir d'être définitivement acclimatés aux influences de la côte par ce baptême dangereux qu'ils n'affrontent pas toujours impunément. Quand ils ont eu l'heureuse chance d'échapper sains et saufs aux atteintes de la maladie, l'expérience parait affirmer qu'ils ne s'y trouvent plus exposés pour l'avenir. Il en résulte pour eux une grande tranquillité d'esprit qui les rend plus mobiles et je sais moi-même, par une expérience qui m'est personnelle, combien on s'en trouve soulagé. Car alors on peut descendre des hauteurs de la Cordillère en toute saison, s'embarquer et arriver à Veracruz aux mois les plus redoutés, entreprendre ses voyages d'Europe sans crainte de faire escale à la Havane et à Saint-Thomas. Tout le monde vous porte envie, et l'on se sent soi-même assez à l'aise dans cette situation pour se réjouir des périls passés auxquels on doit la sécurité présente. On en voit surtout les avantages avec une véritable joie pour soi-même, mais non sans une profonde tristesse pour les autres, en présence des nombreux malheurs que ces voyages font peser sur des personnes qui ont vécu longtemps près de vous sur les plateaux élevés, à la latitude même de Veracruz et à peu de distance de ce port tristement célèbre.

Malheureusement, donc, la préservation dont jouissent les habitants des hauteurs du Mexique contre la fièvre jaune reçoit son contre-coup dans le danger que les voyages leur font courir. Je dois m'empresser d'ajouter que les populations de l'Anahuac n'ont pas que ce revers de leur situation à déplorer dans le champ de la pathologie. Ils ont chez eux-mêmes plus d'un fléau qui les désole. Pour ne pas nous écarter encore du type qui nous est marqué par le typhus amaril de la côte du golfe, nous nous occuperons de la fièvre pétéchiale des hauteurs, autre typhus redoutable, et d'autant plus justement redouté que ce ne sont plus les étrangers seulement, mais, au même degré, les natifs qui s'en trouvent décimés. Condition plus triste assurément que celle de Veracruz à certains égards, puisque la fièvre jaune ne menace en rien la santé des habitants de la côte et ne l'empêche pas d'être en général très-prospère, tandis que les résidents des hauteurs sont directement victimes du typhus qui règne parmi eux. Je me propose de dire ma pensée sur les rapports étiologiques de cette maladie avec les altitudes. Mais il me semble que je donnerais une forme plus vivante à l'expression de mes idées si je la présentais à mes lecteurs avec le souvenir de l'approbation qui lui fut donnée, en 1865, par mes collègues de la Société de Médecine de Mexico. Voici textuellement l'allocution que j'eus l'honneur de prononcer devant eux.

Mon allocution à la Société de Médecine de Mexico sur l'étiologie du typhus de l'Anahuac.

« Il m'a paru, messieurs, que c'est un devoir pour chacun de nous d'engager sa personnalité dans ce débat et d'en peser le mieux possible toute l'importance, afin de l'élargir aux proportions des malheurs dont nous sommes entourés. Il ne s'agit pas seulement, en effet, d'établir sur des données précises le plus ou moins de ressemblance qui existe entre la dothinentérie d'Europe et les affections typhoïdes que nous observons parmi nous ; il ne s'agit pas seulement de constater que nos typhus trou-

vent leur analogue dans les maladies des camps et des prisons étudiées
en Europe, et dans les épidémies des centres populeux de l'Irlande ou
d'autres lieux. Cette manière d'envisager le sujet a son intérêt sans doute;
mais à côté de ce point de vue, nous ne saurions nous empêcher de considérer le triste tableau des maux qui nous entourent, et de reconnaître
que, outre les analogies qu'il est important de constater avec les
affections observées en d'autres pays, nous avons à nous préoccuper
d'une originalité incontestable dans la marche et dans l'étiologie de nos
typhus. C'est à ce double point de vue que je vous demande la permission
de vous exposer ma pensée.

« Les typhus étudiés en Europe, je veux dire ceux qui n'ont pas les lésions intestinales pour phénomènes dominants, ont ceci de généralement
caractéristique qu'ils se développent le plus souvent sous forme d'épidémie. Ils sont endémiques dans un bien petit nombre de localités, et
alors encore ils se déclarent parmi des hommes agglomérés, mal nourris,
mal vêtus, mal abrités par le domicile. Le plus souvent, ce sont les armées et les prisons qui leur servent d'aliment, et, même dans ces cas,
outre l'encombrement qui est l'occasion la plus avérée de la maladie,
les épidémies ont une prédilection pour les villes assiégées, pour les
campements difficilement entretenus de vivres; c'est-à-dire pour les
hommes trop immédiatement en contact et nourris d'une manière défectueuse ou insuffisante.

« Je demanderai maintenant aux honorables collègues qui m'entourent
si ces circonstances exceptionnelles sont indispensables pour que le typhus se développe parmi nous. Je n'hésite pas, pour ma part, à me prononcer pour la négative. Ce n'est pas que les villes populeuses du plateau,
surtout celles que des circonstances inhérentes à la topographie et à
l'incurie administrative rendent habituellement malpropres, ce n'est pas,
dis-je, que ces villes n'offrent les exemples les plus fréquents des épidémies dont nous nous occupons; mais qui de nous ignore que nos campagnes en sont souvent décimées? Des cas endémiques s'y voient fréquemment, non pas seulement parmi les travailleurs subalternes, d'habitude mal alimentés; on y observe encore le typhus parmi les employés
supérieurs, parmi les propriétaires eux-mêmes, et, pour ma part, je
compte dans mes souvenirs un grand nombre d'habitants de la vallée de
San Martin qui ont été victimes isolées de cette maladie. Qu'on me permette de payer ici un juste tribut de regrets à notre bon confrère M. le
Dr Dujat, qu'un cas absolument solitaire de typhus nous enlevait, en 1855,
au milieu de l'air le plus pur et dans l'isolement de l'une des plus belles
haciendas de la vallée de Tezméhucan. Il suffit donc de porter nos regards
sur le haut plateau pour y voir à tout instant, ici l'épidémie, là le cas
isolé, un jour dans la ville, plus tard au milieu des campagnes; pour

être persuadé que, si l'encombrement des hommes nous est nuisible, cette agglomération n'est pas nécessaire pour que nous soyons atteints du typhus isolément ou par épidémies?

« C'est là, messieurs, une vérité dont vous trouverez difficilement l'application à d'autres pays à propos du typhus non dothinentérique. Et que dis-je à d'autres pays? Cette vérité, vous le savez sans doute, n'est pas même applicable au Mexique tout entier. J'ai le triste privilége que me donnent à la fois mes cinquante ans et non humeur nomade d'avoir observé dans plusieurs localités du pays. J'ai ainsi acquis le droit de vous affirmer que dans le Yucatan, par exemple, les affections typhoïdes, sans être précisément très-rares, ne sont pas fort communes, et surtout elles n'y ont pas le caractère épidémique. Mais j'ai à vous y signaler une circonstance qui vous paraîtra digne d'intérêt, c'est que le typhus du Yucatan n'est autre chose que la dothinentérie d'Europe avec sa diarrhée du début et ses lésions graves de l'intestin. Je crois inutile d'appuyer le fait par des observations détaillées et individuelles. Je veux ici seulement le constater et attirer votre attention sur son importance, en y ajoutant le résultat analogue des observations faites dans l'État de Tabasco. L'élément paludéen n'y laisse que fort peu de place au développement des affections typhoïdes essentielles; mais celles-ci, quand elles y existent, s'y voient toujours avec les caractères dothinentériques les mieux marqués.

« Ainsi donc, les affections typhoïdes qui règnent sur la côte du golfe ne sont pas les mêmes que celles que nous observons sur le plateau. Je ne veux pas m'aventurer à prétendre que ce contraste continuerait à se faire remarquer, si le parallèle que je viens d'établir s'étendait à toutes les localités qui s'approchent du niveau de la mer, par opposition avec les hauteurs de l'Anahuac.

« Mais je pense que vous trouverez très-raisonnable l'idée de rechercher si cette diversité d'influence qui produit déjà ses effets entre Yucatan et Mexico à propos des fièvres typhoïdes, ne s'étend pas à tous les niveaux inférieurs du pays. Vous proposerez sans doute à tous vos correspondants l'idée de nous venir en aide dans ce but. Je ne pense pas que personne pût voir avec indifférence le résultat de ces investigations, s'il arrivait qu'on fût dans la possibilité de le résumer par ces propositions : « Les typhus sont purement nerveux ou adynamiques sur les hauts plateaux; ils sont dothinentériques sur les niveaux inférieurs ou intermédiaires. »

« En attendant que l'enquête que je sollicite ait donné ce résultat, permettez-moi, messieurs, de vous présenter comme fort digne d'intérêt ce fait déjà prouvé pour moi qu'à latitude égale et à moins de 300 lieues de distance, le Yucatan et l'Anahuac présentent deux influences distinctes qui impriment aux affections typhoïdes deux cachets différents : *la fièvre pétéchiale* sur les hauts plateaux, la dothinentérite au niveau de la mer.

« Quoi qu'il en soit de ce parallèle, il est du moins irrécusable que les affections typhoïdes sont fort communes sur l'Anahuac. Dans le moment où je vous parle, messieurs, l'épidémie est horrible à Zacatecas, forte à San Luis, à Morelia, à Cuadalaxara. Chaque jour, depuis un mois, nous avons à déplorer dans cette capitale la mort de plusieurs victimes. Pourquoi craindrais-je d'ajouter que ces malheurs si nombreux sont réellement produits par les circonstances météorologiques faites par l'altitude à l'air que nous respirons? Vouloir soutenir le contraire, ce serait prétendre s'engager dans un débat où le contradicteur viendrait échouer contre l'évidence des faits. Nos typhus, en effet, ne sont pas toujours le produit des mauvais soins de l'hygiène urbaine, puisqu'ils sont souvent observés dans les campagnes les mieux aérées. Ils ne sont pas uniquement causés par l'encombrement, puisqu'on les observe dans les habitations isolées. Ils ne proviennent pas essentiellement d'une alimentation insuffisante ou malsaine, puisqu'ils font de fréquentes victimes dans les classes aisées de la société. Si la fièvre pétéchiale est fréquente parmi nous, c'est uniquement parce que nous vivons dans les environs de 2000 mètres au-dessus du niveau de la mer.

« Messieurs, il y a dans la constatation de ce fait, d'abord un événement important au point de vue de l'histoire de la médecine. Il ne peut pas être, en effet, indifférent pour nous d'effacer dans les croyances européennes cette erreur qui s'y trouvait jusqu'à ce jour parfaitement enracinée, savoir : que les climats délicieux des hautes Andes préservent leurs habitants de l'invasion du typhus. Vous pouvez lire cette croyance erronée dans le livre intéressant de M. Lombard (de Genève), notre maître à tous en climatologie de montagnes. J'ai pu moi-même constater cette pensée si peu d'accord avec les faits, lorsqu'à Paris j'ai été prié par les chefs de différents ordres de notre corps expéditionnaire de vouloir bien contribuer à garantir la santé du soldat par l'exposé de mes idées sur la climatologie du haut plateau. Ce qui se débat aujourd'hui parmi nous, messieurs, est donc destiné à sortir de cette enceinte. Nos paroles sont appelées à faire tomber des illusions et à établir une vérité qui s'introduit pour la première fois dans la science. Jusqu'à ce jour, l'air des montagnes était l'air pur, l'air vivifiant par excellence. C'est nous, messieurs, qui devons dire que cet air n'est en réalité vivifiant que jusqu'à certaines limites après lesquelles l'adynamie accable nos malades et le typhus décime les populations. Ma voix l'a proclamé à Paris en 1861; notre honorable président l'a constaté par les paroles qui terminent une de ses allocutions prononcées dans cette enceinte; des milliers de victimes l'inscrivent sur les statistiques mortuaires ; nous l'affirmerons tous ensemble, et le fait, dans sa triste réalité, ne sera plus contredit nulle part et s'inscrira désormais dans les annales de la science.

« Nous aurons alors à consigner, pour l'instruction de nos confrères d'outre-mer, ce fait qui vous aura paru comme à moi du plus vif intérêt : pendant que, dans ce moment et depuis environ deux mois, le typhus décime plusieurs centres importants sur les plus grandes hauteurs du plateau, les hommes du corps expéditionnaire français paraissent en être complètement exempts. On peut dire que cela arrive à Zacatecas, malgré quelques exceptions déplorables ; et il y a un mois, notre distingué confrère Mellet, médecin en chef de l'armée mexicaine, m'assurait que, sur 61 malades qu'il y avait dans son hôpital de Mexico, 20 s'y trouvaient amenés par le typhus, tandis que nos troupes françaises n'étaient nullement frappées par cette maladie. On dit à cela que le soldat français, bien nourri, soumis à une discipline sévère, propre, convenablement logé, est moins sujet, par cela même, à contracter une maladie infectieuse. J'admets que cette explication ne manque pas d'intérêt ; mais elle est loin de rendre compte de cette heureuse immunité de nos troupes. Si, en effet, il est vrai de dire que ces soins d'hygiène les mettent dans des conditions meilleures que celles où le soldat mexicain se trouve ordinairement placé, on ne saurait admettre que l'hygiène de notre armée soit préférable à celle que l'on observe à Zacatecas dans de bonnes maisons. Or, dans cette ville, les établissements de commerce les mieux tenus ont eu des victimes, tandis que notre corps expéditionnaire y était presque complètement épargné. Il y a donc dans cette prédilection étiologique plus qu'un fait de bonne administration. Je vous prie de me permettre d'y constater, à côté de l'influence générale du climat s'exerçant sur tout le monde, une prédisposition plus ou moins grande pour céder à cette influence selon que les sujets ont subi plus ou moins longtemps l'action climatologique des hauteurs. Je suis d'autant plus fondé dans cette croyance que l'immunité dont nos troupes jouissent aujourd'hui ne s'observe nullement parmi les étrangers qui ont passé de longues années sur l'Anahuac ; car personne d'entre nous n'ignore que le typhus compte pour une large part dans les causes de mort des Européens résidant sur le haut plateau. Encore en ce moment, au milieu de l'immunité de nos troupes, un confrère recommandable, un esprit distingué, un homme de bien, vient de payer un regrettable tribut à l'épidémie de Zacatecas. Chacun de vous, messieurs, voudra saluer de ses regrets la mémoire du docteur Robinet.

« Pour toutes les raisons que je viens de dire, je crois être fondé à prétendre que le typhus du centre du Mexique trouve sa plus redoutable part d'étiologie dans les niveaux élevés et dans l'action affaiblissante que ces niveaux exercent sur leurs habitants.

« Vous pensez bien, messieurs, que ce n'est pas pour rechercher une vaine satisfaction de l'esprit que je me livre ainsi à ces investigations étiologiques ; car personne de vous n'ignore les rapports qui lient les traitements des maladies avec les causes qui les ont produites. Je crois que nos typhus sont plus aisément curables que les fièvres dothinentériques. A mon avis, l'avenir favorable de leur thérapeutique ressortira de l'étude mieux comprise des conditions climatériques qui leur servent de base

« Il nous reste maintenant à examiner si l'altitude imprime aux typhus des caractères qui les distinguent de la fièvre typhoïde au point de vue de leur marche.

« Qui de nous, en voyant un fébricitant pour la première fois, se hasardera à dire, à l'aspect d'une fièvre modérée, sans courbature des membres, sans céphalalgie, sans abattement des forces, sans diarrhée. sans toux.... Qui de nous, dis-je, se hasardera à affirmer que la maladie ne présentera aucune gravité dans son cours ? Sur quoi s'appuierait-il pour donner ce pronostic? Le début de nos typhus a-t-il l'habitude de revêtir une forme classique? Et quelle serait alors cette forme? Est-ce, comme en Europe, celle qui nous présente le malade avec une face vultueuse, l'œil injecté, le regard indifférent, la céphalalgie intense, l'esprit en délire? Mais nous ne voyons presque jamais au début cette réunion de symptômes. Notre forme la plus ordinaire ne consiste-t-elle pas plutôt en un ensemble de phénomènes fort légers en présence desquels l'habitude des déceptions nous a rendus prudents et réservés? Presque jamais nous ne sommes à même de diagnostiquer un typhus aux premiers jours. N'avez-vous pas été frappés comme moi, aux époques de nos épidémies, de plusieurs cas de fièvre ne durant pas au-delà d'un septénaire, sans le moindre signe alarmant, et se terminant brusquement par la convalescence la plus franche? Cependant, à leurs côtés, d'autres fébricitants, après avoir passé une semaine entière absolument dans le même état que les précédents, tout à coup étaient pris de délire ; leur peau se couvrait de taches roses ou de pétéchies; l'ataxie s'emparait d'eux, quelquefois le coma tranquille, et ils mouraient dans trois ou quatre jours.

« Chacun de nous assurément pourrait appliquer plusieurs noms de malades au souvenir de ces catastrophes inattendues.

« En dehors de ces terminaisons funestes arrivant brusquement après des symptômes en apparence peu graves, nous observons souvent des morts prématurées pendant la marche plus régulière de la maladie. Nos malades, dans ces cas, présentent dès le début les signes évidents du typhus ; mais ce qu'il y a de remarquable, c'est que ne donnant aucune crainte raisonnée d'une mort prochaine, tout à coup leur respiration devient accélérée, le pouls petit ; ils se couvrent d'une sueur froide au milieu d'un coma profond, et ils meurent en dehors des prévisions du médecin le plus éclairé.

« Rien, d'ailleurs, n'est plus variable que la durée de nos typhus. Mais jamais elle n'est bien considérable. Les terminaisons funestes sont plus fréquentes dans le second que dans le troisième septenaire.

« Je ne terminerai pas ce court exposé de la marche de nos typhus sans appeler votre attention sur les cas nombreux d'inflammations des parenchymes, se compliquant d'un état général qui rappelle nos fièvres pétéchiales. Vous ne pensez pas qu'il soit possible de rester indifférent en présence des formes si variées sous lesquelles la maladie qui nous occupe débute et se développe sur les hauteurs de l'Anahuac. Personne de vous n'ignore qu'en Europe, à Paris surtout, les praticiens sont souvent obligés de se préoccuper de certaines constitutions pathologiques exceptionnelles qui donnent une marche anormale à toutes les maladies aiguës. Je me souviens d'un hiver pendant lequel les médecins des hôpitaux n'osaient plus saigner leurs malades dans les états inflammatoires les mieux marqués au début, l'expérience du moment leur ayant appris qu'un *quid ignotum* agissait sur eux tous pour les pousser vers un état adynamique redoutable.

« Je me demande si ce *quid ignotum*, qu'on ne redoute ailleurs qu'accidentellement, nous ne l'avons pas parmi nous d'une manière constante.

« C'est lui qui pèse sur nos pneumonies ; c'est lui qui, au milieu d'une épidémie de fièvres muqueuses, nous donne tout à coup, sans préambules, sans prodromes, sans accidents intérieurs d'une nature maligne, l'état thyphoïde le mieux marqué et la mort la moins attendue. Il est donc vrai de dire que les conditions climatologiques au milieu desquelles nous vivons nous portent d'une manière très-ostensible vers une constitution pathologique qui a l'adynamie et les états typhoïdes pour base de prédilection. Or, veuillez remarquer que ces conditions ont une puissance et une originalité telles qu'elles produisent leurs effets directement, peut-on dire, au milieu de l'air le plus pur, sans le secours de l'encombrement, de la misère ou des émanations urbaines qui dans d'autres pays paraissent indispensables au développement de la maladie. Je vous ai fait observer encore que, sur le plateau où nous résidons, d'autres maladies aiguës, des fièvres indéterminées, se compliquent souvent dans leur marche de l'élément typhoïde, et empruntent à cette complication la cause de leur dénoûment funeste. Il y a donc dans les conditions d'étiologie qui nous entourent une action qui s'exerce d'une manière absolue, indépendamment des émanations insalubres ordinaires. L'élément septique ne paraît plus nous venir du dehors, et l'on dirait qu'il se développe en nous-mêmes sous l'influence d'agents immatériels appartenant à la météorologie locale.

« Il y a, messieurs, dans cet aperçu tout un ordre d'idées nouvelles d'un intérêt vraiment saisissant. L'habitude indûment acquise de juger nos questions au point de vue de l'hygiène commune peut seule nous excuser du peu de souci que nous prenons des circonstances tout à fait extraordinaires dont nous sommes entourés. Pourriez-vous penser que la diminution d'un quart dans la pression atmosphérique figure d'une manière indifférente dans la production des maladies ainsi que dans leur nature? Quant à moi, je ne saurais le croire ni d'une manière générale ni surtout à propos du typhus.

« L'expérience démontre, du reste, que je suis dans le vrai. Les affections typhoïdes qui se développent sur le haut Anahuac, ne sévissent pas à la base des Andes. Elles ne trouvent donc leur étiologie qu'au milieu d'un air raréfié par l'altitude. Jusqu'à quel point cette cause originale peut-elle agir sur l'économie vivante, de manière à donner à la maladie une nature spéciale? C'est ce que je m'efforcerai d'éclaircir dans une étude ultérieure. »

Voilà donc encore une affection des plus connues et des mieux caractérisées, qui, par sa prédilection à sévir sur les hauteurs à l'exclusion des localités inférieures, contribue à démontrer la variété d'influence des niveaux sur la vie. A ce propos, je ne puis m'empêcher de saluer de tous mes respects le souvenir du docteur Ehrmann, médecin en chef du corps expéditionnaire. Ce praticien recommandable, qu'une mort précoce a enlevé aux affections de tous ceux qui l'ont connu, présenta un travail à la société médicale de Mexico, en 1866, dans le but de préciser la « région du typhus. » En voici les conclusions textuelles :

« La zone géographique ordinairement désignée sous le nom de hauts plateaux est aussi celle où le typhus est endémique.

« Cette portion centrale ne renferme pas moins de vingt villes dans lesquelles la maladie ne s'éteint jamais complétement; dans les possessions rurales c'est encore elle qui se distingue par la fréquence et la gravité; elle devient souvent épidémique.

« Sur les versants de la Cordillère et embrassant immédiatement la zone centrale à l'Est, au Sud et à l'Ouest, existe une région de largeur variable où le typhus se développe, mais par intervalles et sous forme de cas isolés; les épidémies y sont très-rares et généralement importées.

« Sur la côte, le typhus est d'une extrême rareté et ne revêt jamais la forme épidémique[1]. »

C'est donc bien inutilement que les incrédules, pour effacer dans les esprits l'idée d'une originalité d'action provenant de l'altitude, m'objecteraient encore la présence en d'autres lieux de cette même maladie. Ce

---

1. Voir ce travail en entier à la note n° 4.

n'est pas, en effet, une affection nouvelle que j'ai soumise aux appréciations de mes lecteurs, mais un mal des plus connus, observé sur l'Anahuac parmi des hommes de race identique, sévissant sur les uns et s'arrêtant tout à coup pour en respecter d'autres qui sont leurs frères, qui descendent des mêmes origines, qui ont les mêmes habitudes et qui obéissent aux mêmes lois nationales. Ce n'est donc pas un spectacle vulgaire que je présente à vos méditations; car je vous montre des voyageurs entraînant avec eux le vomito qui les suit. Mais remarquez qu'arrivés à une certaine hauteur, ce mal les abandonne, et le typhus exanthématique les saisit avec sa rigueur habituelle, pour les délaisser encore à leur retour vers la côte, au moment où ils rencontreront en route la fièvre jaune dont ils furent d'abord accompagnés dans leur ascension. A côté de ces alternatives si variées, je vous ferai observer de nouveau que les atteintes typhoïdes sévissent rarement sur les habitants des côtes du golfe et qu'elles se distinguent des fièvres pétéchiales de l'Anahuac en affectant tous les caractères de notre dothinentérie européenne. De sorte que — remarquons-le bien — tandis que rien ne change dans la latitude et dans les hommes, les typhus diffèrent selon qu'on porte l'observation au-dessus ou au-dessous de 1000 mètres d'altitude.

Voyez-vous en Amérique ou en Europe, dans des contrées situées au niveau de la mer, quelque chose de sensiblement comparable? Je n'ignore pas que non loin de nous, en Angleterre, le typhus exanthématique sévit isolément ou par groupes épidémiques, dans différentes localités du pays; tandis qu'à peu de distance, la France, absolument exempte de ce type, présente des cas nombreux de la forme dothinentérique. Mais en cela, si l'on veut faire abstraction de la variété dans les influences locales, on ne saurait se refuser à constater la diversité dans les aptitudes des habitants. M. le docteur Chauffard, dans une récente allocution à l'Académie de médecine, a fait ressortir avec beaucoup de raison l'influence des races pour la propagation de cette maladie. Il a appelé l'attention sur ces faits bien dignes de remarque que, pendant le siége de Metz, les Allemands bien vêtus, bien pourvus de vivres, ayant le moral soutenu par les chances heureuses de la guerre, furent atteints sérieusement du typhus pétéchial; tandis que la ville de Metz, encombrée de blessés et de malades, démoralisée, rationnée de vivres, fut préservée de cette maladie. La grande misère et les souffrances de tout genre des dernières semaines du siége de Paris furent également impuissantes à produire la fièvre pétéchiale. Il est regrettable que M. Chauffard n'ait pas été en mesure de citer le fait suivant à l'appui de sa thèse : le contingent belge, qui arriva à Mexico en 1865, fournit l'occasion d'observer plusieurs cas d'affections typhoïdes, avant que ces étrangers eussent reçu l'empreinte définitive du climat auquel ils allaient être soumis désormais. Or, avant que leur constitution eût eu le temps de se plier à cette nouvelle influence, en cédant à son action· d'abord uniquement affaiblissante, ils conservèrent assez leurs aptitudes originaires pour ne présenter que des cas de dothinentérie dans un pays où règne exclusivement le typhus exanthématique.

Ce soutien des prédispositions acquises en d'autres lieux ne paraît pas, du reste, pouvoir résister longtemps à des climats contraires; car les étrangers acclimatés au Mexique y sont atteints exclusivement de la fièvre pétéchiale comme les Mexicains eux-mêmes. Notre campagne de Crimée, en se prolongeant, eut aussi le temps d'agir dans le même sens sur le corps expéditionnaire. Nos soldats y furent cruellement atteints et apportèrent en France et en Algérie ce mal meurtrier qui s'associa à leurs mouvements de retour. Ce que nos localités nationales et l'idiosyncrasie de notre race firent à Metz et à Paris, pour la préservation de nos troupes, la Crimée ne le put faire en 1855 et 1856, le sol y étant endémiquement affecté. De ces faits, M. Chauffard conclut, non sans raison, que l'étiologie du typhus exanthématique ne repose pas seulement sur des conditions de misère et d'encombrement qui pourraient se reproduire en tous lieux et chez tous les peuples; mais qu'elle puise deux de ses principaux éléments dans les aptitudes de certaines races d'hommes et dans des influences spéciales de quelques pays tristement privilégiés.

Cette judicieuse interprétation des faits relatés par l'éminent professeur ne saurait s'appliquer au Mexique que par des considérations d'une incontestable originalité locale. Il est indubitable, en effet, que les hommes constamment envahis par le typhus sur les plateaux et ceux qui s'en trouvent préservés sur les niveaux inférieurs, appartiennent à la même race, passent leur vie dans les mêmes habitudes et obéissent aux mêmes lois. La latitude est d'ailleurs la même pour eux tous, et les circonstances de localité se confondent et s'enchevêtrent comme dans nul autre lieu de la terre. Il y a donc là, n'en doutons pas, des conditions communes qui paraîtraient devoir unir les populations dans une solidarité pathologique inévitable, à tous les niveaux qu'elles habitent. S'il n'en est pas ainsi, si le typhus sévit cruellement sur les plateaux, pendant qu'il épargne les localités plus basses, le simple bon sens n'indique-t-il pas que les prédilections de cette maladie ne peuvent se rattacher qu'à la condition unique qui forme l'originalité réelle de ces contrées : la diminution de la pression atmosphérique? Spectacle triste et curieux à la fois : Ces nombreux habitants d'une des contrées les plus intéressantes de la terre, enrichis de tous les produits que le monde puisse fournir, possédant tous les climats avec leurs innombrables influences, pouvant se soustraire en quelques heures aux excès d'une température trop ardente ou trop refroidie.... et cependant réduits à la résidence sédentaire par la crainte des malheurs qui pourraient cruellement les atteindre, s'ils couraient après d'autres lieux dont la séduisante variété les attire de toutes parts; connaître tous les biens qu'on possède, aspirer à les cueillir et ne pouvoir en faire sa légitime jouissance sans s'exposer à de mortelles atteintes; descendre des hauteurs et tomber frappé d'une arme invisible après avoir admiré l'exubérante nature d'un sol majestueusement ondulé; monter vers le plateau pour y entendre les récits de catastrophes épidémiques d'un autre genre et en être soi-même menacé au moment où les douceurs d'un ciel sans égal vous font rêver d'une vie de délices.... Le typhus ici, le vomito plus loin, les épreintes intestinales en d'autres lieux, l'impaludisme souvent redoutable.... Tel est le sombre tableau que l'habitant du Mexique ne perd jamais de vue, lorsque ses goûts ou ses besoins le mettent volontairement en voyage ou l'y obligent par nécessité.

Hâtons-nous d'ajouter que ces funestes obstacles au mouvement des hommes ne présentent nullement les mêmes dangers à ceux que la résidence a fixés sur une localité invariable ou qui ne voyagent que sur des niveaux uniformes. Mais quel triste avantage que celui qui consiste à jouir uniquement des biens dont on est immédiatement entouré, lorsque l'on n'ignore pas qu'il suffirait de quelques kilomètres franchis pour en cueillir de plus grands encore. Nul doute que cette situation ne soit des plus déplorables, et par ces mots je n'ai voulu ni dissimuler ma pensée ni m'exposer à ce qu'on l'exagère. La vérité est que les périls auxquels je viens de faire allusion sont relatifs. Ils n'atteignent réellement que ceux qui les cherchent; mais ils sont incontestables pour les gens qui se déplacent. Personne n'ignore, en marchant, les périls qu'il court. Le général Santa-Anna, partant pour la campagne de Guerrero, savait fort bien qu'il ne reviendrait d'Acapulco qu'avec une armée rendue problématique par la dyssenterie et les fièvres d'accès.

Alvarès, de son côté, venu de Guerrero, triste et désorienté dans la capitale avec ses *pintos* et ses métis, ne jouissait de son triomphe qu'en grelottant de froid et en soupirant après ses brûlantes haciendas; tandis que ses soldats qui dédaignaient de couvrir leur nudité succombaient à l'abattement des forces et aux refroidissements de poitrine.

De tous ces dangers, les plus grands sont courus par les habitants du plateau, quand le devoir les en fait descendre, de sorte qu'on arrive à cette conséquence étrangement dangereuse pour l'exercice de l'autorité : une capitale obligée de doubler ses risques pour marcher au loin contre des hommes turbulents ou indisciplinés, qui troublent l'ordre établi et menacent les justes prérogatives du pouvoir légal; condition déplorable à laquelle on voyait souvent succomber les meilleures causes. Lors donc que j'ai prétendu démontrer l'originalité de ces contrées au point de vue de leur organisation sociale, la pathologie elle-même aurait pu me fournir son tribut déplorable d'arguments et de preuves convaincantes. Nous en verrons encore de nouveaux et nombreux témoignages dans les récits ultérieurs de ce livre.

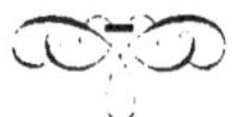

CHAPITRE IV

CONSIDÉRATIONS SUR LES ÉTATS INFLAMMATOIRES, SUR LES MALADIES
DE L'ENFANCE ET SUR LES FIÈVRES ÉRUPTIVES

CONCLUSIONS

Mais ne perdons pas de vue que ce qui nous intéresse avant tout dans cette « partie » c'est de démontrer que l'observation indique invariablement, dans la constitution pathologique de l'Anahuac, une tendance des maladies se caractérisant par la langueur et l'abattement des forces. La marche singulière de la fièvre jaune transportée à Mexico et l'étude que nous venons de faire du typhus concordent, sans nul doute, avec cette pensée et la corroborent. Il est naturel de prévoir maintenant que la curiosité du lecteur soit éveillée sur le sort réservé aux habitants des altitudes, au point de vue des états inflammatoires dont ils pourront être atteints dans ce séjour. On ne saurait croire, en effet, que l'état général d'anémie dont nous avons dévoilé l'existence, et la tendance à des affections adynamiques ou typhoïdes, n'imprimeront aux phlegmasies aucun cachet d'originalité aisément saisissable. Ce que le raisonnement fait pressentir se réalise sur l'Anahuac de la manière la plus évidente, non par l'absence constatée des maladies aiguës appartenant à ce type, mais bien par leur marche, leur durée et par le degré de leur intensité. Si nous prenons la pneumonie pour base de nos jugements, nous nous trouverons en présence de la phlegmasie la plus funeste de l'Anahuac, doublement redoutable par sa fréquence et par le tribut de mortalité dont elle est l'occasion. Elle est de toutes les saisons, avec une prédilection particulière pour les derniers jours de l'hiver et le premier mois du printemps. Le nombre en est alors accru d'une manière si marquée, qu'elle arrive aux proportions d'une épidémie, à peu près tous les ans. Il est même à noter que, dans ces circonstances douloureuses, les cas individuels augmentent en gravité, comme on le constate généralement en tous pays à propos de n'importe quelle affection parvenant à constituer un état épidémique. La pneumonie ainsi développée à Mexico, en février et mars, prend surtout des caractères adynamiques plus ou moins accentués. Très-fréquemment même, elle se complique d'un état asphyxique souvent mortel et d'autant plus digne de remarque que, d'ordinaire, le peu d'étendue du poumon hépatisé n'autoriserait nullement à prévoir une mort rapide par cette complication. J'ai rapporté, dans mon premier livre, la marche anormale et le dénouement imprévu de ce type de phlegmasie pulmonaire. Son originalité, du reste, a paru assez peu contestable à mon distingué confrère Coindet pour qu'il ait cru devoir la signaler, conformément à mes observations, dans son travail sur le Mexique, en lui conservant la physionomie complète que j'avais rendue très-saisissable dans mes premières descriptions. Je ne suis donc pas resté isolé dans ce point intéressant de mon étude, pas plus que dans le soin que j'ai cru devoir prendre de signaler, en général, dans la pneumonie des altitudes, une réaction inflammatoire peu vive et peu durable, avec une tendance très-marquée à l'état adynamique à forme typhoïde. Je n'ai lu nulle part l'affirmation d'une opinion contraire. De sorte que, dans ce livre où doivent dominer les considérations d'hygiène, en ne prenant sur les détails pathologiques que ce qui paraît indispensable à la confirmation d'une vérité climatologique mise en cause, je crois devoir limiter l'expression de ma pensée, sur la pneumonie de l'Anahuac, à ce que la statistique dit de sa fréquence et aux convictions unanimes des médecins qui ont parlé de sa nature incontestablement originale. On verra l'un et l'autre dans les chiffres et dans les citations bibliographiques qui terminent ce livre. Le lecteur en retirera certainement la conviction que les altitudes jouissent du double privilége de produire cette dangereuse maladie avec une fréquence ailleurs inusitée et d'amoindrir les meilleurs éléments de résistance chez les sujets qui en sont atteints. Il y puisera, par conséquent, une nouvelle occasion de reconnaître l'enchaînement le plus logique des faits dans la constitution pathologique dont nous faisons actuellement l'étude. Il en verra d'ailleurs la confirmation invariable dans les considérations auxquelles donnent lieu, indépendamment de la pneumonie, les inflammations aiguës en général. Si nous en exceptons l'arthrite rhumatismale, en effet, aucune d'elles ne paraît susceptible, à Mexico, d'une longue durée, sans donner lieu à des complications redoutables sous le rapport de l'affaiblissement des malades. Je m'en suis expliqué longuement dans mon livre sur le Mexique, et j'ai la satisfaction de dire que ceux qui m'y ont suivi n'ont cru pouvoir mieux faire

que de reproduire absolument le sens de mes écrits. Je ne le constate,
du reste, que pour leur en témoigner ma gratitude au point de vue du
secours qui en résulte pour la confirmation de la vérité.

Il y a, au surplus, un autre aspect intéressant sous lequel il nous importe de considérer les phlegmasies de l'Anahuac; c'est que la chronicité
se montre rarement dans l'étude de ce type, et certes ce fait est d'une
portée d'autant plus saisissante qu'il rappelle que l'inflammation étant
partout l'indice d'une sur-activité vitale anormale, l'état physiologique
des habitants des hauteurs ne saurait lui fournir des éléments de prolongation. Comme j'ai déjà eu l'occasion de le dire ailleurs, « une diarrhée n'y est pas souvent une entérite; un catarrhe pulmonaire et un
emphysème n'y sont presque jamais des bronchites chroniques; la gas-
trite est remplacée par la gastralgie; le foie se congestionne bien plus
souvent qu'il ne s'enflamme.... C'est que, de même que les affections
aiguës sont produites par des causes étrangères à nous-mêmes, les maladies chroniques trouvent leur raison d'être dans notre constitution individuelle.... — *Morbi acuti qui Deum habent auctorem, sicut chronici
ipsos nos*, ainsi que l'a dit Sydenham, avec grande justice. Or l'élément inflammatoire n'existant pas essentiellement dans l'anémie, la chronicité de ce type d'une manière générale serait un non-sens dans les
pays d'une grande altitude. »

L'ensemble de ces vérités contribue à donner à la pathologie des maladies chroniques, sur l'Anahuac, une physionomie singulière, à coup
sûr très-originale. On commence par la surprise de voir tant de gens qui
se plaignent sous un ciel d'un aspect si séduisant et au milieu d'impressions climatériques d'une si grande douceur. On en est surtout très-fortement frappé à Puebla, ville coquette, gaiement bariolée, extrêmement
propre, à rues larges et bien alignées. Ciel, maisons, lumière, tout est
éclat et sourire; tandis que les habitants, tristes et méditatifs, reflètent
sur toutes choses les allures les plus mélancoliques. Je ne dirai pas qu'on
voit précisément parmi eux beaucoup de gens malades; mais à coup sûr
on en voit moins encore qu'on puisse nommer bien portants. Je veux
dire que leur santé est assez généralement chancelante, pour que peu de
gens en puissent être absolument satisfaits.

Que si, dans un moment de fatigue ou de mécontentement plus motivé,
un sujet souffrant se décide à demander vos conseils, vous vous trouverez
peut-être en présence d'un malade qui portera votre attention sur des
douleurs épigastriques légères, des flatuosités sans ballonnement intestinal; vous examinez attentivement et vous vous arrêtez à la conviction que
les plaintes que vous venez d'entendre sont de beaucoup supérieures au
mal qui vous est accessible, et j'en arrive ainsi à vous dire le fond vrai
de cette situation : c'est que, en général, dans cette localité, un malaise

mal défini, sans aucun signe matériel palpable, est ce qui domine tous ces dérangements vagues de la santé.

Lorsque l'indécision y disparaît enfin, vous observez, avant tout, des accidents du système nerveux et après eux des désordres circulatoires et leurs suites obligées. A ceux-ci se rattachent les états congestifs. Les centres de l'innervation n'en sont pas dépourvus, certainement; mais l'utérus et le foie s'en trouvent être le siége de prédilection. Je m'en suis longuement expliqué dans mes travaux antérieurs. Je dois insister aujourd'hui sur les accidents hépatiques dont les altitudes sont l'occasion fréquente, parce qu'ils affectent une incontestable originalité par leurs tendances à durer longtemps sous forme congestive, sans qu'un élément inflammatoire y vienne occasionner un travail purulent. Un souvenir très-attachant m'a paru se lier à cette partie de mon étude et j'ai pensé que le lecteur me saurait gré de le consigner dans ce livre. Tout le monde a lu la correspondance réellement attrayante de Victor Jacquemont, et il n'est personne qui n'ait ressenti, à cette lecture, la plus vive sympathie pour l'auteur. J'ai trouvé de l'intérêt à y rechercher les traces des souffrances qui l'ont conduit à une mort précoce. Je détaillerai, au chapitre suivant, les pensées que ce travail a fait naître dans mon esprit. Il me servira de cadre pour mettre en évidence les principaux rapports que les maladies du foie affectent avec les niveaux. Mon but en ce moment repousse ces développements considérables, puisque je m'efforce de concentrer dans un tableau restreint les traits pathologiques les plus saillants et les plus propres à démontrer la constitution anoxyhémique s'exerçant en général sur les maladies des altitudes. Nous y ajouterons un complément plein d'intérêt en parlant des souffrances de la première enfance.

Avant de consigner ici les vérités que l'expérience a dévoilées sur ce sujet, le lecteur a prévu sans doute que l'enfant a dû se ressentir sérieusement, sur l'Anahuac, de l'influence d'un air sec moins alourdi. Il est, en effet, dans la nature de cet âge de mettre l'atmosphère à profit dans des proportions qui dépassent les besoins ordinaires des adultes. Plus il est petit, plus l'enfant brûle de carbone proportionnellement à son poids; car la surface, par rapport au poids, est d'autant plus grande qu'on se rapproche davantage de la naissance, et, comme d'ailleurs le refroidissement est proportionnel à la surface du corps, il résulte que les premiers jours de la vie sont les plus menacés par les pertes de calorique. L'enfant est donc obligé d'avoir recours à des combustions plus actives pour satisfaire ses besoins exceptionnels de calorification, et il s'en acquitte, en effet, par une respiration généralement plus énergique.

Tous ces points importants — besoins plus grands et fonctions plus actives — ont été mis en évidence par des manœuvres expérimentales restées sans réplique. M. le docteur Roger, en effet, a prouvé, d'une part, par ses belles et patientes recherches, que l'enfant se refroidit d'autant plus facilement qu'il est plus près de sa naissance, et d'autre part, plusieurs expérimentateurs ont démontré que plus un animal est petit, plus il produit d'acide carbonique par kilogramme de poids.

Au milieu d'une atmosphère sèche et légère, par conséquent, l'enfant se trouvera dans les conditions les plus nuisibles à sa sécurité. D'une part, en effet, la sécheresse et la dilatabilité de l'air tendront à le refroidir davantage, tandis qu'il ne trouvera dans la densité de l'oxygène ambiant que des ressources amoindries de calorification respiratoire. Ces vérités sont incontestables et l'expérience prouve que le jeune habitant des altitudes ne parvient pas à les éluder par un travail physiologique exceptionnel. La mortalité des enfants est, en effet, beaucoup plus élevée que l'on ne s'y serait attendu par suite de l'aspect de bénignité et de douceur du climat lui-même. Nous voyons une preuve de ce résultat déplorable dans une statistique consignée au « *Boletin de la Sociedad de Geografia y de Estadistica* » que je reproduis à la note XII; elle fait monter à 33 pour 100 le chiffre des pertes dans l'année qui suit la naissance. Ce serait excessif en tous pays, mais ça devient incompréhensible dans une contrée dont les extrèmes et les écarts de température ne sont pas très-marqués à l'ombre du domicile. Ce résultat est surtout étrange, si l'on vient à considèrer que l'allaitement maternel y est assez commun pour qu'on puisse assurer qu'il est d'usage général, ainsi que je l'ai dit dans ce livre.

On est, je crois, en droit d'en conclure que les influences atmosphériques des hauteurs, malgré leur apparente bénignité, sont contraires à cet âge de la vie de la manière la moins contestable. Disons, maintenant, par quelles maladies cette action pernicieuse se traduit le plus communément.

Les enfants de l'Anahuac meurent quelquefois par les maladies intestinales; mais il ssuccombent surtout aux méningites, aux fièvres éruptives et aux attaques aiguës de poitrine. Comme, d'ailleurs, les soins assidus diminuent, chez les gens aisés, la mortalité des enfants par les maladies intestinales et par les affections thoraciques; et comme, d'autre part, les convulsions et les fièvres éruptives se généralisent malgré ces soins, on acquiert la conviction que ces deux derniers types sont le plus naturellement endémiques dans la pathologie de l'enfance, sur l'Anahuac.

La scarlatine n'y est pas meurtrière seulement pour l'enfance. Elle atteint aussi l'âge mûr, bien que ce soit dans des proportions plus amoindries. Elle prend même quelquefois, à cet âge, des caractères de malignité qui deviennent promptement mortels. Je possède quelques exemples qui me font croire, pour les étrangers non acclimatés, à une prédisposition particulière dont ils sont souvent victimes. Je porte, d'abord, mon attention sur un naturel du Yucatan, don Pedro Regil, négociant fort honorable et personnalité à tous égards des plus distinguées. Il reçut du gouvernement de son département une commission importante qui l'obligea au voyage de Mexico en 1848. C'était un homme de quarante-cinq ans à peine. Durant un court séjour dans cette capitale, il fut pris tout à coup de frissons et de mal de gorge, avec céphalalgie très-intense et forts vomissements. Après vingt-quatre heures de doutes sur la nature de sa maladie, des taches très-caractéristiques de scarlatine apparurent sur différents points du corps et rendirent le diagnostic facile. Le mal de tête disparut dès le début de l'éruption et le malade put se croire réellement soulagé. Mais le lendemain, la face se tuméfia et devint violacée; les plaques scarlatineuses, partout où elles existaient, prirent une nuance très-foncée avec saillie notable sur la peau. Le corps se refroidit rapidement et le malade, sans sortir un seul moment de son algidité que rien ne put vaincre, expira au début du quatrième jour de sa maladie [1].

En 1869, j'eus occasion de voir à Mexico un jeune homme de vingt-cinq ans, M. de La Torre, natif de Veracruz et arrivé depuis peu dans cette capitale. C'était un homme magnifique, d'une stature élégante, de forces musculaires peu communes. Après deux jours de forte fièvre d'incubation avec céphalalgie intense et vomissements répétés, des taches scarlatineuses apparurent d'abord à la face et gagnèrent promptement tout le corps. Dès le lendemain, la tête, les mains et les pieds se tuméfièrent de façon très-notable et les conjonctives injectées firent saillie sur la cornée. Au troisième jour de l'éruption, la peau prit partout une teinte foncée et une hémorragie nasale fréquemment répétée arriva à des proportions réellement inquiétantes. Dès le lendemain, la transudation d'un sang aqueux et noirâtre se généralisa à toutes les muqueuses: les gencives la fournissaient d'une manière continue; des selles liquides l'amenaient au dehors avec fréquence; l'urine elle-même en était fortement colorée. Au cinquième jour, ces symptômes alarmants continuèrent sans interruption, quoi que nous fissions pour y porter remède. Limonade sulfurique, chlorure de fer, boissons glacées; rien ne put procurer le moindre soulagement, et le malade s'éteignit par la perte du sang, à la fin du septième jour, en conservant jusqu'au dernier moment toute son intelligence.

Malgré l'analogie que cette affection présenta avec certains cas graves de purpura hémorragica fébrile, il n'est pas douteux que les symptômes d'incubation et les premiers caractères de l'éruption furent très-caracté-

---

1. Je me trouvais alors à Tabasco. Je dois ces détails à l'obligeance du docteur Chabert qui donna ses soins au malade.

ristiques de la scarlatine. Le diagnostic put d'autant mieux les prendre pour base assurée, que nous avions en ce même moment dans la ville une forte épidémie de cette maladie.

Je me rappelle encore un cas grave d'un autre étranger de 26 ans, M. Garcia, commis d'une maison anglaise de Mexico, à propos duquel j'avais pu reconnaître, par plusieurs affections antérieures, qu'il s'acclimatait difficilement à l'altitude. Il fut victime, en six jours, d'une scarlatine à forme typhoïde.

Je me souviens vaguement d'un grand nombre de malheurs de ce genre survenus pendant ma longue pratique de l'Anahuac. Je ne puis y appliquer aucun nom propre, parce que je ne prévis jamais, lorsque j'en fus témoin, que je cèderais un jour au désir d'écrire. Mais ma mémoire en groupe assez fermement le souvenir pour me pénétrer de plus en plus de cette pensée : que l'air fortement raréfié des altitudes imprime aux constitutions des nouveaux venus dans le climat un cachet d'originalité qui se traduit, en pathologie, par une plus ou moins grande faiblesse de résistance aux envahissements infectieux et aux désordres qu'ils apportent à l'économie entière.

L'ensemble de l'étude qui précède est loin de compléter la vérité sur les maladies des altitudes. Mais on y voit déjà réunis tous les phénomènes qui me frappèrent au début de ma pratique et m'inspirèrent, par suite d'une observation attentive et prolongée, mes fermes convictions sur l'hygiène des hauts plateaux. J'y arrêterai un moment encore l'attention du lecteur pour le prier d'y remarquer lui-même les éléments de maladie les plus propres à mettre en évidence cette vérité : qu'en s'élevant au delà de 2 000 mètres d'altitude, la densité de l'oxygène artériel peut s'altérer au point de compromettre le cours régulier des manifestations de la vie dans la marche des phénomènes morbides, non moins que dans les phases habituelles de la santé.

« Nous avons vu effectivement que, sous l'influence d'une manière d'être originale constituant sans nul doute une anémie véritable, le système nerveux, imparfaitement stimulé, préside à des fonctions qui s'exécutent sans énergie, souvent avec désordres, rarement dans ce juste équilibre qui devrait régulariser les rapports entre les actes volontaires et la vie végétative. Les sensations s'émoussent ou s'exagèrent; le caractère s'aigrit ou s'affaisse; la pensée est un travail; le jugement est trop souvent le résultat d'une appréciation injuste; la nutrition s'altère partout, et les organes avertissent par la douleur ou par le désordre de leurs fonctions qu'ils marchent en dehors de leur destinée. »

« Le sang mal aéré séjourne outre mesure en tous lieux; les tissus trop vasculaires en restent engorgés et la congestion s'en empare. C'est ainsi que le foie est troublé dans ses fonctions et que l'engorgement veineux du centre cérébro-spinal est la source de malheurs trop souvent observés.

« En même temps, au milieu de cet affaiblissement général par l'absence de stimulant atmosphérique, la barrière reste ouverte à toutes les causes capables de produire dans l'organisme un état adynamique ou putride. Le typhus s'insinue sans obstacle et travaille sans résistance.

« De sorte que, sous l'influence de l'air raréfié de l'altitude, la pathologie se dépeint dans un premier tableau dont l'anoxyhémie forme le fond. Là se groupent les névroses de tout genre, les névralgies, les congestions, les fièvres adynamiques et les typhus.

« C'est encore sur cette impuissance de l'organisme à réagir contre les causes de mort que vient se placer la pneumonie, dont les effets funestes et trop souvent mortels attestent la défaillance des forces sous l'influence d'un oxygène qui ne répond pas à nos besoins.

» Ainsi donc, l'abattement physiologique que l'idée d'une hématose imparfaite fait naturellement prévoir et dont l'expérience indique irrévocablement l'existence sur les altitudes, domine la maladie comme la santé et imprime à la pathologie un cachet d'originalité digne du plus vif intérêt.

« D'autre part, cette hématose affaiblie, coïncidant avec une diminution de la phthisie pulmonaire, ouvre une voie nouvelle aux considérations propres à jeter les bases d'une étude originale sur cette maladie redoutée.

« Et sans jamais s'écarter ni de la réalité des faits ni de la sévérité d'une observation riche en déductions utiles, l'esprit se porte tour à tour des altitudes au niveau des mers, et découvre un intérêt vraiment saisissant, au Mexique, dans ces nuances diverses de la santé et de la maladie qui suivent les caprices d'une géographie exceptionnelle.

« Et s'arrêtant avec prédilection sur les lieux élevés qui sont le but principal de cette étude, l'observation y découvre partout une défaillance dans la vie, en rapport avec l'appauvrissement de l'atmosphère. Il faut donc à l'homme, n'en doutons pas, des circonstances convenables de pression atmosphérique pour que les phénomènes de la vie puissent s'exercer régulièrement d'après les lois posées par la nature, et se développer dans les termes de force et de durée que la Providence a réglés dans sa sagesse. »

Telles furent mes conclusions du livre que je publiai, en 1861, sur les altitudes de l'Amérique tropicale. Elles résument assez fidèlement ce que je viens de dire de la pathologie des hauteurs et de ses rapports avec l'oxygénation du sang, pour que je n'hésite pas à les reproduire. Elles ont, d'ailleurs, le mérite de fixer la date de mes premières publications à ce sujet. Il en résulte clairement que, si les rapports de densité des gaz artériels avec la pression extérieure sont devenus aujourd'hui un fait expérimental qui ne saurait plus être contesté, grâce aux grands travaux de M. le Dr Paul Bert, il y aurait de l'injustice à oublier que l'observation seule en eut les premiers honneurs. Je les réclame pour elle, non pour moi-même, afin qu'on y trouve un exemple, évidemment intéressant, de l'appui que peuvent mutuellement se prêter l'observation pure et l'expérience de laboratoire.

Éclairés par leur double concours, nous pouvons affirmer désormais que non-seulement l'anémie des altitudes devient aisément explicable, mais encore qu'on ne saurait plus contredire l'affirmation de son existence sans se mettre en opposition avec les faits les mieux constatés. A l'avenir, dire qu'un habitant des grandes hauteurs n'est pas anoxihémié, ce sera prétendre qu'il a pu se soustraire par des efforts exceptionnels à une loi que l'expérience vient de proclamer naturelle. Désormais, on ne sera plus surpris de trouver des anémiques sur les grandes altitudes. On réservera son étonnement pour les sujets auxquels une organisation privilégiée aura permis d'y conserver une hématose satisfaisante.

Ce que j'aurai à dire encore pour compléter le tableau des maladies des hauts niveaux n'est plus nécessaire aux démonstrations de la vérité essentielle que je viens de mettre en évidence. Je n'en continuerai pas moins à décrire les autres affections qui y présentent quelque originalité. Cela est nécessaire à l'accomplissement absolu des desseins de ce livre.

Je commencerai par jeter un coup d'œil sur cet ensemble de souffrances que des idées préconçues font considérer comme étant inséparables de l'habitation sur les lieux élevés. L'action que les pompes exercent sur la périphérie du corps d'un sujet en expérience fait croire que le vide partiel est toujours accompagné d'un appel de fluide vers les téguments et même sur les organes profonds qui représentent de la manière la plus ostensible les fonctionnements de la vie. L'imagination brodant ensuite sur cette première pensée, on ne voit sur les grandes hauteurs habitées que congestions permanentes et hémorragies des plus graves. Ces accidents sont, en effet, la conséquence naturelle du passage rapide des bas niveaux à des élévations considérables. La perte subite d'équilibre les produit au moment où la tension des gaz intérieurs dépasse les conditions nouvelles de pression extérieure. Mais lorsque les fonctions, régularisées par le séjour, ont rétabli l'harmonie statique entre les gaz internes et l'atmosphère, le désordre qu'une fausse idée de la situation faisait supposer n'a plus absolument aucune raison d'être.

La peau des habitants des altitudes est habituellement sèche et décolorée. Les vaisseaux qui la parcourent ne présentent nullement un ensemble qui dénote une activité insolite; ils inspireraient plutôt l'idée contraire, par suite d'un aspect qui donne la pensée d'une vitalité trèsmodérée. Quant aux veines sous-cutanées, elles se développent rarement de manière à faire des saillies bien apparentes. J'ai dit d'ailleurs, au chapitre qui traite de la gangrène spontanée, que la circulation artérielle des habitants des grandes altitudes avait une tendance à s'amoindrir vers les extrémités, donnant, par les accidents les plus graves, de fréquents démentis aux croyances erronées dont nous parlons.

Somme toute, donc, il existerait à cet égard, sur les grandes hauteurs des dispositions contraires à celles qu'on suppose. La réalité du phénomène devient surtout manifeste par la rareté des crachements de sang parmi le petit nombre de phthisiques dont la maladie a débuté sur les lieux mêmes. Quant aux tuberculeux des niveaux inférieurs ou provenant des pays étrangers qui viennent résider sur les hauts plateaux, ils n'offrent nullement l'occasion de remarquer en eux un surcroît dans les phénomènes d'hémoptysie qu'ils avaient auparavant présentés. Le contraire est vrai le plus souvent. Leurs hémorragies se modèrent avec les autres symptômes du mal. Il ne faut pas cependant perdre de vue que la tendance aux hémoptysies est le signe le plus déplorable, en tous lieux, relativement au pronostic de la phthisie pulmonaire. Il n'est donc pas surprenant que les hémorragies de ce genre, de sujets transportés sur l'Anahuac, donnent lieu aux craintes les plus fondées d'un rétablissement difficile, même dans les cas où les accidents s'y modèrent d'une manière notable. Mais cela n'empêche pas la vérité fondamentale qui nous présente comme favorable, au point de vue des hémoptysies, le passage à des niveaux très-élevés suivi d'un séjour définitif.

S'il est certain que, dans les premiers jours qui suivent immédiatement l'arrivée sur les altitudes, il existe une tendance à des épitaxis, on ne saurait douter que ce phénomène ne soit la conséquence de la transition elle-même; car, je ne sache pas que ce genre d'accidents soit plus fréquent qu'au niveau de la mer, chez les habitants des hauts niveaux.

Il est vrai qu'il existe à Mexico une aptitude très-marquée pour des hémorragies utérines. Mais il n'est pas certain que ce soit là une conséquence directe de la raréfaction de l'air. Les femmes, en effet, sont généralement bien réglées et, sauf l'époque, critique en tout pays, de la ménopose, je ne sache pas que les menstrues soient mensuellement plus abondantes que partout ailleurs. Les congestions utérines, de même que les engorgements hépatiques, ne me paraissent pas avoir pour origine immédiate la diminution ambiante de pression. Elles sont une suite naturelle d'une circulation paresseuse à cause de la veinosité trop grande, je veux dire l'oxydation incomplète du liquide sanguin.

J'ai entendu dire et j'ai lu dans des auteurs estimables qu'il existe au Pérou une maladie qui Porte le nom de *Verruga* : sorte de tuméfaction vasculaire accidentelle donnant lieu à des écoulements sanguins, souvent dangereux. Je puis assurer que cette affection cutanée ne mérite pas d'être considérée comme une conséquence naturelle et nécessaire de l'altitude ; car je ne sache pas qu'elle ait été jamais observée sur les hauts plateaux du Mexique.

On peut donc croire que, dans les pays où elle est observée communément, cette hémorragie obéit à une influence locale indépendante, en quelque sorte, de l'altitude, et tenant surtout à une altération du système circulatoire ou du liquide qui en est la base, à la manière de ce qui se passe dans les affections scorbutiques.

En fait d'irrégularité de la circulation, je ne vois guère à signaler que ce que j'ai déjà dit sur la fréquence des stases sanguines en différents points du corps. C'est même là un phénomène dont l'irrégularité constitue un état original dans la pathologie des altitudes. Nous l'avons déjà mentionné dans plusieurs endroits de ce livre. Je veux dire que les congestions d'une partie du corps coïncident bien naturellement avec des anémies partielles d'organes, au détriment desquels s'est produit ailleurs un appel de liquides. Ce n'est pas là, assurément, l'effet direct de la diminution de pression atmosphérique, mais bien le résultat d'une oxygénation incomplète du sang d'où provient, d'une part, une paresse circulatoire très-manifeste, et, d'autre part, une innervation défectueuse : double cause qui assure les stases sanguines sur des points qu'une vitalité amoindrie prédispose à des réactions incomplètes ou sur des organes destinés à livrer passage à des quantités considérables de sang veineux. Le foie représente particulièrement ce dernier type. Ses congestions sont très-fréquentes sur les altitudes. Je veux en présenter à mes lecteurs un exemple des plus déplorables, en racontant les péripéties obscures qui préparèrent la fin prématurée d'un voyageur français des plus dignes de mémoire.

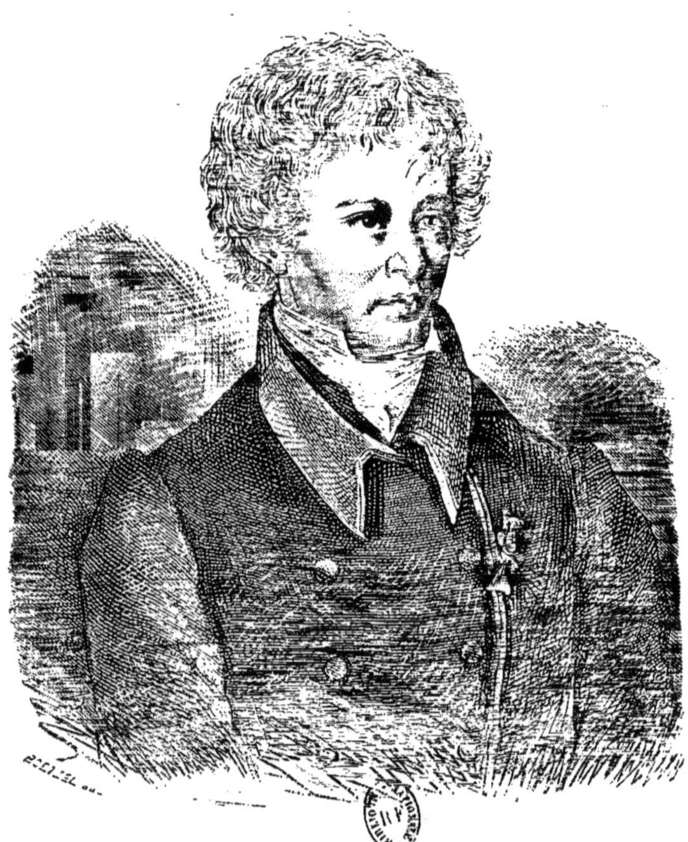

VICTOR JACQUEMONT

D'après un portrait copié à la Bibliothèque nationale.

CHAPITRE V

ÉTUDE ÉTIOLOGIQUE SUR LA MALADIE ET LA MORT
DE VICTOR JACQUEMONT

Le 7 décembre 1832, s'éteignait à Bombay une existence généreuse. Victor Jacquemont mourait, à l'âge de trente-un ans, victime de son grand amour pour la science, bien loin de son pays, loin des siens, dont il avait été l'idole. Je veux tracer ici l'histoire de ses souffrances et dévoiler, s'il se peut, les véritables causes de cette mort précoce. Ce n'est pas qu'il puisse rester aucun doute sur la nature de la maladie qui le conduisit à sa triste fin; mais dire la série d'accidents et la source réelle des influences qui préparèrent ce fatal dénoûment; dire aussi la courageuse abnégation et le mépris du péril qui amenèrent lentement l'intrépide voyageur au sacrifice de son existence; tel est le double devoir que je me suis imposé dans l'étude qui va suivre.

Victor Jacquemont débarqua à Calcutta le 5 mai 1829. Il avait alors ving-huit ans à peine. Sa santé était des meilleures, et l'on peut dire qu'un voyage aux États-Unis et aux Antilles l'avait, en quelque sorte, prémuni contre les influences climatériques des pays chauds de l'Inde anglaise. Taille svelte et élevée, visage amaigri, physionomie empreinte de douceur et de timidité, constitution sèche et nerveuse, sensibilité délicate et légèrement féminine se cachant sous des dehors d'un stoïcisme factice, caractère jovial, sociabilité sympathique : tels étaient les traits saillants dont il se distinguait au moral comme au physique. Fidèle en amitiés, il arrivait dans l'Inde plein de souvenirs tendres qu'il se promettait de cultiver dans toute leur fraîcheur par une correspondance des plus nourries. Doué, du reste, de l'esprit le plus distingué, muni d'une instruction solide, il abordait ce pays, encore alors problématique pour la science, avec le désir ardent de s'illustrer par des travaux dont l'originalité l'avait déjà séduit.

Tout le monde connaît cette singulière et curieuse épopée d'un jeune savant pensionné du Muséum de Paris, au traitement de six mille francs inexactement perçus, se trouvant tout à coup en contact avec de somptueux étrangers d'une existence princière, hantant les cours des souverains de l'Inde déchue et s'ingéniant de mille manières pour faire bonne contenance et pour soutenir avec dignité le nom français alors vénéré. Qui n'a lu les récits attachants de sa correspondance si variée et les détails pleins d'intérêt de son journal scientifique, où brillent tour à tour l'esprit, l'enjouement aimable et la sagacité d'un jugement mûr avant l'âge? Rappelons seulement que ce voyage, parfois triomphal et toujours fertile pour la science, dura trois ans et demi, d'avril 1829 au 7 décembre 1832. Nous aurons à l'y suivre successivement dans les basses plaines de l'Inde et sur les montagnes; car son itinéraire était tracé d'avance vers les bas-fonds et sur l'Himalaya. Dans cette variété de parcours, il nous sera donné de voir les mouvements de sa santé tour à tour aux prises avec les influences chaudes, et marécageuses des niveaux les plus inférieurs et avec l'altitude extraordinaire des hauts passages du Tibet. Nous devrons ainsi chercher à discerner le rang que mérite d'occuper dans les causes de sa mort chacune des conditions de localités si diverses. Pour procéder avec ordre dans cet examen, nous le diviserons en trois parties distinctes :

La première nous montrera Jacquemont habitant Calcutta et sortant de cette ville dans la direction du nord-ouest vers les hautes montagnes, dont nous le verrons habiter pendant sept mois les plus hauts plateaux : un an et demi.

La deuxième nous le montre dans son voyage à Lahore, à la cour de Redjit-Sing : du 11 novembre au 25 mars 1831 ; de là, à Cachemire, dont il foule les montagnes vers la mi-avril, pour n'en sortir qu'en novembre suivant et arriver à Soubathou le 22 de ce mois 1831 : en somme, une année.

La troisième partie de notre récit nous montrera Jacquemont revenu définitivement aux niveaux inférieurs pour s'y éteindre, à Bombay, le 7 décembre 1832 : une année.

§ 1. — *Calcutta; voyage du Bengale aux montagnes;*
séjour sur l'Himalaya.

Réjouissons-nous tout d'abord de l'hospitalité affable et généreuse que Jacquemont trouva, partout, en abordant dans ce lointain pays. Lord

Bentinck, gouverneur de la Compagnie, et son aimable famille se distinguèrent entre tous par l'accueil le plus bienveillant. La tranquillité d'esprit qui dut en résulter pour le nouvel arrivant contribua sans doute, dans une large mesure, à lui préparer des conditions favorables pour résister aux mille causes de trouble dont la santé se trouve menacée lors du débarquement. Aussi ses premières lettres à sa famille respirent-elles la confiance, l'animation et comme un joyeux entrain. Ce fut l'âme ainsi prémunie contre la tristesse et le découragement qu'il partit de Calcutta dans la direction du nord-ouest, et continua sa route en s'éloignant peu des cours du Gange ou de la Jumna. Il vit successivement et soumit à une étude attentive, outre la route entière, Chandernagor, Hougli, Burdwam, Rogonatpour, Saseram, Benarès, Mirzapour, Rewah, Panna, Kallinger, Banda, Kalpi, Agrah, Muttra, Dehli, Paniput, Saharunpour.

Si je ne m'étais proposé de limiter cet écrit à des considérations qui ont la santé de Jacquemont pour objet unique, je trouverais un grand intérêt à le suivre dans les mille détails que son journal de voyage nous a prodigués. Mais pour nous maintenir dans le cercle d'idées que le plan de cette étude s'est tracé, je ne vois qu'une seule impression digne d'être transmise à mes lecteurs : c'est la satisfaction qu'on éprouve à voir le jeune voyageur franchir le long parcours de Calcutta à la base des montagnes sans y recevoir aucune atteinte malfaisante. Il ne parle, en effet, dans son journal, que d'une indisposition légère, promptement dissipée, dont il fut atteint à Calcutta même peu de temps après son arrivée dans cette ville. « Refroidi par le courant d'air qui, pendant les *hot winds*, traversait dans la nuit la chambre où je couchais, un matin je me levai avec des coliques. La diète et l'eau chaude m'eurent rétabli en vingt-quatre heures. » Et plus loin : « Pour moi, depuis la saison des pluies, depuis que j'ai vécu à la campagne et que je me suis essayé avec le climat redouté de ce pays, j'ai joui d'une santé égale.... et je n'ai pas éprouvé une seule atteinte de fièvre ni un seul mal de tête. Quand, après un an qui s'est écoulé depuis mon départ de France, je fais l'inventaire de ma personne, je crois n'apercevoir de déficit que dans ma vue[1].

Plus tard nous le verrons s'étonner lui-même que les plaines basses arrosées par le Gange et la Jumna lui eussent été si hospitalières. Mais pour donner connaissance à mes lecteurs, dans leur ordre de date, de ces premières impressions du voyageur, je dois le laisser s'engager dans les pentes des montagnes, dont il dépassa la base, à Mohun, le 11 avril 1830. Avant tout, disons quelle est la partie de l'Himalaya qui va lui servir d'objet d'étude.

1. Journal, 25 octobre 1829, t. I, p. 235.

Le versant méridional de cette colossale chaîne n'a pas procédé partout avec une brusquerie répulsive. Il a ménagé à l'habitation des hommes des vallées riantes et fertiles sagement échelonnées à des hauteurs modérées, facilement accessibles. Le Boutan et le Nepal s'y sont organisés à des altitudes variées, et après ces pays, un peu plus à l'ouest, un groupe de vallons et de petits plateaux a servi de base à une région intéressante dont Simla est la pointe principale. La situation en serait presque exactement marquée par le milieu d'une ligne qui, partant de Leh, en Ladak, aboutirait à Delhi à travers l'Himalaya. C'est en suivant aussi les abords de cette ligne vers le Tibet, que nous verrons Jacquemont s'engager dans les passages élevés qui le conduiront au versant septentrional jusqu'à Ghuyoumhul, dans la vallée du Spiti. L'entreprise est des plus considérables; car, outre les difficultés qu'offrent partout au voyageur les pays montagneux où les chemins n'ont pas reçu les soins de l'homme, les fatigues inséparables de la grande raréfaction de l'air rendent ici, dans certains points du parcours, la marche souvent presque impossible et fréquemment pleine d'angoisses.

Jacquemont s'engagea dans cette courageuse entreprise, le 11 avril 1830. Il pénétra dans la chaîne vers Mohun, à cent soixante kilomètres au nord de Dehli. Son premier but est la station anglaise de Simla. Mais l'impatience de connaître le dévie un moment de son itinéraire, et le pousse un peu à l'est vers Cursali. Il écrit de ce point à son frère Porphyre une lettre importante dont un passage est d'un grand intérêt pour notre étude.

« .... Une année de séjour dans les plaines n'avait pas entamé ma constitution. Je retrouve dans les montagnes mes jambes des Alpes. Je souffre du froid comme j'ai été quelquefois incommodé de la chaleur; mais ces excès contraires n'influent que sur mon humeur sans atteindre ma santé. »

Camp de Cursali, 25 mai 1830, à 2616 mètres d'altitude.

Cinq jours plus tard, Jacquemont se plaint déjà d'être extrêmement fatigué; il ose à peine dire qu'il est malade. « Encore sous des abricotiers, écrit-il, mais à deux journées de marche au-dessus de ma dernière station.... cependant, le soleil est bien chaud à cette heure où j'arrive épuisé de fatigue, malade du changement de régime auquel sur les hautes montagnes la nécessité m'a forcé[1] »

Malgré la fatigue dont il fait l'aveu, l'intrépide voyageur poursuit sa marche par des chemins abrupts, recevant pendant le jour l'influence d'un soleil des plus ardents, et passant toutes les nuits à grelotter sous

____

1. Corresp., t. I, p. 221.

sa tente. Mais une semaine plus tard, il s'avoue vaincu et il s'arrête
frappé d'atroces douleurs d'entrailles. « Tu es mon souffre-douleur,
écrit-il à son frère, puisque c'est toi qui entends mes doléances. Je me
trouvais assez bien pour continuer ma marche, confiant que mon régime
habituel achèverait promptement de me rétablir.... Mais je fus saisi tout
à coup de douleurs d'entrailles si atroces que j'en eus presque le délire.
Le lieu était mal choisi pour être malade.... et puis, il n'y a pas de femme
qui ne tienne mieux que moi contre la souffrance aiguë. Je ne la connais
guère que par des crampes fort rares, un accès de fièvre il y a huit ans
et ma rage d'aujourd'hui.... oh! que tu es heureux de vivre dans une
maison[1]! »

Ce langage ne lui est pas habituel. Jacquemont n'a pu l'employer que
dans un moment de découragement très-sérieux. L'accident dont il parle
fut évidemment des plus graves; car il y revient dans son journal de
voyage où nous lisons les paroles significatives suivantes : « Malgré l'élévation et l'égalité de la température au Bengale, pendant la saison des
pluies, d'imperceptibles refroidissements m'y avaient occasionné des rhu-
mes presque continuels. Une seule fois la même cause avait agi sur les
intestins, et ce fut la seule indisposition que je me souvienne d'avoir
éprouvée dans un lieu et à une saison où presque tous les nouveaux
venus sont constamment entre les mains des médecins, sans compter la
besogne que donnent à ceux-ci un grand nombre de gens établis dans
l'Inde depuis bien des années. Exposé ensuite à des variations de température relativement considérables, quand je voyageais durant l'hiver au
travers de l'Hindoustan, ma santé n'avait pas éprouvé dans ce voyage le
plus léger dérangement. Un changement complet de régime et une exposition constante au soleil ardent des mois de mars et d'avril n'avaient eu
également sur elle aucune influence; mais le froid humide des montagnes pendant la première semaine que je passai campé sur le sommet de
Mossouri, troubla cet heureux équilibre. Je commençai à sentir là des
douleurs vagues dans les entrailles. Le beau temps revenu, elles cessèrent, et jusqu'à Jumnoutri, les fatigues de la route me parurent bien légères; mais là, sans doute, le froid, qui malgré mes précautions, me surprit sur les cimes neigeuses, combiné avec un changement forcé de
régime, rappela un mal qui n'avait fait que sommeiller. Alors les marches si courtes de montagnes me parurent longues souvent. Le retour à
ma diète accoutumée ne me guérit pas; des lavements de décoction de
têtes de pavot assoupirent le mal quelque temps, mais il se réveilla avec
une violence nouvelle et excessive. Le lieu était mal choisi pour être malade; j'étais campé au milieu des forêts désertes de Kédar-Kanta. La crise

____
[1]. Loc. cit., p. 232.

du mal m'avait laissé dans une telle faiblesse que je ne pensais pas être capable de poursuivre ma route le lendemain. Cependant, je me trouvai assez rétabli le matin par quelques heures de sommeil léger, pour entreprendre cette longue marche. La nécessité d'ailleurs faisait loi à la prudence; mes gens seraient morts de faim dans cette solitude, il fallait donc avancer ou reculer[1]. »

Ces détails sont assez clairs, assez précis pour pouvoir servir de bases à des raisonnements sérieux sur la nature de ces souffrances. Remarquons d'abord que Jacquemont avait joui jusque-là d'une santé complète. On ne saurait, en effet, donner une attention sérieuse à cette légère indisposition intestinale dont il avait été passagèrement atteint un an auparavant, à Calcutta. Ce qu'il éprouve aujourd'hui est bien un mal nouveau, sans antécédents qui puissent lui être comparables, et il ne paraît pas douteux que le symptôme qui le domina de la manière la plus saillante, ce fut l'intensité de la douleur. Nul antécédent, du reste, ne le pouvait faire prévoir. A la vérité, dans plusieurs passages de sa correspondance, Jacquemont nous entretient des difficultés qu'il éprouvait, dès longtemps, à régler ses fonctions intestinales, qui étaient habituellement très-paresseuses. Il nous a même souvent amusés du récit des pérégrinations de l'instrument qu'il employait à de fréquents usages et dont la vue scandalisait les regards *choqués* des Anglais de l'Inde. Mais il ne paraît pas que cette incommodité habituelle lui eût jamais causé la moindre souffrance. Il y a donc maintenant, sur les montagnes, un élément inattendu, agissant spécialement pour éveiller ces douleurs vives dont le voyageur a été surpris dans sa marche ascendante. Qu'était-ce que ces souffrances dont les causes paraissaient affecter une originalité nouvelle! J'avoue, pour ma part, qu'elles ne me font éprouver aucune surprise; car je les ai vues souvent, dans ma pratique, figurer comme phénomène dominant au début de congestions hépatiques occasionnées par l'altitude. Elles me servaient à la fois pour diagnostiquer un afflux de sang vers le foie et pour assurer que cet organe n'en avait nullement l'habitude; car je les ai vues fort rarement durer pendant le cours de congestions dont cet organe continuait à être atteint d'une manière chronique. La douleur vive est, en effet, dans ces cas, le signe d'une surprise. Le foie s'en émeut tout d'abord comme d'un phénomène auquel il n'était nullement préparé par ses antécédents physiologiques, et son innervation avertit par la douleur qu'un phénomène anormal vient mettre ainsi des entraves à l'exercice de sa vitalité.

Mais cette réaction contre un trouble inattendu est de courte durée. L'organe s'habitue bien vite au désordre, et rien n'est plus commun que

1. Journal, t. II, p. 126.

l'occasion de voir, sur les lieux élevés, des congestions hépatiques sans altérations bien notables de la sensibilité. Le sujet qui en est atteint continue à vivre sans secousses sérieuses, et la région occupée par le foie résiste souvent à la palpation sans accuser une impression véritablement douloureuse. Un examen attentif et la percussion méthodique n'accusent même pas toujours avec évidence des désordres intérieurs, quoique, le plus ordinairement, ils donnent la preuve d'une augmentation plus ou moins notable du volume de l'organe.

C'est à un de ces accidents congestifs du foie que j'attribue la douleur vive dont Jacquemont fut atteint au début de son voyage sur la montagne. Il serait difficile d'y trouver une autre cause vraiment rationnelle. Dans le passé, en effet, le malade n'avait jamais rien éprouvé de pareil, et, tandis que nous le verrons plus tard dissimuler ses souffrances et faire appel à des illusions pour se tromper lui-même, aujourd'hui il est réellement frappé de l'intensité de son mal; il s'en est même assez préoccupé pour varier son itinéraire et tourner au plus court. Il a donc éprouvé des sensations qui lui étaient inconnues, qui ont dérouté son jugement et l'ont intimidé. Or, c'est bien avec cette impression de surprise, c'est avec cette violence que j'ai vu souvent sévir les douleurs qui accompagnent une première congestion du foie. Elles n'avaient pas toujours leur siége à l'hypocondre. Elles prenaient plus volontiers tout l'abdomen, quelquefois la poitrine, et souvent la région dorsale, sans que le foie accusât une souffrance bien marquée à la pression de la main. Et remarquez bien que, pendant mes cinq années de pratique à la côte du golfe du Mexique, je n'eus jamais l'occasion d'observer ces sortes d'accidents ; c'est à Mexico, c'est à une altitude dépassant 2000 mètres que mes souvenirs les rapportent tous sans exception.

Je crois donc que Jacquemont eut, à Kanta, une première attaque de congestion hépatique intense, et je me propose de démontrer qu'il ne se rétablit jamais ds ce premier malheur. Le mal, une fois la douleur passée, conserva sourdement sa nature congestive, sans complication pour longtemps d'aucun autre désordre. Il nous sera facile de découvrir, du reste, que des atteintes subinflammatoires en devinrent insensiblement la suite obligée, et j'espère mettre en évidence, par les écrits du malade lui-même, que, la dyssenterie aidant, un travail morbide plus franc fit naître enfin l'occasion d'un abcès promptement mortel.

Dans ce triste et pénible récit, j'ai donc pour dessein de détruire la croyance dans laquelle tout le monde est resté et qui se résume par ces mots écrits par un parent, en tête de la « correspondance inédite » : « Victor Jacquemont mourut à Bombay, le 7 décembre 1832, *ayant puisé dans les marais empestés de l'île de Salsette le germe de la maladie qui devait si rapidement l'emporter.* » Ce ne serait, à ce compte, que deux mois de

maladie ; car le voyageur aborda dans cette île dans la première semaine
d'octobre 1832. Il se peut, en effet, et je le crois ainsi, que le courageux
voyageur ait trouvé dans Salsette l'occasion, pour son mal, d'une marche
plus aiguë et plus rapide, mais je me suis donné la mission de démontrer que la maladie de cette regrettable victime de l'amour de la science
n'appartint pas tout d'abord à l'étiologie des pays chauds et marécageux,
mais bien aux influences réellement pernicieuses de la raréfaction de
l'air, indépendamment de la température ambiante.

Il ne sera pas facile, à première vue, de trouver la preuve de ce que
j'avance dans les récits mêmes du malheureux voyageur. A partir d'aujourd'hui, jusqu'aux approches de sa bien regrettable mort, nous le verrons très-attentif à tromper ses amis et à s'abuser lui-même sur l'état
véritable de sa santé. En le suivant dans sa narration attachante à travers
les aventures les plus pénibles et les plus dangereuses, on serait tenté de
croire qu'il n'a aucune lutte à soutenir contre des souffrances physiques.
Rien cependant n'est plus réel que ces souffrances et la conviction qu'on
en acquiert, par une étude attentive, augmente l'intérêt que la personnalité si sympathique de Jacquemont a inspiré si justement dans le
monde entier.

A peine remis de l'accident douloureux qui venait de l'atteindre à
Kedar-Kanta, il se raidit contre la faiblesse et se met courageusement en
route. « Vivant et très-vivant, je t'assure, écrit-il alors à son frère, le 4
juin....· me voilà le mieux enjambé de ma caravane. » Cette assertion est
bien hasardée ; car, huit jours plus tard, il écrit du camp de Pérali : « Un
nouvel accès du mal *dont je n'avais guère cessé de me ressentir* depuis mon
entrée dans les montagnes, m'affaiblit tellement que je dus rester un
jour à Perali, faute de force pour continuer ma marche[1]. » Mais bientôt
un soulagement plus franc lui permet de prendre des allures moins hési-
tantes, et il arrive à Simla dans un état déjà satisfaisant. Il écrit de là à
son père, le 21 juin : « J'arrivai ici tellement épuisé de fatigues et des
suites d'une indisposition opiniâtre, que je songeais à mettre à profit le
temps de mon séjour pour me médicamenter ; mais le cuisinier de mon
hôte m'eut guéri en 24 heures. » Deux jours plus tard, il écrit dans le
même sens à M. Victor de Tracy : « J'ai retrouvé ici l'abondance, le luxe
et la richesse de la civilisation européenne. Après deux mois de misère
et d'isolement absolu, je ne saurais vous dire tout ce que cette transition
a de charmant. Ma santé est parfaitement rétablie. »

Je n'ai pas l'intention de décrire ici la station de Simla ; mais je pense
qu'aucun de mes lecteurs n'ignore que cet établissement a toujours été
considéré comme étant encore plus intéressant au point de vue sanitaire

---

1. Corresp., t. I, p. 256.

que sous le rapport des convenances administratives. Il est situé à 2150 mètres d'altitude, sous le parallèle équatorial de 36°,6'. La résidence en est des plus agréables et les Anglais disent merveille de ses heureuses influences sur leurs compatriotes dont la santé s'est trouvée compromise par le séjour à des niveaux moins salubres. Jacquemont eut à se louer de l'hospitalité princière qu'il y reçut du capitaine Kennedi, alors chargé du commandement anglais de ce district. A l'en croire, sa santé s'y rétablit absolument, ainsi qu'il l'assure dans sa lettre, déjà citée, à M. de Tracy.

Qu'y avait-il de vrai dans cette assertion? Indubitablement, Jacquemont crut à la réalité de ce rétablissement; car, sans nul souci de l'avenir, il partit de Simla, le 28 juin, pour s'aventurer dans l'entreprise la plus pénible et la plus hasardeuse qu'on puisse imaginer. Avec des ressources qui ne devaient lui assurer aucun secours réellement efficace contre des éventualités cachées dans les mystères d'une route peu frayée, il s'élance gaîment vers les hauteurs qui le séparent du versant Tibétain. Il y franchit des passages qui dépassent 5500 mètres d'altitude; se soutient environ trois mois dans la vallée du Spiti, au pays de Ladak, entre 3 et 4 mille mètres de hauteur; revient à Simla, et n'en sort que fin octobre, après avoir séjourné près de 5 mois — depuis mai — à des élévations qui presque partout ont dépassé trois mille mètres. Pendant ce long et bien pénible parcours, Jacquemont s'est incessamment montré désireux d'effacer ses devanciers par sa bonne contenance. Il ne croit pas au mal de montagne; il se joue agréablement des souffrances que les frères Gérard disent avoir éprouvées aux hauts passages qui frisaient ou dépassaient même cinq mille mètres. Après avoir parlé de courriers du pays qui « quoique courriers, dit-il, ne courent guère, puisqu'ils sont obligés de s'arrêter tous les 30 pas pour reprendre haleine, » il se présente complaisamment, avec tous les hommes de son escorte, en preuve de l'exagération des voyageurs qui ont décrit les angoisses du mal de montagne.

Il se met en scène avec une obstination manifeste pour prouver que, en fait de résistance, il est un voyageur exceptionnel, à ressources individuelles peu communes, et il le répète avec une insistance trop soutenue pour qu'il ne soit pas permis d'y voir un parti pris, une petite faiblesse. Du reste, à tout propos, dans sa correspondance, il se dit remis de ses souffrances et se vante complaisamment de posséder une santé à toute épreuve[1]. Était-ce illusion ou réalité?

Malheureusement, nous allons avoir bientôt la triste occasion de le prendre en flagrant délit d'exagération et de constater ainsi la justesse

---

1. Journal, t. II, p. 100, 101, — 137, 288, 297, 425, 302 surtout; Correspondance, t. I, p. 299, 300, 308, 321, 328, 329, 333, 334.

des pensées que M. Prosper Mérimée a émises sur son caractère. « Je n'ai
jamais connu, dit-il, de cœur plus vraiment sensible que celui de Jacquemont. C'était une nature aimante et tendre, mais il apportait autant de
soin à cacher ses émotions que d'autres en mettent à dissimuler de mauvais penchants. Dans notre jeunesse, nous avions été choqués de la fausse
sensibilité de Rousseau et de ses imitateurs. Il s'était fait une réaction
exagérée, comme c'est l'ordinaire. Nous voulions être forts et nous nous
moquions de la sensiblerie. Peut-être Victor cédait-il involontairement à
cette tendance de sa génération.... Il était stoïcien dans toute la force du
terme, non par nature, mais par raisonnement, et, s'il ne niait pas la
douleur, il croyait qu'un homme devait toujours trouver en lui la force
de la supporter, en outre qu'il devait s'exercer sans cesse à se vaincre
lui-même [1]. »

Ce jugement d'un homme devenu éminent dans la culture des lettres,
qui vécut dans l'intimité de Jacquemont au temps de leur première jeunesse, lève définitivement le voile sous lequel notre étude luttait encore
contre les dernières obscurités. Les paroles de M. Mérimée dissipent tous
les doutes et affermissent dans la conviction que cette victime résignée
souffrit pendant plus de deux ans sans se plaindre, se refusant à le croire
ou du moins se dominant assez pour ne céder que deux ou trois fois
à la tentation d'en faire un aveu sincère. Mais si nous voulons bien,
avant d'aller plus loin, donner une attention minutieuse à sa correspondance jusqu'à la date de sa descente de l'Himalaya, nous reconnaîtrons
que la vérité s'en échappe souvent malgré le soin qu'il prend de se la
dissimuler à lui-même. Voyez-le, en effet, s'écarter un moment de son
rôle, tome II, page 261 de son journal de voyage.

« Ce n'est pas, dit-il, que je n'aie moi-même ressenti à 4000 mètres d'é-
lévation quelques-uns des symptômes en question, savoir : la fatigue et
les maux de tête. Mais je ne me suis guère élevé à cette hauteur sans être
exposé à un vent furieux et, quelque précaution que je prisse contre sa
froidure, *je fus toujours atteint de refroidissement qui, agissant d'abord
chez moi sur les entrailles*, produisait un dérangement dans la digestion
dont les maux de tête étaient évidemment la suite. »

Ce passage devra désormais nous mettre en garde contre les nouvelles
flatteuses que le voyageur nous donnera de sa santé. Nous saurons
qu'il se refroidit avec la plus grande facilité et que, depuis ses furieuses
coliques de Cursali, ses entrailles n'ont jamais été jusqu'ici complètement remises. Ce sont surtout ses tendances au refroidissement qui méritent de fixer notre attention d'une façon particulière. Je sais bien que
les grandes altitudes produisent cet effet constant sur tout le monde ;

____

1. Introduction à la Correspondance inédite.

c'est là une conséquence bien naturelle de leurs conditions météorologiques. Mais Jacquemont s'en plaint à tout instant — de Cursali à la vallée du Spiti — en termes qui témoignent de l'intensité inusitée du phénomène sur sa personne. J'avais cru, dès lors, pouvoir le considérer comme un signe mauvais indiquant déjà l'existence d'un état morbide permanent. Je n'ai pu que me confirmer, plus tard, dans cette pensée, en remarquant que la fâcheuse tendance de Jacquemont au refroidissement ne disparut nullement par sa descente jusqu'aux plaines ; sa correspondance mentionne, en effet, partout l'impression extraordinaire que lui font éprouver les abaissements les plus modérés de la température. On en verra surtout un détail saisissant, dans la suite de cette étude, au moment où quittant définitivement le pays de montagnes, il s'aventurera dans son voyage vers Bombay à la fin de 1831.

Ces refroidissements exagérés ne sont pas assurément l'indice d'une santé complète. En présence de l'obstination de Jacquemont à s'en plaindre, je ne saurais oublier que les malades que je traitais sur l'Anahuac pour des congestions du foie avaient habituellement les mains froides et les pieds glacés. Ils se plaignaient souvent de vagues frissons et ils ne pouvaient dormir la nuit qu'à la condition de se couvrir sans mesure.

En l'absence de tout autre signe, je me crois donc autorisé à donner une très-grande importance à ces trois souvenirs qui se rattachent aux 7 mois de voyage de Jacquemont sur l'Himalaya :

1° Douleurs abdominales très-vives à Kedar-Kanta, avec persistance de deux semaines et exacerbation assez intense pour l'obliger à s'arrêter à Perali le treizième jour.

2° Retour fréquent de coliques plus légères sous l'influence des moindres causes pendant tout ce voyage de montagnes.

3° Tendance très-marquée au refroidissement et plaintes constantes du voyageur à ce sujet.

Indépendamment des autres signes qui confirmeront surabondamment dans la suite ces premiers soupçons, nous avons donc déjà des motifs suffisants pour croire que Jacquemont fut atteint, le 28 mai 1830, à Kédar-Kanta, par 3500 mètres environ d'altitude, d'une congestion considérable du foie ; que cet état pathologique et ses suites les plus immédiates se modérèrent très-notablement par un séjour de deux semaines à Simla avec la bonne hygiène et le repos qui en furent la conséquence, du 14 au 28 juin ; mais que, cependant, les congestions hépatiques continuèrent sous une forme plus bénigne pendant toute la durée du voyage Himalayen, et qu'aujourd'hui, 5 décembre, au moment de son entrée en plaine basse, la congestion existe encore et compte déjà six mois de durée.

Suivons maintenant le voyageur en route vers Dehli, Lahore et Cachemire.

§ 2. — *Du pied de l'Himalaya à Dehli, Lahore et Cachemire.*

Deux points saillants dominèrent dans l'esprit de Jacquemont pour lui faire entreprendre cette partie remarquable de son voyage : son désir de visiter les possessions alors peu accessibles du roi de Lahore et l'importance qu'il attachait à des études sur Cachemire. La présence auprès de Redjit-Sing d'un général français, M. Allard, lui valut une invitation gracieuse de ce monarque à visiter sa cour et ses vastes domaines. Empressons-nous d'ajouter qu'il dut à la munificence des présents dont il fut alors honoré, la possibilité de réaliser cette intéressante excursion ainsi qu'un long séjour à Cachemire dans des conditions presque romanesques qui en rendent le récit extrèmement attachant. Jacquemont prend du reste le plus grand soin d'en exclure ses souffrances personnelles. C'est à peine si, deux ou trois fois, pendant trois ans, il s'arrête un moment au récit de ses cruelles angoisses pour s'écrier bien vite, du reste, qu'il est définitivement soulagé, que sa santé est partout des plus parfaites, et il réussit tellement à nous convaincre, avec ces continuelles assurances, que nous restons aveuglés sous le charme de ses récits, à ce point même que lorsque la mort l'aura frappé, ses parents, ses amis, tous ses lecteurs séduits, ne compteront ses jours de souffrance que par le temps qu'il resta cloué sur son lit de suprêmes douleurs. Continuons à démontrer que rien ne saurait être moins conforme à la réalité dans cette triste et lamentable histoire.

De Delhi, qui va être le point de départ de son voyage à Lahore, Jacquemont écrit à son père, le 10 janvier 1831, qu'il vient d'être atteint d'un « rhume terrible. » Mais son habitude d'optimisme lui fait terminer sa lettre par ces paroles tout à fait en contradiction avec la nouvelle qu'il vient de donner : « Adieu, portez-vous aussi bien que moi, c'est tout ce que je vous souhaite[1]. »

Il sort de Delhi le 25 janvier. A partir de ce moment jusqu'à son arrivée aux montagnes qui le séparent de Cachemire, il serait impossible de se former la moindre idée de sa santé en lisant son journal de voyage et sa correspondance. Il nous intéresse partout par ses études locales à Paniput, Azimabad, Ambalah, Radjpoura, Loudhiana, Amritsir, la cour de Redjit-Sing, et lorsque, parti de Lahore le 25 mars vers Cachemire, il s'arrête tout à coup le 27 avril, à Prountche, pour nous faire l'aveu de souffrances aiguës et d'angoisses mortelles, nous en éprouvons

---

1. Correspondance, t. II, p. 372.

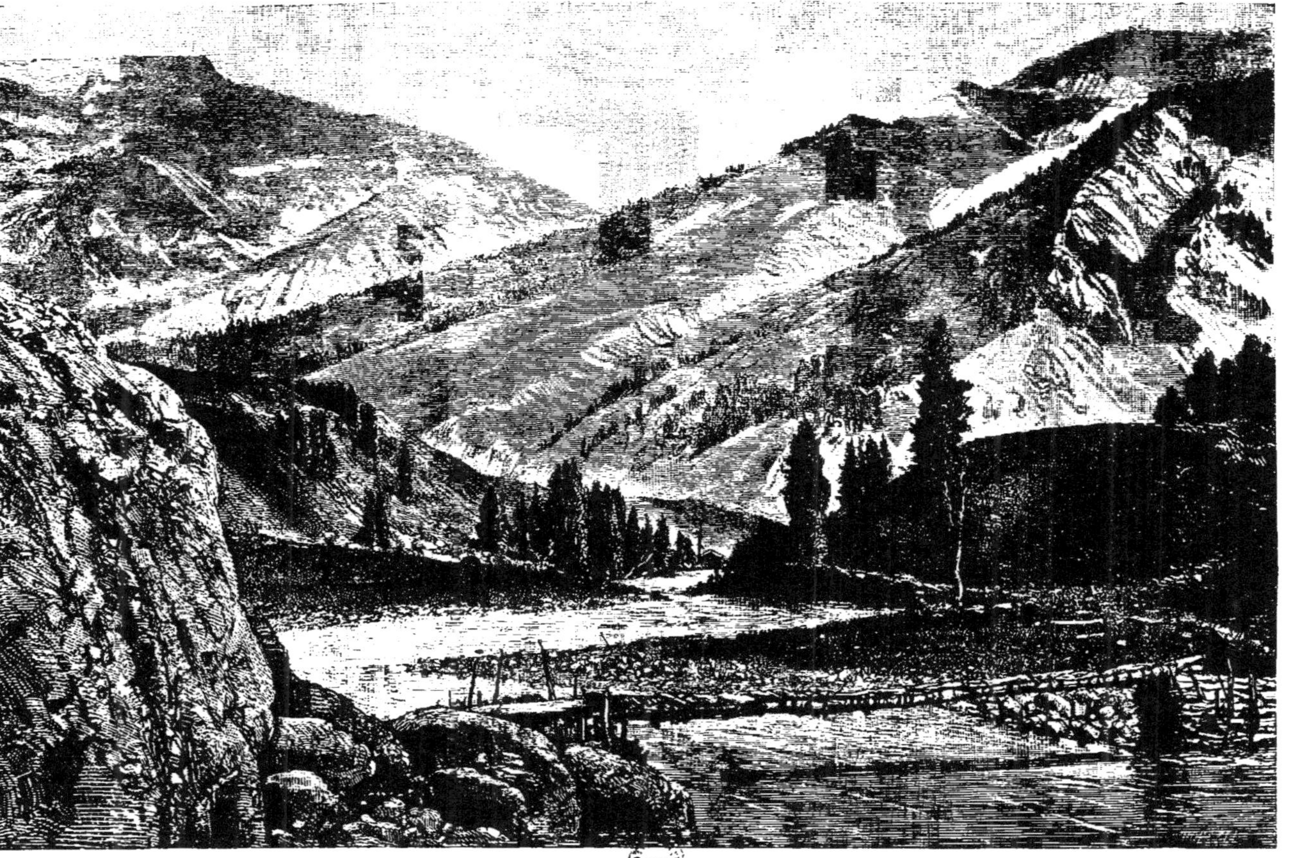

VALLÉE DE CACHEMIRE (Himalaya occidental. — 1550 mètres d'altitude)

une surprise d'autant plus pénible que rien dans son langage ne nous y
avait préparés. Or l'accident fut des plus graves et des plus caractéristiques, ainsi que nous allons en juger. Jacquemont écrit à la date du
1ᵉʳ mai[1] : « J'ai fait bien peu de chemin depuis huit jours ; mais bêtes et
gens avaient bien besoin de repos à Koteli où il n'y avait rien de ce qui
les eût refaits promptement. Je suis arrivé, le 27 avril, à Prountche, dans
un état pitoyable, crachant le sang. J'ai coupé court au mal par une
manœuvre hardie ; j'ai fait pêcher des Sangsues dans les rivières d'alen-
tour, et je m'en suis fait appliquer soixante-cinq sur la poitrine et l'épigastre, et, pour réparer cette grande perte de sang, j'ai fait tuer deux
moutons par jour dont j'ai mangé autant que j'ai pu, et me voici *parfaitement rétabli.* (!!)

Le récit du malade est beaucoup plus clair et plus explicite dans son
journal de voyage. « Je fus retenu trois jours à Koteli, dit-il, par la difficulté de trouver des porteurs. Je souffrais cruellement d'une inflammation de poitrine. La sensation que j'éprouvais m'était nouvelle et m'a-
larma. Je ne pouvais respirer qu'avec lenteur, sous peine de déchirements
atroces. Tout mouvement brusque me causait aussitôt la même douleur.
Quand ma caravane fut reposée, il fallut cependant faire deux longues
marches pour gagner Prountche. »

Quelle était la nature de cet accident ? Il serait bien difficile de le dire,
si l'enchaînement qu'il présente avec le passé et surtout avec les phénomènes ultérieurs ne venait nous éclairer de la manière la plus évidente.
Nous verrons, en effet, un an et demi plus tard, Jacquemont nous dire,
à son lit de mort : « J'ai pris dans les forêts empestées de l'île de Salsette,
exposé à l'ardeur du soleil dans la saison la plus malsaine, le germe de
cette maladie, dont, au reste, j'ai reçu souvent, depuis mon passage à
Adjmir en mars dernier, des atteintes sur la nature desquelles *je m'étais
fait illusion.* C'étaient des inflammations du foie. » Or, qu'avait eu Jacquemont en mars 1832, lors de son passage à Adjmir ? Il nous le dira lui-
même à cette époque : « un retour à peu près périodique de ce qui
m'arrêta l'an passé à Prountche dans des circonstances de température
semblables. »

Ainsi donc, en recueillant les paroles de Jacquemont à son lit de mort,
nous sommes conduits par lui-même vers le passé jusqu'à Prountche par
l'enchaînement rétrospectif des accidents principaux dont sa santé eut à
souffrir pendant son long voyage. C'est lui-même qui nous en dit la
nature trop tard dévoilée : « C'étaient des inflammations du foie. »

Jacquemont a bien, en effet, aujourd'hui à Prountche les signes les
moins équivoques d'un état congestif considérable du foie. L'organe

---

1. Corr., t. II, p. 57.

devenu notablement plus volumineux presse le diaphragme, le soulève, refoule le poumon, y produit la dyspnée et même un désordre circulatoire avec crachement de sang. La douleur vive, « atroce » dont le malade s'est plaint, dut être la conséquence bien naturelle de cet état de choses. Elle pourrait à la rigueur s'interpréter par une pleurodynie violente, mais en ce cas l'hémoptysie n'aurait pas eu sa raison d'être. Si d'ailleurs on voulait expliquer l'ensemble de l'accident par une simple congestion pulmonaire, la vive douleur s'en trouverait exclue; car les phénomènes congestifs du poumon, lors même qu'ils arrivent à produire de sérieuses angoisses respiratoires, ne réveillent pas, en général, des impressions énergiquement douloureuses. Nous en sommes ainsi réduits, par voie d'exclusion, à reconnaître que Jacquemont, à Prountche, fut atteint d'une congestion du foie plus violente encore que celle qui le surprit un an auparavant à Kedar-Kanta, lors de son premier voyage de montagne.

Mais hâtons-nous de dire que, maintenant, la cause n'est plus la même. Les premiers accidents de l'Himalaya ont pu être considérés comme produits par l'altitude de plus de trois mille mètres, à laquelle le voyageur était alors parvenu ; tandis que, aujourd'hui, il éprouve ses nouvelles douleurs à mille mètres de hauteur. — Car tel est le niveau de Prountche. Or, ce n'est pas là une élévation suffisante pour causer des troubles sérieux. Nous sommes ainsi conduits à reconnaître que le malade portait déjà en lui-même les causes des accidents dont il vient d'être frappé. Si son habitude de stoïcisme ne l'avait pas constamment porté à vaincre la souffrance, à se la nier à lui-même et à la dissimuler dans sa correspondance sous un semblant de satisfaction qui ne fut jamais réelle, nous aurions su que, depuis le 28 mai 1830, à Kedar-Kanta, jusqu'au mois de décembre 1832, « il reçut constamment des atteintes sur la nature desquelles il nous avoue lui-même, à son lit de mort, « qu'il s'était fait illusion. »

Quoi qu'il en soit, aujourd'hui 27 avril 1831, à Prountche, nous nous trouvons en présence d'une exacerbation considérable de son mal habituel. Une émission sanguine abondante en diminue à l'instant l'intensité. Mais il n'est pas possible de croire que Jacquemont ait pu s'aveugler jusqu'à la conviction d'un rétablissement absolu tel qu'il le proclame cinq jours plus tard en écrivant à son père. Il est certain, au contraire, qu'il a continué son voyage, dolent, affaibli, avec la perception très-nette d'une succession de dangers qui devaient faire courir à sa vie les risques les plus sérieux. Mais que faire? se l'avouer franchement à soi-même et revenir sur ses pas sans voir Cachemire? Et dans cette retraite qu'avait-il en perspective qui fût plus rassurant que les aventures qu'il allait courir? Il poursuivit donc sa route avec courage. Sa correspondance ne dévoile aucun moment d'hésitation ou de faiblesse.

Il en fut évidemment récompensé par un retour consolant à un état de santé moins troublé. Son séjour à Cachemire fut heureux à tous les points de vue. Cette altitude de 1500 mètres, le calme de sa vie fastueusement protégée par le prestige du roi de Lahore, une hygiène sagement reconstituante, des bains fréquents dans une eau limpide; tout cela contribua à le remettre notablement de son accident de Prountche; mais faut-il ajouter une foi absolue à son contentement et aux bonnes nouvelles qu'il en donne dans sa correspondance? Non certainement. Plusieurs aveux involontaires nous indiquent qu'à Cachemire, comme partout ailleurs, il fut toujours souffrant. 14 mai. « Je suis très-bien, dit-il, La couleur de mes mains jure avec celle de mes bras, mais j'ai bonne mine. » Cependant; *Je suis terriblement maigre.* » 12 juin : « Je me porte bien. 5 août : « Je me porte très-bien et travaille très-ferme. » 8 août : « Mon cher père, si vous pouviez me voir aujourd'hui, vous me reconnaîtriez à peine et me prendriez peut-être pour un indolent asiatique. *L'excessive chaleur a brisé depuis quelques jours mon énergie Européenne....* J'avais apporté de quoi travailler; *mais il s'agit de vivre avant tout.* » Et plus loin : « Mes gens souffrent bien plus que moi de la chaleur. Couchés sur le gazon, au bord du lac, ils ont l'air de poissons échoués sur la plage. Ils maudissent de tout leur cœur le *peu de force qui me reste.* » 26 août : « *voici que le froid me prend la nuit par les pieds,* comme l'an passé en Kanawer. » 6 septembre : Ma santé, depuis deux mois environ, est parfaite. *Je demeure maigre comme par le passé;* mais je suis plus calleux et plus filandreux que jamais. »

C'est avec ces vagues données sur sa santé que nous voyons sortir Jacquemont de Cachemire, le 19 septembre 1831. Le 3 octobre, il écrit à son père, de Djamon : « Me voici sorti des Montagnes. » Il en était sorti, en effet ; mais après une courte tournée en plaine, il revient aux premières pentes de l'Himalaya, revoit Simla, réside quelque temps à Soubathou 1200 mètres d'altitude) et regagne enfin la plaine pour ne plus l'abandonner, vers les premiers jours de décembre 1831, juste un an avant l'époque de sa bien regrettable mort.

Quel est alors son état? Sa correspondance ne saurait en donner une juste idée ; mais la lettre suivante qu'il écrit de Bussi (pied de l'Himalaya) 5 décembre, inspire à cet égard de tristes pensées : « Ici dans la plaine si unie de l'Inde, 30° de latitude, avec des orangers et des dattiers de tous côtés, des cannes à sucre, des bananiers, manguiers et autres productions tropicales, je t'écris au coin du feu.... Cependant je suis habillé dans mon déguisement d'ours blanc du Tibet, avec de la flanelle par dessous, et par dessus une longue et large ceinture de Cachemire; et, quoiqu'il soit midi, sans un nuage, dans une maison ou plutôt dans une espèce de maison, je me ratatine au coin du feu. Vêtu de la sorte, j'ai fait ce matin plus de la moitié de la route à pied, parce que, à cheval, j'avais trop froid aux pieds. »

§ 3. — *De Dehli à Bombay.*

C'est avec un bien grand serrement de cœur que l'on entre avec Jacquemont dans cette période du voyage dont on connaît le triste dénoûment. D'après la lettre qui termine le paragraphe précédent, on peut raisonnablement se livrer à la pensée que sa maladie le minait toujours sourdement. Je dois avouer, d'ailleurs, que les conditions hygiéniques auxquelles nous le verrons soumis seront peu propres à éviter les malheureuses conséquences de son état présent. Parti de Dehli aux premiers jours de février 1832, Jacquemont se voit d'abord aux prises avec des changements diurnes de température qui l'affectent de la manière la plus sensible. Il nous dit lui-même que le thermomètre baissait à 5° le matin ; tandis qu'il marquait 35° sous la tente, dans le milieu du jour. Mais bientôt la température prend plus d'uniformité et marque souvent 40° centésimaux. C'est désormais sous cette chaleur insolite que Jacquemont va poursuivre son pénible voyage.

Nous le verrons même l'inaugurer par l'accident de mars, dont nous avons déjà fait entrevoir plus haut la gravité. Voici ce qu'il en dit lui-même : « Katcherode 31 mars 1832.... Il n'y a pas huit jours qu'au lever du soleil, dans les plaines arides et sablonneuses du Radjpoutana, le thermomètre s'abaissait jusqu'à 5°. Dans le jour il montait à 30°, et sous une tente au soleil à 40°. Les bains d'air froid et chaud que je prenais, bon gré mal gré, à peu d'heures d'intervalle, m'ont donné un méchant rhume de poitrine. J'ai perdu la voix pendant quelques jours.... Il y a cinq jours que je me suis remis en marche et je suis presque rétabli.... *Au reste cela me paraît être un retour tant soit peu périodique de ce qui m'arrêta l'an passé a Prountche, entre le Pendjâb et Cachemire, un mois plus tard que cette année, mais dans des circonstances de température semblables....* »

Je n'oserais dire que jusqu'à ce moment un état inflammatoire n'eût pas déjà sourdement miné le foie et préparé de petits foyers purulents au milieu de son parenchyme. Mais, à coup sûr, à partir d'aujourd'hui, la nature d'abord congestive de la maladie va faire place à un travail morbide d'un effet plus funeste sous l'influence d'un sol démesurément exhaussé et d'ailleurs empesté d'émanations palustres ; on peut croire que les jours du malheureux voyageur sont désormais comptés et le sacrifice de sa vie assuré. Il l'a reconnu lui-même à son lit de mort par ces paroles que nous avons déjà reproduites plus haut : « ....Cette maladie, dont, au reste, j'ai reçu souvent depuis mon passage à Adjmir en mars des atteintes sur la nature desquelles je m'étais fait illusion, c'étaient des inflammations du foie. »

Désormais, donc, nous n'avons plus à nous préoccuper des nouvelles qu'il donnera de sa santé. Nous savons qu'il a toujours ressenti des « atteintes » dont la gravité n'a été par lui appréciée que lorsqu'on ne pouvait plus y porter remède. C'est ainsi qu'en faisant de continuels efforts pour se vaincre lui-même, d'après l'expression de M. Mérimée, il arrive à Pouna épuisé et gagne cette dyssenterie grave dont il nous donne connaissance du ton le plus enjoué dans sa lettre du 27 juillet à M. Cordier de Chandernagor : « Pouna, 27 juillet 1832 ; Cher Monsieur Cordier, me voici de nouveau sur mes jambes, ou plutôt sur mon fauteuil, après avoir été cinq jours dans mon lit, très-fort entre le ziste et le zeste, d'une attaque violente et soudaine de dyssenterie venue comme un coup de pistolet et partie de même hier, à la suite d'une terrible quantité de *blue pillss*, calomel, rhubarbe, opium, magnésie, crème de tartre, huile de ricin, ipecacuanha, etc, etc., et d'un lavement bénin de gomme arabique qui me paraît avoir tranché la question ».

Sous l'influence de cette atteinte grave, le mal du foie prit sans doute une marche plus aiguë. Le dépôt purulent y puisa de nouvelles raisons d'augmenter avec rapidité ; la fièvre s'en accrut et le malade, arrivé d'abord à Salsette, puis transporté à Bombay, traîna péniblement pendant deux mois une existence déjà depuis longtemps condamnée.

Le Dr Mac-Lennan lui prodigua ses soins les plus affectueux. Il nous dira lui-même, dans un long rapport, tous les détails de ses dernières souffrances.

J'ai vu M. Jacquemont, pour la première fois, le 30 octobre 1832, dans l'après-midi, le lendemain de son arrivée à Tanna. Il me dit qu'il avait été gravement malade dans le Radjpoutana, au mois de mars 1832 ; que, depuis cette époque, il n'avait pas éprouvé d'atteintes d'une maladie marquée, à l'exception d'une attaque de dyssenterie qu'il avait ressentie à Pouna pendant les pluies. Quinze ou vingt jours avant son arrivée à Bombay, étant encore à Tanna, il avait eu des attaques de fièvre irrégulières et des dérangements d'entrailles. Le lendemain de son arrivée, il avait été obligé de renoncer à faire des visites dans la ville, à cause d'une attaque de fièvre plus violente que les précédentes. Elle avait commencé vers midi par le frisson, et venait de se terminer le soir au moment où je le vis.

Il disait qu'il éprouvait un malaise *aussi faible que possible* dans les entrailles (*præcordia*) ; mais une pression exercée sur l'abdomen et un effort pour faire une profonde inspiration n'augmentaient pas ce malaise. Un sentiment de chaleur et de pesanteur vers le sacrum parut le symptôme le plus remarquable ; mais il ne semblait pas encore qu'on dût le considérer comme très-grave. M. J.... n'avait pas de mal de tête, peu de soif, et moins de malaise dans les lombes qu'il n'en avait déjà ressenti, surtout moins qu'on n'en ressent d'ordinaire dans des cas semblables. La peau était d'une bonne couleur, moite et fraîche (le paroxysme de la fièvre venait de finir quand je le vis) ; le pouls était à 84 ; pas la moindre apparence d'irritabilité gastrique. Il me dit que ses évacuations étaient fréquentes, très-désagréables, et qu'elles avaient lieu avec tenesme (*tenesmus*). La langue était enflée et très-chargée, la bouche désagréable et l'haleine fétide.

Soixante sangsues furent appliquées au sacrum. M. J... prit un bain chaud, et au moment de se mettre au lit, une forte dose de calomel avec quelques grains de palo, d'ipécacuanha et d'opium.

Samedi 31 octobre. — M. J... avait passé une assez bonne nuit, et, quoique harassé par la fièvre, avait dormi de temps en temps. Une forte pression au-dessus du nombril produisait alors une légère douleur; mais elle n'était pas augmentée par une inspiration profonde, et paraissait tout à fait indépendante de la position que prenait M. J... dans son lit. Le sentiment de chaleur, de pesanteur au sacrum avait disparu, et le malade, en somme, se trouvait mieux. Comme la douleur abdominale se rapportait principalement à l'hypocondre droit, soixante sangsues furent appliquées sur cette partie; le bain chaud fut répété au retour de la fièvre, et trois doses de la préparation mercurielle furent données à huit heures d'intervalle; mais l'extrait de jusquiame fut substitué à l'opium. Comme l'application des sangsues avait considérablement soulagé le malade, et que la fièvre n'avait repris que plus tard et plus faiblement que la veille, trente sangsues furent de nouveau appliquées sur l'hypocondre droit, à la nuit; et une dose purgative d'huile de ricin fut ordonnée (pour être prise à quatre heures de l'après-midi, le 1er novembre). Le purgatif opéra promptement et énergiquement. Les selles furent copieuses, liquides, d'une couleur brunâtre et d'une odeur putride très-désagréable. Cette odeur était telle, que je ne l'avais encore rencontrée que dans des évacuations qui contenaient beaucoup de sang, et lorsque ce sang avait demeuré longtemps dans les intestins. M. J... comparait lui-même cette odeur, avec beaucoup de justesse, à celle qu'exhale un baquet dont les anatomistes se servent pour les macérations; et il me dit qu'il l'avait sentie depuis quelques jours, quoique avec moins d'intensité. Il n'y avait pas de sang dans le vase, et pas d'apparence de dépôt fibrineux ni d'aucune matière animale. Le soulagement qu'il éprouva après ces évacuations fut considérable, et depuis ce moment, tout malaise du côté du sacrum disparut.

Comme M. J.... s'était fort négligé à Tanna, qu'il s'était exposé sans précaution au soleil, qu'il s'était fatigué, et qu'il n'avait fait aucune attention à sa maladie, ou que tout au plus il s'était borné à prendre quelques médecines laxatives et en petites doses; en outre, — comme il était évident, d'après les symptômes, que le foie surtout était attaqué, je pensai que je devais agir sur l'organisme tout entier, au moyen du mercure. — A cet effet, M. J... prit de fortes doses de calomel combiné avec de l'ipécacuanha et de la jusquiame, trois fois par jour, et autant de fois on frictionna les extrémités inférieures avec une préparation mercurielle. Il prit d'abord tous les jours, puis de deux jours l'un, une potion contenant quelque laxatif doux, ordinairement du jalap ou de la crème de tartre. Pendant tout ce temps, on eut grand soin de soutenir la force du malade; et M. J... prenait régulièrement, toutes les quatre heures, une petite quantité de soupe animale, et de temps en temps du vin et de l'eau.

En persévérant dans ce système jusqu'au 5 novembre, les sécrétions alvines avaient pris une meilleure apparence; l'odeur putride dont j'ai parlé était entièrement disparue, et le malade allait à la selle sans épreintes et sans malaise; la fièvre n'avait pas reparu depuis le 4.

Quelques légères indications de l'approche du ptyalisme (salivation) parurent le 6, et en conséquence les remèdes mercuriels furent continués ce jour et le suivant; mais, comme ces symptômes n'augmentaient pas d'intensité, et qu'il ne paraissait pas à propos de continuer plus longtemps ce mode de traitement, je me déterminai à l'abandonner et à tenir le ventre libre, à faire beaucoup d'attention au régime, et à pallier les symptômes qui pourraient se présenter. Avant de commencer ce nouveau traitement, j'expliquai la nature de mes craintes à M. J... J'appréhendais qu'une maladie organique, probablement un abcès au foie, ne se fût formée depuis quelque temps. Je priai M. Jacquemont de me permettre de m'adjoindre en consultation un autre médecin. J'appelai le docteur Kemhall, qui approuva complétement le système suivi jusqu'alors et le changement proposé dans le mode de traitement. Il craignait aussi la présence d'un abcès au foie; mais, comme il n'y avait cependant aucun symptôme décisif qui l'indiquât (et que la présence de cet abcès ne pouvait être inférée que de l'absence de tous symptômes morbides dans les autres parties, jointe à la lenteur de la convalescence du malade), nous espérâmes tous les deux que le manque d'effet du mercure sur le système provenait de quelque idiosyncrasie (*tempérament particulier*), et non de la présence d'une maladie organique du foie. Le traitement que nous arrêtâmes fut celui que j'avais proposé, c'est-à-dire l'administration de bouillon gras, de gelées, etc., et d'un peu de vin et d'eau, à des intervalles de trois heures, jour et nuit. On tiendrait le ventre libre par des doses de laxatifs administrés de temps en temps; enfin une potion opiacée serait administrée toutes les nuits. De plus, comme on a remarqué que la promenade en plein air (la promenade en litière) produit souvent un effet heureux, en accélérant la convalescence et en hâtant l'effet du mercure sur l'organisme, M. J... fut porté quatre jours de suite en palanquin pendant plusieurs milles; mais la fatigue qui en résulta pour lui n'étant compensée par aucune amélioration dans son état, on cessa les promenades, et le traitement décrit ci-dessus fut seul continué.

Pendant ce temps, M. J.... fut parfaitement exempt de souffrance dans quelque partie du corps que ce fût. Le pouls et la peau étaient dans un état normal, la langue propre; les évacuations alvines étaient bilieuses, mais seulement autant qu'on devait s'y attendre après l'administration des préparations mercurielles.

Jusqu'au 15, aucune amélioration ne se manifesta, si ce n'est que les forces du malade étaient revenues un peu, et qu'il avait commencé à voir sa position sous un point de vue moins sinistre, c'est-à-dire qu'il ne croyait plus que sa fin était aussi proche qu'il s'y était attendu tout d'abord. Il faut observer ici qu'on avait toujours usé d'une grande franchise à l'égard du malade; qu'on lui avait expliqué la nature de son affection, et qu'on ne lui avait pas caché la probabilité d'une terminaison fatale. Au reste, on avait ajouté que, quant à présent, il n'y avait pas de symptômes qui indiquassent que l'abcès fût considérable, ou qu'il ne pût pas s'écouler par quelqu'un des canaux du corps, et qu'en conséquence il devait avoir l'espoir que sa maladie pourrait bien se terminer ainsi. J'avais dû adopter cette ligne de conduite, parce qu'il était trop évident que de la réserve et de la dissimulation auraient fait du mal à M. J..., tandis que les détails médicaux qu'on lui donnait, et qu'il paraissait comprendre parfaitement, semblaient lui apporter de l'espérance, le tranquilliser et lui donner de la résignation.

Le 15 novembre, un gonflement léger de l'hypocondre droit fut apparent, mais sans autres symptômes; ce ne fut que le 17, qu'un léger sentiment de douleur suivit la pression qu'on faisait sur cette région. Un grand vésicatoire fut appliqué et le même traitement continué. Un soulagement complet suivit l'application du vésicatoire, qui avait produit beaucoup d'effet; le gonflement même du côté droit parut avoir diminué. Cependant M. J.... paraissait gagner de la force; certainement il avait gagné en embonpoint, mais rien n'indiquait le retour de la santé, si ce n'est que les évacuations étaient devenues parfaitement régulières.

Le 26 novembre, le malaise revint ainsi que le gonflement du côté; un vésicatoire fut appliqué. Il prit bien; mais le soulagement qu'il produisit ne dura que quelques heures.

Le 27 fut un mauvais jour : M. J... éprouva une excitation violente, par suite de la mauvaise conduite de ses domestiques, et des recherches qui suivirent la découverte qu'il fit de leur faute. Depuis ce moment, tous les changements dans l'état du malade prirent un caractère fâcheux. Le mal faisait des progrès rapides : d'abord ils ne se manifestèrent que par un grand abattement d'esprit et par l'aversion de toute nourriture. Cette aversion devint bientôt telle, que les aliments qu'il prenait dans les vingt-quatre heures, n'égalaient pas la moitié, même le tiers de ceux qu'il prenait dans le commencement de sa maladie. A ces symptômes se joignirent bientôt la prostration des forces, l'émaciation, et de temps en temps de légères exacerbations fébriles. La douleur du côté de la région qui correspond au bord du foie augmenta, et le gonflement devint considérable.

Dans cet état de gravité extrême, Jacquemont surmonta sa faiblesse pour écrire a son frère une lettre touchante dans laquelle, se dépouillant enfin de son stoïcisme d'emprunt, il nous apparaît, avant de mourir, avec sa nature bonne, affectueuse et sincèrement résignée. La voici :

A M. Porphyre Jacquemont, à Paris.
Bombay, au quartier des officiers malades, 1er décembre 1832.

Cher Porphyre,

Il y a trente-deux jours que je suis arrivé ici fort souffrant, et trente et un que je suis au lit. J'ai pris dans les forêts empestées de l'île de Salsette, exposé à l'ardeur du soleil dans la saison la plus malsaine, le germe de cette maladie, dont, au reste, j'ai reçu souvent, depuis mon passage à *Adjmir* en mars, des atteintes sur la nature desquelles je m'étais fait illusion. C'étaient des inflammations du foie. Les miasmes pestilentiels de Salsette m'ont achevé. Dès le début du mal, j'ai fait mon testament et réglé mes affaires. Le soin de mes intérêts reste confié aux mains les plus honorables et les plus amies : M. James Nicol, négociant anglais, ici — , et M. Cordier, à Calcutta.

M. Nicol fut mon hôte à mon arrivée à Bombay. Un vieil ami ne m'aurait pas prodigué des soins plus affectueux. Cependant, au bout de quelques jours, quand j'étais encore transportable, je quittai sa maison, qui est dans le fort, pour venir occuper un appartement commode et spacieux au quartier des officiers malades, dans la position la plus aérée et la plus salubre, au bord de la mer, et à cent pas de chez mon médecin, le docteur Mac-Lennan, le plus habile de Bombay, et dont les soins admirables ont fait, depuis longtemps déjà, pour moi, un ami bien cher.

Ce qu'il y a, cher Porphyre, de plus cruel dans la pensée de ceux que nous aimons, mourant dans des contrées lointaines, c'est l'idée de l'isolement et de l'abandon dans lesquels peuvent s'être passées les dernières heures de leur existence. Eh bien! mon ami! tu devras trouver quelque consolation dans l'assurance que je te donne, que, depuis mon arrivée ici, je n'ai cessé d'être comblé des attentions les plus affectueuses et les plus touchantes d'une quantité d'hommes bons et aimables. Ils me viennent voir sans cesse, caressent mes caprices de malade, préviennent toutes mes fantaisies : M. Nicol avant tous; M. John Bax, un des membres du gouvernement; un vieux colonel du génie, M. Goodfellow; et un bien aimable jeune officier, le major Mountain ; d'autres encore que je ne te dis pas.

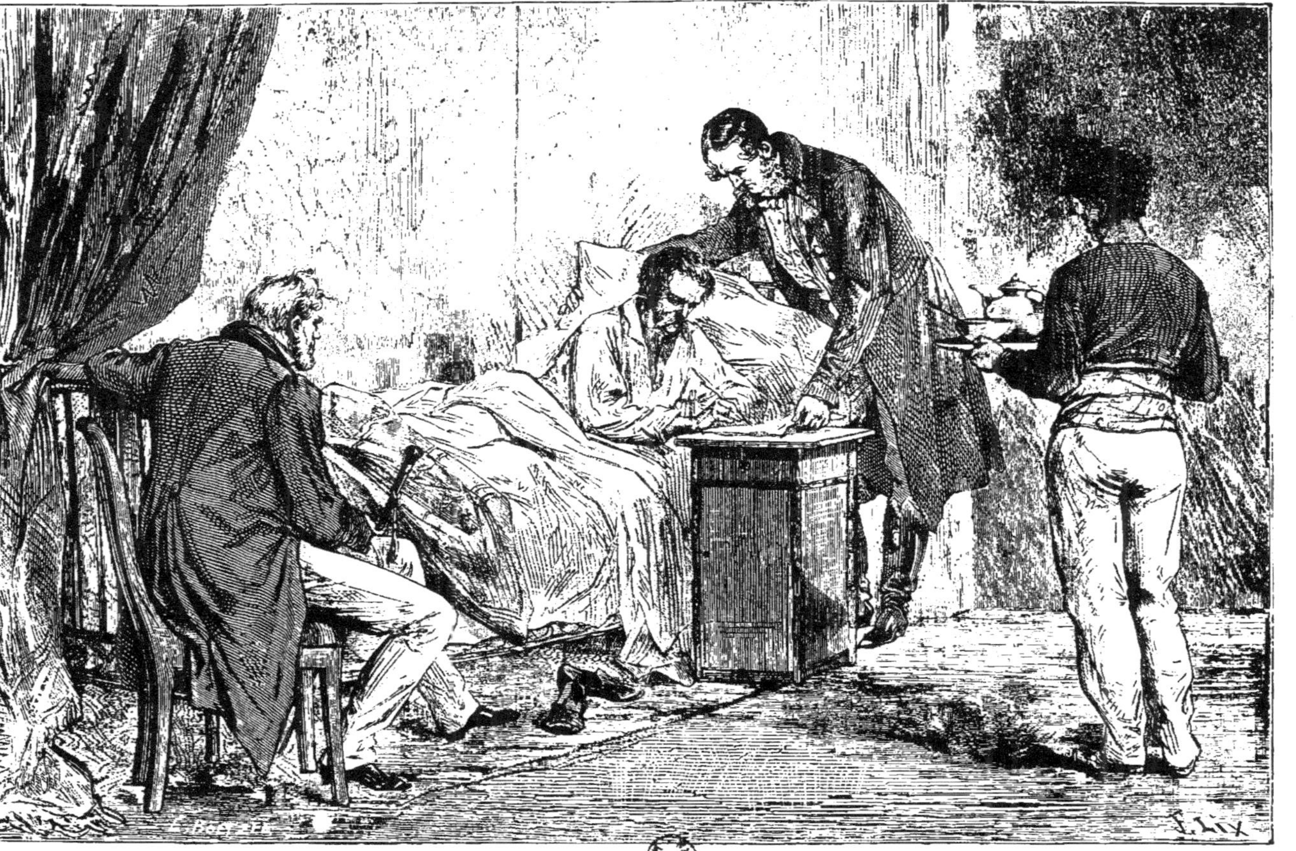

VICTOR JACQUEMONT SIGNANT SES ADIEUX A SA FAMILLE, CINQ JOURS AVANT SA MORT.

D'après les indications de l'auteur.

L'excellent Mac-Lennan a presque compromis sa santé pour moi : c'est que, pendant quelques jours, dans une crise qui semblait ne me laisser aucune chance de vie, il venait deux fois la nuit.

J'ai dans son habileté la confiance la plus absolue.

Mes souffrances ont été bien grandes d'abord ; mais depuis longtemps, je suis réduit à un état de faiblesse qui en est presque exempt. Le pis est que, depuis trente et un jours je n'ai pas dormi en tout une heure. Cependant ces nuits sans sommeil sont très-calmes, et elles ne sont pas désespérément longues.

La maladie tire heureusement à sa fin, qui peut n'être pas fatale, quoique ce soit plus probable ainsi. — L'abcès ou les abcès formés dès le début dans l'intérieur du foie, qui, à une époque récente, promettaient de se résoudre par absorption, paraissent monter et devoir s'ouvrir au dehors prochainement. C'est tout ce que je désire, afin de sortir promptement, soit d'une manière, soit de l'autre, du misérable état où je languis depuis un mois entre la vie et la mort. Tu vois que mes idées sont parfaitement claires ; elles n'ont été que bien rarement et bien passagèrement confuses dans quelques paroxysmes violents de douleur, au commencement de ma maladie. J'ai généralement calculé sur le pire, et cela ne les a jamais rendues noires. Ma fin, si c'est elle qui s'approche, est douce et tranquille. Si tu étais là, assis sur le bord de mon lit, avec notre père et Frédéric, j'aurais l'âme brisée, et ne verrais pas venir la mort avec cette résignation et cette sérénité. — Console-toi, console notre père ; consolez-vous mutuellement, mes amis.

Mais je suis épuisé par cet effort d'écrire. Il faut vous dire adieu ! — Adieu ! oh ! que vous êtes aimés de votre pauvre Victor ! — Adieu pour la dernière fois !

Étendu sur le dos, je ne puis écrire qu'avec un crayon. De peur que ces caractères ne s'effacent, l'excellent M. Nicol copiera cette lettre à la plume, afin que je sois sûr que tu puisses lire mes dernières pensées.

Victor Jacquemont.

J'ai pu signer ce que l'admirable M. Nicol a bien voulu copier. Adieu, encore, mes amis !

Le 2 décembre 1832.

La mort ne tarda pas à venir terminer les angoisses de l'infortuné malade, ainsi que la suite du rapport du Dr Mac-Lennan va nous le dire, en nous donnant le fatal dénouement de tant de souffrances.

Le 2 décembre, ce gonflement prit l'apparence d'une tumeur en pointe, vers le bord de la neuvième côte, à l'endroit où elle se réunit à la huitième. Un examen attentif fut fait par le docteur Henderson (que j'avais appelé en l'absence du docteur Kemhall) et par moi ; nous ne pûmes découvrir aucune fluctuation, et il ne paraissait point qu'il y eût aucune adhérence, même à la base de la tumeur, avec les parties sousjacentes.

A l'augmentation du dégoût pour toute nourriture, vint s'ajouter une difficulté croissante de la garder : les nausées et les vomissements devenaient fréquents. Les exacerbations fébriles se multipliaient et duraient longtemps. La soif survint avec une grande sécheresse de la bouche et de la gorge, accompagnée d'un sentiment de constriction vers l'estomac et les parties supérieures de l'abdomen.

Le 4 décembre, le malade ressentait fréquemment de violentes douleurs abdominales, particulièrement toutes les fois qu'il essayait d'aller à la selle, ou de faire une

profonde inspiration. Tous ces symptômes augmentèrent, et quelquefois étaient déses-
pérants, bien que toujours le malade fût très-soulagé par les fomentations chaudes
et des gouttes anodines au commencement de la nuit.

Le 7 décembre, à trois heures du matin, je fus appelé tout à coup auprès de M. Jacquemont. Je le trouvai dans un état bien différent de celui où je l'avais laissé la veille
en le quittant (vers minuit). En changeant de position dans son lit, il avait éprouvé
tout à coup une vive douleur autour du pubis, et il lui avait été impossible d'uriner.
Ses traits étaient très-abattus, la peau baignée de sueur, et toute son apparence était
celle d'un agonisant. Des fomentations chaudes au pubis et des doses répétées d'esprit
d'éther nitrique avec du laudanum, diminuèrent bientôt les symptômes alarmants et
firent disparaître la douleur; mais les vomissements revinrent bientôt après. Le malade vomissait une grande quantité de matières noires et glaireuses, semblables à du
marc de café. Ces accidents durèrent une partie du jour; ils étaient accompagnés de
fréquentes syncopes.

La prostration des forces était telle, qu'il parut plusieurs fois sur le point d'expirer
par suite des efforts qu'il faisait pour vomir; mais, après ces crises, il se remettait un
peu. Vers le coucher du soleil, les vomissements diminuèrent; mais il paraissait que
cela ne provenait que de la faiblesse du malade, qui ne pouvait rejeter les matières
contenues dans l'estomac. Il expira tranquillement et sans convulsion, vers six heures et demie du soir. Il m'avait parlé avec toute sa raison une heure avant. Pendant
tout le cours de sa maladie, sa faculté d'observer et de réfléchir ne fut jamais affectée,
et dura jusqu'au moment de sa mort.

D'après le désir qu'il avait exprimé lui-même, l'autopsie eut lieu le lendemain 8 décembre, à six heures du soir. J'examinai les cavités du thorax et de l'abdomen, conjointement avec le docteur Henderson.

Dans la première cavité, tous les viscères étaient dans leur état normal; dans la
seconde, un énorme abcès au foie avait crevé, et son contenu s'était répandu en partie
dans l'abdomen. L'abcès était situé par derrière et à peu de distance de l'épine dorsale; il contenait la quantité (*mesurée*) de cent onces d'un pus clair, fluide et sanieux.
Tous les autres viscères abdominaux étaient parfaitement sains.   MAC-LENNAN.

§ 4. — *Conclusions.*

Avant de porter un jugement définitif sur la cruelle maladie qui trancha
le cours de cette regrettable existence, qu'il me soit permis de dire un mot
d'éloge sur cette tombe exilée. Jacquemont appartient par son âge à la
vigoureuse génération de 1830 qui a joué dans notre histoire contempo-
raine un rôle brillant promptement abandonné. Cette éclipse soudaine
d'un mouvement qui ne fut pas sans gloire, faut-il la considérer comme
un malheur bien digne d'être déploré? Je ne le crois pas; car cette époque,
à bien des égards mémorable, poussa trop généralement les esprits vers
une originalité factice d'où le naturel se trouva souvent banni. J'ai besoin
de le rappeler ici, afin de présenter comme un honneur pour Jacquemont
le soin qu'il prit de modérer ces travers dans sa personne. Il doit, en effet,
nous y apparaître d'autant plus digne d'éloges qu'il vécut au milieu d'une
société réellement émue qui ne présentait guère à son esprit des modèles

à suivre dans l'étude de voyages sagement médités. C'est à son époque qu'on vit un grand génie littéraire poétiser les Natchez dans une géographie imaginaire. On y loua sans mesure un sublime poëte promenant sa personnalité et l'encadrant dans des paysages sans vérité. On y lut avidement les récits de voyageurs sans mérite nous donnant, pour des études sur les pays qu'ils avaient visités, des impressions sentimentales qui, loin de dépeindre des contrées étrangères, n'étaient qu'un pur reflet d'imagination s'inspirant de la patrie absente.

S'il est vrai de dire qu'on pourrait trouver dans les écrits de Jacquemont quelques passages qui rappellent ces déplorables travers géographiques, il est incontestable aussi qu'en général c'est le naturel et l'amour de la réalité qui le dominent dans ses récits et guident sa plume toujours aimable. La science le retient sans cesse et il ne s'en éloigne que pour des peintures utiles qui ne déparent jamais le cadre qu'il s'est imposé. Si, en quelque chose, il obéit servilement à l'époque dont sa personnalité est un ornement, ce fut dans l'exagération de ses propres sentiments ou plutôt dans cette enveloppe factice sous laquelle il prétendit voiler sa sensibilité naturelle par les apparences du stoïcisme. Ce n'est qu'en cela qu'il parut céder aux penchants de son époque et, ce sacrifice une fois fait aux exigences du temps, il eut le louable bon sens de voir toutes choses avec les yeux d'une raison simple et éclairée. Jacquemont appartient donc à cette classe d'hommes de 1830 qui n'abandonnèrent pas leur esprit à l'indécision éclectique de leur époque et qui, sachant se soustraire aux fausses hallucinations d'un romantisme appliqué à toutes choses, s'adonnèrent à l'observation rigoureuse, à l'analyse expérimentale, bases de la méthode et des progrès de l'époque présente. Ce ne sont donc pas ses contemporains de 1832, c'est nous qui devons porter le deuil de ce mort regretté qui nous appartient.

Gardons-le, donc; présentons-le pour modèle du devoir accompli, et vengeons-le d'accusations imméritées. J'ai souvent entendu critiquer sa nonchalance dans ce long voyage qui n'aurait répondu qu'incomplétement aux exigences de la science. On a surtout déploré que le séjour à Cachemire n'eût pas donné plus de preuves de sa laborieuse activité. Mais rappelons-nous ces paroles significatives écrites à son père : « J'avais apporté de quoi travailler... *mais il faut vivre avant tout* » : triste et rare aveu de la situation précaire que ses souffrances lui avaient faite. C'est à la conviction de cette fatalité cruelle d'une maladie incessante, que nous devons puiser les éléments de notre admiration pour les efforts dont son courage a été capable et pour les fruits qui en ont été la conséquence pour la science. Nous le savons, en effet, aujourd'hui: Jacquemont a été, pendant deux ans et demi, sous les étreintes du mal qui l'a conduit au tombeau.

Récapitulons maintenant ces longues souffrances, afin d'y puiser un enseignement qui sera des plus précieux pour l'étude qui fait le sujet principal de ce livre.

On y éprouvera peut-être un premier étonnement en présence de ce fait : que Jacquemont jouit d'une santé complète, pendant un an, dans toute cette partie du pays de l'Inde anglaise à laquelle de nombreux malheurs ont donné justement la réputation d'insalubrité, au point de vue des souffrances du foie. La surprise deviendra plus grande, sans doute, en remarquant que le voyageur éprouva les premiers signes de son mal dans la contrée montagneuse où les Anglais atteints d'affections hépatiques recouvrent souvent leur santé, gravement compromise aux bords du Gange. Les deux faits sont, cependant, des plus naturels et il ne peut s'agir ici que de les bien comprendre. Ce que les altitudes de Simla guérissent, chez les Anglais malades, ce sont les hypertrophies simples du foie résultant d'un impaludisme chronique ; ce que les grandes hauteurs occasionnent, au contraire, fréquemment, ce sont des congestions hépatiques, compliquées ou non d'états sub-inflammatoires avec formation lente de dépôts purulents. J'ai justement insisté sur ce point dans mon livre du « *Mexique et l'Amérique tropicale* », et j'ai pu me convaincre, de plus en plus, depuis l'époque de cette première publication, que cette distinction est essentiellement basée sur les faits. Au Mexique, la fréquence des maladies du foie n'est nullement en rapport avec l'élévation de la température, ainsi qu'on le croyait généralement. Les convictions y sont devenues insensiblement unanimes sur ce point, depuis que j'ai cru opportun d'y appeler l'attention des hommes d'étude, dès 1861. Il me paraît, en effet, que personne ne doute aujourd'hui que l'influence des hauts plateaux n'y soit plus pernicieuse que celle des bas fonds, pour compromettre la santé du foie. Mais il est en même temps très-certain que les altérations de cet organe sont bien différentes selon les niveaux auxquels elles sont observées.

Les climats bas, à sol marécageux, ont coutume d'hypertrophier le foie sans y produire le plus souvent d'altération d'autre nature. Ces mêmes niveaux, lorsque le sol est sec, lui causent plus volontiers des inflammations franches ; tandis que les lieux élevés au delà de 2000 mètres sont très-souvent pour cet organe l'occasion d'accidents congestifs. Le mal, alors, affecte une prédilection marquée pour les gens qui reçoivent journellement l'influence de grandes différences de température. Le pays se prête du reste à merveille à ces passages subits et quotidiens du froid à la chaleur pour les personnes qui n'ont pas l'habitude de vivre absolument à l'ombre du domicile. J'ai dit, en effet, déjà que les matinées y sont toujours très-fraîches sur les hauts plateaux, tandis que les rayons directs du soleil s'élèvent à une température très-considérable. Ces transitions sont funestes pour ceux qui sont dans la nécessité de s'y soumettre journellement. Ce n'est, du reste, pas seulement parmi eux que l'on voit des accidents hépatiques. La raréfaction de l'air et les troubles circulatoires qui en sont généralement la conséquence ont le triste pouvoir de congestionner l'organe même au milieu d'une existence passée dans les aises du domicile; mais la chose est alors moins fréquemment observée.

Il n'y a donc point de contradiction dans le double fait de la guérison des Anglais à Simla et des atteintes graves dont Jacquemont eut à souffrir sur les hauteurs de ces mêmes montagnes. Il n'y a pas lieu, surtout, d'éprouver de l'étonnement en voyant que ce voyageur distingué fut frappé, dès les premiers jours de son ascension de l'Himalaya, tandis que ses longues pérégrinations sur les plaines basses de l'Inde avaient été absolument inoffensives avant le voyage de montagne. Je vois même un grand intérêt à faire remarquer que l'accident le plus douloureux que Jacquemont éprouva dans ses changements de lieux, ce fut celui de Prountche, précisément au moment où il gagnait pour la seconde fois les hauts niveaux, sur la route vers Cachemire. J'ai déjà fait observer que cette localité, qui n'a que 1000 mètres de hauteur, n'aurait guère pu par elle-même être l'occasion de ces graves accidents. Mais il est indubitable que la transition dont elle était le début eut le pouvoir de réveiller des symptômes assoupis qui avaient puisé dans une altitude considérable, à Kedar-Kante, leur première raison d'être.

A vrai dire, malgré le soin que le malheureux Jacquemont prit sans cesse, dans sa correspondance, pour se présenter comme le meilleur modèle de résistance au « mal de montagne », il est indubitable qu'il a été victime de ce mal généralement inoffensif au point de vue des conséquences. Chez les voyageurs qui en sont atteints, on remarque invariablement les signes d'un engorgement sanguin abdominal ; mais cette anomalie circulatoire est habituellement indolente et de fort courte durée. Elle prit d'autres caractères dans le cas dont nous faisons l'histoire, en portant sur le foie des désordres plus sérieux et plus persistants. On aurait tort, du reste, de penser que cet exemple est unique dans l'histoire de ce mal. La forme en est certainement exceptionnelle, à cause surtout de la douleur qui la domina; mais il ne faudrait pas croire que l'origine en soit autre que celle qui préside aux débuts des congestions hépatiques chroniques des altitudes. De même qu'il y a un mal de montagne d'une durée prolongée, chez l'habitant des altitudes, sous forme d'accès vertigineux qui simulent les vertiges aigus des voyageurs atteints du *soroche ;* de même aussi, en sens inverse, il y a dans le mal de montagne du touriste des congestions abdominales qui rappellent celles dont souffrent fréquemment d'une manière chronique les habitants de pays élevés. Jacquemont en fut un exemple, et chez lui la persistance de la cause transforma le mal aigu du voyageur en une de ces affections durables, fréquemment indolentes, auxquelles les résidents des hauteurs sont exposés et dont ils sont souvent victimes.

La malheureuse histoire de ce naturaliste regretté est donc pour nous très caractéristique ; car, sans nul doute, elle appartient à des conditions de niveau dans ses phases les plus importantes de début et d'exacerbation grave. Elle est déjà pour nous, d'ailleurs, l'occasion de cet enseignement pratique fort précieux : c'est que, lorsqu'on envoie un malade atteint d'affection du foie se traiter sur la montagne, il est essentiel de bien juger, au préalable, la nature vraie de ses souffrances ; car une inflammation congestive trouverait, dans cette transition, des motifs puissants d'aggravation, tandis que les accidents hépatiques — hypertrophies ou autres — de source paludéenne, y pourraient espérer un soulagement, à des échéances variables, mais assurées.

Nous puisons dans cette étude une autre leçon : c'est qu'il serait contraire à l'expérience de croire a l'absence ou à la bénignité d'une affection du foie, en prenant pour raison qu'aucune douleur, aucune sensibilité par la pression n'y serait constatée dans la région de l'hypocondre. On a vu, en effet, par l'autopsie du malheureux Jacquemont, à quel degré s'était élevée la collection purulente dont il fut victime, et l'on a pu lire en même temps dans le rapport du docteur Mac-Lennan combien peu la partie atteinte de l'abdomen s'y montra sensible dans les derniers temps de la vie. C'est, en effet, le propre des congestions du foie et des abcès qui en sont la conséquence de ne réveiller que des douleurs locales modérées, le plus souvent presque nulles.

Une dernière réflexion mérite d'être signalée dans le cours de cette regrettable maladie de Jacquemont, c'est l'exacerbation subite dont elle s'aggrava, à Pouna, en même temps que des symptômes de dyssenterie se déclarèrent. Cette particularité, qui n'a rien que de fort classique dans la marche habituelle des altérations du foie, nous montre les souffrances du voyageur puisant des éléments essentiellement inflammatoires dans les niveaux inférieurs chauds et humides des régions du sud-ouest de l'Inde. Nous en arrivons ainsi, pour conclure, à la conviction que, dans cette longue série d'accidents, tout a procédé selon les règles habituelles dont l'étude attentive de l'étiologie des maladies du foie a permis de constater l'immuable constance. Rien n'y a manqué, si ce n'est des conseils salutaires ou une heureuse inspiration qui eussent pu, par une prudente retraite opportunément exécutée, prévenir la perte d'une des plus intéressantes personnalités de notre temps.

Appendice. Quelques réflexions sur les diathèses et sur l'asthme. — Je viens de terminer mon étude sur la mort de V. Jacquemont en exprimant la pensée qu'un départ effectué en temps opportun l'eût assuré-

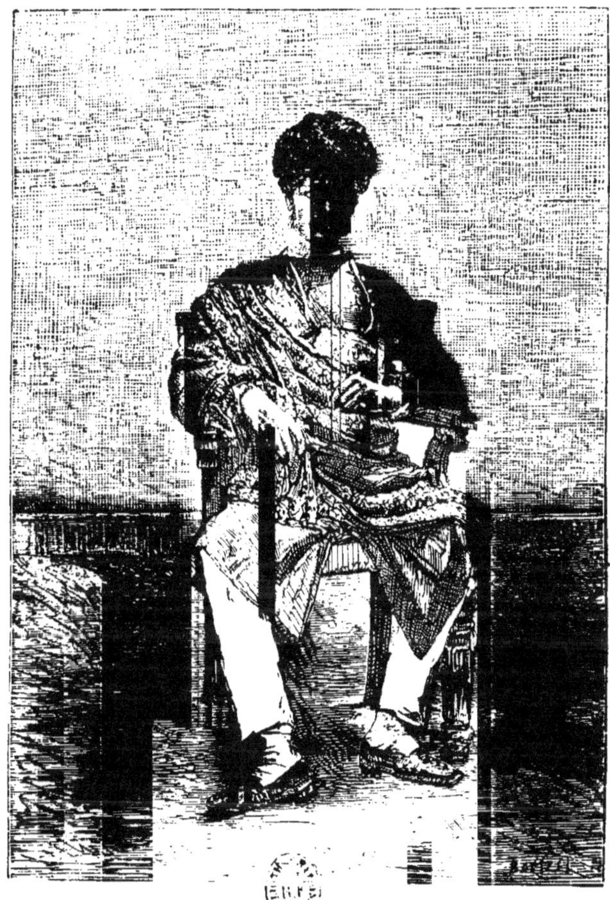

OFFICIER CACHEMIRIEN

D'après une photographie.

ment préservé de tout danger. C'est, en effet, la forme congestive des affections du foie qui trouve les garanties les moins contestables dans l'exécution d'une sage retraite. Je possède sur ce point des exemples nombreux qui ne sont pas seulement la preuve des bons effets du changement de lieu pour assurer le rétablissement complet des congestions hépatiques, mais qui témoignent aussi de la ténacité longtemps persistante de ce type de souffrance sans arriver à produire sur l'organe des altérations définitivement mortelles. J'en citerai des exemples convaincants, lorsque j'arriverai au point de mon livre où il sera traité du changement de lieu et de ses effets les mieux prouvés.

Portant maintenant l'attention sur les aptitudes des habitants des hauteurs à contracter des diathèses graves, je me plais à constater l'absence sur l'Anahuac, ou du moins la diminution considérable de la scrofule, de même que j'ai signalé déjà le peu de fréquence de la phthisie pulmonaire. Mais le cancer n'est pas rare, comparativement à des niveaux inférieurs du même pays.

La syphilis, que l'incurie administrative laisse se propager sans qu'il soit pris aucune mesure policière, est très-rebelle et douloureusement caractérisée par des phénomènes graves, à sa période d'accidents secondaires. Il a été souvent nécessaire de transporter les malades à des niveaux inférieurs pour voir la fin de leur misérable état.

Dans cette revue rapide des rapports les plus saillants des maladies avec l'altitude, on ne peut omettre de signaler une tendance marquée aux accidents de gangrène spontanée. C'est même là un phénomène morbide si caractéristique par sa marche et par sa fréquence, que j'ai déjà dû le faire figurer, dans cet examen de la constitution pathologique, à l'article qui traite des différentes manifestations de l'anoxyhémie des altitudes. Il n'est pas sans intérêt de faire remarquer que cette grave affection coïncide avec d'autres effets d'une hématose altérée, en tête desquels méritent d'être signalés le diabète sucré et l'albuminurie.

L'asthme paraît avoir été observé par M. Lombard avec une telle fréquence qu'il a cru pouvoir le qualifier de maladie des montagnes (*asthma montana*). J'ai déjà dit, dans mon livre *Le Mexique et l'Amérique tropicale*, qu'il ne me paraissait pas prouvé que cette affection trouvât son étiologie évidente dans le séjour des niveaux élevés. J'ai été poussé à manifester cette croyance par le fait, répété souvent sous mes yeux, de la guérison d'un grand nombre d'asthmatiques des niveaux inférieurs qui venaient se fixer sur l'Anahuac. Mais la grande estime que je professe pour les observations qui nous viennent de la Suisse m'a fait porter plus tard une attention exceptionnelle sur ce fait étiologique. J'en ai retiré la conviction que les habitudes d'une vie sédentaire et bien réglée sont rarement troublées, sur l'Anahuac, par l'invasion d'accidents asthmatiques. Mais la pratique pénible de certains exercices est souvent suivie de dilatations des conduits pulmonaires, et par conséquent d'emphysèmes, phénomène qui n'est pas rare non plus chez les gens atteints de bronchite chronique avec efforts considérables de toux. En somme, le hasard a voulu que, malgré l'étendue notable de ma pratique, j'ai vu très-peu d'individus atteints de cette maladie. Mais j'ai pu constater en même temps que mes confrères mexicains, pour lesquels j'aie toujours eu le respect le plus sincère et le plus mérité, sont pleinement convaincus qu'il y a dans l'air des altitudes une cause permanente qui augmente le nombre des asthmatiques.

Comme cette conviction me paraît être la preuve d'un fait qu'on ne saurait révoquer en doute, je crois devoir le présenter à l'attention de ceux qui me lisent, en les priant d'être en même temps persuadés que la guérison des asthmatiques venus des bas niveaux n'est pas un fait moins digne de crédit.

Parmi les choses qui méritent attention, dans la constitution pathologique des lieux élevés, il n'en est pas de plus considérable que celle qui se rattache à l'absorption plus ou moins marquée, plus ou moins nuisible des produits infectieux. Il n'est pas douteux que les substances gazeuses, qui se trouvent accidentellement mêlées à l'air, ne s'absorbent partout avec lui dans les voies pulmonaires. Rien ne serait plus intéressant que de pouvoir dire jusqu'à quel point cette absorption peut être entravée ou rendue plus facile par les divers degrés de pression atmosphérique qui ont leur cause dans les changements de niveaux. Je puise dans cette pensée l'espérance que le lecteur me saura gré d'une étude un peu prolixe sur cette importante question.

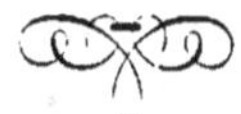

CHAPITRE VI

ÉTUDE SUR LES RAPPORTS DE L'ALTITUDE AVEC LES FIÈVRES DE
MARAIS ET AVEC LES MALADIES A BASE INFECTIEUSE.

§ 1. — *Fièvres intermittentes de la vallée de Mexico.*

Mon premier travail sur la pathologie des grandes hauteurs renferme
une étude sur les fièvres intermittentes, envisagées dans leurs rapports
avec le niveau du sol d'habitation. J'ai cru pouvoir y affirmer que les
altitudes ont une influence très-caractérisée sur cette maladie. Mais j'aurais été convaincu du peu d'intérêt d'une semblable affirmation, si je ne
l'eusse entourée de considérations propres à mettre en lumière l'origine
de cette influence généralement connue, et partout regardée comme incontestable. Il n'est pas douteux, en effet, que, dans toutes les contrées
du globe où les conditions du sol et le degré de température concourent
à assurer l'endémie des fièvres d'accès, il est d'observation invariable
que les localités dont la surface a acquis une grande hauteur, en retirent le bénéfice d'une diminution plus ou moins notable de l'intoxication
palustre. Annoncer cette préservation, à propos de la vallée de Mexico,
ce n'est que rendre le service de fournir un élément de plus à la confirmation d'une vérité dont personne ne se croit en droit de douter. Mais,
à côté de ce fait que les gens sérieux ne contestent nullement, on vous
dira que les altitudes ne sont pas seules à jouir du privilége, à cet égard,
d'un certain degré d'immunité. Les pays éloignés de l'équateur empruntent aussi cet avantage à un abaissement de la température; et c'est précisément de cette particularité que quelques hygiénistes distingués se
sont prévalus, pour confondre la latitude et les hauteurs, au point de vue
de la préservation des fièvres d'accès.

Tel a été, en quelque sorte, mon avis aussi. Mais la réflexion a longtemps combattu cette pensée dans mon esprit; car, à propos de Mexico,
je ne pouvais guère considérer comme localités à climats froids de
grandes étendues marécageuses recevant, toute l'année et à peu près durant le jour entier, une radiation solaire capable d'élever le thermomètre
non abrité à quarante et quarante-cinq degrés de température.

L'immunité des marais, dans de semblables conditions, ne me semble
pas pouvoir se confondre avec des faits vulgaires, et je dois avouer que
j'en fus assez sérieusement impressionné pour y voir un sujet intéressant
d'études. C'est ce travail d'investigation étiologique que je crus digne
d'être soumis à l'appréciation des lecteurs de l'*Union médicale*, en 1862.
L'accueil bienveillant qui lui fut fait alors m'engagea même à le reproduire dans mon livre sur le Mexique. La pensée qui le domine tendrait
à démontrer que toutes les localités marécageuses, dont les nuits se
maintiennent généralement froides, sont peu propres à produire l'intoxication palustre, quelle que soit d'ailleurs la température à laquelle la
chaleur du jour ait l'habitude de s'élever. J'en concluais que, précisément pour cette cause, dans les pays où le rayonnement nocturne vers
les espaces planétaires est un fait constant, la genèse du miasme des marais pouvait être assez enrayée pour rendre les marécages inoffensifs ou
peu nuisibles. J'ajoutais que la vallée de Mexico m'avait semblé recevoir
les bénéfices de cette influence préservatrice, sans réussir néanmoins à y
puiser une immunité absolue.

La réflexion et l'expérience ultérieures n'ont fait que confirmer dans
mon esprit l'idée de cette action prophylactique, en ce qui regarde les
pays situés à de grandes altitudes. Je me propose aujourd'hui de l'appuyer sur de nouvelles considérations, qui me paraissent susceptibles de
lui attirer des adhésions respectables. Mais avant d'entrer plus sérieusement en matière, après avoir rappelé que l'action prophylactique des
altitudes sur les fièvres d'accès a été partout justement constatée, je dois
m'empresser de faire remarquer que personne n'a jamais prétendu attribuer à cette action bienfaisante une valeur mathématiquement invariable. Comme tous les agents qui nous entourent pour nous protéger ou
pour nous nuire, celui-ci a ses degrés, variant insensiblement depuis
l'effet à peine perceptible jusqu'à la préservation la plus absolue. Les critiques, qui ont voulu faire douter de la réalité de cette heureuse influence,
ne me paraissent pas avoir tenu compte de la gradation naturelle dont
nous venons de parler. Il leur a suffi de constater la présence de fièvres
d'accès dans quelques localités très-élevées, pour traiter avec peu d'é-
gard les observateurs qui avaient déjà vanté la sécurité dont on jouit, à
ce point de vue, sur les altitudes. Je puis me présenter comme une déplorable victime de ces procédés peu judicieux, et si je prétends aujour-

d’hui m’en défendre, ce n’est pas pour ce que j’y trouve de personnellement hostile, mais pour rétablir la vérité sur ce point mis en doute. On peut lire, dans le Dictionnaire encyclopédique des sciences médicales, t. III, page 421 : « Les observations des médecins de notre armée du Mexique ont parfaitement démontré, *contrairement aux assertions systématiques de M. Jourdanet*, que la cachexie palustre se rencontre chez les Indiens de la vallée de Mexico, et que les fièvres rémittentes y sont endémiques. » Ne croirait-on pas, en lisant ce passage, que j’ai moi-même nié absolument qu’il y eût des fièvres d’accès dans la vallée de Mexico? Or voici ce que j’ai dit à ce sujet dans mon livre :

« Les accès qui atteignent ainsi les nouveaux venus *à Mexico* sont d’autant plus dignes d’attention que les maladies de ce genre s’y observent *rarement* comme conséquence de l’influence locale (p. 386 .

« Il y a cependant des fièvres intermittentes dans la ville. On en voit davantage dans les environs.... Alors ces accès se montrent peu rebelles à une médication appropriée et rarement ils affectent assez l’économie pour produire une diathèse franche se caractérisant par la chloro-anémie et *les engorgements glandulaires abdominaux*. p. 391. »

Et dans les conclusions qui résument mon travail, j’ajoute : « .... D’autres vérités de ce livre sont relatives; parce que, obéissant à mon plan qui est de faire ressortir les influences variées des niveaux, mes assertions, qui ne prétendent pas à l’absolu, ne sont vraies dans une localité que par comparaison avec les lieux inférieurs ou plus élevés.... Au delà de 2000 mètres, les pays de marais ne produisent pas l’impaludation au même degré que les niveaux les plus inférieurs. Ce n’est pas dire qu’il n’y a pas de fièvres intermittentes, mais qu’il y en a beaucoup moins et que l’empoisonnement ne prend pas les proportions qu’il affecte souvent au niveau de la mer. »

En présence de ces citations qui affirment nettement, comme ça devait être, l’existence des fièvres d’accès dans la vallée de Mexico, le fait de m’attribuer une opinion contraire pour en arguer contre ma clairvoyance ou ma sincérité mériterait sans doute d’être sévèrement qualifiée. Ce procédé est d’autant plus blâmable que la prétention d’opposer à mes écrits les rapports de nos estimables confrères de l’armée, ne se trouve nullement justifiée par la réalité. Un des écrits les mieux notés à ce sujet forme un article intéressant du *Recueil de Mémoires de médecine, de chirurgie et de pharmacie militaires* (3me *série, tome onzième, page* 309). Il est de M. le docteur Libermann. Ce médecin distingué et à tous égards recommandable, après avoir décrit en peu de mots les conditions du sol de la localité, s’exprime textuellement comme il suit :

« L’esquisse rapide que nous venons de faire démontre que jamais plaine ne fut plus favorablement disposée pour les émanations paludéennes, que la plaine de Mexico. En effet, la vallée contient vingt-deux lieues de lacs qui, à certains moments de l'année, deviennent, par le retrait des eaux, sur une portion étendue de leur surface, de véritables foyers de miasmes: de plus, on rencontre à chaque pas des marais passagers ou permanents. Cependant les fièvres intermittentes ne sont pas aussi fréquentes et surtout aussi dangereuses que le ferait supposer cette disposition de terrain.

« A quoi tient cette quasi immunité des marais? — M. Jourdanet, dans son livre sur les *Altitudes* de l'Amérique tropicale, n'hésite pas à l'attribuer à l'altitude et aux conditions météorologiques nocturnes de la vallée. L'altitude est, à notre avis, comme à celui du docteur Jourdanet, la cause principale de l'action plus restreinte des miasmes....

« Les récidives que nous avons observées dans la vallée de Mexico, ont presque toutes été simples, sans phénomènes particuliers....

« Les fièvres remittentes sont assez rares....

« Les fièvres pernicieuses sont encore beaucoup plus rares. Nous n'en avons pas observé dans notre régiment; dans les hôpitaux militaires, il n'en a été traité que quatre ou cinq pendant les quatre mois qui viennent de s'écouler....

« Le foie ne nous a jamais rien présenté d'anormal (dans ces fièvres), quoique cet organe se congestionne avec la plus grande facilité sous l'influence de l'altitude, comme l'a parfaitement constaté M. Jourdanet.... »

Le livre de Coindet lui-même abonde en passages où l'influence de l'altitude sur les fièvres d'accès n'est pas moins nettement exprimée, et quant à la vallée de Mexico, tous disent ce que j'ai dit moi-même : qu'il y a des fièvres intermittentes, mais qu'il y en a moins et qu'elles sont beaucoup moins graves que les conditions locales du sol ne feraient naturellement supposer. L'assertion du *Dictionnaire encyclopédique de médecine* est donc blâmable sous le double rapport de l'opinion qu'elle m'attribue et de l'antagonisme qu'elle fait supposer. J'y vois néanmoins des raisons qui l'excusent et tendent même à la présenter comme étant la conséquence d'un malentendu. Il est, en effet, très-certain que mes estimables confrères de l'armée et moi avons écrit sous des inspirations très-différentes, et qu'en fin de compte, nous aurions pu nous trouver également dans le vrai en nous exprimant différemment sur le sujet qui nous occupe. J'ai vu, jusqu'à 1860, fort peu de fièvres dans les environs de Mexico et beaucoup moins ou presque pas dans la ville elle-même; parce qu'il est très-vrai que cette maladie n'y était pas fréquente. Les médecins du corps expéditionnaire en ont observé beaucoup plus, de 1863 à 1867; parce que, en réalité, les cas ont été alors beaucoup plus nombreux.

Si l'auteur de l'article « Altitude » du dictionnaire encyclopédique avait rendu justice à la sincérité de mes paroles, comme il a eu la louable pensée de le faire pour ses collègues de l'armée, il se serait vu en présence d'un fait qui captive impérieusement l'attention, savoir : l'augmentation subite d'une maladie sous l'influence de conditions locales très-originales et très-dignes d'être étudiées.

On sait combien sont puissants les effets de l'impaludation dans certaines localités des côtes du golfe du Mexique. Les marais n'y sont même pas nécessaires pour arriver aux conséquences les plus désastreuses. Il suffit, en général, que l'habitation se trouve rapprochée d'une végétation vigoureuse pour que la santé y reçoive une action funeste. J'ai déjà dit ailleurs que les faubourgs de la ville de Campêche, sans posséder aucune étendue marécageuse, mais ombragés de grands végétaux, sont atteints, presque tous les ans d'épidémie, de fièvres pernicieuses du plus déplorable caractère. La mauvaise influence de cette latitude n'emprunte même aucune entrave aux premiers échelons des pentes de la Cordillère; car l'impaludisme est peut-être plus violent encore au milieu de la végétation puissante des gorges du Chiquihuite, quoique cette localité ait atteint environ 700 mètres d'altitude et que les pentes rapides du sol y ménagent pour les eaux l'écoulement le plus facile.

Plus loin encore, entre neuf et douze cents mètres de hauteur, les belles plantations sucrières, qui sont très-fructueusement exploitées par les habitants, ont à gémir des nombreux accidents causés par les fièvres d'accès et par d'autres maladies, compagnes inséparables de l'empoisonnement marématique. Ici, comme plus bas, du reste, les marécages ne sont nullement nécessaires pour que la santé reçoive les atteintes les plus sérieuses, et quoi qu'on puisse dire des effets d'une bonne hygiène pour s'en préserver, il est certain que les jeunes employés de la direction des travaux et les patrons eux-mêmes, bien nourris, très-convenablement logés, sont souvent victimes de ces actions fortement malfaisantes.

Poursuivons. Arrivés sur le plateau, au-dessus de 2000 mètres d'altitude, rappelons-nous tout d'abord ce que nos confrères distingués de l'armée expéditionnaire nous ont dit de cette heureuse transition pour la santé du soldat, au point de vue des fièvres prises sur les niveaux inférieurs. Ils y furent assez rapidement régénérés pour qu'on ne pût pas confondre le bienfait avec ce que l'on aurait pu attendre ailleurs d'un changement considérable de latitude. Je ne veux pas dire que les accès disparurent instantanément, les rechutes furent même nombreuses; mais, en général, la santé fut notablement soulagée et les atteintes fébriles devinrent rapidement bénignes. Ainsi donc, pas de doute : cette action bienfaisante des plateaux que nous autres, praticiens de l'Anahuac, avions fréquemment constatée chez nos clients, nos confrères de l'armée l'obsevèrent à leur tour sur leurs malades de la façon la plus évidente. Prenons note de ce premier résultat et continuons notre examen.

Les nombreuses *haciendas* disséminées sur le haut plateau ne se plaignent nullement d'avoir à y souffrir de la fièvre intermittente; pourvu qu'aucun marécage ne se trouve dans leurs environs. Beaucoup de ces établissements, cependant, sont obligés de recourir à l'arrosage de leurs champs pour lutter contre la sécheresse atmosphérique. Nous devons donc constater, avant de faire sur l'Anahuac l'étude des marais, que les plaines sèches et la végétation n'y ont pas le pouvoir malfaisant observé 800 ou 1000 mètres plus bas. On s'empressera de me dire que c'est là uniquement un effet de la température. Remarquez que je suis loin aussi de prétendre le contraire; mais le fait, même ainsi compris, ne me paraît pas au premier abord des plus simples.

Quelle est, en effet, la température moyenne annuelle constatée, avec des fièvres, vers 1100 mètres d'altitude? Elle est de 19 degrés centigrades. Quelle est-elle sur le plateau, avec son immunité? — 17 degrés. — *A priori*, je le demande, la différence est-elle assez sensible pour expliquer cette préservation subite? Et d'ailleurs, 17 degrés comme moyenne de l'année, serait-ce donc, au niveau de la mer, une température préservatrice?

Ce qui arrive dans les localités marécageuses des pays tempérés, nous permet de répondre à cette question de la manière la plus péremptoire. Les environs de Rome, par exemple, ne possèdent pas une moyenne de chaleur aussi élevée que les plaines de l'Anahuac. Cela ne les empêche pas d'être le siège d'influences marémateuses du plus mauvais caractère, et de répandre dans Rome même leurs émanations délétères avec leurs plus déplorables effets.

Si nous voulions, au surplus, envisager la question de température au point de vue de l'action directe des rayons solaires, nous verrions que le soleil de l'Anahuac est souvent capable d'élever le thermomètre à 50 et 55 degrés centigrades. Il ne donne jamais moins de 35 degrés. Les surfaces solides sur lesquelles il tombe deviennent brûlantes. Jugez-en par ce fait : A Mexico, j'avais établi sur la toiture de ma maison un dépôt d'eau entretenu par des pompes pour le service facile des pièces de l'appartement. Les conduits de plomb qui circulaient sur la terrasse s'échauffaient tellement aux rayons du soleil, que la première eau qui en venait, quand on ouvrait les robinets, était insupportable à la main. Elle avait parfois plus de 50 degrés.

Je demanderai maintenant si une pareille température, reçue par le sol pendant la journée presque entière, n'a pas le droit d'être considérée comme suffisante pour produire une fermentation miasmatique? Et pour augmenter la confusion qui paraît régner dans l'ensemble de ces phéno-

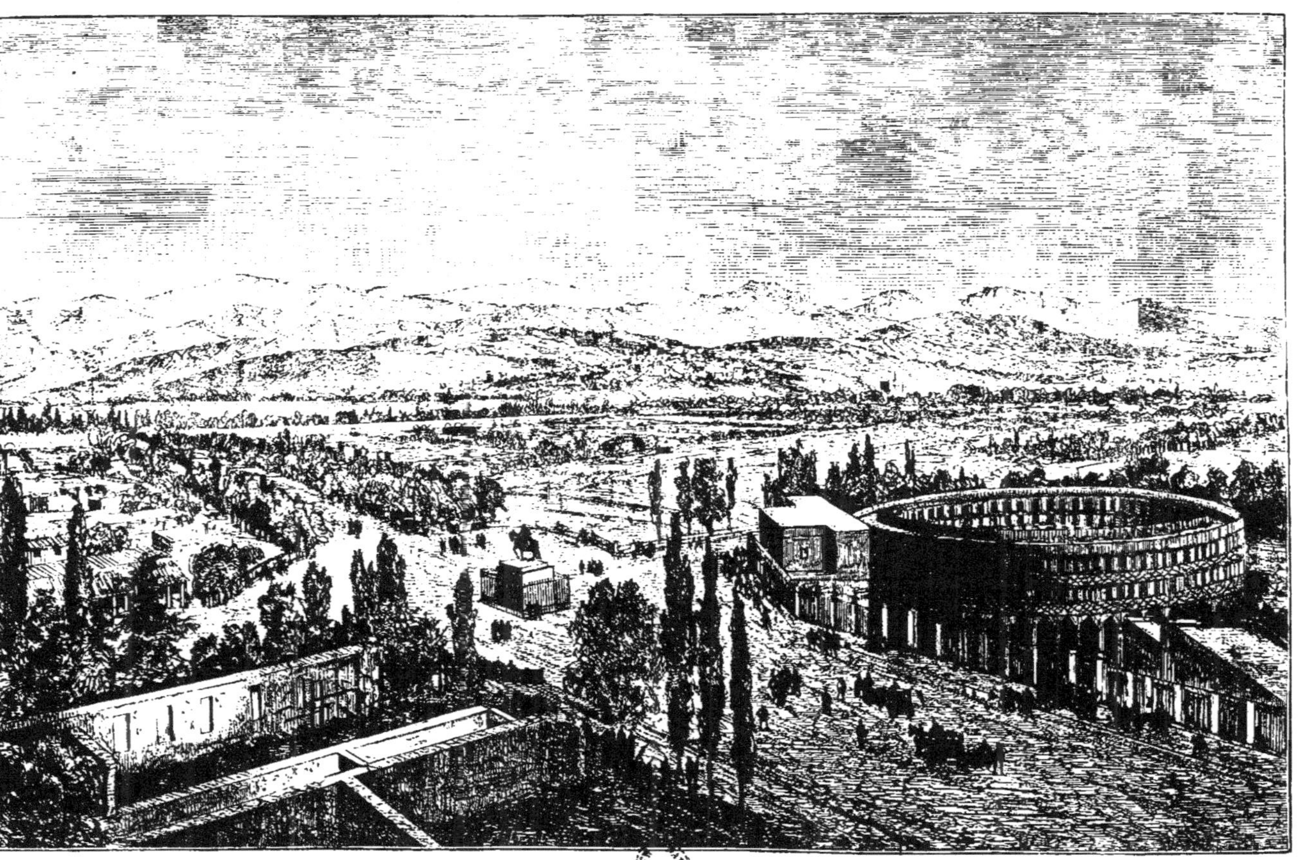

VUE DE LA PROMENADE DE BUCARELI ET DES MONTAGNES DU SUD-OUEST DE LA VALLÉE DE MEXICO

(ENVIRONS DE MEXICO : 2280 MÈTRES D'ALTITUDE).

mèmes, j'ajouterai que les rayons directs du soleil ne produisent pas un
effet sensiblement plus élevé sur le thermomètre, dans les haciendas des
niveaux inférieurs, quoique les fièvres d'accès y soient toute l'année
très-florissantes. Si la préservation des hauteurs du plateau est une conséquence de la température qui y règne, ce ne peut donc pas être absolument de la même manière qu'au niveau de la mer. Avant d'approfon-
dir cette question, dont on voit déjà tout l'intérêt, reportons l'attention
sur le degré d'immunité constaté sur l'Anahuac.

J'ai pu me convaincre que partout où des marais existent, à l'altitude
la plus ordinaire du plateau, des fièvres d'accès peuvent être observées.
Pendant que j'étais à Puebla, en 1849 et 1850, j'ai été consulté pour des
accidents de ce genre développés à Rio-Prieto et dans les environs de
quelques moulins qui possèdent des eaux stagnantes, dans la vallée de
San Martin-Tesmelucan (2150 mètres). C'étaient toujours des cas fort
simples, quelquefois le type tierce, le plus souvent quotidien, avec des
sueurs généralement peu abondantes. La percussion la plus minutieuse
ne m'y indiqua jamais le moindre engorgement splénique, et je n'eus pas
une seule occasion d'observer la complication de l'hypertrophie du foie.

Ce fut avec ce premier degré d'enseignement que j'arrivai à Mexico,
vers la fin de 1850. Je fis promptement et minutieusement connaissance
avec les environs de la ville et avec leurs nombreux marécages, en prenant part à des parties de chasse qui avaient le gibier de marais précisément pour but. J'en fus d'autant plus vivement impressionné que, deux
ans à peine avant mon installation à Mexico, j'avais eu l'habitude, en
chassant aussi, de parcourir les localités les plus mal famées de l'État
de Tabasco, au sud du golfe du Mexique. Mais je dois avouer que, quant
à l'étendue des surfaces impaludées et à leur fatale condition de sol alternativement submergé et découvert, je n'avais vraiment rien vu à Tabasco qui eût un aspect aussi déplorable que ce que je voyais autour de
la grande capitale. J'ajouterai même que, malgré ses 26 degrés de température annuelle, jamais le pays brûlant de la côte ne me fit souffrir
autant que l'Anahuac des ardeurs directes des rayons solaires. Est-il
surprenant que, sous l'influence des souvenirs qui me rappelaient les
malheurs fréquents causés à Tabasco par l'impaludisme, je fusse vivement impressionné de la bénignité des accidents, relativement peu nombreux, des environs de Mexico, avec la réunion de toutes ces conditions
de sol et de température qui, au premier abord, feraient soupçonner des
influences au moins aussi déplorables qu'à la côte du golfe? Comme j'ai
dit, j'en fus vivement frappé dès le début, et j'en fis sérieusement le sujet de mes constantes pensées pendant ma pratique des altitudes.

Le premier soin que je dus prendre, ce fut de bien reconnaître les conditions hydrographiques de la localité. Le siége en est marqué par un vaste espace majestueusement transformé en vallée par des montagnes gigantesques du plus pittoresque aspect. Par un de ses plus surprenants caprices, la cordillère centrale de l'Anahuac, a formé cette enceinte célèbre, en se séparant en deux branches avant d'arriver au 19e degré de latitude. L'une se dévie fortement à l'ouest, tandis que l'autre continue sa marche déjà acquise vers le nord-ouest. Après un long parcours en divergence, elles prennent un moment de parallélisme, se rapprochent ensuite sans brusquerie, et se réunissent enfin vers le nord, en se rabaissant assez pour donner à   point les apparences d'une libre issue vers Pachuca.

Ces imposants remparts n'ont pas conservé partout une égale élévation. Prodigieux au sud-est, ils y captivent le regard par les sommets blanchis du Popocatepetl et de l'Istaccihuatl. Le volcan d'Axusco forme le mur du sud. A l'est, le Telapon et les montagnes de Rio-Frio s'élèvent sur la route de Puebla. Les monts de San-Miguel et de las Cruces ferment la ligne de l'ouest, limitant aussi de ce côté le plateau fertile de Toluca.

L'espace si puissamment enfermé est d'une étendue très-considérable, qui ne peut pas être évaluée à moins de cent soixante lieues carrées de superficie. Quelques collines isolées et même des mamelons montagneux lui donnent çà et là une grande variété d'aspects ; mais on peut dire, malgré ces inégalités peu nombreuses, que le sol le plus habité de la vallée est d'une hauteur générale variant de 2275 à 2500 mètres. La ville de Mexico en forme un des points les plus déclives. De là, les dangers qu'elle court et sa situation précaire au point de vue des cours d'eau. On peut en réalité considérer le sol sur lequel elle repose comme une dépendance du lac de Tezcoco, dont le lit vaguement défini ne présente nulle part des bords élevés capables d'en circonscrire et limiter l'étendue. Le fond de cette lagune est la partie la plus basse de la vallée. Si les eaux cessaient un moment de l'occuper pour permettre à nos regards d'en apprécier les contours, nous tomberions dans une bien grande surprise ; car notre vue ne porterait que sur une plaine considérable, au milieu de laquelle il serait impossible de reconnaître la moindre inégalité de niveau, tant il est vrai que les ondulations y sont peu marquées. C'est dans ce bassin, si légèrement creusé, que les eaux se déposent. Aux époques modernes, avec leur hauteur la plus habituelle, elles couvraient une étendue de dix lieues carrées. J'ai vécu dans la capitale du Mexique sous l'impression de cet état de choses. C'est aussi cette situation qui a inspiré mes premiers écrits, dès 1861. La profondeur des eaux, appréciée par la moyenne de l'année et prise aux points les plus déclives, ne dépassait pas alors 45 centimètres, et nous considérions Mexico comme étant distante de 4 kilomètres des bords de la lagune. Nous nous trou-

vions fort à l'aise, en ce temps-là. Nos chaussées principales étaient à
sec. Les diligences passaient librement de la porte de Saint-Lazare au
Peñon Grande, faisant route vers Veracruz. Les voitures voyageaient en
liberté, transportant les baigneurs au *Peñon de los Baños*. Les cultiva-
teurs se préservaient aisément de l'irruption des eaux par les endigue-
ments les plus ordinaires; ils tenaient leurs terrains à sec pendant toute
l'année et environnaient la capitale de productions agricoles utiles et ré-
munératrices. Néanmoins, il faut l'avouer, même alors des pluies trop
abondantes et d'autres accidents dont nous parlerons plus loin venaient
de temps en temps nous menacer de porter le contenu de la lagune au
delà de Mexico souvent alarmée et quelquefois victime passagère de ce
déplorable accident. On comprendra d'ailleurs sans peine la possibilité
de ces revers par le nivellement dont nous allons faire une étude suc-
cincte.

Six lacs occupent des étendues considérables et variées vers le fond de
cette immense vallée. Trois sont situés au nord de la capitale : le san-
Cristobal, le Xaltocan et le Zumpango. Le Chalco et le Xochimilco sont
au sud-est de la ville. Le Tezcoco s'étend dans la direction de l'est. Dans
leur ensemble et aux époques de moyenne hauteur de leurs eaux, ils occupent environ vingt-trois lieues carrées de surface, dans la proportion
qu'on va lire :

San-Cristobal	0,63	lieues.
Xaltocan	3,08	—
Zumpango	0,98	—
Chalco	5,98	—
Xochimilco	2,68	—
Tezcoco	10,395	—
	23,745	—

Tezcoco étant situé absolument au fond de la vallée, nous l'y prendrons pour point de départ de notre nivellement, et le tableau suivant
nous indiquera de combien il est dominé par la capitale et par les autres lagunes.

Tezcoco	0,00	mètres.
Mexico	1,90	—
Chalco	3,03	—
Xochimilco	3,13	—
San-Cristobal	3,59	—
Xaltocan	3,47	—
Zumpango	6,06	—

Ces différentes étendues d'eau se trouvent éloignées de la capitale :

Tezcoco. . . . . de .	6	kilomètres.
Chalco	18	—
Xochimilco.	12	—
San-Cristobal	22	—
Xaltocan	25	—
Zumpango	35	—

Je me suis proposé de donner, parmi les notes qui terminent ce volume, la traduction de quelques passages importants d'un mémoire très-instructif de M. Manuel Orozco y Berra, mexicain érudit dont la plume, toujours facile et souvent éloquente, donne à tout ce qu'il écrit un cachet original et distingué. Cette intention me dispense de m'étendre longuement, dans mon texte, sur les détails qui concernent l'hydrographie du bassin du lac de Tezcoco. Ceux de mes lecteurs qui trouveraient de l'intérêt à les connaître en auront les moyens dans la lecture du travail de M. Orozco [1]. Je me limiterai à leur rappeler ici que, de toutes parts, du sommet à la base des gigantesques montagnes qui entourent Mexico, les eaux se précipitent vers les abords de cette grande capitale. Quelques lits régulièrement encaissés forment des courants qui portent à bon droit le nom de rivières, quoique plusieurs d'entre eux ne soient fréquentés par les eaux que pendant quatre ou cinq mois de la saison des pluies. Ils affluent tous vers les lagunes dont ils grossissent périodiquement le contenu. Celles-ci, de leur côté, ne possèdent aucun déversement naturel qui puisse les mettre à l'abri de crues exagérées. Le peu de profondeur des bassins qu'elles occupent et la nullité de leurs bords, les obligent à gagner en étendue, ce qu'elles ne peuvent point contenir en hauteur. Le Tezcoco et le Chalco présentent surtout cette particularité, et comme d'ailleurs ce dernier n'est que très-faiblement retenu par les obstacles qui le séparent du Tezcoco, il menace souvent, par le canal de la Viga surtout, de se précipiter sur son voisin qui, devenant ainsi tributaire improvisé, déverserait inévitablement sur Mexico l'excédant de ses eaux. Le San-Cristobal prend à tout instant les mêmes allures. Le Zumpango n'inspire pas de moindres craintes; de façon que le sort de la capitale dépend bien souvent de la résistance de digues, la plupart mal construites, partout fendillées, et que malheureusement on ne songe à renforcer qu'au moment où le péril est des plus menaçants.

Le gouvernement colonial s'en préoccupa à différentes époques et fit exécuter de grands travaux. Celui qui fut le plus heureusement conduit avait pour but d'empêcher la seule grande rivière — le Rio de Cuatitlan — de suivre sa direction naturelle vers le Zumpango. Ce cours d'eau, la-

<hr>

1. Voyez le *Bulletin de la Société mexicaine de géographie et de statistique*, t. IX, p. 337, année 1862.

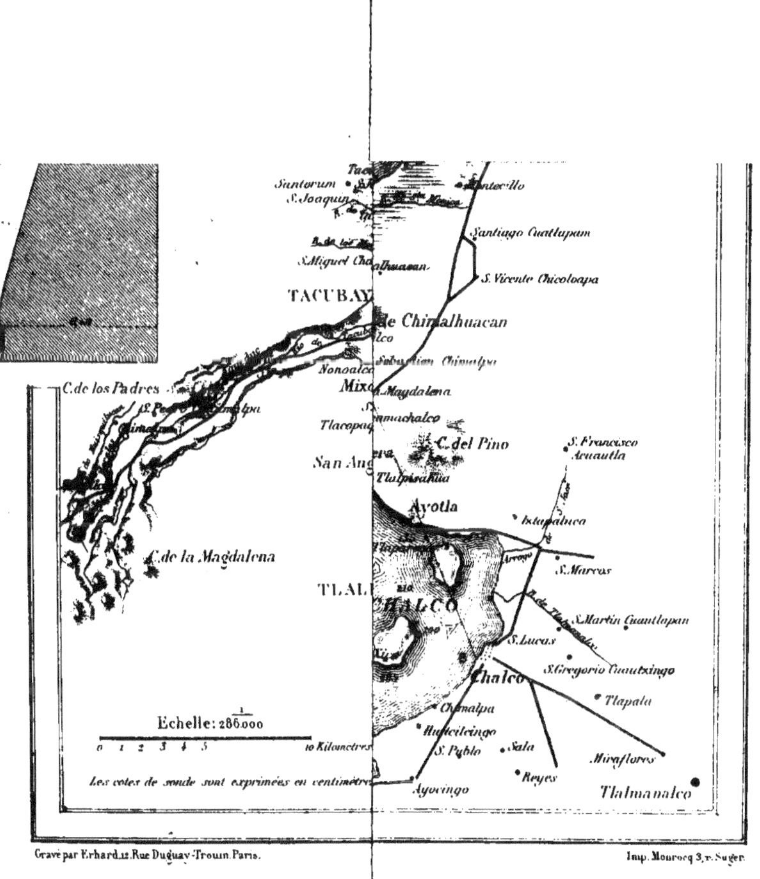
L. de Zumpango
Santorum
S. Joaquin
S. Miguel Chalhuacan
TACUBAY
Tacubaya
Montecillo
Santiago Cuatlupam
S. Vicente Chicoloapa
de Chimalhuacan
Sebastian Chimalpa
Nonoalco
Mixc
Maydalena
C. de los Padres
S. Pedro Atzacapotzalpa
Chimalpa
Tlacopac
Tamachalco
C. del Pino
S. Francisco Acuautla
San Ang
Tlalpisahua
Ayotla
Istapaluca
C. de la Magdalena
Arroyo
S. Marcos
TLAL
CHALCO
B. de Tlalpisahua
S. Martin Cuautlapan
S. Lucas
Chalco
S. Gregorio Cuautxingo
Chimalpa
Tlapala
Huitcilcingo
Sala
S. Pablo
Reyes
Miraflores
Ayocingo
Tlalmanalco
Echelle: 286.000
0 1 2 3 4 5   10 Kilometres
Les cotes de sonde sont exprimées en centimètres

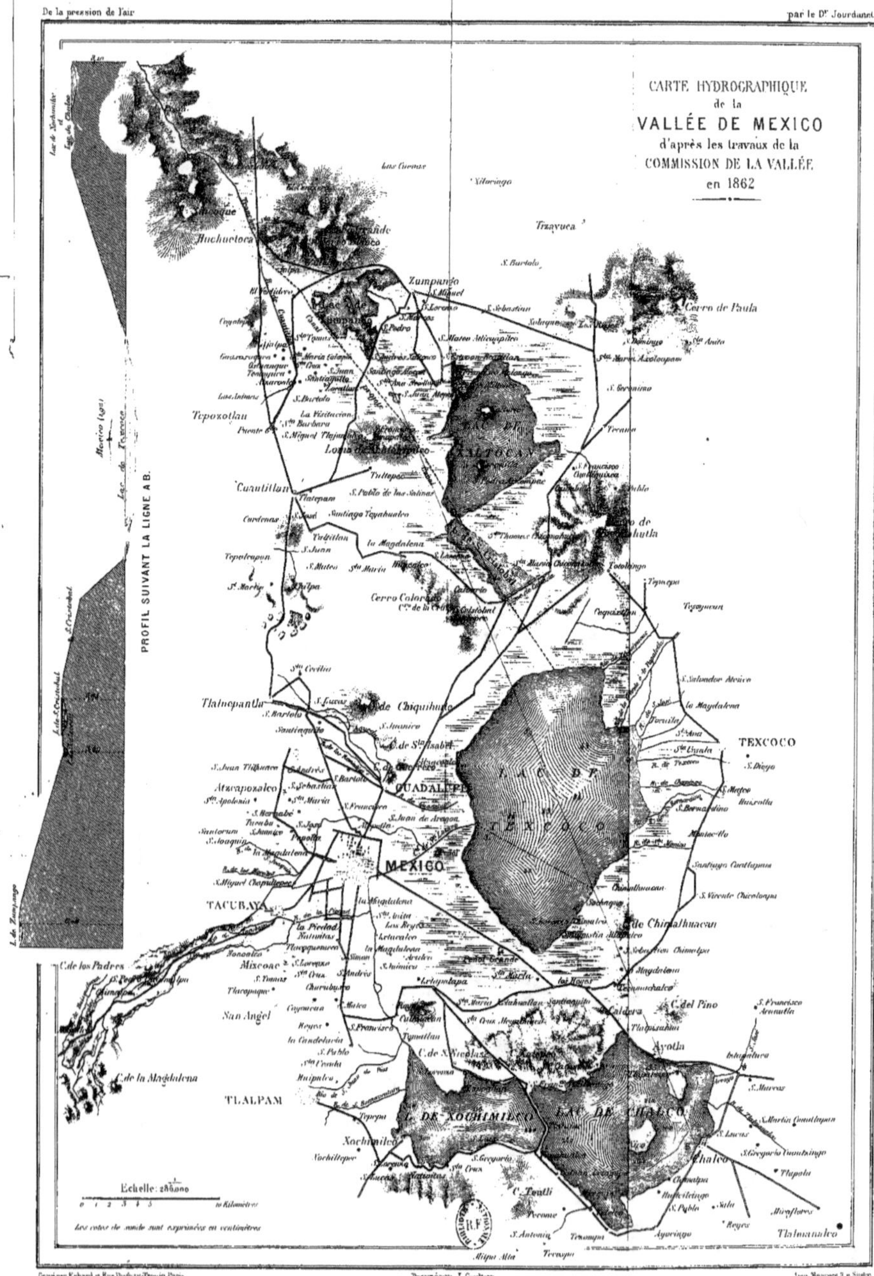
CARTE HYDROGRAPHIQUE
de la
VALLÉE DE MEXICO
d'après les travaux de la
COMMISSION DE LA VALLÉE
en 1862
PROFIL SUIVANT LA LIGNE A B.
Huehuetoca
Zumpango
Cerro de Paula
Tepozotlan
Cuautitlan
Tlalnepantla
TEXCOCO
Atzcapozalco
GUADALUPE
LAC DE TEXCOCO
MEXICO
TACUBAYA
de Chimalhuacan
Mixcoac
San Angel
Ayotla
TLALPAM
L. DE XOCHIMILCO
LAC DE CHALCO
Xochimilco
Chalco
Tlalmanalco
Echelle: 1/200000
0 1 2 3 4 5   10 Kilomètres
Les cotes de sonde sont exprimées en centimètres.

boricusement dirigé hors de la vallée par le canal fameux de Huehuetoca, cessa dès lors de contribuer aux périls sans cesse renaissants. Cependant tous ne furent pas conjurés par cette salutaire manœuvre. Les crûes de la saison des pluies ont souvent rendu, depuis lors, la situation de la capitale fort critique. Les effets néanmoins n'en étaient pas d'ordinaire bien durables, et le niveau du Tezcoco revenait aisément peu à peu à ses proportions habituelles de l'hiver. Mais vers 1861, les conditions changèrent de telle sorte et la persistance des niveaux élevés du lac devint tellement menaçante que mon retour à Mexico, dont j'étais sorti en 1860, me permit d'être témoin, en 1865, des préoccupations sérieuses qui assaillirent les esprits les moins timorés. Pendant l'été de 1866, l'état de choses à Mexico fut des plus tristes. Je vais m'efforcer d'en donner une idée à mes lecteurs, en les prévenant, dès le début de mes descriptions, que c'est cette situation que nos confrères de l'armée ont observée et que c'est d'elle qu'ils se sont inspirés dans leurs écrits.

Pendant cette époque calamiteuse, pour des causes qu'il est inutile d'apprécier dans ce livre, le niveau du lac de Tezcoco envahit toute la plaine qui le séparait habituellement de la ville. La chaussée qui va de San Lazaro au *Peñon Grande* disparut sous les eaux, de manière à rendre un grand détour nécessaire, par Mexicalzingo, pour que les diligences et les chariots de transports pussent entreprendre le voyage de Veracruz. Les baigneurs habituels du *Peñon de los Baños* n'eurent plus que la ressource du canotage pour se rendre à l'établissement de bains. Bien plus, les soins devenus nécessaires pour préserver l'avenir inspirèrent aux chefs de l'administration la pensée de détourner les principaux cours d'eau qui coulent au sud de la capitale et se déversent dans les lagunes. On nourrissait l'espoir de diminuer par cette mesure la tendance du lac à s'accroître chaque jour davantage, puisque les éléments incessants de ses crûes se répartiraient au loin sur les plaines jusque-là préservées et que l'évaporation y deviendrait par cela même un auxiliaire plus actif.

En se pénétrant de cette idée, on se mit à pratiquer des tranchées sur les bords élevés du *San Buenaventura*, du Rio de Churubusco et du canal de Las Vigas qui déverse sur Mexico l'excédant des eaux du lac Xochimilco. Ces tranchées eurent pour effet de submerger, sur de grandes étendues, des parties importantes de quelques haciendas qui se trouvent à l'ouest de ce canal. La même opération fut pratiquée, au nord de la capitale, sur les bords du Rio de Los Remedios, et de cette façon, presque tous les terrains qui entourent Mexico se trouvèrent envahis par les eaux.

Cette mesure n'atteignit guère le résultat désiré. La hauteur du Tez-

coco n'en dépassa pas moins le niveau de la ville, rendant ainsi absolument impossible le déversement de ses eaux hors de son enceinte. A toutes les époques, du reste, Mexico s'est débarrassée lentement et avec peine
de ses immondices; ce qui n'empêchait pas qu'en temps ordinaire sa
pente naturelle de l'ouest à l'est amenât à la porte de San Lazaro et au
canal de ce nom à peu près tout ce qu'il fallait de ses eaux pour qu'on
ne les vit point séjourner à la surface du sol sur lequel est bâtie la ville.
Mais, en 1866, l'écoulement devint tout à fait impossible et les flots mêmes
du dehors firent irruption dans la capitale. Ce ne fut pas seulement la
saison des pluies qui présenta ce désolant spectacle. Il continua à attris-
ter nos regards durant nos mois de sécheresse, et je vis, pour ma part,
un grand nombre de quartiers où les cours des maisons, inondées d'une
eau verdâtre, ne cessèrent jamais de rendre nécessaire l'emploi de planches et de solives, pour qu'il fût possible de les traverser à sec.

Les rues elles-mêmes, tour à tour humides et desséchées, présentaient aux ardeurs solaires les détritus organiques venus du dehors, mélangés avec les produits de provenance urbaine. Beaucoup de rez-de-
chaussée recouverts d'un parquet de planches ou de solives mal
jointes, laissaient voir au travers de leurs fentes, à deux ou trois centimètres de la surface, une eau croupissante et souvent fétide, au-dessus
de laquelle des familles entières passaient leur triste vie. Je n'exagère
pas; le tableau est fidèle; j'aurai même à le reproduire plus loin sous des
couleurs plus assombries.

N'ai-je pas le droit de dire, en présence d'un pareil spectacle, que nous
n'avons pas besoin de l'absence absolue des fièvres d'accès pour conclure à un effet bienfaisant du climat au point de vue de cette affection?
Il suffit de constater que les cas n'en furent pas nombreux et qu'ils se
présentèrent généralement sans gravité, pour être saisi du plus juste
étonnement. Car — qui oserait le nier? — ces conditions déplorables,
transportées au niveau de la mer de ce même pays y auraient évidemment donné naissance aux accès les plus funestes et aux dyssenteries les
plus graves. La population en eût été victime dans des proportions d'autant plus considérables que le caractère de nouveauté qu'affecta cette
inondation aurait apporté l'élément, partout pernicieux, du changement
d'habitude. Or — soyons sincères — fûmes-nous témoins, à Mexico, de
ce degré de calamité? Aucunement. Les médecins bien posés de la ville,
qui n'avaient pas à leur charge un service d'hôpital et dont la clientèle
se recrutait d'habitude dans la classe aisée, n'eurent pas à se préoccuper
sérieusement dans leur pratique d'une constitution pathologique nettement caractérisée. Je n'eus pas l'occasion, pour ma part, d'administrer
de la quinine beaucoup plus qu'en temps ordinaire et je puis surtout

affirmer que l'on ne voyait point en général les autres maladies céder à une influence spécifique de manière à en dévoiler la présence par des complications d'une marche impaludique. Je ne nie pas qu'il y eut alors des cas relativement nombreux de fièvres d'accès ; mais j'assure que je n'en voyais que très-rarement dans ma clientèle et que je n'en savais les développements réels que par les rapports de nos collègues de la Société de médecine qui avaient un service hospitalier, et par d'autres confrères dont les soins habituels s'étendaient jusqu'aux parties mal bâties et moins bien habitées de la ville. En nous efforçant de représenter dans nos esprits la réalité exacte de cette situation, nous n'arrivions pas à nous éclairer assez pour la figurer par un chiffre; mais la conviction s'imposait évidemment en ce sens : que ni le nombre ni la gravité des cas n'étaient à beaucoup près en rapport avec les conditions déplorables d'hygiène dont nous avons précédemment présenté le tableau. Mexico continuait d'ailleurs à être le refuge et le sanatorium de ceux de nos militaires que des campagnes en terre chaude avaient réduits à des situations critiques. C'est ainsi que M. de Potier, alors colonel, revenait d'une excursion au Michoacan avec son régiment sérieusement entamé et le voyait se rétablir en peu de jours au milieu du cloaque où les circonstances nous obligeaient à vivre.

Empressons-nous de dire que les environs de la capitale ne furent pas préservés au même degré que ses propres habitants. Mais aussi, quelle situation pour ces infortunés campagnards ! J'ai été constamment en rapport avec les fermiers les plus importants, au sud et au nord de la capitale. Je sais à quel degré les malheureux Indiens qu'ils occupaient luttaient la journée entière contre l'invasion ruineuse des eaux, et rentraient le soir mouillés et exténués de fatigue, pour passer la nuit dans des cases à sol humide, souvent détrempé par l'eau qui y avait accès. Dire que des cas nombreux de fièvres intermittentes furent observés parmi des travailleurs ainsi tourmentés, contrairement à leurs habitudes, c'est satisfaire les prévisions les plus naturelles qui réclament nécessairement cet aveu. Mais constater en même temps chez ces hommes qui ont travaillé tout le jour sous un soleil de 50 degrés, constater, dis-je, parmi eux une grande bénignité dans leurs souffrances, la rareté des accidents dyssentériques, l'absence des hypertrophies de la rate et du foie[1]; c'est soulever un juste étonnement et réveiller un désir impérieux d'étude.

D'autant plus que ce n'est pas d'aujourd'hui seulement que cette in-

---

1. « Ce qu'il y a de particulier dans les fièvres intermittentes contractées sur les hauteurs, c'est le peu de retentissement sur le foie et sur la rate. Indépendamment de ce que j'ai observé sur le vivant, j'ai fait de nombreuses autopsies d'individus ayant succombé à des accidents autres que ceux produits par les fièvres dont ils souffraient depuis plusieurs mois, *et jamais je n'ai rencontré d'engorgements viscéraux.* » (Coindet, t. II, p. 261.)

fluence du climat a paru manifeste. L'histoire a recueilli le souvenir du siége et de la destruction de Mexico par Fernand Cortès. Ce furent quatre-vingt-dix journées d'horribles fatigues, nuit et jour à ciel découvert, dans la saison des pluies torrentielles. Ces infatigables et héroïques Espagnols piétinaient constamment dans la fange ou s'enfonçaient dans l'eau de la lagune. Ils remuaient jour et nuit une terre humide, mêlée de détritus organiques. Ils faisaient des ponts, consolidaient des digues. D'une main, ils creusaient des fossés, employant l'autre à se couvrir contre des ennemis sans cesse renaissants. Pas d'autre repos que quelques heures, étendus sur un sol fangeux. Des blessures à soigner et la vie toujours à défendre. Quel temps, et quels hommes! Eh bien, un de ces soldats, le plus modeste, mais non le moins valeureux parmi ces héros, Bernald Diaz del Castillo, a légué à notre admiration les mémoires les plus surprenants par la naïveté de l'expression, l'intelligence du détail, la pénétration du jugement et l'air de vérité qui respire dans chaque ligne. Nulle part il ne fait mention de maladies causées par ces fatigues au milieu de ce sol fangeux, sous un soleil qui, deux mille mètres plus bas, eût infailliblement dévoré tous ces hommes intrépides. A la fin du siége, il ne manquait à l'appel que ceux qui avaient péri dans les combats, et ceux aussi qu'un barbare ennemi avait inhumainement sacrifiés, leur arrachant le cœur pour l'offrir fumant encore à l'autel de ses divinités. Quant aux survivants, la santé et la joie du triomphe élevèrent leur exaltation au point de les mettre en évidence dans des scènes scandaleuses, décrites par Diaz, et en présence desquelles la morale pudibonde doit détourner les yeux.

Me direz-vous que si Bernald Diaz ne parle pas de maladies, c'est que d'habitude les chroniqueurs n'entament pas un semblable sujet? Vous vous tromperiez évidemment; car, en maint passage de ses chroniques, Diaz nous raconte les souffrances de ses compagnons de fatigues, et ici même, à la prise de Mexico, il nous mentionne une indisposition que les émanations repoussantes des cadavres causèrent à Cortès. *Todo estaba lleno de cuerpos muertos, y hedia tanto que no habia hombre que sufrirlo pudiese... Cortés estuvo malo del olor que se le entró por las narices en aquellos dias que estuvo alli en el Tatelulco.*

Nous trouvons, dans les années qui suivirent la conquête, un autre exemple fameux de cette heureuse influence préservatrice du climat des altitudes. Ce fut lors des travaux entrepris pour la dérivation des eaux du Rio Cuatitlan. « On est saisi d'admiration, dit M. Manuel Orozco, en voyant que dans le court espace de dix mois, on ait pu terminer cette œuvre gigantesque de 8279 mètres de longueur, sur une base de 4^m,2, avec une hauteur de 3^m,4, à travers un terrain fragile et chancelant, à une époque où l'Europe elle-même ne se livrait pas d'ordinaire à de semblables entreprises. Il appert, d'après Cepeda, par témoignage du notaire et du comptable que, de fin novembre 1607 jusqu'au 7 mai 1608, les travaux occupèrent 471,154 Indiens et 1664 femmes cuisinières, et qu'il leur fut payé 73,611 piastres en or ordinaire. Les rapports officiels constatèrent que dix ou douze individus seulement étaient morts de maladies et dix autres par des cas fortuits. Ces sortes d'actes judiciaires ont pour but ordinaire de recueillir des témoignages pour voiler la réalité des faits évidents. L'attestation des sept personnes qui furent appelées par le vice-roi dans le cas en question nous paraît être une réponse anticipée aux cris populaires qui accusaient l'administration d'avoir prodigué là la vie des Indiens : toujours le sang et les larmes à la recherche de conditions meilleures! » (*Boletin de la Sociedad mexicana de Geografía y Estadística*, t. IX, p. 457.)

Il n'est pas croyable, en effet, que pendant dix mois, des travaux aussi considérables n'aient vu mourir que vingt individus, au milieu d'une multitude dépassant quatre cent mille hommes et quinze cents femmes. Mais il est probable que ces actes notariés ont eu pour but de signaler seulement les cas de mort qui eurent ces travaux pour cause notoire. Il me paraît d'ailleurs raisonnable de croire que le chiffre réellement minime consigné dans ces documents publics indique, sinon la vérité, du moins des présomptions en faveur du petit nombre de victimes. La mauvaise foi, en effet, n'a pas l'habitude de procéder avec maladresse. Si elle avait existé sous la plume des écrivains officiels du vice-roi, il est permis de penser qu'elle eût pris la précaution de confesser un chiffre plus élevé dans le cas où la mortalité aurait été réellement très-grande.

Or, nous n'ignorons pas ce qu'il en coûte, partout dans les pays chauds, de remuer profondément un terrain humide. Nous savons, en même temps, que les Indiens dont nous nous occupons ici, travaillèrent sous un soleil de 30 à 45 degrés et passèrent certainement les nuits sans abri. Demandez aux constructeurs du chemin de fer de Veracruz, ce que ces infortunés fussent devenus en remuant ainsi le sol aux abords de cette ville. Les tristes leçons qu'ils ont reçues dans nos temps modernes leur permettraient d'affirmer qu'une horrible mortalité les aurait presque tous fait disparaître. Ils ajouteraient que sur le plateau, au contraire, les terrassements et les excavations exigés pour l'établissement de la voie ferrée n'ont pas fourni souvent l'occasion d'observer qu'une influence notoirement nuisible en fût dégagée. Je ne dis pas qu'aucun inconvénient n'en était la suite; mais j'ai eu pour client M. Crowley, l'un des principaux administrateurs de cette entreprise, et je me rappelle fort bien en avoir obtenu le renseignement que les accès palustres n'étaient pas communs parmi ses travailleurs de l'Anahuac.

Somme toute, donc, l'évidence est là pour nous dire qu'il y a des fiè-

vres intermittentes sur le haut plateau du Mexique, qu'on en voit surtout
dans la vallée de Mexico; mais que, nulle part, elles ne s'y développent
avec la fréquence et la gravité que les conditions du sol et les ardeurs
solaires tendraient à faire prévoir. Consignons donc deux faits incontestables sur l'Anahuac : l'existence de ces fièvres et leur rareté relative.

Si la préservation eût été absolue, nous nous serions trouvés en présence de ce doute : est-ce le miasme délétère qui a manqué, ou bien sa
liberté d'action? Mais l'événement a prouvé de tout temps, à Mexico, que
cette hésitation de nos esprits ne serait pas raisonnable; car la fièvre, par
le seul fait de sa présence, a toujours témoigné de l'existence de sa cause,
non moins que de la constance de ses effets. Bien plus, en ne cédant que
faiblement à son influence malfaisante, la marche de l'affection a prouvé
l'affaiblissement de l'action qui lui donne naissance. Nous nous trouvons
en présence de ce fait : que, sur l'Anahuac, le miasme des marais est
élaboré d'une manière peu vigoureuse. On est ainsi forcément conduit à
se demander d'où provient cette faiblesse, lorsque surtout, à ne considérer que la topographie et l'élévation absolue de la température, un sol
éminemment marécageux et des rayons solaires très-puissants devraient
nous porter à la conviction de la plus grande insalubrité possible, au
point de vue des fièvres d'accès. Il ne faut pas oublier, en effet, que nous
faisons ici l'étude d'une localité très-franchement paludéenne, submergée
même avec une exagération insolite, et qui possède un rayonnement solaire élevant le thermomètre de 35 à 45 degrés. C'est donc, bien réellement, un pays très-original sous le rapport des influences hygiéniques;
un pays qui, malgré ses 17 degrés de température moyenne annuelle et
les rayons puissants que le soleil lui envoie sur un sol partout marécageux, ne présente à notre observation qu'un ensemble de phénomènes
morbides, tel que nous pourrions le voir au niveau de la mer dans des
contrées modérément entrecoupées de marais, par 50 ou 55 degrés de latitude. Eh bien, je n'hésite pas à dire que ce fait ne trouve pas dans la
science une interprétation facile, et j'ajouterai qu'il ne me paraît pas
possible d'en éclairer les difficultés autrement que par la constatation de
cette vérité : « Sur l'Anahuac, presque toutes les nuits sont froides.»

Le moment est donc venu pour nous de rappeler le phénomène que
plusieurs observateurs judicieux ont constaté : c'est que le miasme paludéen ne s'élabore nulle part par des journées éclatantes et qu'il se produit partout, parfois dans des journées chaudes et couvertes, mais de
préférence lorsque le soleil se trouve au-dessous de l'horizon. J'ai traité
moi-même ce sujet en termes qui mettent clairement en évidence ma
ferme adhésion à cette croyance. En la supposant suffisamment justifiée,
je vous prierai d'imaginer un pays où la lumière diurne soit toujours des
plus vives; qu'à l'éclat de ses journées succèdent des nuits constamment

refroidies, et vous aurez entravé la genèse du miasme des marais par les deux ennemis dont elle ne triomphe nulle part : le froid et le rayon solaire.

Or, c'est là précisément la double condition de la vallée de Mexico. L'abaissement nocturne de température y est d'une évidence incontestable. Le chapitre qui traite de la météorologie nous en dit la cause : c'est le rayonnement de la chaleur du sol vers un ciel serein. Nous savons déjà que le phénomène est nettement dévoilé par des gelées considérables pendant des nuits précédées et suivies de journées brûlantes. Mais on peut le rendre aisément palpable par une mesure expérimentale qui a été souvent pratiquée. Prenez deux thermomètres à minima ; placez-les sur un sol uni, à 10 mètres l'un de l'autre, par une nuit claire de février ou mars. Au-dessus de l'un d'eux, étendez une toile de couleur foncée de 3 mètres de diamètre et à 150 centimètres de hauteur. L'index de chacun de ces instruments vous dévoilera sûrement le phénomène. Celui que vous avez abrité vous donnera de 4 à 8 degrés de plus que celui qui est resté sans protection. Les détritus organiques, s'il y en a sur le sol autour d'eux, auront donc pu se trouver en contact, d'un côté, avec 6 degrés, par exemple, et, d'autre part, avec 14 ou 15 degrés de température. Ceux-ci auraient eu le moyen de fermenter d'une manière nuisible ; chez ceux-là, tout travail malfaisant aurait dû s'éteindre

Cette expérience renouvelée donne des résultats constants. Je l'ai vue reproduite d'une manière naturelle par le fait suivant : Dans la partie basse du bourg de Tacubaya, situé à 4 kilomètres de Mexico, existe une maison basse avec cour et petit jardin. Elle est presque entièrement recouverte par un frêne énorme dont le branchage s'est singulièrement développé en direction horizontale. Les cas de fièvre intermittente y ont été différentes fois observés, et il est très certain que cet abri contre le rayonnement nocturne de la cour et du jardin mérite d'en être considéré comme l'unique cause ; car je ne sache pas que les autres habitations de la localité aient été frappées des mêmes accidents. Je parle ici du temps que j'exerçais dans le pays.

Plus tard, dès 1862, lorsque l'envahissement considérable des eaux vint contribuer à rendre les fièvres d'accès plus communes dans les environs de la ville et moins rares dans la capitale elle-même, je pus comparer les observations qui s'y rattachèrent avec celles que tout le monde a faites au niveau de la mer dans les pays chauds, marécageux. Ce parallèle fut réellement très-riche d'enseignements. Dans les localités chaudes et basses, en effet, les marais respirés en plein air sont toujours dangereux et quelquefois mortels, aux heures où le soleil n'est plus sur l'horizon. Les promenades nocturnes, à la campagne, sur les bords de rivières boisées, y sont nuisibles au premier chef.

En est-il de même sur les plateaux élevés? Évidemment non. Je ne sache pas que des voyages nocturnes y fassent jamais courir des risques sérieux au point de vue qui nous occupe. Des nuits passées à la belle étoile y pourront causer des pneumonies, des inflammations pleurales, des rhumatismes; mais des accès intermittents n'en seront que bien rarement la conséquence. Les Indiens de la vallée, qui acquièrent aujourd'hui ces fièvres, habitent, la nuit, des cases humides; ils s'y entassent, eux et leurs animaux, sur un sol boueux où l'eau du dehors a croupi. Le toit qui les couvre rend tout rayonnement impossible et leur tassement contribue à les environner d'une atmosphère chaude qui détruit leur sécurité. Ils ont alors la fièvre que les conditions du sol ont préparée, tandis que la protection habituelle a perdu ses droits sous l'abri d'un domicile déplorablement installé.

Les cas moins nombreux observés dans la capitale elle-même m'ont paru emprunter généralement leur origine à la même cause. Des rez-de-chaussée pleins d'eau croupissante, que des parquets rudimentaires recouvrent fort incomplétement, acquièrent par l'habitation une température élevée et fort peu variable entre le jour et la nuit. La malaria y couve sans obstacle et s'en dégage avec tous ses effets délétères. La surprise qu'on en peut éprouver ne provient nullement des accidents euxmêmes, mais du fait qui les présente peu nombreux et toujours empreints d'une grande bénignité au milieu d'un foyer en apparence si corrupteur. Ces souffrances ont été en effet, de tout temps, et elles sont encore aujourd'hui assez rudimentaires pour que les habitants de Mexico, dans le passé comme actuellement, se soient vus délivrés du souci d'appartenir à un sol paludéen, quant aux conséquences habituelles que ce mot entraîne.

En ce qui regarde les campagnes qui sont une dépendance des environs de la capitale, il est très-certain que je les ai vues dans des conditions meilleures qu'en 1866. Ce que j'en avais dit cinq ans avant cette date, a été la peinture fidèle des temps que j'ai connus. Leur préservation était alors plus radicale et faisait un contraste plus frappant avec les conditions de sol qui, quoique moins déplorables qu'aujourd'hui, étaient déjà très-caractéristiques et surabondamment marécageuses. Mais quelles qu'on ait pu les voir plus tard, il est certain qu'elles n'infirmèrent nullement, mais justifièrent sans nul doute mes convictions précédemment émises; car il est notoire que la réunion infectieuse de toutes les influences que nous vîmes se grouper dans cette localité depuis 1861, n'aboutit jamais qu'à démontrer sa faible puissance au point de vue des fièvres d'accès. Ainsi que je l'ai déjà dit, Mexico ne cessa jamais d'être le refuge des hommes dont la santé avait été compromise par les émanations palustres de niveaux moins favorisés. Comme toujours, cette habitation hâta leur convalescence. Alors, comme en tout temps, médecins civils et médecins militaires, nous conseillâmes le séjour, non-seulement du plateau, mais de la capitale elle-même aux fiévreux des terres chaudes du pays. Qui oserait dire que nous eûmes jamais à nous repentir de cette sage pratique, en dehors des cas où la vie était déjà trop gravement compromise[1]?

Quoi qu'il en soit, donc, de l'accroissement réellement sensible des fièvres observées aux environs de Mexico, à l'époque dont nous venons de nous entretenir, l'étude approfondie de cet intéressant sujet nous conduit de plus en plus à l'affirmation que les grandes altitudes sont généralement un obstacle au développement des accès intermittents et qu'elles y réussissent surtout au moyen du refroidissement nocturne. Telle est la vérité dont on ne saurait méconnaître l'intérêt au point de vue de l'hygiène de ces localités elles-mêmes. Mais je croirais avoir manqué la moitié de mon but, si je négligeais de dégager de cette étude une importance plus générale qui intéresse tous les niveaux. Aussi appellerai-je tout de suite l'attention sur l'impuissance constatée des rayons directs du soleil pour faire éclore, sur l'Anahuac, le principe des fièvres intermittentes. Cette circonstance confirme la pensée que ce principe est incompatible avec la vive lumière et avec les rayons trop échauffés de l'astre dont elle émane. Cette lumière, en effet, et cette température directe existent sur le plateau au moins au même degré que dans les localités de ce même pays situées à des niveaux bien inférieurs ; et cependant les résultats pathologiques y diffèrent de la manière la plus essentielle.

On comprendrait difficilement cette différence de résultats, dans des localités où l'on vit sous les mêmes conditions de lumière et de chaleur directes, si ces phénomènes morbides si différents avaient à dépendre de cette uniformité de température et de rayons solaires ; cela ne serait nullement logique. Nous puisons donc là, en réalité, un enseignement incontestable, d'un intérêt général, qui corrobore la pensée d'un antagonisme entre le développement du germe morbide paludéen et les ardeurs trop vives d'un soleil éclatant.

§ 2. — *Rapports de l'altitude avec les maladies à base infectieuse.*

J'ai lieu de croire que mes lecteurs ne verront pas avec indifférence les déductions générales auxquelles notre étude sur les hauteurs permet

1. Nous avons déjà vu ce qu'il en était pour les fièvres intermittentes, et peu de temps après mon arrivée à Palmar, je demandais de faire monter sur le haut plateau tous les individus qui, séjournant à Orizaba, voyaient leurs maladies se perpétuer, se terminer, se reproduire sans cesse. Outre l'amélioration que j'observais moi-même, j'avais encore, pour motif d'en agir ainsi, l'opinion répandue dans le pays qu'on ne guérit des fièvres en particulier que quand on a franchi les *Cumbres*. — Coindet, t. I, p. 223. Voyez aussi p. 268 et suiv.

ainsi de fixer nos esprits. C'est dans cette confiance que je continuerai, pour un moment encore, de maintenir l'attention sur le sujet important des miasmes et des émanations dangereuses, considérés dans leurs rapports avec la pression de l'air. La ville de Mexico nous sera, comme dans les pages antérieures, un élément très-fructueux de méditations. En voyant sa situation au milieu de terrains marécageux tour à tour inondés par les crûes d'eau et desséchés à l'époque où les pluies cessent, on se livrerait volontiers à la pensée que cette capitale est constamment empoisonnée par une influence paludéenne des mieux marquées. Je viens de faire voir ce qu'il faut croire des résultats de cette situation. Je me crois autorisé à en conclure que les marais qui entourent Mexico n'agissent guère sur elle en vertu de leurs émanations paludéennes.

Si l'on devait s'arrêter à la pensée d'une action malfaisante par le fait du retrait de leurs eaux à l'époque de sécheresse, ce seraient les immondices venues de la ville qui les mettraient dans ces conditions regrettables. Il était important de faire ressortir cette vérité avant de se livrer à d'autres considérations à cet égard.

Il en résulte que c'est dans la ville même qu'il faut rechercher l'influence principale de l'hygiène locale sur la santé. Or, je ne sache pas qu'en réduisant ainsi la question il puisse y avoir un sujet plus digne d'une sérieuse étude. Que voyons-nous, en effet, dans cette majestueuse capitale du haut Anahuac? Un nivellement désastreux, une hygiène urbaine des plus négligées, la stagnation dans les maisons, dans les rues, des matières les plus insalubres. Nous savons déjà qu'à l'exception du sol qui forme le fond du lac de Tezcoco, Mexico se trouve située dans la partie la plus basse de la vallée. Elle ne dépasse même, dans les meilleurs temps, le niveau de cette lagune que d'environ 2 mètres, différence insignifiante si l'on réfléchit aux crûes considérables que les pluies périodiques peuvent occasionner dans ce voisinage dangereux. Toutes ces conditions font aisément comprendre l'arrêt inévitable des immondices de la ville dans des conduits mal nivelés et d'un débouché difficile. Les eaux du lac de Tezcoco n'ayant d'ailleurs pas d'autre issue que celle qui leur est fournie par une évaporation incessante, les émanations lentement soustraites par un faible mouvement des eaux reviennent sur la ville par un caprice de courant d'air qui les y ramène.

Quant à la ville elle-même, l'aspect en est effrayant pour un hygiéniste soucieux du bien public. Le bon vouloir des municipalités y a toujours été digne d'éloges sans doute; mais la situation est des plus difficiles. Pour certaines rues, le faible courant qui s'établit vers le lac est si près de la nullité que l'eau de la saison des pluies et les liquides des égouts y séjournent outre mesure ou s'écoulent avec une lenteur qui permet aux matières non dissoutes de se déposer au fond des conduits et de les obstruer en peu de temps. L'installation des maisons et le transport au dehors des matières nuisibles à la santé publique serait ici plus que partout ailleurs d'une nécessité élémentaire. Malheureusement, rien n'y est encore suffisamment réglementé. Chacun y construit à sa guise les lieux destinés à recevoir le produit des déjections humaines.

Il en résulte que, pour un dixième environ des maisons, des trous creusés dans le sol et presque jamais vidés, abandonnent aux infiltrations les matières que des villes plus soigneuses de leur bien-être soustraient assidûment des lieux habités. Une partie plus considérable de propriétaires a soin de ménager à ces déjections insalubres des conduits mal clos qui traversent les cours et les déversent à grand peine dans les égouts des rues. Ce passage est souvent impossible à cause de l'enfoncement des maisons; toujours il est fort lent et toujours aussi, à travers des pierres mal jointes, des émanations repoussantes frappent le sens qui les perçoit.

Quelques maisons ne sont pourvues que d'une manière fort insuffisante de l'installation indispensable. D'énormes pots en grès sont chargés d'obvier à cette incurie et, chaque jour, des chariots qui parcourent les rues en puisent le contenu qu'ils transportent hors la ville.

Quoi qu'il en soit, les huit dixièmes environ des maisons ont des conduits qui les mettent en communication avec les égouts pratiqués dans les rues. A une époque non loin de nous, ces égouts étaient à ciel ouvert ou n'étaient recouverts que par de grosses pierres mal jointes. Aujourd'hui, nous n'avons plus l'aspect de ces immondices dans les meilleures parties de la ville; mais le nivellement que nous avons déjà fait connaître les maintient presque immobiles sous le flot incessant qui encombre insensiblement les conduits.

Le moyen employé pour remédier à ce défaut de libre écoulement est des plus élémentaires. On étend sur une partie de la rue du fumier desséché. Des condamnés aux travaux publics armés de sceaux descendent dans les souterrains et en vident lentement sur la voie publique l'immonde contenu que le fumier habilement disposé est chargé de retenir. L'évaporation a soin de momifier assez rapidement cette poudrette, que le citadin est obligé d'effleurer en passant du regard et de l'odorat.

Ainsi donc, au temps de sécheresse et tous les ans, les conduits souterrains ouvrent leurs portes et déversent sur les rues les immondices dont l'écoulement n'a pu les débarrasser. Des tombereaux en emportent le résidu desséché. De la sorte, aujourd'hui ce quartier, demain cet autre, un autre jour un quartier plus loin, et cela pendant six mois environ, la ville se trouve sous le coup de ce travail de dessiccation qui l'empoisonne.

Tel est l'état des choses. Ma plume en en traçant le tableau s'est efforcée d'en adoucir les couleurs qui auraient effarouché par trop de réalisme. Ce que j'ai dit suffira à fixer l'attention sur ce que je n'oserais décrire avec une complète exactitude. La réalité est à ce point, qu'une capitale de deux cent mille habitants se dépeuplerait rapidement au milieu de conditions pareilles, si elle se trouvait située au niveau de la mer sous l'influence d'une température moyenne annuelle de dix-sept degrés, qui est celle que l'on constate dans cette capitale.

Avec ce degré de chaleur à l'ombre, en effet, les gaz ammoniacaux peuvent se former assez rapidement. Mais ils prennent surtout naissance sur les rues et dans les cours avec une force que feront aisément comprendre les ardeurs solaires dont nous avons parlé dans plusieurs passages de ce livre. A ces produits azotés s'ajoutent toutes les combinaisons ou les mélanges dont les fermentations complexes des substances végéto-animales peuvent être la source, et comme leur abondance est en rapport avec les quantités de matières qui en sont l'origine, l'étendue du sol qui s'en trouve imprégné et la température qui s'exerce sur elles, on comprendrait difficilement que la vie pût se développer à Mexico, même dans des conditions médiocres de force, si cette ville ne se trouvait située à deux mille deux cent soixante-dix-sept mètres d'altitude. A cette hauteur, en effet, la dépression de l'atmosphère équivaut à dix-huit centimètres du baromètre, c'est-à-dire au quart environ de sa pression au niveau de la mer. Non-seulement cette diminution facilite, comme on le sait, l'évaporation des liquides et des substances susceptibles de se gazifier, mais encore permet aux gaz formés de s'élever rapidement, surtout lorsque des rayons solaires très-ardents les frappent au lieu même de leur origine. Il y a plus : l'expérimentation a prouvé que tous les gaz susceptibles de se dissoudre dans le sang se fixent sur ce liquide au moyen de la respiration. La pression de l'air ne saurait être étrangère au degré d'énergie de ce phénomène qui, pour cette raison, se trouve entravé, à l'altitude de Mexico.

Tels sont les éléments protecteurs qui ont permis à cette belle capitale de se développer avec quelque splendeur. Mais on aurait tort de croire que les conditions déplorables que nous avons décrites soient restées sans effet sur la santé de ses habitants.

Les démonstrations sont ici fort difficiles à donner. Ces questions se jugent ordinairement par la statistique, et ce genre de travaux, utiles quand ils ont été consciencieusement exécutés, font courir les plus graves risques d'erreur, lorsque leur exécution a manqué des éléments qui puissent garantir l'exactitude des résultats. Or les statistiques de Mexico nous inspirent cette crainte. On y calcule, il est vrai, assez exactement les décès et les naissances. Mais lorsque, pour arriver à fixer le terme moyen de durée de la vie, on cherche le rapport avec le nombre d'habitants, les recensements exacts font défaut pour établir avec confiance ce dernier terme de comparaison.

Si l'on veut, en outre, par d'autres soins, déterminer la mortalité pour chaque âge, on arrive à découvrir que la désignation indispensable manque souvent sur les registres des paroisses, et d'ailleurs nous n'ignorons pas que, pour l'ordinaire, l'âge du défunt y est signalé d'une manière fort arbitraire. Ces conditions regrettables détruisent les éléments d'une bonne statistique et m'obligent pour ma part à confesser que je ne donne qu'une foi médiocre à celles qui existent. Les habitants de Mexico me sauront gré de cette sage réserve; car si l'on s'en rapportait aux chiffres établis, on arriverait à constater des résultats effrayants pour le séjour de la capitale. Ainsi, par exemple, en portant les regards sur les travaux de ce genre faits, de 1855 à 1860, relativement au district entier de Mexico, on a pu établir les données alarmantes que voici :

Habitants.	220,000
Moyenne annuelle de mortalité (environ).	12,000
Moyenne de naissances (environ)	16,000

Ces chiffres, qui sont en réalité puisés à des documents officiels, ont été positivement adressés à des journaux européens, où je les ai lus, dans le but de prouver la propagation rapide de l'espèce humaine au Mexique par l'excédant annuel de quatre mille naissances dans le district fédéral tout entier. Mais à côté de ce résultat satisfaisant, ne voyons-nous pas le rapport de la mortalité avec les habitants?

Or, en tenant compte de l'excédant des naissances pendant les cinq années que nous mentionnons plus haut, ce rapport ne nous permettrait pas de signaler plus de vingt ans comme terme moyen de durée de la vie. Il ne nous paraît pas que ce soit là la vérité; aussi nous empresserons-nous de porter les yeux sur des données plus raisonnables signalées déjà par M. Rafael de Castro dans les années de 1850 à 1860. Le terme moyen annuel des décès de la capitale a été de 7667 pour une population que Don Miguel Lerdo élevait à 185 000 habitants, en 1856. C'est une mortalité de 4,14 pour 100. Mais le choléra avait sévi dans cette période et les décès s'en étaient accrus d'une manière sensible. Il n'en est pas moins vrai qu'abstraction faite des années d'une calamité exceptionnelle, le chiffre à peu près normal de la mortalité est d'environ 7 500 annuellement, sur 8 100 naissances. On arriverait ainsi à constater que le terme 23 représenterait le chiffre approximativement vrai, mais un peu exagéré, de la vie moyenne à Mexico.

D'autres travaux consciencieusement entrepris sont arrivés à poser un chiffre un peu plus élevé. Mais l'optimisme le plus obstiné ne s'est pas hasardé à signaler pour Mexico plus de vingt-huit ans à la durée moyenne de la vie. Que conclure encore? que très-probablement la vie moyenne à Mexico n'arrive pas à vingt-cinq ans et que, selon beaucoup de probabilités admissibles, elle ne dépasse pas vingt-trois, si tant est qu'elle arrive à ce chiffre.

Or, lors même qu'on admettrait le chiffre le plus consolant, qui est certainement exagéré, n'est-il pas bien digne de remarque que sous un ciel des plus séduisants, la vie moyenne se refuse à plus de vingt-cinq ou vingt-huit ans de durée? Il nous serait facile, si nous voulions mettre à profit ce résultat déplorable, de faire retomber toutes les causes d'alarme sur la mauvaise hygiène urbaine de Mexico. Nous ne commettrons pas cette injustice, et nous ne serons pas, d'ailleurs, si peu conséquent avec ce que nous avons déjà dit sur les conditions générales qui sont faites à l'homme au milieu d'une atmosphère dont la raréfaction est d'un quart environ de sa densité du niveau de la mer. Est-ce à cette raréfaction, est-ce à sa malpropreté que la capitale doit le malaise qu'on remarque dans la vie de ses habitants? C'est ce que nous allons nous efforcer de déterminer.

Ce n'est pas toujours la statistique qui rend compte des défaillances de la vie. Personne n'ignore qu'on peut être faible et vivre longtemps, qu'on peut être fort et propager fort peu son espèce. On a donc bien souvent besoin d'avoir recours à l'observation et aux jugements des gens sensés, en dehors de tout calcul mathématique, pour se former une idée plus ou moins approchée de la vigueur et de la décadence physique qui deviennent ainsi évidentes dans l'ensemble d'un peuple par des convictions qui repoussent le secours d'un chiffre. Nous le savons mieux que personne, nous médecins exercés de cette capitale. Nous savons par la marche habituellement insidieuse des maladies, par le peu de durée des réactions inflammatoires vives et franches, combien l'on a le droit de douter des forces habituelles de ses malades comme élément de régularité et de précision dans la marche et dans le traitement de leurs affections. La défaillance y domine souvent assez pour ne pas nous laisser de doutes sur l'affaiblissement préalable de nos clients.

Un autre caractère apparaît évident, pour les observateurs, dans l'ensemble des maladies qui règnent à Mexico : c'est leur tendance à se dessiner par une constitution pathologique tranchée en affectant dans certaines saisons un type épidémique. Or, est-ce là un signe distinctif de l'influence d'une hygiène urbaine spéciale? non, pas absolument, il faut l'avouer, puisque sur tout le plateau le plus élevé de l'Anahuac la pathologie, en général, paraît se marquer par les mêmes caractères, du moins dans sa région intertropicale. Pour arriver donc à déterminer nettement l'action réelle de la capitale sur la santé de ses habitants, il faut pousser

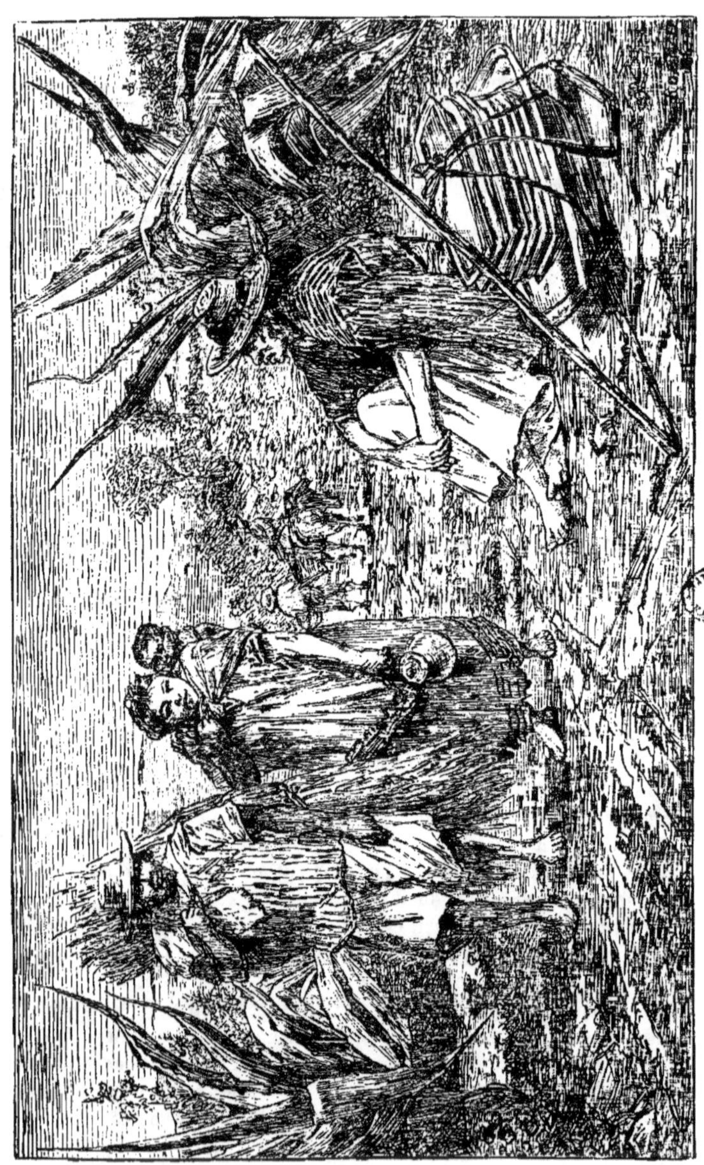

INDIENS DE LA VALLÉE DE MEXICO (2280 MÈTRES D'ALTITUDE).

plus loin la comparaison avec les autres villes populeuses du haut plateau.

Or, dans ce cas, les doutes se dissipent assez facilement. Pour ma part, le souvenir que je conserve de mes deux ans de pratique à Puebla me permet de formuler très-nettement ma pensée à cet égard. Dans cette ville, les maladies chroniques sont fort communes. Elles affectent des caractères généraux qui les ramènent à un type primitif dans lequel un état anémique paraît avoir dominé. C'est ainsi que les altérations fonctionnelles de l'estomac, et par suite les diarrhées atoniques rebelles, sont d'une observation journalière ; c'est ainsi encore que les névralgies et les névroses de tout genre désolent l'intéressante population de cette ville. Le typhus, moins souvent épidémique qu'à Mexico, s'y présente fréquemment avec les réactions vives, inflammatoires du début. On y meurt, en somme, sauf les cas de typhus et de pneumonie, le plus souvent par les suites ordinaires et lentes de souffrances prolongées, ou par des états aigus préparés par ces souffrances et qui les terminent brusquement d'une manière accidentelle.

A Saint-Louis, à Zacatecas, à Guanajuato, paraissent régner d'une manière générale les maladies les plus ordinaires du haut plateau ; mais les réactions inflammatoires, quoique toujours à marche insidieuse, y sont plus franches, au dire de praticiens exercés auprès desquels je me suis efforcé de m'éclairer à propos d'un sujet qui, on le sait, me préoccupe depuis un grand nombre d'années.

Il résulterait de ce parallèle que les maladies dont on meurt à Mexico sont celles qui dominent en général sur le haut plateau de l'Anahuac. Mais ces maladies y présenteraient des caractères de gravité et s'y observeraient avec une fréquence peu commune dans d'autres localités plus favorisées. C'est, en effet, le propre des émanations végétales de produire des affections qui se distinguent par des caractères spéciaux, tandis que les fermentations et les exhalations urbaines, le plus souvent azotées, qui se produisent dans les grands centres de population, sans déterminer aucune maladie de nature exceptionnelle, ont la propriété d'imprimer à toutes des caractères de gravité et de fréquence qui en augmentent les terminaisons funestes.

Ainsi donc, c'est ce résultat déplorable que nous voyons se produire à Mexico ; déplorable, disons-nous, et d'autant plus déplorable, en effet, qu'il n'est pas saisissable dans un symptôme, accessible à un moyen, parce qu'il affecte toutes les formes de la pathologie avec le caractère général le moins facile à combattre : la défaillance des forces.

Mais gardons-nous bien d'exagérer la situation. Les accidents qui paraissent incontestablement devoir s'attribuer aux détestables conditions urbaines dont je viens de tracer l'aperçu, ces accidents, dis-je, sont

assez peu nombreux pour exciter la surprise par leur peu de fréquence.
Il n'y a pas là une constitution médicale bien sérieusement dessinée.
Rien n'y affecte le caractère-continu d'une infection bien constatée. Ce
que les médecins observent dans la pathologie de Mexico se voit aussi
dans les autres localités du haut Anahuac, et, tandis que les conditions
que j'ai décrites et les dangers qu'elles font craindre dans la capitale
sont si tranchés et si nettement exceptionnels, nous en sommes réduits à
de faibles nuances dans la marche des maladies, pour en constater les
effets sur la santé des habitants. Personne n'oserait dire que ce ne soit
pas là un spectacle surprenant. Fuir les campagnes librement aérées des
terres chaudes, et leurs paysages admirablement accidentés, et leur végétation ravissante, pour venir demander au cloaque de la capitale le
redressement d'une santé détruite par l'impaludisme; se sentir revivre
au milieu de cet air urbain qu'avec mille raisons on dirait empesté; tels
sont les faits dont j'ai été témoin pendant un assez grand nombre d'années pour ne plus pouvoir conserver de doutes sur leur incontestable
authenticité.

Conclusions.

Il est donc indubitable que l'altitude n'est pas seulement d'un secours
manifeste contre l'influence des marais; mais encore, d'une manière
aussi digne d'étude, contre les émanations urbaines les plus insalubres.
Nous avions déjà constaté, dans un précédent chapitre, que la fièvre jaune
est absolument impuissante sur les hauts niveaux. Cette prophylaxie
bienfaisante s'exerce, par conséquent, sur des conditions redoutables et
préserve de nombreux malheurs. Que ne nous est-il donné de proclamer
que ses bienfaits s'étendent à toutes les maladies susceptibles de se com
muniquer par la fréquentation des hommes et par les états épidémiques!
Mais malheureusement, il n'en est pas ainsi. J'ai vu, à Mexico et à Puebla, un grand nombre d'affections s'étendre épidémiquement, et l'on
pourrait dire que la tendance des maladies à se généraliser s'observe partout sur le plateau. Le choléra, d'ailleurs, est venu démontrer que l'altitude de 2300 mètres ne lui est pas un motif de préservation. Il fit, en 1833,
d'affreux ravages sur les hauteurs de l'Anahuac. J'ai été témoin d'une
épidémie formidable à Puebla en 1850 et d'une autre à Mexico en 1854. Il
ne parut pas que nos malades reçussent aucune influence de la raréfaction de l'atmosphère, et la maladie elle-même ne présenta aucun caractère qui permit de la distinguer de ce qu'elle a été dans le monde entier.
Il est donc très-certain que si l'altitude, d'une part, agit incontestablement d'une manière favorable contre la propagation de certaines maladies qui comptent l'infection miasmatique pour base de prédilection,
cette même altitude, d'autre part, paraît certainement indifférente ou

nuisible dans la genèse d'autres affections appartenant au même ordre étiologique. Il y aurait là, par conséquent, pour un observateur pénétrant, l'occasion d'une étude sur la nature des substances dont l'air peut être vicié et qui par leur entrée dans l'économie ont souvent le pouvoir d'y produire des désordres morbides. Les rapports que leur absorption entravée ou facile paraîtrait avoir avec la pression barométrique ne sauraient, en effet, laisser indifférent un esprit sérieux qui ne sépare jamais ses jugements des leçons de la nature et qui prend pour habitude de toujours les soumettre à ses lois. Guidé par ces principes, il aurait une juste tendance à prendre pour gazeuses toutes les substances nuisibles que nos moyens d'investigation auraient été impuissants à apprécier et qui paraîtraient obéir à la pression de l'air, de manière à modifier leurs actions physiques, c'est-à-dire leurs dissolutions dans les humeurs animales, proportionnellement à la densité de l'atmosphère elle-même. Il est notoire, en effet, que le poids de l'air ne saurait diminuer sur un liquide sans y faciliter les dissociations des combinaisons éphémères dont ce liquide se trouverait être le réceptacle.

Lorsqu'au contraire l'homme, entouré d'agents invisibles qui altèrent sa santé, obéit à leur influence sans nul égard à la pression qui s'exerce sur lui, nous devrions avoir une tendance naturelle à penser que, outre leur nature propre et caractéristique, grand nombre de maladies offrent des éléments de vitalité à des êtres parasitaires qui n'existent pas nécessairement chaque fois qu'apparaît l'affection dont ils s'alimentent ; mais lorsqu'ils la compliquent de leur présence, outre qu'ils en aggravent individuellement la marche naturelle, ils lui apportent un élément de propagation qui constitue les épidémies de tous ces cas morbides dont ils portent en eux-mêmes les propriétés essentielles.

Ce serait alors dans le monde des invisibles, un fait analogue à celui qui se produit grossièrement par le contact d'un individu atteint de la gale. L'acarus qui a mission de l'inoculer manifeste toujours sa présence par des symptômes invariables qui ont pour base la vésicule toujours identique et la vive démangeaison qui l'accompagne.

Dans cet ordre d'idées, il ne manquerait au choléra sporadique pour étendre ses ravages en tout pays, que l'être parasitaire dont l'Inde nous a légué le redoutable germe. Mais une fois muni de cette superfétation fertilisante, ce mal meurtrier échappe aux lois physiques de la pression de l'air, parce que l'élément chargé de le disséminer n'a lui-même rien d'aériforme, rien qui soit susceptible d'acquérir des densités plus grandes ou plus amoindries sous l'action barométrique de l'atmosphère. C'est du moins ce que l'on a pu penser en voyant cette maladie rester absolument indifférente à la dépression considérable des hauteurs de l'Anahuac.

Lorsqu'au contraire le vomito prieto s'arrête à 1000 mètres d'altitude ;

lorsque des malheureux que le germe a blessés à leur passage à Veracruz, viennent mourir à Mexico des suites naturelles de leur maladie ; lorsqu'autour de ces déplorables victimes le mal s'éteint absolument et ne donne plus aucun signe de sa présence, il est permis de croire que les émanations auxquelles cette affection puise sa raison d'être, sont gazeuses par nature et obéissent en cette qualité aux lois physiques de dissolution.

Mais il est bien certain que nos investigations, en ce sens, tombent tout de suite dans un grand embarras. Nous voyons, en effet, de prime-abord, que parmi les maladies infectieuses qui réclament notre examen, il en est qui s'individualisent à ce point que jamais l'homme lui-même qui les acquiert n'en devient un élément de propagation. Telle est, par exemple, la fièvre paludéenne. Nulle part on n'a pu prétendre que les effluves qui s'échappent du fébricitant, ses sueurs abondantes, les linges qui en restent imprégnés, aient réussi à provoquer des phénomènes analogues par la cohabitation ou le contact. Cette croyance est surtout justifiée par ce qui se passe chez les malades dont les accès continuent leur cours régulier loin du foyer de production. Il devient alors évident que le germe du mal n'agit que sur place, dans sa pureté originelle et directe, et qu'il s'épuise dans l'individu même qui a cédé à ses atteintes.

D'autres affections de même ordre prennent l'homme en quelque sorte pour support et s'en servent comme d'un champ de culture. Loin de s'y épuiser, tout d'abord, le mal s'y corrobore et se transmet de proche en proche avec une vigueur nouvelle, jusqu'à ce qu'il cesse de trouver des individualités qui l'accueillent sans combat. Pour ce genre d'affections, quelle qu'ait été l'importance primitive du lieu de production, le mal isolé plus tard de sa cause originaire se suffit à lui-même et se régénère par sa seule vigueur. Tel est le choléra, tel aussi le typhus, tel encore un grand nombre de maladies essentiellement bénignes et qui prennent, on ne sait pourquoi, les caractères d'une épidémie.

Personne n'oserait mettre en doute l'importance des investigations qui auraient pour but de reconnaître la nature de l'agent invisible qui préside à la propagation et à l'énergie de ces fléaux de l'humanité. Quant à moi, je n'ai pas eu d'autre pensée que d'indiquer le secours que les variations dans la pression de l'atmosphère pourraient fournir à ce genre de recherches. J'avoue que, personnellement, je n'ai pu y trouver encore que des motifs de méditation. Mais je croirais manquer à un devoir professionnel, si j'omettais de dire l'intérêt que mon esprit tend à lui donner. Ce n'est donc pas un résultat, c'est un moyen que je propose à mes lecteurs dans cette question si difficile de la nature et des modes d'action des agents infectieux.

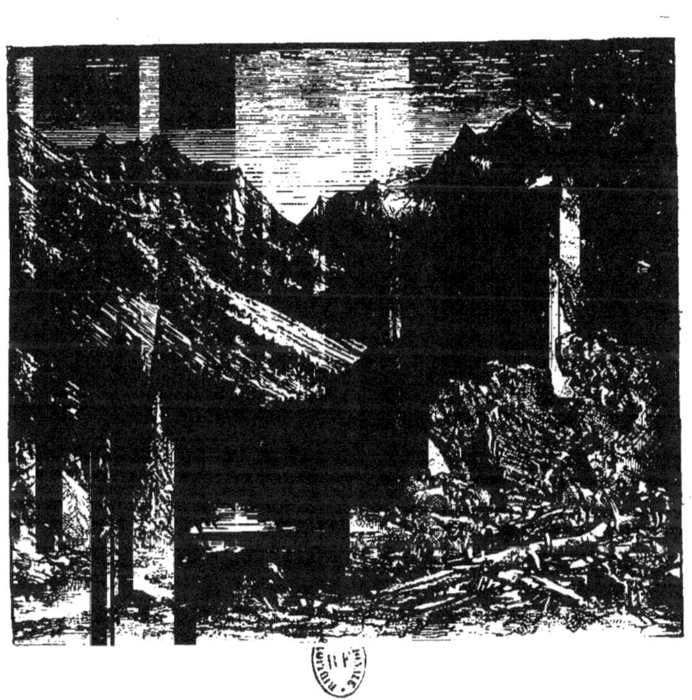

QUATRIÈME PARTIE

CLIMATS DE MONTAGNES

CHAPITRE PREMIER

RÉFLEXIONS PRÉLIMINAIRES

Dans un précédent passage de ce livre, j'ai dit au lecteur sur quelles raisons se fonde la nécessité de diviser mon sujet en deux sections, qui s'identifient sans doute dans l'essence même des vérités dont je m'efforce de faire ressortir l'évidence, mais qui se distinguent cependant par les deux caractères d'une altitude nuisible dans son exagération même, et d'une élévation modérée dont les effets sur la vie sont généralement favorables. Je viens de dire longuement ce qu'il m'a paru juste d'attribuer à l'habitude d'un séjour dépassant deux mille mètres de hauteur dans les pays peu distants de l'équateur. Je veux maintenant mettre à l'étude la seconde partie de ce travail, et dire les effets les plus généraux d'une altitude moins considérable. J'ai surtout le désir de faire comprendre à mes lecteurs ce qui résulte du mélange d'une température naturellement plus basse avec l'habitation sur des hauteurs peu considérables, dans des pays qu'une certaine distance de la ligne équatoriale a fait désigner sous le nom de tempérés.

Le séjour au-dessus du niveau de la mer est, en réalité, le fait le plus ordinaire dans les conditions de la vie humaine. Mais, si nous faisons ici abstraction de l'exactitude mathématique du langage, pour ne nous occuper que de ce qui a une véritable valeur en hygiène, nous nous habituerons à prendre pour niveaux presque maritimes les innombrables parties du sol qui ne dépassent pas deux cents mètres d'élévation. Nous ne pouvons pas même attribuer une influence réellement sensible aux cent mètres qui suivent cette limite. Mais, à partir de trois cents mètres, tous les pays peuvent se trouver assez influencés, au triple point de vue de la température, de l'humidité et des courants d'air, pour qu'il ne soit pas permis de laisser cette condition dans l'oubli, lorsqu'on prétend juger la somme d'action des *circumfusa* dans n'importe quel lieu de la terre.

Je ne saurais dire encore d'un manière générale, et avec la même précision, quelles sont les limites supérieures qui peuvent présenter des dangers pour la vie dans les contrées européennes déjà sensiblement refroidies par la latitude. Mais on prévoit que cette condition même de l'abaissement de la chaleur sera une intervention d'un intérêt de premier ordre, et devra modifier essentiellement bien des conclusions que nous avons retirées de l'étude faite sur les montagnes tropicales. Sans prétendre, donc, que la climatologie des élévations européennes soit absolument différente de celle qui s'étudie dans les pays voisins de l'équateur, il est très-naturel de ne pas confondre l'une avec l'autre, et d'en faire le sujet de deux études qui ne s'identifient que dans leur point de départ par certains principes d'une application immuable.

Dès le premier pas dans cette nouvelle série de nos méditations, nous sommes arrêtés par l'insuffisance de l'exposé précédemment fait dans ce livre sur la géographie des niveaux. Notre but se limitait alors aux grandes altitudes du globe, et c'est à elles seules que nous avons cru devoir donner notre attention dans nos descriptions des hauteurs. Reprendre actuellement ce point, en quelque sorte accessoire, de notre sujet et lui donner l'étendue que réellement il mérite, ce serait sortir des limites que j'ai désiré m'imposer dans les développements de ce travail. J'y ai été guidé par la pensée de donner une importance exceptionnelle aux élévations du globe qui dépassent les régions de l'air où l'homme d'Europe a pris l'habitude de puiser ses ressources. Je pensais rendre ainsi un service véritable en portant l'attention sur des faits dont il me paraissait qu'on avait jusque-là méconnu l'intérêt. C'était, en quelque sorte, la base et le principal mobile de mon étude, et j'y devais procéder par tous les détails susceptibles d'en augmenter la clarté et d'en rendre la compréhension plus facile. De là la nécessité où je me suis vu de décrire longuement les grandes altitudes tropicales qui ont pu devenir habitables pour les hommes. Ces motifs sont une excuse qui me fait pardonner l'aridité un peu monotone que j'ai dû donner aux descriptions des lieux dans une autre partie de ce livre.

Mais, en ce moment, ce serait réellement abuser sans besoin de la bienveillance de mes lecteurs, que de les arrêter par la peinture des aspérités du sol dans des régions de la terre que leurs études les plus élémentaires en géographie leur ont déjà appris à connaître. Il me suffira de dire que la forme des montagnes, les transformations du sol, encaissé en vallées plus ou moins profondes ou librement découvert en plateaux

étendus, influe considérablement pour modifier les actions qui s'exercent
sur la vie des habitants. Il va sans dire que la somme d'élévation au-
dessus du niveau de la mer devra toujours primer, pour nous, toutes les
considérations se rattachant à cette nouvelle étude. Mais nous ne verrons
plus désormais cet élément y dominer comme dans les pages qui précèdent, et notre attention devra s'arrêter, plus qu'elle n'a fait jusqu'ici, sur
l'essence même des influences qui sont la propriété exclusive de la montagne et des formes qu'elle affecte [1].

Après avoir démontré, par les arguments qu'on vient de lire, ce fait
incontestable : que la vie de l'homme se trouve altérée dans sa vigueur
en s'élevant au delà de deux mille mètres d'altitude, le plan de ce livre
ramène donc notre attention à l'étude du séjour sur des hauteurs moins
considérables. Je dois avouer que je n'y possède point une compétence
précisément pratique. Mais j'ai pu méditer les travaux les plus importants, faits par les hommes les plus distingués, qui ont donné leur attention directe à ce point de science, dont l'intérêt est plus essentiellement
européen. Et d'ailleurs, à l'époque où j'exerçai sur les hauts plateaux,
mon expérience trouva fort souvent l'occasion de s'accroître par l'observation de sujets que j'envoyais se traiter à des niveaux inférieurs, et sur
d'autres aussi qui, partis malades de ces niveaux, venaient me demander
mes soins en résidant près de moi. J'espère donc que mes paroles ne seront
pas dénuées d'autorité. J'ai besoin qu'on en juge ainsi pour ne pas encou-
rir, au premier abord, la réprobation de mes lecteurs. Ils se souviennent,
effectivement, que j'ai déjà excité leur surprise en affirmant l'action
débilitante des grandes altitudes. Que vont-ils dire aujourd'hui en m'en-
tendant exprimer la pensée que les effets fortifiants des montagnes moins
élevées méritent d'éveiller des doutes dans nos esprits? Je suis loin, certainement, de vouloir m'inscrire d'une manière absolue contre cette
croyance généralement acceptée ; mais je crains qu'on n'ait eu tort d'en
chercher trop souvent la mesure sur les observations dont les hommes
étrangers à ces localités ont été les sujets. Or, de même que j'ai blâmé
autrefois l'habitude de juger l'insalubrité absolue de Veracruz, par le vomito dont les nouveaux débarqués peuvent être victimes, de même il me
paraît raisonnable aujourd'hui de demander qu'on fasse porter de préférence sur les résidents originaires l'appréciation du degré de salubrité
des montagnes.

En agissant de la sorte, je suis convaincu que l'enthousiasme sera
moins vif et que, sans détruire absolument les vrais motifs de louanges,
la tendance au crétinisme et à la scrofule, non moins que bien d'autres
défaillances fréquentes, paraîtront des sujets sérieux de réflexions con-

1. Voyez la note n° 6, pour la suite de mes études sur l'hypsométrie du globe.

tradictoires. J'indique ainsi suffisamment par ce début l'importance de diviser cette étude en trois sections ,

1° Action des montagnes sur les natifs ;

2° Action des montagnes sur les étrangers.

Ces deux points ne comprenant l'observation qu'au point de vue du séjour prolongé ou définitif, je vois de l'intérêt à ajouter :

3° Effets de la déambulation, des voyages et du séjour temporaire sur les montagnes.

Pour mettre plus de précision dans la pensée qui me guide, je dirai encore que, les influences me paraissant nulles au-dessous de quatre cents mètres et tout à fait d'un autre ordre en s'approchant de deux mille, notre étude actuelle portera sur une zone qui n'est pas inférieure à quatre cents, et qui ne dépasse guère dix-huit cents mètres. C'est dans cette échelle verticale que se trouve comprise l'importante population des Alpes. Des travaux d'un intérêt considérable, publiés par des hommes éminemment distingués, nous permettent d'arriver à des convictions motivées, au sujet de l'hygiène et de la pathologie de cette contrée. Mais, avant de l'aborder en prenant pour base les études approfondies de mes confrères, je veux dire en peu de mots mon impression personnelle.

J'aime à choisir pour champ d'observation sur cette matière les pays profondément ondulés des régions tropicales. Ce goût ne me vient pas d'une prédilection capricieuse ; il est au contraire très-sérieusement raisonné. Dans ces contrées, en effet, les influences extérieures sont des plus vives. L'effet en est généralement très-tranché ; il frappe l'attention d'une façon pour ainsi dire brutale et sans aucun ménagement. On y voit, tour tour et à peu de distance, la sidération la plus violente d'attaques pernicieuses et leur préservation tout à fait absolue ; la tuberculose galopante et l'immunité presque complète de ce désolant fléau.... Les ardeurs d'un soleil tropical y assurent tous les produits qui peuvent trouver leur raison d'être sur un sol humide démesurément échauffé. On sait d'avance ce qu'on doit en attendre et l'effet ordinaire est si tranché, que l'étonnement s'impose aussitôt que la préservation commence.

C'est sur ce théâtre si vigoureusement accentué que mes observations se sont faites. Elles me font un devoir de dire que, quoi que l'on puisse penser avec raison de l'influence salutaire des pays montagneux, l'expérience des pays chauds rend nécessaire à ce sujet de très-sérieuses restrictions. Il est, en effet, devenu très-évident pour moi que cette expression adoptée par la routine ; « *l'air vivifiant des montagnes,* » ne possède en réalité aucune valeur absolue. On peut aisément se convaincre de la justesse de ce jugement en étudiant avec attention la puissante chaîne des Andes qui s'élève à l'occident du golfe du Mexique et présente brus-

quement à l'observateur toutes les péripéties naturelles des pays montagneux, à peu de distance du rivage. Des élévations graduellement croissantes vous éloignent avec rapidité des niveaux maritimes, en présentant
à vos regards charmés les gracieuses élégances de montagnes boisées
qui alternent avec la sévérité majestueuse des pics les plus arides. S'é-
tendant entre leurs masses diversement espacées, des vallées serpentent
en se couvrant d'une végétation puissante ou rabougrie, selon que la nature et l'humidité du sol protégent ou combattent sa variable vitalité.
L'habitant et le voyageur possèdent donc là tous les accidents que la
montagne a l'habitude de prodiguer à ceux qui méditent sur ses influences. J'ai vu moi-même toutes ces scènes naturelles capricieusement grou-
pées et, parmi les plus renommées d'entre elles, des hommes laborieux
demandant au sol la rémunération de leurs peines. Pourrais-je assurer
que l'air de la montagne les a protégés contre l'influence délétère que
tout le monde attribue à la côte du golfe? Ma réponse vous prépare une
déception amère. Je viens vous dire en effet que, si vous restez dans des
localités que la hauteur n'a pas élevées au delà de 900 mètres, la montagne ne vous entoure et ne réjouit vos regards que pour doubler vos
chances de mort. La chaleur, en effet, s'engouffre dans les vallées trop
encaissées et y rend les miasmes plus délétères, et, lors même que les
plaines y sont plus ouvertes, la température y est encore assez puissante
pour puiser dans l'humidité et les détritus végétaux mille moyens de
vous détruire. Les fièvres d'accès, les abcès du foie, les accidents intestinaux, la dyssenterie surtout, y tourmentent l'habitant et le travailleur dans
des proportions inconnues à la côte. C'est là, par conséquent, qu'on peut
reconnaître, non sans tristesse, la dérision surprenante que *l'air vivifiant
des montagnes* a introduite dans les habitudes du langage.

Je ne veux pas dire que l'action de ces intéressantes contrées ne soit
pas, à certains égards, des plus bienfaisantes. Mais on aurait tort de penser que le mérite en puisse être cherché ailleurs que dans le degré d'é-
lévation à laquelle le sol a transporté le séjour de ses habitants. La
montagne n'apporte par elle-même aucun contingent aux bénéfices dont
elle peut être l'occasion. Bien plus, lorsque par leur rapprochement excessif, d'énormes masses resserrent et ombragent démesurément des vallées profondes, l'absence prolongée de soleil, ainsi que la grande humidité, y éternisent les conditions d'hygiène les plus déplorables, dont
l'aspect des habitants, du reste, dénonce tristement les effets.

La montagne n'est donc réellement utile qu'en élevant notre séjour à des
conditions d'aération originales au point de vue de la raréfaction atmosphérique qui en est la conséquence, et exceptionnelles quant à la liberté d'accès
qu'elles assurent à l'air et à la vive lumière. Ce qui revient à dire que c'est
à titre de support qu'il faut reconnaître à la montagne sa principale uti-

lité, sauf à ne pas oublier que certaines particularités de végétation doivent s'inscrire comme élément d'un mérite secondaire. J'ai vu partout au Mexique la preuve de ce que j'avance. Les conséquences vraiment tropicales du climat n'y paraissent pas recevoir de modifications bien sensibles avant de s'y élever à huit ou neuf cents mètres, et encore faut-il dire qu'au delà de cette hauteur, à Orizaba, par exemple, qui dépasse néanmoins douze cents mètres, les fièvres d'accès et la dyssenterie sont toujours redoutables. Ce n'est guère qu'à Jalapa (1300 mètres) qu'on peut constater les bénéfices d'une action désormais et franchement bienfaisante. *

Je ne veux pas prétendre que cette élévation soit partout nécessaire pour arriver à des conditions utiles. Je reconnais, au contraire, qu'elle serait excessive pour des pays européens. Mais sous le tropique, il est une condition qui ne se modifie bien sensiblement qu'à cette hauteur : la température. C'est pour atteindre à cette modification, vraiment caractéristique en hygiène tropicale, que l'ascension est nécessaire au point que je viens de dire.

Du reste, arrivée à ces altitudes, la zone intermédiaire du Mexique se manifeste par des actions dont les effets excitants et toniques ne paraissent nullement douteux. Les plaines du Bajio y sont très-prospères jusqu'aux limites de la *Tierra fria*. A côté d'elles, le Jalisco et le Michoacan et plus loin Cuautla et Izucar nous rappellent que les traits les plus caractéristiques de vigueur des guerres de l'indépendance trouvèrent sur cette zone leurs meilleurs éléments de recrutement et de durée. Le véritable génie de ces luttes mémorables, l'illustre Morelos, était un résident, jusque-là modeste, de ces localités renommées.

De nos jours encore, c'est à ces hauteurs que la turbulence naturelle des habitants porte fréquemment l'inquiétude et le désordre dans l'administration centrale de cette République. De sorte qu'on peut affirmer que, si la présence de la montagne a été partout jusque-là impuissante à protéger les hommes contre les influences naturelles de la latitude, le degré encore modéré de raréfaction de l'air paraît avoir agi favorablement sur eux, à la hauteur qui s'étend approximativement de 1000 à 2000 mètres.

En somme, donc, ce premier aperçu nous fait entrevoir que l'air des montagnes, au Mexique, n'a d'action réelle que dans la mesure des altitudes où il est respiré. Voyons maintenant à quel degré s'exercent ses bienfaits sur les hommes qui le respirent d'une manière permanente dans les climats européens.

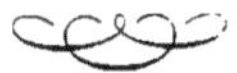

CHAPITRE II

INFLUENCES MORALES DE LA MONTAGNE SUR LES HABITANTS

§ 1. *Considérations générales.*

On a beaucoup vanté, de tout temps, les qualités estimables du montagnard. Je conviens qu'elles sont réelles et surtout profondément empreintes d'originalité. L'amour de son pays possède l'habitant des montagnes et le domine au suprême degré. Mais ce sentiment n'est pas à confondre avec le patriotisme dont les régions de plaines nous fournissent partout le modèle le plus étudié. Pour celles-ci, ce sentiment qui relie tous les cœurs à la patrie par les nœuds d'une solidarité commune, n'est qu'un produit dont l'éducation est essentiellement la source. Il naît de cet ensemble d'événements qui ont constitué dans le passé et résument dans le présent les faits dont se compose leur histoire. L'idée morale, fruit de l'appropriation de ces événements et du respect qu'ils inspirent, domine ici le fait plus matériellement sensible de l'étendue et des qualités du territoire. C'est en ce sens encore que le patriotisme n'est bien souvent qu'une passion passagère, autour de laquelle convergent, pour un temps, des sentiments communs. Nous venons d'en voir un exemple malheureux dans les terribles événements dont la France est actuellement victime. Nous savons, en effet, que le patriotisme des Allemands s'est tout à coup allumé, malgré leurs animosités mutuelles, autour des ressentiments historiques qui les poussaient à venger sur la France des humiliations communes.

Sans nul doute, à côté de ce sentiment développé par l'éducation et qui est pour l'habitant des plaines l'élément le plus ardent de la nationalité, il y a aussi l'amour du pays réduit aux proportions étroites du lieu de la naissance. Mais il ne s'alimente que par des formes indécises : c'est « le clocher légendaire qui m'a vu naître, » le sentier mobile qui serpente dans la prairie, l'enclos fleuri, le verger qui l'entoure, et dans l'ordre moral : la parenté, les habitudes, les amitiés du jeune âge; toutes choses que les caprices du temps et de l'absence heureuse amoindrissent rapidement et même effacent bien souvent d'une manière absolue.

Le montagnard est patriote d'une autre façon. Pour lui, la nature saillante et fortement caractérisée s'impose constamment aux regards sous les formes les plus accentuées. Les sens la saisissent et la gravent profondément dans les cœurs, dès les premières années de l'enfance, non par des considérations d'un intérêt métaphysique, mais sous l'empire d'impressions vigoureuses d'un ordre tout à fait matériel.

L'esprit mieux cultivé pourra plus tard essayer de remplacer ces impressions purement physiques par l'idée plus noble et plus étendue de la patrie selon l'histoire; mais les silhouettes originales des montagnes qui frappèrent d'abord le jeune âge; cet ensemble, ce groupement pittoresque qui forme au loin une perspective, toujours définie par les mêmes lignes aboutissant au même foyer : tout cela, en dépit de l'éducation, c'est le pays, c'est la patrie pour le montagnard. C'est à cela que son esprit s'attache, c'est à cela que son cœur revient, s'il s'en était séparé par un moment d'oubli. Dans ces conditions originales de nature et de sensations, les cantons, comme en Suisse, s'organisent d'eux-mêmes, dans l'ordre politique, les hommes s'y trouvant satisfaits, pourvu qu'on les laisse en paix dans les horizons accentués de leur enfance. Plus la nationalité prendra chez eux une forme fractionnée, avec des allures d'indépendance pour chacun des tronçons, plus le caractère national s'y trouvera dans ses goûts instinctifs; car, la vraie patrie, c'est ce que le foyer domestique permet d'embrasser du regard dans tout le développement aimé de ces formes familières au milieu desquelles le montagnard a vécu depuis le premier âge de la vie.

Je suis loin de prétendre que cette concentration du cœur arrive à exclure le grand sentiment qui embrasse la patrie entière; mais je suis sûr que mes paroles n'ont en rien exagéré une situation qui m'a paru très-réelle. Je me complais d'ailleurs à en tracer la peinture d'autant plus volontiers que je la crois la base des sentiments et des vertus les plus dignes d'estime. La famille helvétique y puise ces inspirations fécondes, qui développent les idées morales en assurant le bonheur domestique dans la pratique des devoirs du foyer. L'éducation intime qui en est la conséquence prépare à l'avenir des filles modestes, des fils respectueux, des pères tendres, des épouses vertueuses et des citoyens, sinon enthousiastes, du moins très-sincèrement dévoués. Là prennent aussi naissance la gravité dans le maintien, la rectitude dans la conduite, et ce respect de la foi jurée, dont le nom suisse a donné tant d'éclatants témoignages ; car, même dans ces temps réellement honteux qui mettaient à prix d'or la fidélité d'un patriotisme factice, ces montagnards, tristement dépaysés, pratiquaient la religion du serment jusqu'à mourir avec héroïsme pour des causes qui leur étaient étrangères.

J'ai voulu dire qu'en passant leur vie au milieu d'une nature fortement caractérisée par des formes saillantes, dont l'énorme masse s'impose à l'œil comme à la pensée, les habitants de la montagne s'identifient avec elle, l'amalgamant, pour ainsi dire, avec leur être ; de telle façon que, quand ils s'en éloignent involontairement et sans possibilité de retour, c'est un déchirement qu'ils éprouvent, comme si quelque chose se séparait violemment de leurs organes essentiels à la vie. L'âme s'en émeut, et bientôt un abattement extrême indique qu'en effet il manque un élément à cette existence désolée. Elle s'affaisse et languit dans les tourments de la nostalgie. C'est effectivement parmi les montagnards absents que se développe communément l'ennui maladif qui porte ce nom dans la science, et dont nous aurons à nous occuper dans une autre partie de ce livre.

§ 2. Ces vérités appliquées à l'Espagne.

J'ai vu de l'intérêt à mettre ainsi, tout d'abord, en évidence l'influence de la montagne sur les âmes, car l'état d'esprit est bien souvent chez les hommes un modificateur puissant des actions qui s'exercent dans l'ordre physique. Il est une contrée d'Europe que les soulèvements du sol signalent à l'attention, au point de vue d'une originalité qui n'est pas commune. Elle se présente bien naturellement à la pensée comme un témoignage éclatant des modifications profondes que la topographie peut imprimer aux caractères d'une nationalité. Ce pays, c'est l'Espagne. Il est, entre tous, le plus propre à servir de preuve aux vérités qui précèdent et à fournir la transition la plus naturelle entre l'étude des hautes régions américaines et les considérations qui vont suivre sur les contrées d'une élévation plus modérée. L'Espagne ne possède pas de plateaux dont la hauteur soit réellement comparable à ceux du Nouveau-Monde ; on n'y voit pas non plus l'altitude considérable des pics américains. Mais cette nation placée aux confins des régions tempérées et chaudes obéit à des actions très-variées de température dont se ressentent à la fois les hommes et les productions du sol.

On peut dire que la lutte s'y est établie naturellement entre les climats d'Afrique et les influences européennes, et que cet antagonisme emprunte de nouveaux degrés d'énergie aux ondulations de sa surface et aux grandes variétés qui en résultent pour les conditions de ses habitants. Quoique ces différences de niveaux n'arrivent pas aux proportions dont nous avons déjà pris l'habitude dans la lecture de ce livre, il est certain qu'elles sont très-marquées et bien suffisantes pour que, mises en opposition avec les approches du climat africain, elles concourent à établir des contrastes météorologiques nettement caractérisés. La Galice, le royaume de Léon, la Nouvelle-Castille, dépourvus de leurs plateaux et de leurs froides montagnes, ne présenteraient plus que des différences modérées avec les immenses et fertiles plaines de l'Andalousie. Celles-ci, de leur côté, s'écarteraient notablement moins des conditions faites aux provinces du Nord par la latitude, si le voisinage de l'Afrique n'imprimait son cachet presque tropical à toutes les parties basses du midi de la péninsule. Il est donc vrai de dire qu'il y a là plus que des montagnes et plus qu'une latitude : il y a une réelle influence de la terre classique des ardeurs solaires, dont le voisinage vient s'imposer d'au delà de la Méditerranée; il y a comme une hésitation et un combat entre l'Europe et l'Afrique, celle-ci exagérant ses brûlantes approches méridionales, celle-là accentuant plus froidement sa latitude, vers le centre et le nord du pays, à l'aide de l'élévation du sol : mélange original et répulsions compliquées qui font de cette nation un être à part pour les méditations du géographe, de l'économiste, du médecin et du philosophe.

Veuillez, en effet, porter les yeux sur une carte d'Espagne et y calquer les deux profils que de Humboldt et Bonpland ont si fidèlement découpés. Vous y verrez, d'abord, dans la direction du sud-est au nord-ouest, de Valence à la Corogne, le terrain parcourir en terres basses la courte distance d'environ 35 kilomètres, jusqu'au rio Jucar ; puis s'élever rapidement vers Mojente, franchir la Sierra et prendre, par sa descente à Albacète, le niveau qu'il ne quittera plus jusqu'au pied du Guadarrama, c'est-à-dire pour une distance de plus de 200 kilomètres. La hauteur à laquelle il se soutient alors dépasse souvent 700 mètres et ne baisse guère au-dessous de 600, en exceptant bien entendu l'étroite faille d'Aranjuez qui forme le lit du Tage. Madrid se trouve près de l'extrémité de ce parcours, à 675 mètres d'altitude.

Continuez votre route; franchissez le Guadarrama en passant par l'Escurial. Après avoir descendu le versant opposé de cette sierra, vous vous trouverez encore à l'altitude du plateau de la Nouvelle-Castille, et vous marcherez en ondulant sur le royaume de Léon et la Galice, pour n'atteindre les bas-fonds que fort près de l'Océan, jusqu'à la Corogne. C'est un parcours complet de plus de 800 kilomètres, pendant lequel vous vous serez à peu près constamment maintenu au-dessus de 600 mètres d'altitude. Vous aurez touché à la capitale de l'Espagne ; vu de près Ségovie, Valladolid, Zamora ; entrevu à distance Salamanque au sud, Léon au nord de cette ligne. Vous aurez encore traversé Astorga,

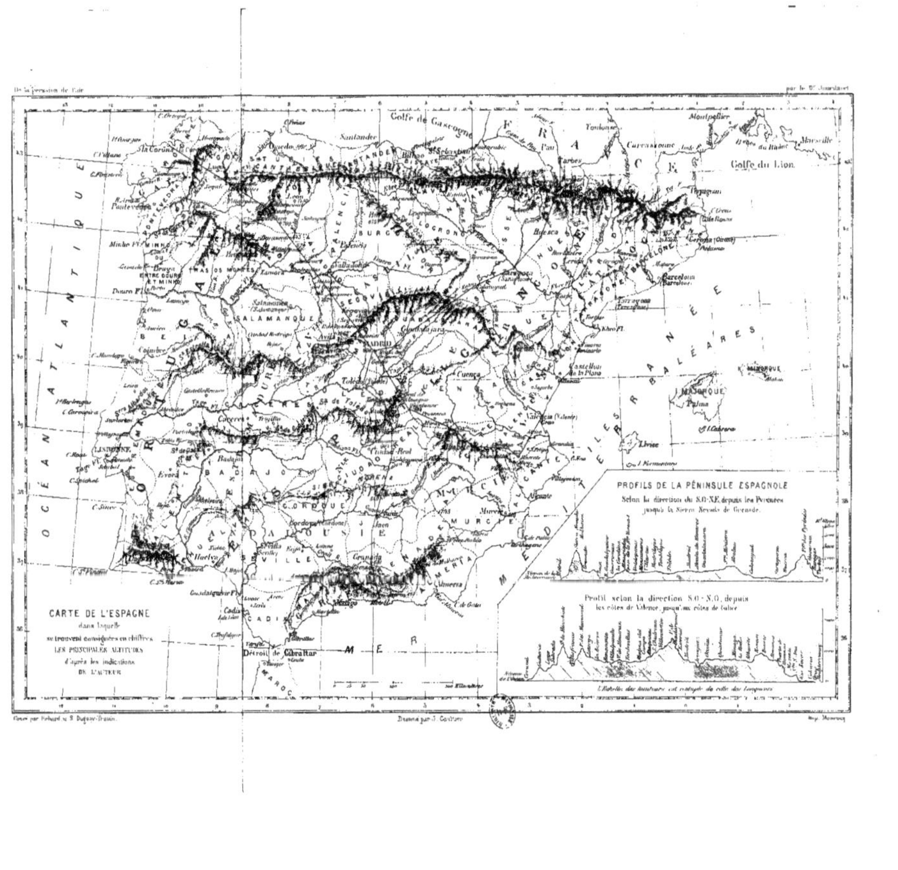
CARTE DE L'ESPAGNE
dans laquelle
se trouvent consignées en chiffres
LES PRINCIPALES ALTITUDES
d'après les indications
DE L'AUTEUR
PROFILS DE LA PÉNINSULE ESPAGNOLE
Selon la direction du S.O.-N.E. depuis les Pyrénées
jusqu'à la Sierra Nevada de Grenade.
Profil selon la direction S.O.-N.O. depuis
les côtes de Valence jusqu'au côtes de Galice
OCÉAN ATLANTIQUE
MÉDITERRANÉE
ILES BALÉARES
FRANCE
Golfe de Gascogne
Golfe du Lion
PORTUGAL
ANDALOUSIE
MAROC
MER

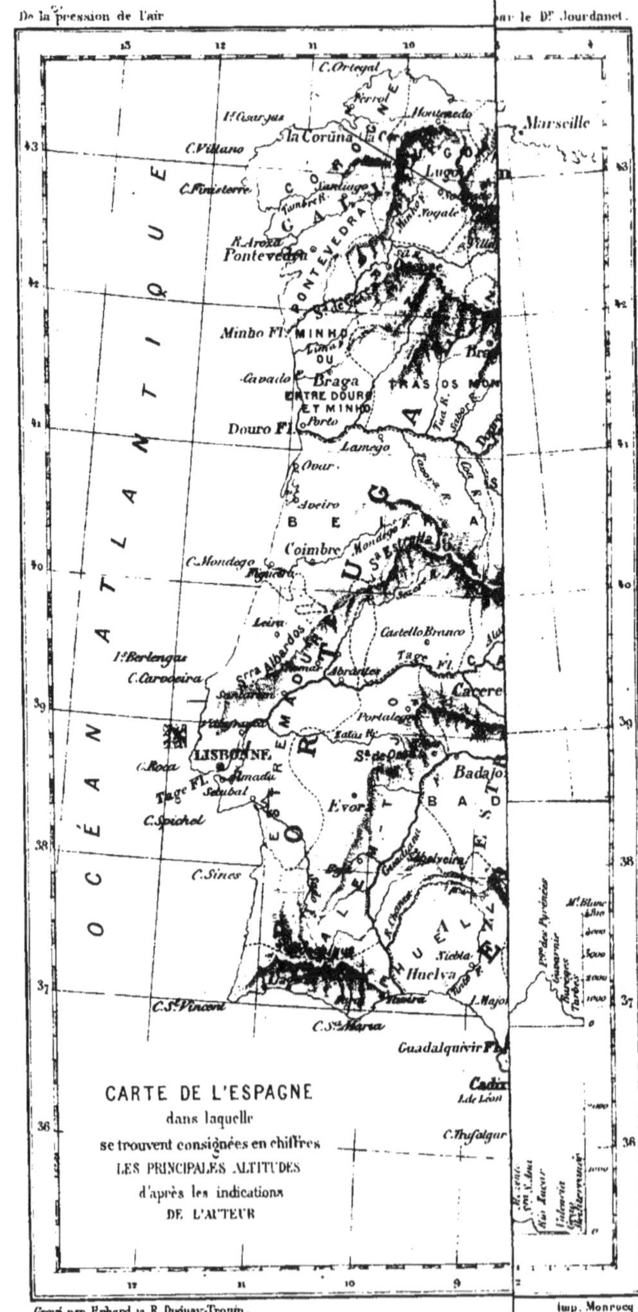
C.Ortegal
Ferrol
Montevedo
Marseille
I.Cisargas
la Coruña
Lugo
C.Villano
C.Finisterre
Santiago
GALICE
R.Aroza
Pontevedra
PONTEVEDRA
Minho Fl.
MINHO
Braga
Cavado F.
Braga
ENTRE DOURO
ET MINHO
TRAS OS MON
Douro Fl.
Porto
Lamego
Ovar
Aveiro
BE
A
Coimbre
Mondego Fl.
Sa Estrella
C.Mondego
Figueira
Leira
Castello Branco
I.Berlengas
Sra Albardos
Tage Fl.
C.Carvoeira
Santarem
Abrantes
Cacere
Portalegre
LISBONNE
Sa de Ou
C.Roca
Amadu
Badajo
Tage Fl.
Setubal
Evor
BAD
C.Spichel
C.Sines
Siebla
Huelva
Huelva
C.S.Vincent
I.Major
C.S.Maria
Guadalquivir Fl
Cadix
I.de Léon
C.Trafalgar
OCÉAN ATLANTIQUE
ESTREMADOURE
PORTUGAL
ALEM
Mt Blanc
4810
Pic des Pyrénées
CARTE DE L'ESPAGNE
dans laquelle
se trouvent consignées en chiffres
LES PRINCIPALES ALTITUDES
d'après les indications
DE L'AUTEUR

Lago et bien d'autres points secondaires d'une importance très-considérable pour les destinées de ce grand pays.

Portez maintenant votre attention sur un autre profil partant de notre chef-lieu des Hautes-Pyrénées et venant aboutir à Motril, sur la côte de Grenade. Au sortir des Pyrénées hautes, n'allez pas tout à fait en ligne droite; obliquez, au sud, vers Huesca, Zaragoza, Calatayud ; franchissez la sierra Ministra et aboutissez à Guadalaxara et Madrid. C'est vers Calatayud que vous avez pris le niveau modéré de 400 mètres. Mais, à partir de ce point, vous êtes monté au-dessus de l'altitude de la capitale, à laquelle vous ne parvenez ensuite que par une constante descente. Vous voilà, donc, encore une fois en plein plateau de la Nouvelle-Castille. Vous y coupez, à Madrid, la ligne précédemment parcourue et, poursuivant votre route, vous voyez Tolède, Tembléqué, Valdepeñas ; vous traversez la Sierra Morena et vous descendez rapidement au bassin du Guadalquivir. Après avoir vu Jaen, vous remontez à Grenade, vous franchissez les pentes abruptes de la sierra Nevada pour descendre ensuite, presque à pic, à Motril. C'est un parcours dépassant 850 kilomètres, pendant lesquels, de Calatayud à la sierra Morena, 350 kilomètres environ, vous n'êtes point descendu au-dessous de 600 mètres, à l'exception de quelques rares et courtes distances comme, par exemple, autour de la grande ville de Tolède qui est un peu moins élevée.

Tout cela représente un soulèvement considérable prodigieusement étendu [1]. Il n'atteint pas précisément des altitudes extrêmes : mais il est très-remarquable par son uniformité. Il se soutient sans accidents bien sensibles du sol pendant de si longs parcours, que l'on y perd souvent de vue le développement des grandes chaînes, dont l'aspect pourrait rappeler aux yeux la nature du sol sur lequel on vit élevé. Tout en passant sa vie dans un pays essentiellement montagneux, l'Espagñol n'a donc pas, comme l'habitant de la Suisse, l'occasion incessante de s'identifier partout avec les ondulations de sa propre patrie. Ses accidents géologiques lui échappent parfois sur d'énormes plateaux développés en vastes plaines. Bien plus : un grand nombre de ramifications des sierras centrales ont un aspect morne et désolé. La vie minérale s'y soutient avec un tel degré de puissance que la végétation en est trop souvent exclue ; circonstance déplorable qui conserve, sans nul doute, aux paysages leur aspect d'imposante majesté; mais ils n'attirent pas le regard et ne fixent pas les cœurs par de bien vives sympathies.

Il n'en est pas ainsi au nord du pays, où les Pyrénées se développent, aux confins de la France et sur les côtes cantabriques de l'Océan, avec leur luxuriante végétation et la variété élégante de leurs paysages. Ces

---

1. Voyez la note n° II, dans laquelle se trouve détaillée l'hypsométrie de l'Espagne.

sympathiques montagnes ont leur pendant remarquable, au sud de la Péninsule, dans le royaume de Grenade. Mais, quoique la latitude qui les sépare ne soit pas assez considérable pour établir entre elles un grand contraste, la différence est cependant des plus marquées. Tandis que les ports des Asturies et de la Galice, Santander, le Ferrol, la Corogne, au pied des Pyrénées, sont froids à la manière des régions septentrionales moyennes; Almeria, Motril, Malaga, sur la Méditerranée et au pied de la Sierra Nevada, rappellent à beaucoup d'égards les influences tropicales avec toutes leurs conséquences.

Si, de ces villes placées à la base on s'élève sur les flancs des montagnes qui les dominent, on en perçoit différemment les actions immédiates, en ce sens qu'elles sont moins promptement et moins vivement ressenties à Grenade que dans les ascensions asturiennes. D'une part, on croirait presque s'élever sur les Alpes; tandis que, d'autre part, c'est sur l'Atlas qu'on se sent transporté.

Voici une considération qui corrobore bien nettement cette même pensée : la température moyenne du tiers septentrional du pays ne dépasse pas 15° et se soutient même pour certains points au-dessous de ce chiffre; tandis qu'elle est de 20° à Cadix et sur une notable étendue de l'Andalousie. Les deux lignes isothermes qui signalent ces deux chiffres nous présentent, en effet, ce mouvement inverse d'une manière très-marquée, celle de 20° s'élevant tout à coup de Funchal au sud de l'Espagne, tandis que celle de 15° baisse du nord de l'Italie à la latitude moyenne de la Péninsule.

Mais ce n'est pas seulement par la chaleur moyenne que la différence qui nous occupe mérite le mieux d'être jugée. C'est bien plutôt par le parallèle des écarts stationnaires. Or personne n'ignore ni la douce uniformité de la température des points les plus méridionaux de ce pays, ni les rigueurs souvent considérables des saisons opposées, à Madrid et dans les régions asturiennes. Les étés y sont intolérables, et les froids marqués au-dessous de — 5° n'y sont précisément pas très-rares.

Je craindrais de fatiguer l'attention du lecteur en m'étendant plus longuement à ce sujet. J'en ai dit assez, d'ailleurs, pour que personne n'hésite à comprendre que les Espagnols de la Nouvelle-Castille, des Asturies, de la Galice et du royaume de Léon vivent sous des influences qui nous ramènent aux climats d'Arles, du Milanais et du Tyrol italien; tandis que l'Andaloux passe ses destinées, tour à tour vives et nonchalantes, dans un milieu à beaucoup d'égards comparable à ceux d'Alger, de Madère et même des Canaries.

Je ne veux pas afficher la prétention d'élever les pages de ce livre à la hauteur de véritables questions sociales. Mais les destinées générales de l'humanité se trouvent unies par trop de liens intimes pour que, à propos de l'hygiène et de la physiologie d'une contrée, il puisse être permis de laisser dans l'oubli les influences physiques qui s'exercent sur les hommes et réveillent ou apaisent leurs passions nationales. J'ai déjà obéi à cette pensée dans le courant de ce livre et je crois devoir lui obéir encore en indiquant que ces conditions de topographie espagnole dont je viens de présenter les traits principaux, ne sont pas indifférentes au point de vue d'une organisation politique définitive. Les difficultés qui s'y trouvent certainement inhérentes, dans cet ordre idées, se dévoilent à chaque pas dans les habitudes les plus ordinaires du langage. Chaque province a sa tournure d'idées particulière. Elle les exprime avec un accent d'antagonisme très-marqué, quand il s'agit d'autres localités qui sont éloignées d'elle, mais qui n'en concourent pas moins à former l'ensemble de la nation. Trop souvent même, ce ne sont pas seulement des sentiments de rivalité inoffensive qui s'exhalent dans le langage en termes plus ou moins mesurés. C'est bien une répulsion véritable; oserais-je dire de la haine, sans craindre de blesser les inspirations plus saines d'une majorité incontestablement patriotique?

Sans doute, la pratique dégradante des guerres civiles engendre dans tous les pays des antagonismes féroces. Mais à peu près partout ces rivalités redoutables recrutent les deux camps hostiles dans des classes sociales distinctes et jalouses; tandis qu'en Espagne, les groupes de chaque parti avaient été jusqu'à ce jour assez mêlés, pour qu'on y pût voir des inspirations ressemblant, à certains égards, aux haines internationales.

Il y a donc là des aspirations distinctes dont la complication voile puissamment le sentiment de la nationalité sous des prétentions rivales. On n'en voit, certes, jamais les effets quand il s'agit d'une atteinte extérieure à l'honneur du pays; car nul peuple n'est plus patriote dans l'idée de l'intégrité et de la défense nationales. Mais l'amour de la patrie y est impitoyablement foulé aux pieds dans des querelles intestines qui mettent en contact des variétés de caractère si diversement inspirées. C'est que, en habitant un pays qui se caractérise par des originalités physiques nombreuses et très-distinctes, les Espagnols y ont puisé, en quelque sorte, la prétention personnelle de se distinguer de tous ceux qui ne leur appartiennent pas par les liens du sang. Aussi peut-on dire que dans aucune autre contrée le sentiment de la personnalité n'est aussi exagéré, et lorsque l'Espagnol se voit obligé de s'en abstraire, il fait de constants efforts pour ne s'en écarter qu'à demi, en se renfermant le plus possible dans le municipe et dans les *fueros*. Cette concentration intime n'exclut pas précisément la sociabilité et l'aménité des formes; mais il est indubitable qu'elle entraîne une grande réserve, la méfiance, les restrictions mentales, et dans un moment donné, l'inimitié, le conflit et le trouble civil.

C'est ce manque de confiance mutuelle qui concentre outre mesure en eux-mêmes les meilleures qualités des Espagnols et les rend infructueuses. Aussi arrivent-ils rarement à valoir dans leur pays ce qu'ils valent incontestablement au dehors. Chez eux, la réserve dans laquelle ils vivent, enchaîne, en quelque sorte, leur activité et les fait trop souvent tomber dans l'apathie et dans la nonchalance. Mais à peine l'émigrant a-t-il franchi les limites de ces sombres influences, qu'il se redresse avec sa vigueur native et réagit avec courage contre les difficultés et les obstacles que le sort lui oppose. Il devient affectueux, confiant, entreprenant, actif, économe, sobre, ennemi de ses aises personnelles en tout ce qui pourrait être une entrave à la réussite, à la fortune. Dans son pays, il s'isolait virtuellement de ses concitoyens et se tenait dans une réserve égoïste. A l'étranger, il recherche ses compatriotes, les protége et en fait volontiers sa société franche et exclusive jusqu'au jour où, largement récompensé de son labeur, il reprend le chemin de sa patrie, bien pourvu d'un légitime butin.

J'arrêterai ici ces courtes réflexions relatives à la topographie de l'Espagne et aux conséquences les plus saillantes qui paraissent en résulter pour l'état social de ses habitants. J'ai voulu démontrer que, malgré le peu d'élévation de ses altitudes habitées, il se passe, dans ce pays, des événements qui dévoilent une frappante analogie avec ce qui s'observe en Amérique, dans des contrées placées trois fois plus haut sur la Cordillère des Andes. Ces ressemblances ne sauraient être considérées comme étant, des deux parts, le résultat d'égales influences exercées sur la respiration par un air dilaté. L'unique point de vue comparable se rattache à la diversité d'actions dérivées de la température. C'est cela qui, dans l'un et l'autre pays, fait varier les caractères et les aspirations en modifiant les aptitudes, les impulsions et les intérêts parmi des hommes qui vivent en contact sous des institutions inégalement acceptées. Quelle que soit l'opinion du lecteur sur le bien-fondé des raisons qui m'ont dicté ce parallèle, il ne pourra manquer d'être frappé des analogies elles-mêmes et des résultats qui en découlent pour l'histoire de ces peuples. Qu'on ne voie pas, d'ailleurs, ces analogies comme étant vulgaires, à cause de l'identité de provenance des habitants. Les Amériques espagnoles, en effet, se distinguent aujourd'hui très-nettement de leur ancienne métropole, dont elles n'ont ni les caractères ethnographiques, ni les mœurs, ni les habitudes de la vie commune.

CHAPITRE III

INFLUENCES PHYSIQUES DE LA MONTAGNE SUR SES HABITANTS

ARTICLE PREMIER. — PRECISONS BIEN LES TERMES DE CETTE ÉTUDE.

Limitons là nos réflexions au sujet des influences morales que les pays montagneux exercent sur leurs habitants. Le moment étant venu de concentrer nos méditations sur les effets climatériques qui agissent matériellement sur la vie, nous devons nous demander quelles sont les analogies et quelles sont aussi les différences que les hauteurs modérées présentent avec les grandes altitudes que nous avons précédemment étudiées. Pour rendre ce parallèle complet, il sera même nécessaire que nous envisagions les effets de la montagne au double point de vue de la santé et de la maladie.

Dès l'abord, nous nous trouvons en présence d'une conviction populaire dont il est urgent d'examiner la valeur. Personne, en effet, ne met en doute l'action fortifiante d'un pays montagneux sur ceux qui l'habitent. S'il fallait même ajouter foi à l'idée régnante sur l'*air vivifiant des montagnes*, aucun autre ne lui serait égal en heureux effets sur la vie. J'ai déjà dit pour ma part l'impression personnelle que les contrées montagneuses, situées sous les tropiques, ont gravée profondément dans mon esprit. J'avoue que je crus, en même temps, qu'une température plus modérée permettait, sans nul doute, aux montagnes européennes de mieux justifier par des faits la réputation qui leur est faite par l'idée préconçue. Mais mon attention n'a pas été, plus tard, peu surprise en trouvant en Europe même mille excellentes raisons pour refuser à la montagne une bonne partie des avantages qui lui sont attribués. Il m'a suffi tout d'abord de parcourir les localités les plus renommées des

Cévennes et des monts d'Auvergne, les sites vantés du comté de Nice, du Dauphiné, de la Savoie et des Alpes suisses, pour être pleinement convaincu que l'impression qui résulte de l'aspect des hommes, n'y donne nullement l'idée de la prédominance parmi eux d'une vigueur exceptionnelle. Sauf quelques localités des cantons de la Suisse allemande, je ne vois pas que l'espèce humaine s'y présente avec des caractères physiques qui autorisent en général la croyance d'une situation privilégiée. Ni la taille, ni la physionomie, ni la vivacité des allures, n'indiquent dans ces lieux, d'ailleurs attrayants, des motifs véritables d'éloges extraordinaires. Je dirai plus : beaucoup de ces pays ne présentent aux regards qu'un trop grand nombre de gens d'un aspect souffreteux et maladif. Je sais bien que l'obstination à juger favorablement ces contrées attribue tous ces revers sanitaires à l'existence de coutumes de toute sorte et de régimes alimentaires défectueux. Ces imputations ne sont pas déraisonnables, assurément; mais n'est-il pas vrai que le même mépris d'une saine hygiène se remarque dans bien des pays de plaines, sans qu'on y voie des résultats aussi déplorables. Ce qu'on est en droit de dire, par conséquent, à l'encontre des bienfaits de la montagne, c'est que, sinon d'une manière générale, du moins dans quelques localités, son air vivifiant est impuissant à contrebalancer, par ses heureuses influences, les défauts d'une manière de vivre fort négligée.

C'en est assez pour inspirer des soupçons à un observateur obstinément sensé et pour le porter à des investigations qui puissent l'éclairer.

Dès le premier pas qu'on fait dans cette étude, on s'aperçoit que la question se complique d'un grand nombre de malentendus. Pour la plupart de ceux qui s'en entretiennent, le montagnard, c'est ce vigoureux piéton qui gravit lestement des pentes escarpées pour l'accomplissement de ses devoirs ou pour la satisfaction de ses goûts; c'est ce pâtre semi-sauvage qui défie les chamois aux passages les plus abrupts; c'est ce campagnard âpre à la besogne qui lutte avec ardeur contre un sol mal nivelé pour y recueillir des moissons difficiles. Peu de gens ramènent cette étude aux termes rigoureux d'une appréciation sensée, en envisageant à la fois, pour les contrées montagneuses comme pour les pays de plaines, la société des hommes établie dans les villes, dans les bourgs, dans les villages, dans les habitations isolées. C'est cependant ainsi qu'il est raisonnable de procéder. Comparez, des deux parts, la ville à la ville, la vie des champs à la vie champêtre, au lieu de mettre en parallèle le citadin des plaines avec l'homme des monts librement aérés, et le travailleur sédentaire des cités populeuses avec le laboureur qui étage sa moisson sur le penchant de la montagne. Si votre esprit ramène ainsi la comparaison à des procédés plus judicieux, les différences entre les habitants des bas niveaux et ceux qui s'en éloignent vous paraîtront certainement moins sensibles, et peut-être même qu'elles ne seront pas toujours à l'avantage des pays montueux.

Ne nous laissons pas aveugler par les heureux effets que nous ressentons, nous, citadins des grands centres populeux, lorsque transportés par de gais voyages, nous parcourons, en amateurs enthousiastes des scènes naturelles, les paysages merveilleusement variés de la montagne. La joie de les contempler, l'exercice qui nous y transporte, l'air pur que nous respirons, les émanations aromatiques que l'herbe nous envoie; tout excite à la fois notre esprit et nos sens, sur les lieux mêmes où l'habitant émoussé par l'habitude reste indifférent à ce qui nous exalte et se voit obligé de raisonner notre situation pour comprendre à demi l'enthousiasme dont nous sommes animés.

En concentrant l'attention sur nous-mêmes et sur ceux qui, comme nous, n'établissent sur la montagne qu'un séjour temporaire, nous qualifions de stimulants ces climats qui, en effet, nous excitent. Mais nous ne réfléchissons pas que nous sommes mal choisis pour en donner la juste mesure. Lorsque, transporté pour quelques jours aux stations thermales des niveaux élevés des Alpes, l'homme d'étude en revient avec la conviction que les grandes hauteurs sont excitantes et puissamment toniques, est-il bien sûr d'avoir judicieusement apprécié le phénomène? S'est-il bien rendu compte de ce fait, que, pendant son court séjour sur le plateau de l'Engadine, il a vu seulement des baigneurs ou des touristes habitant d'ordinaire les villes populeuses des bas niveaux? Lorsqu'il se transporte avec eux à cette altitude de 1786 mètres, il n'est pas exact de dire que le climat qui les y accueille est absolument, essentiellement excitant. La vérité de la situation, c'est qu'ils puisent eux-mêmes dans l'idiosyncrasie dérivée de leurs antécédents, l'occasion d'être excités par des conditions climatériques dont les propriétés passagères n'ont pas d'autre cause que la nouveauté de leur action. L'erreur, en tout cela, consiste donc à prendre une influence relative pour une propriété essentielle. Il en résulte qu'en s'abusant soi-même, on continue à confirmer chez les autres, par ses écrits, une croyance que les faits les mieux observés ne justifient nullement.

L'historien Michelet procéda d'une manière plus rigoureuse. Ses regards se fixèrent sur la vraie nature des choses, et sa plume poétique nous exprima sa pensée dans les termes qui suivent : « Plusieurs espèces d'oiseaux ont quitté l'Engadine depuis une quinzaine d'années. Un animal très-fin, très-avisé, qui vit un peu sur tout le monde, la pie, avait toujours exploité la contrée. Elle a pris son parti, quitté même la basse Engadine où le climat est doux, et transporté ailleurs son industrie. Le bouquetin a péri. Le chamois devient rare. . . . . Les citoyens qui votent, qui règlent les affaires et qui envoient aux assemblées de Coire, ne sont pas bien nombreux (vingt-trois seulement à Saint-Moritz, me disait-on). Les autres, simples *habitants*, n'ayant guère part à la vie politique, regardent peu l'avenir, tiennent moins à créer des familles durables. Je rencontrai fort peu d'enfants. Il semble que déjà c'est plutôt le passé que ce pays regarde. Nulle part, je crois, les morts ne tiennent autant de place. Les églises donnent au pays un grand charme mélancolique. Pontrésina a la sienne à mi-côte, vénérable dans la montagne, Célérina la sienne, sur un tertre isolé du plus grand effet. Bien contrairement à l'Allemagne qui a tant mis *les morts en danse*, contrairement à l'Italie qui fait des ossuaires mainte exhibition si étrange, l'Engadine a donné aux morts la place dominante, les plus nobles demeures et la royauté du repos[1]. »

Ces paroles ne valent pas une bonne statistique, sans doute; mais, dans un style éloquemment original, elles ont le mérite de traduire l'impression produite sur un grand esprit, habitué aux jugements sévères de l'histoire. Elles paraissent nous indiquer que les influences heureuses des hauteurs modérées de la montagne ne sont pas aussi générales, aussi absolues que leur réputation séculaire l'affirme avec obstination.

L'illusion qui nous a présenté ces localités sous des couleurs trop séduisantes est, au surplus, je le répète, bien facile à comprendre. Les voyageurs y trouvent mille attraits que leur esprit poétise. Les convalescents des bas niveaux s'y fortifient avec une rapidité merveilleuse. Le citadin des contrées inférieures, fatigué par une vie de plaisir ou d'étude, voit renaître ses forces au milieu de scènes naturelles qui l'enchantent. Tout ce monde ravi entonne les louanges des sites où l'on se sent régénéré. Ces belles illusions, qui de nous ne les a partagées? Moi-même, pour compléter autrefois une étude qui m'a séduit, je me vis dans la nécessité d'accepter sans examen les jugements d'autrui relativement à l'influence des niveaux intermédiaires, au sujet desquels le séjour et l'observation personnelle ne m'avaient pas encore permis d'avoir une opinion qui m'appartînt. Une étude plus directe et des réflexions mieux assises m'obligent aujourd'hui à modifier l'expression de ma pensée. J'en voudrais du moins faire disparaître la possibilité de toute équivoque.

En réalité, de quoi s'agit-il actuellement? Nous voulons déterminer le degré de supériorité que la montagne possède au point de vue de ses influences sur la vie des hommes qui l'habitent, en prenant pour terme de comparaison les populations des plaines. Eh bien, soyons sensés et comparons avec sagesse. Ne mettons pas en présence, comme on le fait trop sou-

1. Michelet, *La Montagne.*

vent, le citadin des niveaux inférieurs et le campagnard des hautes vallées. Prenons en Suisse, à Neuchâtel, par exemple, un négociant laborieux, homme habituellement sédentaire, passant dans ses bureaux la plus grande partie de son temps. Trois fois par semaine, ses affaires l'appellent à Genève. Il y traite avec calme des négoces bien calculés et revient tranquillement à Neuchâtel pour y partager sa vie entre des affaires paisibles et les soins d'une famille tendrement cultivée.

Et maintenant je me transporte en Normandie; j'arrive à Rouen; j'y choisis un négociant estimable de l'âge du précédent. Je lui suppose même caractère, mêmes habitudes et mêmes aspirations. Il va également au Hâvre trois fois par semaine pour y traiter de ses trafics habituels, et il en revient tranquillement, soit par la voie ferrée, soit par les bateaux de la Seine.... Je rapproche maintenant ces deux hommes également estimables; je vous les présente et je vous demande si vous croyez sérieusement qu'ils n'ont pas des chances à peu près égales de vie, l'un au niveau de la mer, l'autre entouré de montagnes.

Je ferai une autre comparaison. Je choisis pour cela le département des Hautes-Pyrénées. Parmi les nombreux et intéressants villages de la plaine de Tarbes, à vingt ou trente kilomètres de distance des premières montagnes, je prends un paysan laborieux, probe, aisé, ayant en toutes choses des habitudes dignes d'éloges. Je le rapproche d'un habitant des vallées intérieures des Pyrénées, qui s'occupe des mêmes travaux et qui pratique les mêmes coutumes louables. Si c'est à ce dernier que vous donnez la prééminence de la vivacité et de la force, vous vous mettez en contradiction avec la pensée qui règne dans le pays même où le montagnard plus lent d'allures, beaucoup plus calme, moins turbulent, n'a jamais passé pour un homme qui mérite ces préférences.

Je sais bien qu'on est naturellement entraîné à donner au montagnard les avantages d'une comparaison avec l'habitant des plaines, en voyant la façon dont il supporte la fatigue sous l'habit du guide des Pyrénées ou des Alpes. Mais qui ne voit, à la réflexion, que ce sont là des aptitudes créées par l'éducation? A Chamonix, tout habitant a des droits à ce métier lucratif et l'exerce à tour de rôle. L'enfant s'y prépare dès son bas âge et aspire à être grand pour y pouvoir être incorporé. Ce n'est pas par un développement exceptionnel de vigueur qu'il s'y distinguera, mais par des qualités spéciales provenant d'une adaptation lentement opérée.

Voyez, réfléchissez, calculez mieux et vous arriverez à vous convaincre que les croyances, à cet égard, sont au moins exagérées et ne reposent pas sur des faits véritables.

Dans des pays moins civilisés, en Orient, le montagnard est souvent turbulent et pillard. Deux raisons le poussent à ces habitudes mouvementées : le besoin de subsistance et les sites abrupts qui le mettent aisé ment à l'abri de toute poursuite en assurant son impunité. Les pays de montagnes, en effet, ne possèdent bien souvent des terres végétales que sur des étendues fractionnées et réduites. La culture y est d'ailleurs difficile et peu rémunératrice. Le désir du bien d'autrui y devient souvent une nécessité ; car les besoins ne trouvent pas toujours l'occasion facile de se satisfaire sur place. Le pillage que les montagnards pratiquent alors leur fait la réputation d'hommes audacieux d'une constitution peu commune. Celui qui en est victime calcule leur force par la crainte qu'ils lui inspirent et prend pour de la vigueur ce qui n'est que de l'adresse. Je ne veux pas dire qu'il n'y a absolument rien de vrai dans ce jugement ; mais on peut soupçonner qu'il est exagéré.

Il faut bien avouer, du reste, que ce n'est pas là le caractère dominant de la vie du montagnard. Ses habitudes, au contraire, sont ordinairement sédentaires. Il s'attache au lieu qu'il habite, se contente du peu qu'il y peut produire et préfère à toute autre chose le calme dont il y jouit. Posséder beaucoup est un souci secondaire ; rester, et n'abandonner jamais le lieu de la naissance, c'est le premier bien et le plus envié. C'est un bonheur auquel on aspire, même dans ces contrées où le climat de la montagne est âpre et dur une grande partie de l'année. L'émigrant ne se laisse pas séduire par les pays plus naturellement attrayants où il va tenter la fortune.

« Dans une émigration de vingt ans aux grandes villes, dit Michelet, par la sobriété constante et les privations soutenues au milieu des plaisirs et des folies du luxe, on gagne et on rapporte cinquante ou soixante mille francs. On achète une prairie qui coûte cher, donne peu. On bâtit une bonne maison ; et il la faut très-bonne en ce pays de rude hiver. Là on s'enferme, on se repose. Quelques fleurs, élevées à grand'peine, y sont le seul amusement.

« Tout cela est digne et touchant[1]. »

Ce n'est ni la vigueur ni l'énergie qui domine dans ce tableau fait de couleurs sentimentales. « On s'enferme, on se repose. » Nous voilà bien loin de cette action vigoureuse qu'on attribue si généralement à l'air vivifiant des montagnes. Que conclure de tout cela ? Rien encore, si ce n'est que le climat des pays montueux a peut-être été plus exalté qu'il ne mérite. Mais n'affirmons rien ; contentons-nous de puiser, dans l'examen qui précède, des raisons pour douter, un commencement de conviction contraire aux idées régnantes et le désir d'être éclairé par des éléments plus complets d'observation.

1. *La Montagne*, p. 291.

ARTICLE II. — INFLUENCE DE LA MONTAGNE JUGÉE PAR LA STATISTIQUE.

La statistique pourra nous permettre d'aller davantage au fond des choses. Nous y prendrons M. le docteur Bertillon pour notre guide. Dans sa trente-deuxième carte qui résume les rangs moyens de mortalité de nos départements, ce statisticien laborieux et distingué nous met à même de juger, à son point de vue, l'influence de la montagne sur la vie de ses habitants.

Les régions de France qui méritent, à différents titres, la dénomination de pays montagneux sont :

Pour les Alpes,

Les départements des Alpes-Maritimes, des Hautes et des Basses-Alpes, de la Drôme, de l'Isère et des deux Savoie ;

Pour les monts du Jura,

Les départements du Jura, du Doubs et de l'Ain ;

Pour les Pyrénées,

Les Hautes et les Basses-Pyrénées, l'Ariége et les Pyrénées-Orientales ;

Pour les montagnes du Limousin,

Le département de la Vienne ;

Pour les montagnes de l'Ardèche,

Le département de l'Ardèche ;

Pour les Cévennes,

Le département de la Lozère ;

Pour les montagnes du Charolais et du Lyonnais,

Les départements de Saône-et-Loire et du Rhône ;

Pour les Montagnes du Forez,

Le département de la Loire ;

Pour les monts d'Auvergne,

Les départements du Cantal et du Puy-de-Dôme ;

Les Vosges.

Les rangs occupés par ces départements dans la carte de mortalité de M. Bertillon sont les suivants [1] :

	Rang.		Rang.		Rang.
Alpes-Maritimes. .	78e	Doubs.	36e	Ardèche.	72e
Hautes-Alpes . . .	89	Ain.	71	Lozère.	70
Basses-Alpes. . . .	74	Hautes-Pyrénées .	18	Saône-et-Loire . .	64
Drôme.	57	Basses-Pyrénées .	34	Rhône.	82
Isère.	84	Ariége.	21	Loire	83
Savoie.	77	Pyrénées-Orienta-		Cantal.	45
Haute-Savoie . . .	35	les.	58	Puy-de-Dôme. . .	62
Jura.	75	Vienne.	86	Vosges.	52

1. Les rangs de mortalité se trouvent exprimés par des chiffres de 1 à 89, de manière que les chiffres les plus élevés correspondent aux mortalités les plus grandes.

TABLEAU SYNOPTIQUE DE LA MORTALITÉ DES DÉPARTEMENTS DE MONTAGNES,
ANNUELLEMENT, POUR CHAQUE AGE ET SUR 1000 SUJETS.

Départements.	De 0 à 1 an.	De 1 à 5 ans.	De 5 à 10 ans.	De 10 à 15 ans.	De 15 à 20 ans.	De 20 à 30 ans.	De 30 à 40 ans.	De 40 à 50 ans.	De 50 à 60 ans.	De 60 à 70 ans.	Mortalité annuelle sur 1000 sujets de tout âge
Ain	180	32,02	8,70	6,00	7,87	10,38	9,28	11,82	21,43	76,20	23,2
Alpes (Basses)	228	56,00	8,90	5,70	7,75	9,92	9,25	10,22	30,20	79,55	27,4
Alpes (Hautes)	227	62,00	11,90	6,50	7,75	12,63	12 05	15,09	26,70	89,55	29,9
Alpes (Maritimes)	176	50,00	8 20	6,40	10,30	12,32	11,32	13,60	20,20	71,00	26,8
Ardèche	238	44,80	10,00	6,20	8,00	10,20	9,25	12,40	18,45	62,30	26,1
Ariége	131	50,35	8,30	4,00	5,70	8,08	7,40	10,10	19,85	68 50	21,8
Aveyron	144	36,90	8,70	4,90	6,40	8,90	8,40	18,80	18,10	70,80	23,8
Cantal	179	26,30	8,60	5,50	6,41	8,60	9,10	11,35	20,35	77,60	23,1
Doubs	156	23,80	6,30	4,90	6,95	9,38	8,36	11,90	19,20	77,30	21,3
Drôme	199	40,60	7,60	6,00	7,81	9,36	9,16	10,25	18,50	74,60	24,1
Isère	199	27,75	9,90	6,70	8,17	10,96	11,35	15,40	26,40	92,40	27,0
Jura	158	32,60	8 50	5,90	8,12	10,23	10,62	13,20	23,02	79,50	24,4
Loire	182	35,70	10,20	6,50	9,00	10,58	10,72	15,32	25,44	72,70	24,5
Lozère	167	39,30	9,50	6,00	7,72	8,90	10,20	15,05	20,84	59,70	24,2
Puy-de-Dôme	169	27,75	10,10	6,30	7,10	8,45	10,85	14,72	23,80	69,00	23,4
Pyrénées (Basses)	138	31,01	6,80	4,40	6,82	9,61	9,75	11,30	18,70	70,80	22,0
Pyrénées (Hautes)	126	38,00	7,50	4,30	6,38	9,05	7,73	9,38	16,80	71,00	20,9
Pyrénées (Orientales)	146	77,02	14,10	5,90	7,10	9,95	9,00	11,10	18,65	69,90	26.6
Rhône	» »	29,62	8,30	6,50	9,88	12,72	11,29	14,10	24,00	80,50	23,3
Saône-et-Loire	181	32,40	9,00	6,00	7,80	9,71	9,51	12,46	19,50	68,60	23,3
Savoie	198	36,40	9,80	5,70	6,90	9,42	11,32	14,00	24,00	81,80	26,2
Savoie (Haute)	168	27,72	6,50	4,50	5,82	8,44	8,91	11,22	23,12	77,25	22,4
Vienne	138	29,95	9,00	6,00	7,28	9,82	8,90	11,22	18,03	72,20	21,4
Vosges	176	24,60	7,30	4,80	6,00	8,90	8,64	12,12	20,00	72,80	22,3

Comme on voit par les tables qui précèdent, les vingt-trois départements français qu'on peut dire montagneux à différents titres, occupent un rang déplorable dans les calculs de la mortalité. Il n'y a guère que les Hautes-Pyrénées qui pourraient y mériter des éloges. Et encore faut-il se hâter de reconnaître que les résidents de ce département habitent la plaine qui précède la montagne beaucoup plus que la montagne elle-même.

J'aurais désiré m'éclairer également sur les divers cantons de la Suisse, et, comme je ne possède à cet égard aucune compétence, j'ai pris soin de m'adresser à ceux qui jouissent à ce sujet d'une réputation méritée de savoir. Malheureusement, il n'existe pas dans ce pays de travail statistique analogue à celui que M. Bertillon a fait pour la France. L'étude estimable de M. Marc Lépine n'embrasse que le canton de Genève, dont il fait ressortir, du reste, les conditions réellement favorables de salubrité. Mais c'est un des plus petits cantons suisses et celui qui se trouve, à tous égards, dans les meilleurs termes de vitalité. Il ne serait nullement rationnel de le prendre pour base de conclusions générales s'étendant au pays tout entier. Les résultats que la statistique y dévoile ne sont pas d'ailleurs satisfaisants au point qu'on puisse s'en autoriser pour y proclamer des influences exceptionnellement heureuses. La pathologie, du reste, nous en dira plus long tout à l'heure. En attendant, si nous voulons bien faire un retour sur les considérations auxquelles nous venons de nous arrêter relativement à la mortalité des pays montagneux de la France ; si d'ailleurs nous ne dédaignons pas de donner une certaine valeur à l'aspect souffreteux d'un grand nombre d'habitants des montagnes les mieux famées, nous n'hésiterons plus à reconnaître qu'on a tort de présenter les climats des pays montueux comme étant essentiellement meilleurs que les climats des plaines, en ce qui regarde uniquement la santé des natifs.

Cette conclusion est rigoureusement déduite de l'étude qui précède. Elle y pourrait même puiser des raisons pour être plus sévère. Mais ce que nous venons de dire des conditions sanitaires de la montagne ne nous paraît pas posséder de tels caractères de généralité, qu'il soit permis d'en faire la base de jugements d'une valeur absolue. Ne hasardons donc rien et demandons à la pathologie des éléments nouveaux de conviction.

ARTICLE III. — INFLUENCE LA LA MONTAGNE JUGÉE PAR LA PATHOLOGIE
DES NIVEAUX D'UNE ALTITUDE MODÉRÉE.

§. 1. — *Maladies inflammatoires aiguës.* — *Pneumonie.* — *Fièvre typhoïde.*
Fièvres éruptives. — *Rhumatisme.*

J'ai déjà dit, dans ce chapitre, que les premières élévations de la Cordillère tropicale n'ont pas, en général, une influence qui puisse modifier bien ostensiblement les effets naturels de la latitude. La pathologie s'y maintient avec les caractères qu'elle affecte habituellement dans ces contrées, au niveau de la mer. Hâtons-nous d'avouer qu'on n'en saurait conclure que la montagne n'y possède aucune vertu susceptible de revêtir une originalité pathologique; car les causes de maladie atteignent, dans les pays chauds, un tel degré de puissance, que leur action élude les premiers efforts qui lui sont opposés sans y rien perdre de son énergie native.

Les choses se passent autrement dans les pays tempérés. Ici, les conditions étiologiques sont, en général, plus vulgaires. Une température excessive y cause bien rarement des troubles inattendus ou des phénomènes réguliers qui puissent dominer la constitution pathologique. Dans l'ensemble de causes de maladie, chaque élément nuisible apporte son tribut d'influence; mais aucun d'eux n'est assez considérable pour masquer ses congénères; et la montagne, dans ses degrés inférieurs et moyens, n'est pas elle-même assez puissante pour produire quoi que ce soit qui lui appartienne d'une manière spécialement caractéristique, à l'exception du goître et du crétinisme. Son action se limite à agir en général sur la pathologie entière sans y témoigner de prédilections bien notables. On y peut constater néanmoins quelques préférences qui ne sont pas précisément inutiles au point de vue de notre instruction; c'est sur elles que nous porterons actuellement notre examen.

On peut assurer, en général, que toute pathologie renferme un premier besoin d'étude : c'est de connaître le degré de sthénie que l'on est appelé à rencontrer sur la généralité des sujets mis en observation. Dire que dans un pays donné les maladies inflammatoires sont fréquentes, n'est pas aussi instructif que de mettre au jour avec quelque fondement de vérité le degré d'énergie dans la résistance dont elles sont l'occasion. Les affections de cet ordre sont, en pathologie, le type le plus marqué de l'attaque et de la riposte, et nous présentent le spectacle le plus saillant d'une lutte ouverte entre le mal qui conspire notre perte et l'effort que fait la nature pour l'éliminer.

Pouvoir discerner et dire quelle est la conséquence la plus habituelle
de ce combat et jusqu'à quel point les sujets y ont témoigné de leur
énergie ou de leur faiblesse, est un soin que les praticiens ne devraient
jamais négliger. C'est par cette connaissance, en effet, que se dévoile
l'état physiologique habituel des hommes sur lesquels on observe; car,
on est en général malade comme on est bien portant, je veux dire que
les santés robustes, énergiques, donnent lieu d'observer des résistances
morbides affectant ces mêmes qualités. Je n'ai pas manqué au devoir de
puiser dans cette vérité des leçons instructives, lorsqu'il s'est agi pour
moi d'apprécier l'état physiologique habituel des hauts plateaux. Je n'ai
pu croire que des hommes chez lesquels des réactions inflammatoires
étaient généralement affaiblies, pussent être pris pour des sujets dont
les fonctions seraient vigoureuses dans l'état de santé. Cette pensée fut
même le point de départ de toutes celles qui me guidèrent dans mes investigations, assurément fructueuses, sur la climatologie des altitudes.

Malheureusement, ce jalon précieux me manque absolument aujour-
d'hui pour juger les actions des niveaux intermédiaires. Nous savons que
les phlegmasies — soyons plus précis — les pneumonies y sont très-fréquentes. M. Lombard, qui mérite à tous égards de nous servir de guide,
ne nous dit pas seulement son opinion sur cette importante matière. Il a
mis la plus grande sollicitude à s'entourer de tous les renseignements
qui pouvaient servir à l'éclairer, et il nous donne la riche nomenclature
des confrères qui, répondant à son appel, lui disent de toutes les hauteurs où ils exercent que les pneumonies y sont beaucoup plus fréquentes que dans les pays de plaines. On sait aussi que les habitants de
Madrid tremblent au seul nom de cette maladie qui figure dans les causes de la mortalité par un chiffre considérable. Au dire de quelques praticiens de cette capitale, avec lesquels j'ai eu l'occasion de m'entretenir,
le nombre n'en serait pas seulement très-élevé, mais encore se présen-
terait souvent avec des caractères de gravité qui en rendent le dénoûment funeste, dans une proportion ailleurs inusitée.

Ce rapprochement entre deux pays — la Suisse et la Castille — si différents à bien des égards, est très-significatif et très-digne de notre
attention. Madrid est bâti sur un pays plat, sans ondulation, sans arbres, absolument découvert. Il faut porter bien loin ses regards pour
apercevoir la chaîne de Guadarrama que la neige blanchit jusqu'à une
époque fort avancée du printemps. L'atmosphère est d'ailleurs sèche,
souvent froide, longtemps encore après l'hiver. Le soleil y est vif, ardent;
l'ombre, très-fraîche. Cette altitude, qui s'approche de 700 mètres,
présente donc quelques analogies météorologiques avec les lieux beaucoup plus élevés d'Amérique que nous avons précédemment décrits. Les
pneumonies qu'on y observe trouvent leur raison d'être dans des condi-

tions dont l'altitude est la source, absolument comme cela arrive sur les hauts plateaux du Mexique. Il est donc croyable que, lorsque nous voyons la pneumonie devenir fréquente sur les hauteurs habitées des Alpes, l'unique originalité de la montagne qui mérite d'être considérée comme en étant la cause, c'est aussi l'altitude.

Cette uniformité étiologique qui s'étend ainsi des premiers degrés de nos Alpes, non moins que de l'altitude modérée de la Castille, jusqu'aux plateaux du Mexique et de la Bolivie, mérite assurément d'attirer nos méditations; car elle tendrait à établir une certaine solidarité de niveaux, en faisant soupçonner que la raréfaction de l'air acquiert déjà en étiologie l'originalité qui lui est propre, dès l'instant que les niveaux commencent à hausser. S'il en était ainsi, il n'y aurait nullement un premier degré d'altitude, différant en ses effets de ce que nous voyons se produire sur les plus hauts plateaux. La situation serait plus logique : elle se caractériserait dès le premier moment par des désordres d'abord difficilement appréciables, bientôt plus caractéristiques, quoique encore confus, et finalement développés jusqu'à l'évidence, mais toujours de nature identique. Remarquez bien que ce n'est là qu'un premier soupçon dont j'avoue que je me méfie. Je ne le présente encore que comme une objection à la double croyance, que j'ai partagée moi-même, d'une action fortifiante des niveaux intermédiaires, et d'une influence hyposthénisante des grandes altitudes.

Quoi qu'il en soit, cette vérité est acquise à la science : « La pneumonie augmente en fréquence à mesure qu'on s'éloigne du niveau de la mer. » C'était vrai de mon temps, au Mexique; puisque, pendant six ans de pratique, à la côte du golfe, je n'en observai que rarement dans le Yucatan et pas du tout à Tabasco, tandis que la maladie est des plus communes sur le plateau. Le même fait n'est pas moins exact en Espagne et il a été mis en complète évidence dans les contrées suisses et françaises des Alpes. L'altitude agit donc si puissamment dans la production du phénomène qu'elle a pu éluder les effets de la distance à l'équateur et agir indistinctement sous les latitudes si différentes des pays que nous venons de mentionner.

Certainement le fait est d'un intérêt considérable; mais signifie-t-il que les maladies inflammatoires dominent d'une manière générale la pathologie des altitudes? Ce n'est pas ma pensée. Sur le plateau de l'Anahuac, au contraire, les réactions sont si peu vives, qu'une phlegmasie franche est le plus souvent de courte durée, l'état physiologique du malade n'offrant pas les éléments de force qui pourraient garantir sa prolongation. L'état inflammatoire franc y est comme transitoire et cède vite la place à un collapsus adynamique des plus dangereux. Ce qui caractérise la constitution pathologique de cette contrée, c'est donc cette tendance à la prostration de forces avec l'absence de réactions vives et durables.

Le même fait se produit-il sur les Alpes? Je n'en ai pas les preuves, et le silence gardé à cet égard par les praticiens estimables du pays ferait croire à sa non-existence. Cependant, on ne saurait manquer d'y être frappé de l'apparition fréquente, à l'état épidémique, d'une sorte de pleuro-pneumonie à forme typhoïde, qui a désolé plusieurs localités des Alpes, à des époques variées. On lui a donné le nom d'*alpenstich*. Elle a été décrite pour la première fois en 1564 par Conrad Gessner. Le docteur Gugguibühl en donne une monographie détaillée, avec une soigneuse description de ses ravages (in-8, Zurich, 1838). Les docteurs Schonlein, Besancenet, Rahn-Escher, en ont également traité dans des mémoires basés sur une pratique estimée. La nature d'abord violente et secondairement typhoïde de cette maladie alpestre nous force à porter l'attention sur les collapsus graves, l'ataxie et l'état typhique qui compliquent bien souvent les pneumonies de l'Anahuac, surtout lorsque, dans la saison du printemps, elles se développent assez pour y constituer par leur nombre de véritables épidémies.

La communauté d'influence des hauts plateaux d'Amérique et des élévations moyennes d'Europe n'apparaîtrait donc pas seulement dans la fréquence des pneumonies; elle se ferait encore soupçonner dans l'uniformité de ses tendances à affecter des caractères de gravité, sous forme adynamique et typhoïde. Le fait est certainement très-digne d'attention, si l'on considère surtout qu'il se réalise également sous des latitudes notablement différentes. Nous aurons donc à lui chercher une explication. Elle ressortira d'une manière naturelle des développements où nous allons entrer. Nous y trouverons des éléments nouveaux d'appréciation.

En attendant, disons que la fièvre typhoïde ne paraît avoir reçu aucune influence favorable de la libre ventilation des sites alpestres. M. Lombard[1], dont les soins d'information sont des plus dignes d'éloges, nous assure que cette maladie ne diffère nullement sur les hauteurs de ce qu'elle est sur les plaines basses, ni en nombre ni en gravité. Il fait cependant une exception pour le plateau de l'Engadine où, d'après son dire, M. le docteur Brugger n'aurait observé qu'un fort petit nombre de cas. Cette préservation restreinte est certainement digne de remarque; mais, en présence des faits qui montrent le reste du pays généralement envahi, on peut affirmer que l'air de la montagne n'est pas un préservatif du développement des affections typhoïdes. C'est aussi ce que les plateaux du Mexique nous avaient enseigné.

1. *Climats de Montagnes*, p. 95.

Les fièvres éruptives — scarlatine, rougeole, variole — s'observent sur les hauteurs des Alpes comme sur les niveaux les plus inférieurs des plaines. S'il y avait une différence à établir, elle ne serait certainement pas favorable à la montagne, puisque, au dire de M. Lombard, ces maladies y donnent le soupçon d'une gravité générale plus marquée. L'analogie avec les hauteurs d'Amérique continuerait donc à se confirmer par ce nouveau caractère de la pathologie alpestre.

Je n'ajouterai pas, pour compléter ce parallèle au point de vue des affections inflammatoires aiguës, que le rhumatisme articulaire contribuerait à y confirmer des analogies avec la pathologie des grandes altitudes. Cette maladie appartient beaucoup trop à tous les pays pour qu'il soit possible d'en faire la base des raisonnements sur lesquels notre étude s'appuie actuellement. Il n'en est pas moins vrai qu'il ne nous est pas possible de voir son extrême fréquence sur les Alpes[1] sans nous rappeler que le rhumatisme n'est nullement rare sur les hauteurs du Mexique, même dans les localités où l'absence d'humidité atmosphérique semblerait devoir agir comme préservatif. Le très-estimable praticien Tschudi dit l'avoir vu très-rarement sur les hauts plateaux du Pérou et de la Bolivie. Outre que je possède des renseignements différents, eu égard à ces contrées, je puis assurer que les altitudes du Mexique, non-seulement ne jouissent pas du privilége de préserver de cette maladie, mais paraissent, au contraire, la favoriser en beaucoup de localités. Cette fâcheuse disposition y est même d'autant plus regrettable qu'elle s'ajoute aux autres causes climatériques pour rendre les affections du cœur très-fréquentes sur le haut Mexique. Les altérations graves de ce dernier organe sont fort communes aussi dans toute l'étendue du pays des Alpes[2].

§ 2. — Maladies chroniques.

1° Phthisie pulmonaire. — Calcul général pour déterminer l'altitude préservatrice
sous toutes les latitudes.

Le parallèle entre les hauts plateaux d'Amérique et les altitudes intermédiaires d'Europe n'est pas moins significatif à propos de maladies chroniques. Nous en commencerons l'examen par la phthisie pulmonaire. De récents travaux statistiques sur cette maladie ont prouvé que ses ravages dans les pays alpins sont d'autant moins considérables que le séjour se trouve établi dans des stations plus élevées. Les religieux du mont Saint-Bernard n'en sont presque jamais atteints. M. le Dr Brugger, qui pratique à Samaden, en Engadine, à 1742 mètres d'altitude, affirme

1. Lombard, Niepce.
2. Lombard, p. 98.

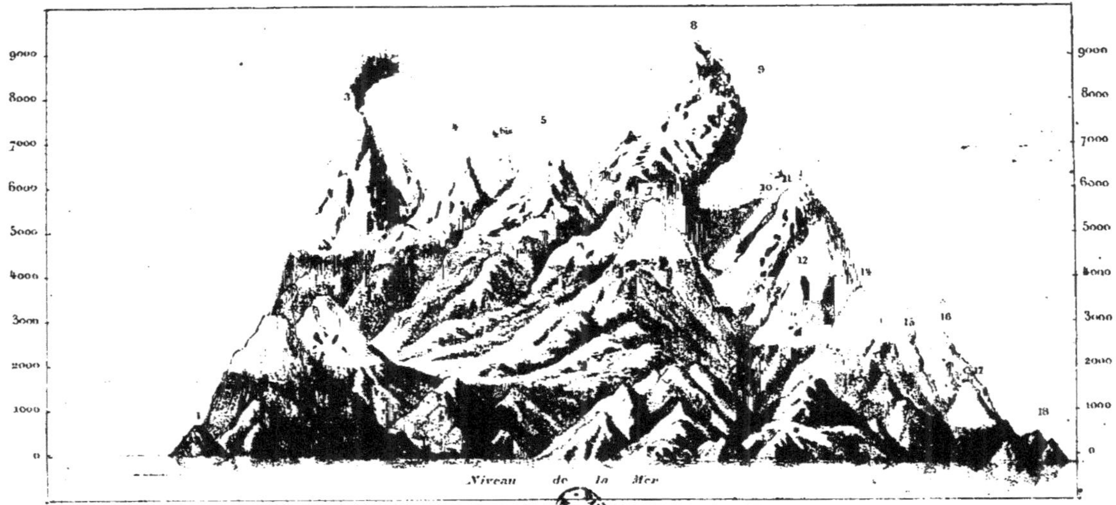

TABLEAU INDIQUANT LA HAUTEUR DES NEIGES DANS LES DIVERS PAYS DE LA TERRE
AVEC L'ALTITUDE DE PRÉSERVATION DE LA PHTHISIE PULMONAIRE

1	*Dt. de Magellan*	1130	565	4 bis	*Andes de la Bolivie (Occidentales)*	5640	2820	9	*Karakoroum*	5700	2850	14	*Mts. Altaï*	2740	1370
2	*Andes de Patagonie (Nord)*	1830	915	5	*Andes de l'Equateur*	4810	2405	10	*Ararat*	4300	2150	15	*Islande*	930	465
2 bis	*Andes de Patagonie (Sud)*	1900	950	6	*Ethiopie*	4300	2150	11	*Caucase*	3300	1650	16	*Alpes Scandinaves*	1100	550
3	*Andes du Chili*	4480	2240	7	*Cordillère du Mexique*	4500	2250	12	*Pyrénées*	2730	1365	17	*Norvège*	720	360
4	*Andes de la Bolivie (Orientales)*	4850	2425	8	*Mts. Himalayas*	5000	2500	13	*Alpes*	2750	1375	18	*Spitzberg*	0	0

Les chiffres noirs qui se trouvent après chaque nom indiquent la hauteur à laquelle commencent les neiges perpétuelles

Les chiffres rouges indiquent l'altitude de préservation de la phthisie pulmonaire

Gravé chez Erhard, 12 r. Duguay-Trouin. Paris. Imp. Monrocq

que la phthisie est fort rare chez ceux qui n'ont pas quitté le pays, et qu'elle guérit bien souvent chez des Engadinois qui retournent au lieu de leur naissance après avoir acquis la maladie pendant leur émigration. Le Dr Gastaldi de Turin a démontré en 1860 que le climat des montagnes est utile au traitement des tuberculeux, par suite de la rareté qu'on y constate de la phthisie pulmonaire[1]. D'après M. le Dr Albert, qui pratique à Briançon (1306 mètres), la phthisie serait rare dans cette ville. A ces témoignages, M. le Dr Lombard en ajoute un grand nombre d'autres qui prouvent avec la plus grande unanimité la constance d'un effet de plus en plus favorable, à mesure que le séjour se trouve plus haut placé.

Mais, entendons-nous. La tendance à cette immunité ne devient réellement appréciable qu'à partir d'une certaine hauteur au-dessous de laquelle le fond des vallées du Jura et des Alpes françaises et suisses fournit un contingent considérable de phthisiques. De même que j'ai eu l'occasion de signaler au Mexique une ligne d'altitude qui paraît indiquer les approches de la région préservatrice, de même la pratique des hauteurs européennes a révélé qu'il y a une limite au-dessous et au-dessus de laquelle le mal sévit ou tend à s'éteindre. Mais, tandis qu'au Mexique 2000 mètres sont nécessaires pour arriver à une influence réellement favorable, l'élévation de 800 à 1000 mètres serait souvent suffisante sur les Alpes pour approcher de la sécurité. D'après le Dr Fuchs, même, cette limite heureuse descendrait à 6 ou 700 mètres[2]. M. le Dr Brehmer serait encore moins exigeant ; car il affirme que 500 mètres suffisent en Allemagne pour produire des effets déjà satisfaisants[3].

Il y a cinquante ans environ, le Dr Mansford publia un travail qui avait pour but de démontrer que la phthisie sévissait en Angleterre avec d'autant plus de violence, que le séjour s'élevait davantage au-dessus du niveau de la mer. Mais, si l'on réfléchit à ce que sont dans ce pays les plus grandes hauteurs habitées, on reconnaîtra que ce fait n'est nullement en désaccord avec ce qui s'observe de nos jours en Suisse. Le Dr Locher-Balber affirme, en effet, que la phthisie est très-commune dans la région montueuse du canton de Zurich. Cette maladie n'est d'ailleurs pas rare dans les basses vallées du Rhône, au dire des docteurs Bezancenet et Beck. D'ailleurs, d'après M. le Dr Lombard, « les maladies tuberculeuses sont d'autant plus répandues que l'on quitte le fond des vallées pour s'élever au-dessus des niveaux des rivières et des lacs[4]. » Les parties basses des montagnes du Jura, les vallées qui signalent le cours de l'Arve, sont

1. Turin, 1860.
2. *Géographie médicale*, p. 20.
3. *Op. cit.*, p. 139. Voyez Lombard, *Climats de Montagnes*, p. 99 et suiv.
4. *Loc. cit.*, p. 102.

infestées de phthisiques. D'où nous pouvons conclure, ainsi que nous l'avons déjà dit du reste, qu'il y a une zone de hauteurs plutôt nuisibles qu'utiles au point de vue de ce désolant fléau. Il paraît donc indubitable que la nécessité de s'élever notablement au-dessus du niveau de la mer est partout une condition sans laquelle la présence de la montagne n'offrirait aucune sécurité; ce qui signifie sans nul doute que les propriétés bienfaisantes de son atmosphère, au sujet de la phthisie pulmonaire, sont dues uniquement à la diminution de sa densité.

Mais, faudrait-il croire que l'action ainsi définie s'exerce d'une manière capricieuse? Ce qui serait bien propre à donner, tout d'abord, cette conviction, c'est que les hauteurs préservatrices ne paraissent pas être les mêmes sous toutes les latitudes. Nous avons, en effet, vu que les élévations moyennes du Mexique n'agissent nullement dans ce sens favorable; tandis que mille mètres sur les Alpes et une hauteur beaucoup moindre en Allemagne, paraissent offrir des garanties sérieuses contre cette maladie. Comment pourrions-nous ramener cette variété de faits aux conséquences légitimes d'un principe unique?

L'examen attentif de toutes les conditions qui entourent le phénomène, nous permettra de résoudre ce problème en dissipant les doutes qui semblent s'y rattacher. On découvre, en effet, que la préservation de la phthisie pulmonaire se réalise à des niveaux d'autant plus inférieurs que la ligne des neiges éternelles est elle-même moins élevée. On puise dès lors dans ce fait irrécusable la conviction bien naturelle que l'altitude n'agit que par le concours d'un certain degré de température, et que l'action réellement préservatrice n'est qu'un composé de ces deux éléments. C'est ainsi qu'en prenant la ligne équatoriale pour point de départ, nous y remarquons la préservation à peu près absolue de la phthisie à 2400 mètres d'altitude. Mais les neiges persistantes s'y trouvent à la hauteur de 4800 mètres; la zone préservatrice nous apparaît donc là vers la moitié de la distance verticale qui s'étend des neiges au niveau de la mer. Eh bien, examinez toutes les hauteurs aux différentes latitudes, et vous trouverez que le même fait se réalise partout dans les mêmes conditions; c'est-à-dire que la phthisie pulmonaire est notablement enrayée vers l'élévation verticale qui se trouve être approximativement la demi-distance entre le niveau de la mer et les neiges éternelles du point que l'on observe. Il s'ensuit que, à Mexico, où celles-ci sont à la hauteur de 4500 mètres, le niveau préservatif existe à 2250; en Suisse, où la ligne des neiges marque 2700 mètres, la phthisie s'apaise définitivement vers 1350. Dans les parties de la Suède où l'altitude de 1400 mètres signale les neiges persistantes, la tuberculose est déjà à peu près nulle vers 500 mètres de hauteur. La conséquence rigoureuse de tout cela, ce serait que dans les pays où la neige ne fondrait jamais au niveau de la mer, la préservation devrait réellement exister à ce niveau. Eh bien, veuillez voir à quel point les faits donnent raison à cette théorie. Personne n'ignore, effectivement, que la phthisie tuberculeuse est chose des plus rares vers les latitudes polaires, aux niveaux les plus inférieurs.

Il n'est pas croyable qu'un fait aussi important, qui procède avec une régularité susceptible d'un calcul mathématique, ne soit pas lié à des phénomènes intimes et naturels régis par la logique la plus rigoureuse. S'il est vrai, comme je l'ai dit ailleurs, qu'il est dans la nature de la phthisie de consumer ses victimes, il devient incontestable que les altitudes sont utiles par une véritable diète respiratoire, en diminuant dans leur sang la dose d'oxygène qui les brûle. Or, plus vous vous éloignez de l'équateur plus vite vous arrivez sur les montagnes, à des altitudes qu'un froid rigoureux désole. Les nécessités de rayonnement de votre corps vers les objets refroidis qui vous y entourent, épuisent les ressources amoindries que l'air ambiant vous fournit. Votre respiration ne travaille que pour la satisfaction de ce besoin d'un ordre purement physique, et les combustions carboniques, qui en sont la garantie, détournent l'oxygène de son travail de désassimilation dont les phthisiques sont précisément victimes.

Cette pensée nous conduit à dire que la préservation de la tuberculose consomptive par l'élévation du sol d'habitation, commence, en règle générale, à l'altitude où la respiration menace de devenir physiologiquement insuffisante, et par conséquent sur les lieux mêmes qui présentent les phénomènes de l'anoxyhémie chez beaucoup de leurs habitants. Cela signifie que la prophylaxie de la phthisie par les niveaux débute à des altitudes d'autant moins considérables qu'on s'éloigne davantage de l'équateur. L'histoire des voyages nous apprend, en effet, que le mal de montagne s'observe en Europe beaucoup plus bas que dans les pays tropicaux. La diète respiratoire, utile à la tuberculose consomptive, ne se calcule donc pas seulement en raison de la dilatation de l'air, mais encore en rapport avec la dépense de calorique à laquelle le rayonnement entraîne sur des altitudes notablement refroidies.

Ne craignons pas d'être accusé de paradoxe en émettant cette conviction. Elle n'implique nullement la pensée d'exclure le froid du rang de cause aggravante dans la marche de la consomption pulmonaire. Mais entendons-nous bien. Je ne saurais admettre que le froid, quelque rigoureux qu'il puisse être d'ailleurs, ait le moindre pouvoir d'agir directement sur la nature même de la tuberculose. Mais il est incontestable qu'une température en général très-basse, se compliquant d'oscillations qui font succéder rapidement le froid humide à une chaleur modérée, jouit de la triste propriété de produire des pleurésies et des inflammations pulmonaires. Or, les pneumonies intercurrentes sont précisément très-dangereuses pour les phthisiques, et l'on n'ignore pas qu'ils ont une réelle tendance à les contracter vers les points du poumon qui avoisinent les masses tuberculeuses.

Le froid rigoureux ne pourrait donc être absolument indifférent ou même utile aux tuberculeux, si ce n'est à la condition d'une invariable constance dans les degrés de son intensité. Je ne veux pas dire assurément que les natifs de localités à climats excessifs deviennent aisément victimes des inconvénients perturbateurs dont j'ai parlé, en acquérant eux-mêmes la tuberculose. Cela ne saurait être aucunement ma pensée. De telles causes sont au contraire si étrangères à la nature même de la phthisie qu'elles n'y peuvent figurer que fort rarement à titre essentiel. Mais j'ai voulu dire que les phthisiques, venant d'ailleurs avec la mala- die déjà acquise, auront à se défendre individuellement dans les pays froids de toute cause qui pourrait être pour eux une occasion de pneumonie. Je possède, du reste, la conviction que, s'ils se trouvaient à l'abri d'une humidité excessive et des revirements soudains de l'air, ils seraient, au milieu d'une atmosphère froide, dans des conditions meilleures pour guérir qu'en habitant les contrées renommées par leur chaleur extrême.

Ce n'est pas d'aujourd'hui que cette pensée m'a frappé. J'écrivis, en effet, en 1863 : « La perfection de l'acte respiratoire n'est pas en rapport avec le plus ou moins d'air que l'on respire dans un temps donné ; elle est dans l'équilibre justement établi entre les combustions physiologiques et nos besoins de calorification et de réparation organiques. D'où il suit qu'un air rare et une respiration lente peuvent être un bienfait, quand le milieu ambiant nous échauffe, au lieu de nous refroidir ; d'où il suit encore que, pour un pays donné, la respiration peut être considérée comme pouvant s'exagérer avec des éléments qui la rendraient ailleurs insuffisante. La quantité de l'air nécessaire à la fonction est donc une quantité relative. Quoique faible dans sa dose, elle peut être trop forte et partant excitante dans certains milieux exceptionnels[1]. »

Je ne saurais mieux dire aujourd'hui pour expliquer que dans un pays chaud qui nous réchauffe à l'excès, une respiration trop complète représente un véritable danger ; tandis que dans une contrée excessivement refroidie, les pertes de chaleur auxquelles le rayonnement nous oblige, peuvent rendre insuffisantes les meilleures ressources respiratoires. Dans le premier cas, les organisations les mieux douées pourraient devenir victimes de combustions vitales exagérées, quoique en apparence très-faibles. Dans le second cas, au contraire, les combustions respiratoires les plus actives nous laisseraient au-dessous de la température nécessaire à la vie.

1. *Le Mexique et l'Amérique tropicale*, p. 319.

Ces réflexions ont un intérêt d'actualité incontestable. Un mouvement auquel mes écrits antérieurs ont peut-être contribué pour la meilleure part, attire depuis quelques années l'attention sur les vertus prophylactiques de l'altitude contre la phthisie pulmonaire. Comme il arrive toujours à propos d'un mal le plus souvent incurable, on a trop facilement ajouté foi à l'efficacité de ce nouveau moyen et les espérances se sont réfugiées dans les pratiques de la montagne avec une exagération confiante. Les hauteurs de l'Engadine surtout se sont peuplées d'hôtels et d'entreprises sanitaires. Le phthisique, ailleurs aux abois, y va braver des hivers polaires dans la confiance d'un rétablissement, hélas! problématique. M. le professeur Hirtz vient de publier à ce sujet quelques réflexions éminemment sensées dans les numéros du 10 et du 25 juin du *Journal de Thérapeutique*. J'aurai l'occasion de m'en autoriser, quand viendra le moment de juger ce sujet au point de vue thérapeutique. En attendant, mes lecteurs me sauront gré de consigner ici les conclusions de ce travail important. M. Hirtz dit :

« *Quant au séjour des malades sur les hautes montagnes en hiver*, notre opinion n'est point absolue quant à présent. Cette pratique extrême est évidemment une réaction contre l'abus de la pratique opposée qui ne trouvait pas de climat assez chaud et d'hiver assez doux et de températures assez égales pour abriter les malades. Cette réaction, si elle devient une mode ou une vogue, peut conduire à des résultats désastreux et abréger, dans plus d'une circonstance, par une pleuropneumonie intercurrente, la vie de plus d'un malade qui eût pu durer encore. Mais, conduite par le bon sens, éclairée par la physiologie pathologique et dirigée par une clinique sévère, elle peut comporter des indications précises pour le choix des sujets qui peuvent être encouragés à ces tentatives. Nous étions dans une situation semblable quand au Græfenberg naquit ou plutôt renaquit l'hydrothérapie. En attendant que l'expérience ait sur une plus grande échelle formulé un jugement, on peut en quelque sorte *a priori* préétablir quelques indications et contre-indications.

« Avec Rhoden, avec Spengler, nous enverrions à Davos et autres lieux similaires deux sortes de malades : 1° Ceux qui sont menacés par diathèse, constitution ou hérédité, particulièrement les jeunes sujets issus de parents contaminés, les lymphatiques, les gens énervés par une cause ou par une autre, les jeunes femmes à poitrine délicate, débilitées par les pertes, les couches, par l'anémie. 2° Les malades qui ont traversé la crise inflammatoire du ramollissement caséeux, dont la toux est expectorante et non irritante, avec une seule caverne, devenue stationnaire; c'est-à-dire ceux dont le travail d'élimination caséeux est terminé et dont les cavernes ne tendent pas à la cicatrisation faute d'énergie constitutionnelle, en un mot la phthisie stationnaire. Après mûre réflexion et après des informations sérieuses chez nos confrères du pays, nous avons prêté la main, étant en Alsace encore, à l'hivernation de deux malades à Davos. Une jeune fille de 20 ans, avec diathèse héréditaire, excavation limitée à gauche, sans fièvre, ni irritation pectorale. Aucun accident ne survint : elle revint au printemps dernier à Strasbourg, augmentée d'embonpoint et de couleur : l'état local était peu modifié. Elle compte y retourner cet hiver, après avoir passé l'été sur les hauteurs suisses. L'autre, un jeune employé, frère de deux phthisiques, atteint d'un rhume catarrhal avec expectoration purulente, commencement d'amaigrissement et sueurs, s'améliora rapidement dès son arrivée, et revint au printemps, temporairement à Paris, avec toutes les apparences de la santé. Je l'ai renvoyé passer son été et son hiver en Suisse.

« Quant à la phthisie aiguë ou subaiguë, avec lésions diffuses, il faut la bannir d'un pareil séjour.

« En résumé, une nouvelle voie est ouverte depuis quelques années pour l'hygiène de la phthisie : sur cette voie peut se rencontrer un progrès; il ne faut ni la fermer sans examen, ni l'élargir outre mesure. Il faut examiner.

« En attendant, nous ne renonçons pas aux ressources traditionnelles qu'offrent pour l'hivernage à tant de personnes valétudinaires, délicates de poitrine ou déjà atteintes du poumon, ces belles stations d'hiver, assises aux bords de la Méditerranée, ou penchées sur les flancs des Pyrénées, mais qui, ne pouvant guérir tous les maux, les soulagent souvent et les font oublier quelquefois. Nous demandons seulement à ceux qui président à ces installations et aux décisions des malades de ne pas faire de la chaleur leur principale préoccupation, ni de l'égalité et de l'élévation de l'air leur véritable ennemi, ni du thermomètre le seul critérium du choix de la cure.

« Ajoutons enfin un dernier conseil aux malades : c'est, en automne, de rester dans les montagnes le plus longtemps et le plus haut possible, et d'y retourner au printemps le plus tôt qu'ils pourront. »

2° Scrofules. — Dyspepsies. — États anémiques.

L'influence malheureuse des premiers degrés des Alpes, au point de vue de la phthisie pulmonaire, se trahit encore d'une manière lamentable à propos de la diathèse scrofuleuse. Et remarquez bien que le fait se produit tellement à l'encontre de la réputation proverbiale de l'air pur de ces régions, qu'il est observé en plein cœur de la montagne, là même où les paysages sont le mieux caractérisés. Ce n'est pas à la base, en effet, que les populations paraissent le plus en souffrir, mais bien à la hauteur de 400 à 800 mètres, lorsque déjà l'altitude se prononce assez pour pouvoir exercer ses bienfaisantes influences, si réellement il était

dans sa nature d'en être la source habituelle. Je sais tout ce qu'on dit de
la misère des habitants, de leur alimentation défectueuse, de la saleté de
leurs demeures, de l'humidité brumeuse des vallées où ils séjournent,
pour expliquer par ces négligences ou cette fatalité de leur hygiène leur
constitution défectueuse. Je ne veux pas nier l'intervention de ces causes
réunies dans les atteintes scrofuleuses qui les empoisonnent. Mais le
pied des montagnes et les vallées basses ne sont nullement à l'abri de
ces inconvénients ; les habitants les subissent au même degré, et cependant la statistique les représente comme étant frappés de la scrofule en
proportion moindre que ce qui est observé quelques centaines de mètres
plus haut.

S'il n'était donc pas vrai que la montagne seule produit en eux cette
altération grave de leur santé, il serait du moins indubitable que, non-
seulement elle est impuissante à les en préserver, mais qu'elle aggrave
le mal d'une manière très-ostensible. Cette situation, du reste, ne se continue pas indéfiniment en montant. Il est au contraire certain qu'en arrivant à 1000 mètres, on voit beaucoup moins de scrofuleux ; et sur les
plus hauts plateaux, en pays d'Engadine, par exemple, le mal devient
assez rare pour ne plus s'inscrire que faiblement dans la pratique des
médecins qui y exercent. Pas plus que sur les hauteurs de l'Anahuac, la
scrofule ne trouve ici des éléments de propagation.

On peut donc assurer que modérée à la base des montagnes, plus modérée encore vers leurs sommets, cette maladie sévit avec intensité sur
les hauteurs intermédiaires, dans la même région montueuse où nous
avons déjà constaté les progrès de la phthisie pulmonaire.

Un fait très-important est à relever dans ce tableau de la pathologie alpestre : c'est que la gastralgie et les dyspepsies sont très-communes
parmi les habitants de la montagne. Les médecins qui exercent sur différents points des Alpes inscrivent les altérations fonctionnelles de l'estomac et les diarrhées parmi les affections les plus fréquemment observées de leur pratique. Or, j'ai déjà signalé moi-même ce genre d'altération
de la santé comme caractéristique de la pathologie des grandes altitudes. Il existerait donc à cet égard une analogie marquée entre les degrés inférieurs, moyens et supérieurs des pays montueux.

Ce fait est très-digne d'attention, si on le rapproche surtout de ce que
dit M. Lombard des aberrations fonctionnelles de l'utérus. Les monta-
gnardes sont souvent mal réglées. Elles ont des métrorragies fréquentes.
Or, il est bien certain que les dyspepsies douloureuses chez l'homme et
les désordres utérins chez la femme sont l'indice le moins équivoque
d'une sanguification défectueuse. Je n'oserais dire, cependant, que les
habitants des montagnes modérément élevées puissent avoir la moindre tendance à l'anémie. La richesse, à cet égard, de leur constitution

est devenue proverbiale. « Les montagnards, dit M. Lombard, ont un teint coloré, des muscles vigoureux et une apparence de santé bien supérieure à celle des habitants des plaines[1]. »

A la vérité, quelques pages plus loin, après avoir jeté un regard plus clairvoyant sur l'ensemble de maux dont il s'est vu entouré pendant sa longue et fructueuse carrière, ce praticien distingué fait un appel éloquent aux soins de l'Administration et de la charité publique, pour arriver à l'amélioration des pratiques populaires en fait d'hygiène, avec l'espoir, ajoute-t-il, qu' « une population saine et vigoureuse viendrait remplacer la race affaiblie et abâtardie qui occupe actuellement une portion si notable de nos Alpes. »

La question est donc complexe; d'un côté, en effet, je vois l'affirmation d'une grande vigueur; d'autre part, je reçois l'assurance qu'une notable partie de la population montagnarde a perdu, non-seulement les apparences, mais la réalité des avantages généralement attribués à l'influence de la montagne. En examinant bien ces deux assertions contradictoires, on a même le regret de voir que la proclamation de qualités exceptionnelles n'y prend pour base qu'une inspiration sans preuve; tandis que les défaillances nombreuses de l'espèce humaine y sont démesurément mises à jour par l'existence de constitutions pathologiques déplorables. Nous trouvons dans l'écrit de M. Niepce un passage qui sert d'appui à cette triste pensée. « La vie, dit-il, n'est pas aussi longue que dans les plaines; les villages situés dans des lieux humides renferment peu de vieillards. Le sexe féminin, d'une constitution molle et lymphatique de sa nature, est plus exposé à périr que dans les lieux secs; relativement au climat, toutes les recherches que j'ai faites m'ont donné pour résultat un plus grand nombre de morts dans les parties élevées que dans les plaines. »

Et d'ailleurs, ne voit-on pas dans une notice du P. Biscla, prieur de l'hospice du mont Saint-Bernard, la confirmation de ces effets regrettables? A la vérité, nous sortons ici du sujet réel qui nous occupe; car, le climat du Saint-Bernard appartient aux grandes altitudes. Mais, comme, en même temps, nous concentrons actuellement notre pensée sur les Alpes, on me pardonnera de donner ici un aperçu de ce qui se passe dans ce monastère, au dire d'un de ses prieurs distingués.

« L'air pur et frais qu'on respire sur les hautes montagnes, dit cet auteur, le bon appétit qu'il procure, concourent à faire croire qu'un climat tel que celui du Saint-Bernard ne peut être que très-salubre. Cependant, l'expérience démontre le contraire, et les nombreuses victimes de l'âpreté de ce climat démentent malheureusement cette opinion. Un grand nom-

____

1. *Les Climats de Montagnes*, p. 89.

bre de voyageurs arrivant pour la première fois au Saint-Bernard s'attendent à y trouver des chanoines à cheveux blancs comme la neige dans laquelle ils habitent ; on est bien surpris de n'y rencontrer que de jeunes religieux, dont l'âge dépasse rarement 35 ans, et qui même, pour la plupart, sont entre 20 et 30 ans. C'est en partie à l'insalubrité du climat que les voyageurs doivent attribuer ce fait qui les étonne. Les jeunes gens seuls qui jouissent d'une parfaite santé et d'un tempérament robuste, peuvent supporter l'âpreté du climat du Saint-Bernard ; et malgré la force de leur constitution, ils ne laissent pas de devenir bientôt les victimes de cette influence, à laquelle on ne s'accoutume guère. Le rhumatisme est la maladie à laquelle ils sont le plus exposés. »

Après avoir cité ce passage du P. Bisela, le docteur Niepce ajoute : « J'ai rencontré les mêmes faits à l'hospice du Petit-Saint-Bernard. Aucun des habitants n'atteint l'âge de quarante-cinq ans, quoique l'alimentation soit très-bonne [1]. »

Malgré l'autorité et l'incontestable compétence des deux hommes distingués dont nous venons d'entendre le langage, je ne veux pas prétendre encore que ce soient là des faits assez généralisés pour conclure définitivement que la montagne est plus mal partagée que la plaine, au point de vue des influences sur la vie. Mais il est très-certainement exact de prétendre qu'il y a dans cette question des malentendus dont il importe de faire disparaître l'obscurité. D'une part, en effet, la montagne est honorée des éloges les plus enthousiastes ; d'un autre côté, les récits qu'on vient de lire lui refuseraient les aptitudes même les plus vulgaires pour le soutien de la santé. Comme je viens de le dire, ces contradictions ne sauraient s'expliquer que par la pensée d'une confusion facile à faire disparaître.

Il me paraît, en effet, très-rationnel de croire que les contrées montagneuses obéissent à deux ordres d'influences ; les unes essentielles, les autres inhérentes à certaines conditions locales. Les développements du sujet feront voir bientôt l'importance de cette distinction. En attendant, nous pouvons déjà assurer qu'il existe dans les pays montueux des influences notoirement funestes. A la vérité, on peut croire que grand nombre des inconvénients qui s'y dévoilent pourraient être corrigés par une meilleure hygiène des populations des campagnes. Mais l'exemple fourni par les grands centres populeux y est par lui-même assez instructif pour prouver que les soins les plus intelligents de la santé publique n'ont pas assuré aux villes alpestres une situation sanitaire préférable à ce qui s'observe dans les cités bien organisées des plaines. Je me bornerai pour le moment à cette conclusion modérée.

[1]. Niepce, *Traité du Goître et du Crétinisme*, p. 216.

3° *Goître et crétinisme.*

Et veuillez bien remarquer que j'arrive à la conclusion qui précède sans avoir parlé du goître et du crétinisme. Nous allons maintenant nous occuper d'une manière très-sommaire de ce qu'il est le plus important de constater sur cette double affection, à l'appui des jugements les plus fondamentaux de ce livre. Je ne me propose donc pas de faire une étude complète des conditions au milieu desquelles cette maladie se développe. Il suffira au but de mon travail de dire d'abord ce qu'on observe dans la contrée américaine que j'ai visitée, et de présenter ensuite en peu de mots ce que les auteurs européens en ont écrit de plus important, à notre point de vue.

Mon expérience personnelle me permet d'affirmer que le goître est en général tellement rare sur les parties les plus élevées du plateau mexicain, qu'on y peut considérer la préservation comme à peu près complète. Mais les localités qui s'y caractérisent par la présence de petites chaînes, fussent-elles d'ailleurs très-élevées, en fournissent partout des cas d'autant plus nombreux que l'humidité y est plus prononcée. Ajoutons que les bas niveaux contribuent davantage à l'accroître. Les sierras qui dominent Jalapa, ou qui précèdent cette ville, la vallée d'Orizaba, les chaînons nombreux de l'État de Oajaca —pour ne nommer que la région intertropicale, — comptent un nombre plus ou moins marqué de goîtreux. Il n'existe pas de travail général qui permette d'en constater l'importance par un chiffre. On peut seulement dire *de visu* que le mal n'acquiert nulle part au Mexique des développements considérables. Il y a cependant une exception, à propos de laquelle il existe un mémoire estimable d'un confrère mexicain, M. Léon, à qui j'eus le plaisir de donner, dans le Yucatan, les premières leçons sur l'art de guérir. Le résumé de cette étude faite dans l'État de Tabasco, aux pieds des montagnes de Chiapas, a été publié en 1863 dans le dixième volume du *Bulletin de la Société Mexicaine de Géographie et de Statistique*, p. 345.

Ce document est des plus intéressants, en ce qu'il met en lumière l'influence de la topographie et des cours d'eau dans la genèse de cette affection. L'État de Tabasco est, en effet, un pays très-bassement nivelé, parsemé de rivières qui s'entre-croisent et débordent une grande partie de l'année. La montagne en est absolument absente excepté dans sa limite méridionale qui est formée par l'élévation subite de la *sierra* de Chiapas. C'est sur le versant et tout à fait au pied de cette chaîne que se trouvent deux petites villes fort intéressantes à bien des égards, Teapa et Tacotalpa. Le goître y existe endémiquement et atteint les habitants dans la proportion de 10 à 15 pour 100. Il n'en est pas moins vrai que les demeures, en général, bien aérées, ne sont pas plus défectueuses qu'il ne faut pour assurer les conditions d'abri que le climat comporte. L'aisance est d'ailleurs assez générale pour que personne ne s'impose de privations nuisibles. On peut donc assurer que l'affection qui nous occupe existe en ces lieux par l'effet seul de son étiologie spécifique, indépendamment des conditions secondaires qui pourraient paraître la favoriser. Elle y est très-abondante et si marquée, comme mal glandulaire, qu'elle acquiert souvent en volume un développement considérable. Cependant la population parmi laquelle la maladie se développe de la sorte est généralement intelligente et non dépourvue de vigueur. Pendant mes six mois de résidence dans cet État et lors de ma visite à Teapa, je me suis enquis avec le plus grand soin de la situation des habitants relativement au crétinisme. Je n'ai pas été mis sur la trace d'un seul cas avéré de cette humiliante dégénérescence de notre espèce. Mon estimable confrère Léon, qui a vu et étudié ce sujet mieux que moi, n'en cite qu'un exemple, et encore.... c'était un pauvre malheureux sans goître, qui méritait mieux la dénomination d'idiot.

Ce que l'on voit encore avec quelque intérêt ressortir de cette étude, c'est que le mal dont la racine paraît exister aux plus bas étages du versant septentrional de la montagne de Chiapas, suit les cours d'eau vers le nord et s'étend jusqu'à la mer sur des plaines humides, couvertes d'une végétation des plus abondantes. Ce n'est pas non plus sans surprise que l'on voit ces mêmes montagnes s'abaisser insensiblement vers l'est, jusqu'à se perdre dans le centre de la péninsule du Yucatan sans y porter le moindre cas de goître ou de crétinisme. Il est vrai que, dans cette direction, le sol est sec, l'atmosphère moins humide et les cours d'eau presque nuls.

Toujours est-il que, dans l'État de Tabasco, le mal s'étend sur des terrains bas, souvent inondés, qui ne présentent, dans leurs cours jusqu'à la mer, que des ondulations de peu d'importance, sans le moindre aspect d'un pays de montagnes. Le point de la *sierra*, où les goîtreux sont les plus nombreux, n'est pas lui-même bien élevé au-dessus du niveau de la mer ; car, de Teapa au rivage du golfe, pour un parcours d'environ 200 kilomètres, le fleuve Grigalva a partout une marche lente, et le moindre obstacle le fait déborder. Ces circonstances ne permettent guère de penser que son cours supérieur dépasse de beaucoup 150 ou 200 mètres d'altitude. C'est donc à cette hauteur insignifiante que l'endémisme du goître de Tabasco est le plus marqué, avec cette particularité digne de note : que le mal diminue en montant vers Chiapas et devient très-rare, sinon nul, sur le plateau de cet État, à une altitude d'environ 2000 mètres.

Pour cette localité curieuse donc, le siége de prédilection du goître ne dépasse pas 400 mètres d'élévation. Il s'étend beaucoup plus bas, fort au loin sur la plaine en suivant le cours des eaux vers le nord, tandis qu'il s'éteint en s'élevant sur la montagne, de même que sur les ramifications basses de la chaîne qui se poursuivent vers l'est, sur le sol sec et au milieu de l'atmosphère moins humide du Yucatan. L'étude de M. Léon sur ce sujet m'a paru assez intéressante pour mériter de figurer parmi les notes qui terminent ce livre. Je renvoie le lecteur à la traduction que j'ai donnée du résumé fait par l'auteur lui-même qui l'a publié dans le *Bulletin de la Société Mexicaine de Géographie et de Statistique.*

Si nous voulons maintenant considérer ce sujet du goître d'une manière plus générale, nous nous verrons obligé d'avouer que cette affection est sans nul doute inséparable de la montagne, en ce sens que la plaine n'en offre nulle part des exemples nombreux qu'à la condition d'être située non loin d'une chaîne et d'en recevoir les influences par le déversement de ses eaux ou par le voisinage de son atmosphère. L'altitude possède sur ce mal une action très-manifeste. Elle l'éteint vers 2000 mètres, lorsque cette élévation s'étend en plateaux bien aérés; mais les vallées boisées et relativement humides ont encore le pouvoir d'en faciliter le développement à des hauteurs considérables, ainsi que Jacquemont l'observa sur l'Himalaya à 4700 mètres d'altitude. On en voit aussi sur la Cordillère des Andes au delà de 4000 mètres.

On peut néanmoins considérer ces exemples comme étant fort rares; car, d'une manière générale, le goître affectionne les régions basses des montagnes et se modère, surtout sur les Alpes, à partir de 1000 mètres de hauteur. Je dis qu'il se modère; mais, en réalité, on constate partout sa présence, même au village de Saint-Véran, qui est le plus élevé de l'Europe, à 2094 mètres d'altitude (Niepce). Voici, du reste, le tableau par lequel M. Niepce met sous nos yeux les différentes hauteurs auxquelles la maladie a été observée par lui-même.

« *Hauteurs barométriques des villages des départements de l'Isère, des Hautes-Alpes et des Basses-Alpes, où l'on trouve des goîtreux et des crétins, ce qui prouve que, contrairement à ce qu'avait dit de Saussure, on rencontre des crétins à plus de 1200 mètres d'élévation.*

DÉPARTEMENT DE L'ISÈRE.

Environs de Mens et de Cielles.

Villages.	Gueymard. Mètres.
Saint-Jean d'Hérans.	787
Mens	755
Lalley en Trièves.	843
La Croix-Haute	1172
Eaux d'Oriol.	788
Cielles	863

Vallée de l'Isère (Graisivaudan).

Villages.	Gueymard. Mètres.
Prabert	934
Laval	615
Villard-Bonnot	233
Domène	218
Goncelin	281

Vallée de l'Isère (en aval de Grenoble).

Voreppe	202
Tullins	217
Albenc	249
Vinay	375
Saint-Marcellin	288

Environs de la Mure et de Laffrey.

Laffrey	899
La Mure	889
Pierre-Châtel	926
Eaux thermales de la Motte	374

Environs de Corps.

Corps	985

Vallée de la Romanche.

Articol	1066
Bains d'Uriage	382
Rivier-d'Allemont	1266
Bourg-d'Oisans	719
Huez	1664
Venosc	1064
Saint-Christophe	1489
Les Étayes	1563
La Bérarde	1766
Mont-de-Lans	1298

Environs de Valbonnais.

Valbonnais	846
Entraigues	821
Valjouffrey	1059
Le Désert	1327
Chantelouve	1271

Environs de Vif.

Vif	318
Monestier-de-Clermont	825

Villard-de-Lans.

Méandre	1012
Villard-de-Lans	1181
Sassenage	226

Environs d'Allevard.

Villages.	Gueymard. Mètres
Allevard	475
Les Ayettes	761
Pinsot	718
Chapelle du Bard	524
Pontcharra	347
Moutaret	621
La Ferrière	1028

Environs de la Chartreuse.

Couvent de la Chartreuse	951
Sappey	966

DÉPARTEMENT DES HAUTES-ALPES.

Environs de Gap.

Gap	746
Bâtie-Neuve	899
Chorges	885
Savines	791
Orpierre	630
Serres	694
Champoléon	1239
La Rochette	1210
Ancelles	1277
Roanette	1622
Orcières	1397
Laye	1286
Veynes	838
Saint-Didier-en-Dévoluy	1042
Saint-Étienne-en-Dévoluy	1262
Clot	1460
Peine	1401
Aspres	767
Chabottones	1124
Brunissard	1762
Queyrières	1236
Château-Queyras	1407
Le Rouet	1818
Sainte-Barbe	1836
Ceillac	1676
Mollines	1608
Saint-Véran	2061
Aiguilles	1522
Abriès	1632
Monta	1744
L'Échalp	1714
La Grave	1527
Villard-d'Arène	1692

Villages.	Gueymard, Mètres.
Monestier-de-Briançon.	1505
Mont-Genèvre	1875
Nevache	1657

DÉPARTEMENT DES BASSES-ALPES.

Allos	1475
Amandeisse.	1160
Barcelonette	1173
La Beaumette	1579
Certamusa	1618
Champ-Richard	1785
Fouillouse	1852
Lafoux	1748
Larche	1715
Lubac.	1456
Maison-Méane	1828
Mauren.	1902
Meyronnes.	1711
Saint-Paul	1473
Saint-Ours	1727
Seyne.	1212
Digne.	639
Sisteron	473
Forcalquier.	559

Ce tableau de M. Niepce est incomplet en ce sens qu'il paraît confondre dans une étiologie d'égale valeur les différentes localités qu'il mentionne. Ce n'est cependant pas sa pensée. Son but, dans ce tableau, a été de dire seulement les points où la maladie a été observée, n'importe à quel degré de fréquence. Mais l'intensité réelle de l'influence locale se trouve expliquée dans les pages dont cet auteur a fait précéder cette nomenclature confuse. Il démontre alors que le goitre diminue à mesure que le séjour s'élève, surtout lorsque les lieux choisis pour l'habitation s'étendent, soit en plateaux, soit en vallées spacieuses où les vents ont un facile accès.

ARTICLE IV. — CONCLUSIONS.

Si l'on veut bien réfléchir maintenant à l'ensemble des considérations qui précèdent sur les points les plus saillants de la pathologie alpestre, on sera frappé de leur accord pour inspirer la pensée que les degrés d'altitude les plus nuisibles, ce ne sont ni les plus bas ni les plus élevés, mais les régions d'une hauteur moyenne. Or, remarquez-le bien, ce sont

aussi ces hauteurs intermédiaires qui présentent aux regards les paysages les plus riants et les plus sympathiques, parce que, le froid n'ayant
pas encore éteint, à ces niveaux, les phénomènes normaux de végétation,
la nature s'y couvre de ses plus brillantes parures sur un sol accidenté, merveilleusement pittoresque, dans des vallées enchanteresses
dont les bords étagent et multiplient à profusion les tableaux qui captivent.

N'est-ce pas une dérision bien navrante de voir, ainsi, que les niveaux.
les plus renommés de la montagne, quant à la richesse élégante de leurs
paysages, soient en même temps les lieux peu fortunés auxquels la pathologie imprime ses caractères les plus tristes et les plus justement redoutés? Nous venons de voir, en effet, que la scrofule, la phthisie pulmonaire, le typhus, le goître et le crétinisme, maculent de leur funeste
présence les niveaux moyens d'ailleurs si puissamment animés et si généralement attrayants. Je sens que je fais ici une peinture capable de
m'attirer les méfiances de mes lecteurs. Aussi me hâterai-je de leur dire
qu'elle n'est qu'un pâle reflet des vigoureuses esquisses que d'autres
praticiens ont tracées en s'inspirant, sur les lieux mêmes, d'une observation des plus attentives. On en aura un témoignage bien digne de méditation dans les paroles éloquentes qui suivent et que j'emprunte à
l'écrit consciencieux du docteur Niepce. « Plus bas on retrouve cette
riante et sublime vallée du Graisivaudan, si admirée par les peintres.
Mais, si l'on veut embrasser, dans tout son ensemble, cette contrée
alpine si heureusement privilégiée, il faut gravir les montagnes qui
forment un des versants de la vallée, en face de celle qui se dirige
du côté de Chambéry. En effet, quand vous êtes parvenu au point culminant, vous découvrez à vos pieds toute la vallée de Graisivaudan;
plus loin, celle de Chambéry et du Bourget, avec son lac encadré de
montagnes. Vous voyez encore les Alpes dauphinoises qui se relient à
la chaîne sarde, derrière laquelle s'élève l'imposante masse du Mont-
Blanc. Plus près de vous, ce sont les montagnes de la Tarentaise, les
Bauges aux crêtes découpées, aux flancs lacérés et nus, et l'énorme
relèvement qui supporte les montagnes de la Grande-Chartreuse et
les masses qui dominent Grenoble, cachées dans les nébuleuses vapeurs
de l'horizon. La plaine de l'Isère se déroule à vos pieds comme un immense jardin découpé en tous sens par des plantations variées, dont
la verdure foncée encadre les reflets chatoyants des cultures. L'Isère,
comme un faisceau de rubans argentés, enveloppe de ses anneaux des
îles nombreuses que les atterrissements ont formées, et se perd dans la
vaporeuse atmosphère de l'horizon. Toute la vallée du Graisivaudan,
depuis la Tarentaise jusqu'à la vallée du Drac, dans une étendue de
plus de cent kilomètres, vous apparaît comme un immense ravin qui

renferme deux villes importantes, Grenoble et Chambéry, des bourgs populeux et cent villages semés sur le sol comme pour l'animer.

« Quelle peinture rendrait à la pensée l'ensemble et les détails de ce magnifique panorama, où l'œil embrasse successivement mille beautés de la nature, et ne peut se lasser d'en découvrir de nouvelles? Il faut voir ce splendide tableau et en inscrire le souvenir dans sa pensée, comme un des plus beaux qu'il soit donné de recueillir. Tout est grandiose dans cette riche nature : les arbres élèvent jusqu'aux nues leurs cimes touffues, la vigne étale ses richesses jusque sur les branches les plus élevées de l'ormeau, le mûrier épanouit au soleil son riche feuillage, les prairies sont émaillées de fleurs aux plus vives couleurs; les cascades nombreuses forment, dans leurs chutes, de brillants arcs-en-ciel : *il n'y a que l'homme seul qui ne participe pas aux bienfaits de la divinité.*

« Il semble qu'elle ait voulu réserver toutes ces faveurs pour la végétation, et qu'elle ait sacrifié l'homme, cet être sensible, intelligent, pensant, qui se croit l'objet constant de la prédilection divine, au reste de la nature. En présence de ce sublime spectacle d'une nature si variée et si grandiose, cette pensée attriste l'observateur, et je puis dire que la contemplation de cette race dégénérée a été le seul motif qui m'a déterminé à étudier le crétinisme et à rechercher ses causes et les moyens qui peuvent lui être opposés. » (Niepce, *loc. cit.* p. 153 à 155.)

Actuellement, je demanderai s'il est raisonnable de voir dans les conclusions qui précèdent la condamnation absolue de la montagne. Je m'empresse d'avouer que ce n'est pas ma pensée. Il paraîtrait plus juste de croire qu'il y a sur le sol montagneux et dans l'atmosphère qui le recouvre des conditions encore inconnues dont l'action sur la vie est notoirement funeste; mais il est en même temps incontestable que l'écartement des chaînons secondaires et la libre circulation de l'air sur des plateaux étendus font disparaître ces impressions mauvaises, et rarement la contrée montueuse a des conditions plus favorables à la santé. Or, dans ce dernier cas, de toutes les circonstances physiques qui distinguent les pays montagneux il ne reste guère que l'élévation du sol. Nous sommes ainsi naturellement amenés à faire deux études distinctes de ces localités; l'une — c'est celle que nous venons d'esquisser — portant sur la montagne en général, sur ses formes, sur sa végétation, sur les qualités du sol; l'autre n'embrassant qu'une simple abstraction : l'altitude et toutes les conséquences météorologiques qui s'y rattachent.

Notre sujet, ainsi bifurqué, se débarrasse de toute confusion nuisible à l'étude. Nous voyons en effet tout de suite à quel point il est naturel de croire, dans le premier cas, que la montagne sera plus ou moins redoutable selon le degré des conditions inconnues dont elle est altérée, tandis que, dans le second cas, il n'y a guère que la densité de l'air qui établisse une originalité climatérique, et l'on conçoit, dès lors, que les principes qui s'y rattachent, affectent plus de constance et se prêtent à une étude plus générale. C'est évidemment au premier type qu'appartiennent, comme dans les Alpes, ces dégradations de l'homme dont les pays de crétinisme et de goître nous ont donné le triste spectacle. C'est le second type, au contraire, qui nous ramène au plateau de la Castille et nous y démontre la présence d'influences pathologiques s'exerçant sur l'ensemble des maladies, sans y créer une entité morbide spéciale, et en nous donnant le consolant spectacle d'une race humaine à tous égards bien douée.

Et veuillez bien remarquer qu'ici, comme sur les Alpes, le sol s'élève au-dessus des niveaux maritimes. Mais le soulèvement général domine la contrée espagnole et transporte dans les hauteurs de l'air des plaines véritables. Leur vaste étendue y fait oublier la montagne dont l'altitude seule a persisté; tandis que son mauvais génie encore innommé, qui trouve sa raison d'être dans l'encaissement des vallées, dans l'eau qui serpente en mugissant sur la roche nue, dans la puissante végétation bouffie d'humidité, dans les vapeurs qui s'exhalent de cet ensemble et s'arrêtent sur vos têtes en brouillards funestes;.... ce génie abrutissant s'éloigne des plateaux, qui ne sont plus qu'une atmosphère libre et très-certainement originale.

Eh bien, voci ce que j'ai voulu vous dire : lorsque vous avez la chance de vivre dans un pays montueux où le plateau domine de la sorte; lorsque vous habitez des montagnes qui, comme en Écosse et sur le versant méridional des Pyrénées, paraissent délivrées de leur ennemi naturel, vous avez autour de vous une atmosphère plus légère, plus animée par des émanations végétales aromatiques et doucement stimulantes. Peut-être alors pouvez-vous dire avec raison que vous respirez l'*air vivifiant* dont on a tant célébré les avantages.

C'est ce point riche d'intérêt que nous allons examiner maintenant.

On a tant parlé de la vigueur musculaire et des qualités physiques de toutes sortes des habitants des montagnes, qu'il paraîtrait banal, à première vue, de le redire encore, et tout à fait oiseux de prétendre en donner les preuves. On vient de voir cependant qu'un ensemble indéfini d'influences funestes arrête bien souvent, chez les montagnards, le développement des avantages qui ont fait la réputation des pays qu'ils habitent. En présence du triste spectacle, auquel la revue qui précède nous a fait assister, il ne semble plus dénué de raison de chercher à démontrer que les causes de ces malheurs, quoique inhérentes à la plupart des contrées montagneuses, sont néanmoins éludées le plus souvent, détruites et dépassées même par la somme de biens que la santé retire du séjour de la montagne.

Ce que nous venons de dépeindre doit sans doute nous inspirer désormais un langage plus réservé, au point de vue de la climatologie qui nous occupe; mais, en y signalant la présence d'un ennemi redoutable, nous n'avons jamais voulu prétendre qu'il eût tout asservi à son déplorable domaine. Le montagnard des contrées protégées par d'heureuses dispositions locales n'est pas, à la vérité, ce privilégié de la Nature, que l'habitude se complaît à exalter outre mesure; il n'a ni cette force exceptionnelle, ni ces beautés académiques de forme, ni toujours cet air frais et rubicond, dont les descriptions ont abusé à son avantage; mais il est assurément d'une taille svelte et bien prise, il a l'œil vif et bonne mine : l'assurance de sa démarche indique qu'il est sûr de lui, confiant dans sa fibre musculaire, dont il met souvent à profit le fonctionnement satisfaisant. Vous trouverez bien rarement chez lui toutes ces qualités à un degré qui puisse surprendre. Mais on peut assurer qu'elles sont remarquables, par l'ensemble et par la généralité avec laquelle elles s'y soutiennent à un degré qui, sans être très-élevé, n'est cependant pas vulgaire.

L'histoire est là, d'ailleurs, pour nous dire que, non-seulement la montagne ne fut jamais un obstacle au développement des forces physiques de l'homme, mais qu'elle se trouve liée aux progrès de l'humanité de la manière la plus intime.

L'Arménie a été souvent célébrée comme étant le berceau de notre espèce, et la Bible elle-même proclame que l'Ararat fut le point de départ de notre renaissance.

Les Mèdes et les Perses, qui remplissent avec tant de gloire les plus brillantes pages de l'histoire ancienne, étaient des montagnards d'une vigueur dont les siècles n'ont point effacé le souvenir.

La Grèce et l'Asie-Mineure sont des pays hérissés de montagnes; je n'ai pas besoin de rappeler de quel degré de civilisation et de force ces admirables contrées ont honoré les âges qui nous ont précédés.

De nos jours, les habitants intrépides du Caucase ont longtemps arrêté les forces organisées du grand empire qui maintenant les domine.

Les Basques et les habitants des monts Cantabriques offrent les plus beaux modèles d'un parfait développement organique : leur histoire abonde d'ailleurs en traits de valeur et d'intrépidité.

L'Helvétie a dû son indépendance et ses libertés à ses vertus et à sa constante énergie.

Le Piémont a donné le signal de la renaissance nouvelle de l'Italie, et l'on peut dire que c'est à la finesse et à la vigueur de sa conduite qu'on en doit la confirmation définitive.

De toutes ces brillantes données, on est obligé de conclure que, si la montagne et ses heureuses influences ne méritaient pas d'être considérées comme étant le point de départ des qualités physiques et morales qui ont honoré dans le passé ou honorent de nos jours les pays dont nous venons de faire l'énumération, il serait du moins évident que la présence des élévations montueuses n'y a pas été un obstacle au développement des faits les plus dignes de mémoire.

D'ailleurs, quoi que l'on puisse dire avec justice de l'exagération avec laquelle on a parlé des heureuses influences de la montagne, il n'est pas croyable que la conscience publique ait fait à ce point fausse route, qu'il n'y ait absolument rien de vrai dans les éloges unanimes dont les qualités des montagnards ont été honorées dans tous les temps. Il n'est certainement pas prouvé que, si vous observez une ville du centre de l'Écosse, vous y trouverez les témoignages irrécusables d'influences hygiéniques plus dignes d'être louées que les conditions de même ordre dont Clifton, par exemple, assure les bons effets sur la santé, au niveau de la mer. Il n'est pas certain, non plus, que, si vous soumettez un campagnard écossais aux épreuves d'un dynamomètre, il vous fournira le témoignage d'un degré de vigueur auquel ne saurait atteindre l'agriculteur du centre de l'Angleterre ou de l'Irlande. Mais, ce qui ne paraît pas douteux, c'est que la moyenne de développement de toutes les qualités physiques, observée sur la généralité des hommes, est plus élevée chez les montagnards que chez les habitants des plaines; pourvu que l'on fasse abstraction de quelques localités malheureuses, dont les conditions exceptionnelles ont fait un foyer de scrofule, de goître et de crétinisme.

Cette vérité semblerait d'ailleurs démontrée par l'heureuse action de la montagne sur les hommes qui, partis des bas niveaux, y transportent leur séjour temporaire. On ne saurait nier qu'ils n'en soient assez généralement transformés pour mériter nos plus sérieuses méditations. Or, quoique ce qu'ils éprouvent de favorable soit l'effet de la transition et ne doive pas être confondu avec les conditions que l'habitude a faites aux gens acclimatés, il n'en est pas moins vrai que l'étude attentive de ce qu'ils perdent en arrivant et de ce qu'ils gagnent dans les premiers temps d'un nouveau séjour, peut jusqu'à un certain point, nous permettre de porter un jugement sur les qualités durables de l'acclimatement définitif. Nous fixerons donc notre attention pour un moment sur les conditions qui sont faites au nouveau-venu sur la montagne.

CINQUIÈME PARTIE

LES TRANSITIONS BAROMÉTRIQUES

CHAPITRE PREMIER

LES TRANSITIONS BAROMÉTRIQUES NATURELLES

ARTICLE PREMIER. — APPRÉCIATIONS PHYSIOLOGIQUES GÉNÉRALES.

En abordant ce nouveau sujet, il convient de faire observer que presque tous ceux qui transportent leur domicile temporaire sur la montagne, ce sont des citadins affaiblis par l'hygiène des grandes villes, affadis par l'ennui du désœuvrement, anémiés par le travail sédentaire ou par les passions malsaines. Incontestablement, leur respiration s'est affaiblie, sinon toujours dans l'exercice de son mécanisme sensible, du moins dans son résultat final.

Les uns, que les habitudes enchaînent, restent assis la plus grande partie du jour, l'esprit absorbé par des études qui les captivent. Oublieux du besoin de respirer avec amplitude, ils ne remplissent qu'à demi leur poitrine devenue paresseuse. Et d'ailleurs, leurs muscles constamment en repos ne réveillent nulle part l'activité matérielle partout endormie. Le mouvement vital s'en altère d'une manière générale, les fonctions languissent, la nutrition devient défectueuse, le sang s'appauvrit, la face est pâle, l'appétit nul, le muscle faible, l'esprit abattu, et si, dans cet état de santé précaire, aucune maladie caractérisée ne vient fixer l'attention et demander le remède, on se trouve du moins en présence de signes généraux et de malaises indéfinissables qui font naître le besoin d'un changement d'existence. C'est alors qu'on entreprend un voyage pour demander à un autre air et à de nouvelles habitudes le redressement d'une vie qui menace de s'éteindre.

D'autres ont souffert d'une maladie sérieuse et s'en relèvent difficilement dans une convalescence pénible. Ils vont chercher dans la montagne une action plus tonique avec un air plus pur.

Quelques-uns ont abusé, dans des plaisirs faciles, d'une santé jusque là prospère, et la passion les dominant toujours beaucoup plus que la raison, ils absorbent dans des pratiques blâmables un reste de vitalité qui chaque jour se détruit davantage. Ils en ont conscience; mais trop faibles pour se vaincre sur place, ils vont demander aux distractions d'un voyage et aux bienfaits d'un exercice salutaire l'oubli des habitudes qui ruinaient leurs existences.

Ajoutons que bon nombre de gens qui voyagent n'y sont nullement poussés par les besoins que nous venons de passer en revue. Le mouvement qui s'établit périodiquement tous les étés dans le monde des désœuvrés les entraîne par habitude. Ils partent, parce qu'on est convenu qu'on partira, sans que la santé le demande, sans qu'aucun but les guide. Seulement, comme il faut bien que quelque impression s'empare d'un esprit dépaysé et le sauve de l'ennui, on court vers le pittoresque, on cherche les scènes de la nature qui ressemblent le moins possible a celles que l'on a quittées; et comme la mer et la montagne répondent à merveille à ce besoin de nouveauté, c'est aux plages des Océans et aux pays d'Alpes qu'on va demander, de préférence, le soin d'occuper sans trop d'ennui les deux ou trois mois que la mode impose.

L'occasion d'observer les effets de ces sortes de changement est donc fort commune sur la montagne. Ce ne peut être sans motifs qu'on en a tant vanté les résultats, et il ne saurait être croyable que chacun de nous ait été victime d'une illusion, lorsque le bien-être que nous avons ressenti nous a révélé des actions bienfaisantes s'exerçant sur la totalité de notre être. Nous chercherons à nous en rendre compte en en suivant les traces dans l'exercice de nos fonctions; voyons d'abord la respiration.

Dans un centre populeux où les habitants vivent agglomérés en des rues étroites, occupés d'industries variées, l'homme ne respire jamais un air pur, absolument privé d'émanations nuisibles. Les gaz et les miasmes de toutes sortes qui surchargent l'air atmosphérique ne sauraient s'insinuer avec lui jusqu'aux profondeurs des conduits pulmonaires, sans poursuivre cette association accidentelle jusqu'au liquide même que l'oxygène va revivifier. Outre que la raison indique la solidarité de ces absorptions multiples, l'expérience l'a démontrée bien souvent, et quelquefois même par la mort plus ou moins rapide des animaux assujettis à des respirations éminemment délétères. Lorsque les émanations des grandes villes se mêlent de la sorte au sang de leurs habitants, elles trouvent sans doute dans l'exercice varié des fonctions un ensemble de résistances salutaires, qui les élimine, et la vie continue à s'exercer sans accidents appréciables, parce que l'encombrement de ces superfétations nuisibles n'arrive pas à se réaliser d'une manière réellement funeste.

Cependant leur action s'exerce avec constance, et il est aisé de comprendre que tous les hommes n'arrivent pas à s'y soustraire avec le même bonheur. Il en est sans nul doute chez lesquels l'organisme cède enfin à ces agents qui s'obstinent à la lutte. La réaction faiblit et les miasmes ou les gaz nuisibles restent dans le torrent circulatoire, sans que jamais leur élimination arrive au-dessous d'un certain chiffre qui est plus que suffisant pour entraver les évolutions naturelles de la fonction. Et ne parlons pas de gaz seulement. D'autres produits naturellement liquides, solides même, que le sang charrie à titre de dissolutions, encombrent les vaisseaux et mettent obstacle à l'absorption normale de l'oxygène ainsi qu'aux phénomènes organiques de combustion. Les globules s'en altèrent et l'on arrive ainsi insensiblement à cet état vaguement maladif que les écrivains et les praticiens ont appelé « anémie des grandes villes. »

Se soustraire alors par un voyage à l'ensemble de ces causes de souffrance est la première indication qui se présente et la plus nécessaire. Mais on pressent aisément que les lieux les plus favorables au redressement de ces accidents indécis seront ceux-là mêmes que des degrés modérés d'altitude peuvent plus naturellement soustraire aux conditions insalubres au milieu desquelles la santé vient de recevoir des atteintes dangereuses. La montagne se présente donc tout d'abord à l'esprit avec les meilleures raisons pour fixer le choix des émigrants des bas niveaux.

Nous avons déjà vu, en effet (page 128 et suiv.), à quel point l'altitude de Mexico agit pour préserver ses habitants de l'absorption des émanations urbaines insalubres. Il n'est pas croyable, après cela, que des élévations montueuses n'aient aucune action sur les produits gazeux déjà dissous dans le sang. Sans nul doute, la diminution du poids de l'air en sollicite la sortie et la réalise avec d'autant plus d'efficacité que les voies pour y parvenir sont actives et multiples. L'exercice auquel on se livre sur la montagne augmente en effet le mouvement des liquides et renouvelle abondamment le passage du sang au poumon. Les fonctions de la peau en reçoivent aussi leur part d'animation et contribuent à ramener au dehors des superfétations nuisibles.

Il ne paraît donc pas douteux que le travail d'élimination des produits anormaux ne soit activé par l'arrivée sur la montagne. J'ai même prétendu autrefois que l'acide carbonique des veines s'y trouvait dans des conditions plus avantageuses pour s'exhaler dans l'acte naturel de l'expiration. Je me livrai, à ce sujet, en 1863, à des essais expérimentaux, pour prouver que cette pensée pouvait être considérée comme reposant sur un fait matériellement démontré. Les appareils que j'ai fait construire depuis, pour le laboratoire de la Sorbonne, avaient en partie pour but de réaliser, à ce point de vue, des projets d'expérimentation plus précise. Très-complètes sous le rapport des actions se rattachant à des dépressions considérables de l'air, les expériences de la Sorbonne n'ont pas encore abordé les recherches délicates qui se rattachent aux phénomènes respiratoires correspondant au premier quart de dépression barométrique.

En attendant que ce point de physiologie puisse être éclairé par des manœuvres expérimentales décisives, je continue à croire que j'ai apprécié le phénomène d'une manière raisonnable, lorsque j'ai dit que la partie d'acide carbonique non fixée chimiquement par le sang des veines s'exhale dans le poumon avec d'autant plus de facilité que l'air ambiant est moins comprimé. Si cela est ainsi, le sang artériel serait d'autant moins entravé dans son action par la présence de ce gaz, que le séjour s'élèverait davantage au-dessus du niveau de la mer. Ce serait un bénéfice incontestable pour les degrés modérés d'altitude où l'on n'aurait pas encore à craindre les atteintes de l'anoxyhémie par privation considérable d'oxygène.

Nous aurions alors pour le nouveau-venu sur la montagne le double bénéfice de l'expulsion de produits nuisibles existant dans le sang d'une manière anormale, et de l'exhalation plus facile du gaz carboné dont la sortie est partout une des plus grandes nécessités de la vie.

Voilà ce que le citadin du niveau des mers perdrait en se fixant sur des lieux élevés ; voyons maintenant ce qu'il y doit gagner dès les premiers moments de son séjour.

S'il était vrai que les immigrants de la montagne acquissent en arrivant une facilité plus grande pour se débarrasser de l'acide carbonique de leur sang, avant que l'oxygène y fût sérieusement altéré dans son dosage normal, le bénéfice qui en résulterait immédiatement pour eux, ce serait un rapport plus avantageux entre les deux gaz. Or, nous ne devrions pas considérer ce résultat comme un fait dénué d'intérêt. Nous avons vu précédemment, en effet, que les animaux plongeant en vase clos dans une atmosphère fortement oxygénée, mouraient invariablement, lorsque l'acide carbonique arrivait dans leur sang à une densité exagérée, quoique les ressources en oxygène fussent, d'autre part, très-considérables. L'accumulation de ce gaz dans le sang est donc, par elle-même, une cause de trouble et une entrave à l'action du gaz vivifiant. Son expulsion, par conséquent, doit être considérée comme un avantage d'autant plus marqué qu'elle serait elle-même plus complète.

D'ailleurs, Magnus faisant l'analyse comparative des deux sangs, veineux et artériel, au point de vue du dosage des deux gaz, avait trouvé que l'acide carbonique des artères dépassait quelquefois le chiffre que l'on y constate le plus ordinairement. Mais en comparant cet excès du gaz carboné avec la dose d'oxygène du même animal, il trouvait aussi un excédant de ce dernier gaz au-dessus de la normale, de sorte que le rapport entre les deux était ce qu'on le sait être toujours dans le sang bien artérialisé. Ce physiologiste distingué en concluait que l'artérialisation de ce liquide est, jusqu'à une certaine mesure, une question de rapport gazeux.

En admettant la vérité de cette interprétation, on n'aurait pas de peine à comprendre qu'une décarbonisation plus facile pût être, pour des sujets habitant la montagne, l'occasion d'une artérialisation respiratoire plus aisée. Les nouveaux venus n'y trouveraient pas, il est vrai, une plus grande facilité de s'y approprier l'oxygène; mais l'usage de celui qu'ils y absorbent y serait moins entravé par des agents contraires.

Quant à la quantité artérielle de l'oxygène lui-même, l'expérience faite *in vitro* indique assurément que pour une altitude modérée — 600 mètres, par exemple, — la diminution ne pourrait pas être assez sensible pour donner un résultat appréciable, vitalement parlant. Le travail extrêmement distingué de M. Fernet à ce sujet est des plus catégoriques. J'en inscrirai ici les conclusions, pour que mes lecteurs puissent graver exactement dans leurs esprits toutes les conditions propres à résoudre le problème dont nous nous occupons actuellement. M. Fernet a dit :

« 1° Que, relativement à l'acide carbonique proprement dissous, le sang se comporte comme une solution des sels minéraux qu'il contient; 2° que, dans l'action chimique du sang sur l'acide carbonique, le principal rôle appartient aux éléments minéraux, une faible part, aux éléments organiques dissous, et qu'enfin les globules eux-mêmes n'exercent pas sur l'acide carbonique d'action chimique capable de modifier beaucoup les quantités de gaz absorbé[1]. »

Quant à l'oxygène, « les volumes de ce gaz chimiquement absorbés et indépendants de la pression ont une valeur relative si considérable, que ces expériences se distinguent par là immédiatement de celles qui sont relatives aux solutions salines et même au sérum. Non-seulement la marche du phénomène n'est plus assujettie à la loi de la dissolution simple d'une manière presque complète, mais les volumes absorbés semblent au premier abord indépendants de la pression, le volume chimiquement combiné étant presque cinq fois égal au volume proprement dissous sous la pression atmosphérique. C'est donc aux globules du sang qu'appartient le rôle principal dans l'absorption de l'oxygène. Tandis que les solutions de sels minéraux voisins du sérum par la concen-

1. *Annales des sciences naturelles*, 4° série, t. VIII, 1857, p. 209.

tration, et le serum lui-même avec ses éléments organiques, n'absorbent pas l'oxygène beaucoup plus énergiquement que l'eau pure, la présence des globules fait intervenir dans le phénomène une combinaison chimique qui fixe un volume d'oxygène cinq fois plus grand que le volume dissous par le serum sous la pression atmosphérique : à fortiori, cette influence paraîtra-t-elle considérable dans la respiration, si l'on songe que l'oxygène de l'air exerce une pression qui n'entre que pour un cinquième dans la pression de l'atmosphère, et que le volume proprement dissous dans le sang de l'appareil respiratoire doit être réduit dans la même proportion. Le volume d'oxygène absorbé à l'état de combinaison par les globules deviendra alors environ vingt-cinq fois égal au volume qui entre effectivement dans le serum à l'état de dissolution proprement dite.... C'est dans les globules que l'on devra voir le véritable régulateur de l'absorption de ce gaz : ce sont eux qui rendent le phénomème à peu près indépendant de la pression.

« On explique ainsi ce résultat déjà constaté par un grand nombre d'observations, que l'absorption de l'oxygène est, à très-peu près la même, quelle que soit la pression atmosphérique sur le sommet des montagnes et dans les plaines ; cependant l'observation, d'accord ici avec la théorie, a constaté déjà de petites différences correspondant aux différences de pression ; mais elles ne sont accessibles qu'aux méthodes de mesures susceptibles d'une grande exactitude[1]. »

Je cite ce passage du travail de M. Fernet, d'abord à cause de la haute valeur des expériences auxquelles il se rapporte, et surtout parce qu'il a pour base des dépressions barométriques peu considérables qui trouvent leur analogie dans des atmosphères respirées sur des hauteurs modérées. Il résulte de ces conclusions que le dosage de l'oxygène se montre fort peu, sinon pas du tout sensible à un faible abaissement de la pression barométrique. A la vérité, cela ne veut pas dire qu'un résultat absolument identique serait fourni par le sang pris avec soin sur l'animal vivant et analysé à l'abri du contact de l'air. Les expériences de M. Bert ont prouvé, en effet, que ce liquide soumis directement au fonctionnement de la vie donnait les preuves de son assujettissement à la loi de Dalton, à un degré plus marqué que dans les expériences *in vitro*. Mais le travail de la Sorbonne, ainsi que je l'ai dit, n'a pas encore porté sur des dépressions moindres qu'un quart d'atmosphère, avec ce soin minutieux que M. Fernet indique comme indispensable. M. Bert se propose de compléter ses recherches par cette dernière série d'analyses. En attendant, les résultats négatifs que des procédés déjà très-soignés lui ont paru donner, prouvent que, pour le premier quart de raréfaction atmosphérique,

1. Fernet., loc. cit., p. 210.

les pertes d'oxygène doivent être bien peu considérables dans le sang
artériel de l'animal vivant.

Cette présomption ne veut pas dire que bien des sujets ne se montre-
raient pas exceptionnellement très-sensibles à des dépressions barométriques peu considérables. Des idiosyncrasies établissent à cet égard
des degrés très-variés. Deux choses le prouvent de la manière la moins
contestable : la différence que M. Bert a remarquée, dans ses expériences
sur le moment précis où les pompes ont agi sur ses animaux d'une manière sensible, et la variété dans le point d'altitude où les divers voyageurs commencent à donner des signes du mal de montagne. Cette
inconstance dans le point de départ des gros phénomèmes indique évidemment que les débuts insensibles des altérations qui plus tard les
produisent, doivent varier aussi selon les individus. Mais l'expérience
acquise permet d'affirmer qu'en général la somme d'oxygène dont on
pourrait être privé par le séjour d'une altitude modérée doit être considérée comme étant assez faible, pour n'en pas attendre des résultats vi-
taux bien prononcés. Et en supposant même que ces résultats existas-
sent, il est permis de se demander s'ils ne devraient pas être plutôt
avantageux que nuisibles. Nous avons vu précédemment, en effet, que
la vitalité ne parait nullement s'accroître à mesure que l'oxygène augmente en excès, et qu'un surcroît peu considérable de ce gaz au-dessus
de la condensation normale dans le sang suffit à réveiller des accidents
terribles et même promptement mortels.

On peut donc se demander si une légère, très-légère diminution dans
les proportions de ce gaz ne pourrait pas être considérée comme un bienfait pour une certaine catégorie de sujets qu'il serait impossible de désigner à l'avance. Cette pensée appartient à M. Bert qui la fait dériver de
sa belle découverte au sujet des propriétés vénéneuses de l'oxygène trop
fortement condensé dans le sang. Ce résultat inattendu de ses expériences paraîtrait signifier, en effet, que le seul oxygène véritablement vital
est cette quantité chimiquement déterminée et favorablement modifiée par
l'hémoglobine. Quant à l'autre somme de ce gaz, beaucoup moins considérable, qui obéit uniquement à la loi de Dalton en se dissolvant dans le
sérum, sa présence deviendrait un obstacle aux phénomènes de la vie,
dès lors qu'une pression considérable serait parvenue à l'exagérer. On
se demande donc bien naturellement si une diminution de cette part du
gaz, quelque minime qu'elle puisse exister par une ascension de quelques centaines de mètres, ne serait pas un bienfait pour l'accomplissement définitif des phénomènes de respiration.

Soit cela, soit exhalation plus facile de l'acide carbonique, soit activité
plus grande de la fonction, il parait certain que l'hématose est généralement activée sur la montagne, à des hauteurs modérées que les condi-

tions de latitude font varier et que nous placerons entre 300 et 1000 mètres dans les régions tempérées, entre 1000 et 1800 mètres en pays ˉintertropicaux. Cet état de choses est surtout sensible chez les voyageurs qui arrivent tout à coup des niveaux inférieurs; car, d'une part, ils perdent par exhalation ce qui leur était nuisible et ils gagnent, d'autre part, un rapport plus avantageux entre l'acide carbonique et l'oxygène de leur sang.

Mais c'est surtout par la privation subite des produits nuisibles dont ils étaient infestés qu'ils sentent une animation nouvelle. C'était leur plus urgent besoin; et, comme d'ailleurs cette élimination est d'autant plus assurée qu'ils s'élèvent davantage, on comprend qu'ils soient l'occasion, en pays d'Engadine, par exemple, d'observer en leur personne, dans les mois d'été, une excitation, une joie, un bien-être qui leur étaient depuis longtemps inconnus; tandis que les natifs de ces localités, habitués dès leur naissance à ces régions élevées, n'en reçoivent que les actions déprimantes, par suite d'une oxygénation habituellement incomplète, surtout dans les mois rigoureux [de l'hiver.

Cela permet de conclure qu'il peut être utile de visiter ces régions, d'y vivre même peu de temps dans la bonne saison, mais que le séjour définitif y serait dangereux au delà de 1500 mètres, à moins d'indication spéciale pour certaines maladies, comme seraient la tuberculisation pulmonaire et la scrofule.

ARTICLE II. DÉTERMINATION GÉNÉRALE DU POINT D'ALTITUDE OÙ LES SOUFFRANCES ANOXYHÉMIQUES COMMENCENT, SOUS TOUTES LES LATITUDES.

Ce que nous venons de dire des voyageurs en pays de montagnes sera confirmé plus loin par des preuves, à propos de la thérapeutique dans ses rapports avec les changements de niveaux. En attendant, cela nous permet de comprendre les conditions qui sont faites aux hommes par la résidence sur les élévations modérées. Ils s'y trouvent dans des conditions avantageuses au point de vue de l'exhalation de l'acide carbonique; ils ne sont pas d'ailleurs, en général, dans une situation mauvaise sous le rapport de l'absorption de l'oxygène, dont la force d'affinité pour l'hémoglobine paraît être supérieure aux efforts d'une dépression qui se rapproche d'un quart d'atmosphère. Sauf les cas exceptionnels d'une grande sensibilité au sujet des abaissements barométriques, les habitants d'altitudes moyennes sont donc favorablement situés pour le développement satisfaisant de leur vitalité; et si, d'ailleurs, une humidité excessive de vallées fortement encaissées et l'endémicité exagérée du goître ne viennent pas mettre obstacle à leur prospérité, ils seront, en général, élégants de formes, rayonnants d'aspect et pleins d'une animation confiante. Seulement, il est à remarquer qu'ils ne doivent ce résultat qu'à une seule des conditions générales de la montagne : « la diminution du poids de l'air. »

Quant à la montagne elle-même, elle est souvent, sinon toujours, le point de départ d'actions incomprises qui sont notoirement funestes, et l'on n'y échappe guère que par les grands plateaux et par les vallées sèches et largement aérées.

Avant de terminer cette partie importante de notre sujet, nous nous y trouvons en mesure de constater que les influences physiologiques et pathologiques des grandes altitudes commencent à se caractériser d'une manière essentielle vers des niveaux que la latitude fait varier dans des proportions très-sensibles. L'étude que nous venons d'en faire, à propos de phthisie pulmonaire, nous a permis de fixer cette limite, en ce qui regarde cette maladie, vers la demi-distance verticale qui sépare les neiges éternelles du niveau de la mer. Et comme, d'ailleurs, nous avons dit que la tuberculose consomptive commençait à trouver des éléments de prophylaxie là même où les conditions d'anoxyhémie devenaient manifestes, on peut raisonnablement penser que les élévations décidément nuisibles à l'hématose varient dans les différents lieux en raison directe de la hauteur des neiges. Ce qui détermine ce point est une combinaison entre la raréfaction atmosphérique ambiante et les exigences nouvelles de calorification, par suite du rayonnement thermique au milieu d'un air refroidi et très-diathermane.

Je livre cette pensée à l'appréciation de mes lecteurs, avec la confiance qu'elle paraîtra fondée sur des faits irrécusables. Rien ne serait, à mon avis, plus propre à lui servir d'appui que le livre consciencieux de M. le Dr Armieux sur la station thermale de Baréges. Nos Pyrénées ne paraissaient devoir présenter, à cette hauteur de 1240 mètres, aucun des signes physiologiques par lesquels se caractérisent les grandes altitudes tropicales. Cependant l'étude de notre distingué confrère met absolument hors de doute l'existence de ces signes parmi les gens qui l'entourent, aux époques annuelles de sa résidence sur cette localité élevée. En lisant son intéressante relation à cet égard, on arrive à se convaincre que l'altitude pyrénéenne dont il parle présente comme une hésitation entre les influences des bas et des hauts niveaux. La grande majorité des résidents paraît s'y montrer insensible, mais beaucoup de personnes en sont assez affectées pour inspirer la pensée d'un commencement d'action réellement appréciable par des effets d'une évidence indiscutable.

On observe là vraiment quelque chose d'analogue à ce qui se passe en Amérique tropicale, au Mexique, vers la hauteur de 1900 à 2000 mètres. Or les neiges persistantes se fixent, sur le Popocatepetl, à 4500 mètres, tandis qu'elles descendent à 2700 mètres pour les Pyrénées. Si nous cherchons le quatrième terme de cette proportion :

$$4500 : 2000 :: 2700 : x,$$

nous trouvons 1200 mètres pour établir, d'après mes procédés, l'équivalence physiologique d'altitude entre les Pyrénées et la partie tropicale du Mexique. Ce calcul est frappant quand on le rapproche du résultat des études de M. le Dr Armieux.

Ce praticien laborieux et distingué n'a pas trouvé, en effet, que les hommes restassent indifférents à l'altitude de Baréges. Une observation attentive lui a démontré que plusieurs infirmiers de l'hôpital militaire, dont la santé était d'ailleurs irréprochable, ont vu leur poitrine augmenter de capacité dans les premières semaines de leur séjour. Quoi qu'on puissse dire du peu de durée probable de ce phénomène, il est assurément la preuve d'une action manifeste de la raréfaction de l'air sur la fonction respiratoire [1].

M. Armieux a observé également des modifications dans le pouls et dans les mouvements de la respiration. D'après lui, l'action directe des rayons solaires est pénible et produit des érythèmes fréquents. La vive lumière impressionne désagréablement les yeux et est une cause de faiblesse de la vue. La sécheresse de l'atmosphère favorise les sudations abondantes. Les phénomènes météorologiques désagréables et même défavorables sont les refroidissements subits, les brouillards, la neige; ils produisent souvent des accidents, surtout en juin et en septembre.

Notre confrère ajoute que les vertiges ne sont pas rares à Baréges parmi les personnes qui ne font pas usage des eaux.

« Ces accidents, dit-il, sont attribués à de la congestion; il n'en est rien : c'est de l'anémie; c'est un défaut dans le cours du sang qui ne donne plus à l'encéphale le stimulant nécessaire, ce qui produit ces tournements de tête, ces troubles de la vision, cet affaiblissement des facultés, qui effraient ceux qui en sont atteints et qui n'ont rien de grave, à moins que l'âge ou une disposition anormale des organes de la circulation ne vienne compliquer la situation [2]. »

J'abrége, et je dis qu'en somme la peinture que M. Armieux a faite du climat de Baréges et de ses conséquences les plus caractéristiques rappellent, à s'y méprendre, les observations consignées six ou huit cents

---

1. Voy. Armieux. *Études médicales sur Baréges*, p. 226 et suiv.
2. Armieux, loc. cit., p. 242.

mètres plus haut, dans les régions tropicales américaines. En rapprochant ces observations européennes de tout ce que nous avons dit précédemment dans ce livre, le lecteur trouvera sans doute très-naturel que nous posions définitivement en principe l'énoncé des vérités suivantes :

1° Les signes de l'anoxyhémie des altitudes deviennent sensibles à des hauteurs variées, mais partout vers les points qui marquent la demi-hauteur des neiges persistantes.

2° Au-dessous de cette altitude, quelle que soit la quantité d'oxygène que le sang ait déjà perdue par suite de la raréfaction ambiante, l'habitant des montagnes se trouve dans des conditions meilleures qu'au niveau de la mer sous le rapport de son hématose, soit qu'un degré très-léger de désoxygénation lui soit alors favorable, soit qu'il mette réellement à profit une plus grande facilité d'exhalation de l'acide carbonique, soit qu'une moindre pression de l'air ambiant lui permette de mieux résister à l'absorption des produits nuisibles.

3° Toutes les conditions dont nous venons de parler dépendent uniquement de la diminution du poids de l'air.

ARTICLE III. — CONCLUSIONS A TIRER DE L'ÉTUDE DE LA PATHOLOGIE ALPESTRE.

On n'a pas de peine à comprendre, du reste, que l'action la plus essentielle de la raréfaction de l'air s'exerce sur les phénomènes de la respiration. Mais cette action se lie de la manière la plus intime au mouvement des liquides du corps; car le gaz vivifiant qui s'y dissout et qui est la base de toute transformation respiratoire ne saurait être absolument indépendant de l'afflux du sang qui lui sert de véhicule. La première condition, en effet, pour que l'oxygène produise ses résultats respiratoires les plus intimes, c'est d'être transporté par tout l'organisme et mis en contact avec les divers éléments qu'il est appelé à régénérer. Or, il n'est pas douteux que, par suite d'une idiosyncrasie particulière ou d'une disposition accidentellement maladive, certaines parties de l'organisme cessent quelquefois d'agir avec leur régularité normale et n'attirent plus sur elles l'afflux sanguin naturellement destiné à leur complète vitalité. Leur oxydation diminue d'autant, et cette diète respiratoire partielle constitue pour l'organe qui en est le siége un véritable état d'anémie locale.

Ces situations ne se caractérisent pas toujours par des signes assez tranchés pour qu'il soit permis d'y voir une véritable souffrance. Mais il en résulte du moins des manières d'être originales qui se traduisent par le fonctionnement peu actif d'un organe et par une sorte de paresse qui en émousse les aptitudes les plus naturelles. On en voit même des exemples assez fréquents du côté des centres nerveux, et c'est alors avec de tels désordres généraux, que cela devient une maladie des plus sérieuses et des plus dignes d'attention. Le cerveau est, en effet, l'organe le moins susceptible de se laisser comprimer sans danger par un excès de liquide et de continuer à exercer ses fonctions avec régularité, lorsqu'il cesse de recevoir la quantité de sang qui correspond à ses besoins. C'est cette dernière situation qui constitue l'anémie cérébrale. Quand elle existe indépendamment d'un état organique, sous la seule influence d'une altération fonctionnelle, elle ne résiste que rarement à l'action de moyens sagement employés pour la combattre. Lorsque ceux-ci réussissent à produire les effets attendus, c'est par la régularisation définitive de l'afflux circulatoire qu'ils y parviennent.

Or, si nous voulons bien nous rappeler ce que nous avons dit précédemment de l'action du vide partiel sur la circulation, il nous sera aisé de comprendre *à priori* à quel point une anémie locale pourrait être combattue avec fruit par la raréfaction ambiante de l'atmosphère. Je donne même à cette pensée un tel degré d'importance que j'y vois volontiers l'explication des principaux phénomènes présentés par les nouveaux venus sur la montagne.

Qu'arrivait-il, en effet, aux sujets qui, par suite d'une vie sédentaire exagérée, voyaient leur santé s'altérer avant ce voyage? Le défaut d'activité avait eu chez eux pour conséquence des congestions et des stases sanguines sur des points divers de l'organisme, au détriment d'autres appareils qu'une pénurie anormale frappait d'impuissance; en somme, le désordre par excès ou par privation du liquide sanguin. Que vienne maintenant un pareil sujet sur la montagne, qu'il prenne l'habitude de s'y élever et d'y descendre par une gymnastique des plus actives, le sang, vivement poussé par les contractions musculaires, recevra en même temps l'influence des dilatations gazeuses dont nous avons fait précédemment ressortir la puissance. Des vaisseaux auparavant privés de vitalité, baignés maintenant par un fluide bien aéré, réagiront avec vigueur pour débarrasser l'organe du sang devenu veineux, tandis que l'impulsion vigoureuse du cœur et des centres nerveux contribueront à dilater des artères que les nerfs vaso-moteurs contractaient auparavant au détriment de la vie. Ce sont là deux effets très-dignes de nos méditations : l'un mécanique, s'exerçant sur le sang veineux pour faciliter son retour vers le cœur; l'autre plus nettement physiologique, ramenant au vrai les fonctions troublées de l'innervation artérielle.

J'ai trouvé de tout temps cette interprétation si naturelle, que j'ai voulu maintes fois me donner la satisfaction de rendre ces phénomènes manifestes par des manœuvres artificielles. Cela m'était très-facile, de 1862 à

1864. J'avais, en effet, à ma disposition une chambre pneumatique très-bien installée. Les moteurs qui en assuraient le fonctionnement étaient tout à fait hors de vue. L'aspect de l'appareil était d'ailleurs par lui-même très-rassurant. Les enjolivements qui l'entouraient réussissaient à merveille à écarter toute répugnance de la part des visiteurs. Les accessoires ne sont pas sans intérêt, tant s'en faut; car ils ont pour résultat d'assurer à l'expérience des sujets de toute condition, depuis les plus indifférents jusqu'aux plus timides. Il en résulta qu'au temps de ma pratique à cet égard, il me fut possible de beaucoup varier mes observations. Ce travail eut pour conséquence de me confirmer dans la pensée qu'il n'y a pas un régulateur circulatoire dont la puissance puisse être comparable à l'action de pompes sagement conduites. J'en donnerai la première preuve par un exemple des plus intéressants.

Je connus, en 1863, un jeune Mexicain, M. Don Justo G.... dont la présence en France était le résultat de souffrances chroniques qui comptaient déjà quatre ans de durée. M. G.... a 30 ans au moment de l'observation; il est né au Mexique dans la région chaude de l'État de Jalisco (à Sayula). Il avait vingt-cinq ans lorsqu'il fixa son séjour à Guadalajara, capitale de l'État. C'est une élévation de 1500 mètres au-dessus du niveau de la mer. Les habitants y sont généralement robustes et leur hématose est des plus satisfaisantes. Ce changement de niveau n'a donc pas pu figurer comme cause essentielle dans le développement des accidents dont nous allons faire l'histoire. C'est tout au plus si nous sommes autorisés à y voir un auxiliaire pour favoriser d'autres occasions plus efficaces de maladie, qui amenèrent les résultats qu'on va lire.

M. G.... avait changé tout à coup d'habitudes. Sa vie, auparavant très-agitée par l'exercice à cheval et par les travaux de la campagne, se transforma, par une transition des plus brusques, en une existence urbaine, sédentaire, dont l'occupation uniforme consistait dans un commerce à domicile des moins mouvementés.

Ajoutez à cela que M. G..., sincèrement épris des charmes d'une jeune personne de la meilleure société de la ville, s'unit à elle par des liens légitimes. Ce mariage, heureux à tous les points de vue, fut la source, pendant un an, des satisfactions les plus grandes. La naissance d'une jeune fille semblait devoir être le couronnement naturel de tant de félicités; mais, hélas! cela ne fut que le dénoûment d'une union qui avait fait naître des espérances sans limites. Mme G.... mourut peu de temps après avoir eu le bonheur d'être mère.

Désespéré de ce veuvage, M. G.... tomba dans un état de tristesse extrême. Refusant toute consolation, il se mit à vivre dans l'isolement le plus absolu. Sa pensée se concentrait avec obstination dans le souvenir de ses joies passées et dans les angoisses de leur funeste dénoûment. Son appétit et son sommeil restèrent altérés. Les idées les plus noires le retenaient, du reste, toujours dans l'immobilité et la concentration du domicile.

Il est bien aisé de comprendre à quel point la nutrition générale dut souffrir d'un pareil état. Au bout de trois mois, M. G.... n'était plus que l'ombre de lui-même. Profondément anémié, il était sans forces, sans animation d'aucune sorte ; son cœur battait avec violence au moindre mouvement un peu prolongé ; des céphalalgies intenses vinrent l'assaillir ; mais ce qui par dessus tout lui causait un constant malaise, c'était une douleur, le plus souvent sourde, quelquefois violente, située à la partie supérieure de la région dorsale, entre les omoplates.

Plus d'un an se passa dans ce déplorable état. Les soins médicaux ne lui furent pas épargnés pendant ce long espace de temps. Le malade n'en garde qu'un souvenir confus ; mais il en dit assez pour donner la conviction que les conseils qu'on lui donna firent fausse route. Quoi qu'il en soit, désespéré de l'obstination de ses souffrances, il se rendit à Mexico vers la fin de 1859, pour y prendre les conseils de médecins expérimentés. On peut croire que ce qui fixait alors l'attention d'une manière plus frappante, c'était la douleur dorsale accompagnée d'une grande faiblesse générale et compliquée d'accidents vertigineux très-fréquents. Ce qui donne naturellement cette pensée c'est la résolution que prirent les médecins du malade de lui appliquer des moxas sur la région endolorie et de faire usage de dérivatifs puissants sur le tube digestif. Ces résolutions font croire que le diagnostic porta sur l'existence présumée d'une affection grave des centres nerveux.

Le malade, bien loin de s'en soulager, y puisa de nouveaux motifs de faiblesse et de vertige. Ses digestions se troublèrent, d'ailleurs, de plus en plus et l'insomnie durait la nuit entière. M. G..., après quelques mois de séjour qui n'avaient servi qu'à aggraver ses souffrances, prit la résolution de mettre ordre à ses affaires et de partir pour l'Europe. Il ne lui fut possible de réaliser ce projet que vers le printemps de 1862. Le voyage maritime parut un moment devoir le relever de son extrême faiblesse. Mais son arrivée à Paris et l'impossibilité où il s'y vit de régler ses mouvements et ses habitudes sur la foi d'une convalescence définitive, lui donnèrent promptement la conviction que son état n'était pas changé. Il se hâta de prendre les conseils des médecins les plus éminents. Leur avis fut sans doute uniforme quant au diagnostic ; car ils conseillèrent tous l'usage interne des toniques, l'hydrothérapie, une alimentation fortifiante et la distraction par les voyages.

M. G..., obéissant à ces prescriptions, parcourut péniblement toute l'Europe. Il revenait de ses nombreuses pérégrinations, lorsque j'eus l'occasion de le voir au mois de juin 1863. Son état était alors des plus tristes.

Le visage d'une pâleur jaunâtre, les lèvres fortement décolorées, les gencives exsangues indiquaient tout d'abord une hématose fort incomplète. Le malade se disait effectivement très-affaibli, indifférent à toutes choses, constamment préoccupé de l'idée fixe d'une mort prochaine, désirant d'ailleurs ce dénoûment et l'appelant sincèrement de tous ses vœux. Ce désespoir était, au surplus, très-facile à comprendre. L'existence du malade était, en effet, un martyre insupportable. Il ne s'asseyait à table que pour déplorer le malheur de n'y pouvoir manger, son estomac se soulevant par des nausées, aussitôt qu'il approchait l'aliment de ses lèvres. Il ne pouvait, d'ailleurs, ni écrire ni se livrer à la lecture; ses yeux se troublaient sur sa plume et lui présentaient les lettres dans une confusion indéchiffrable. S'il s'obstinait à ce travail, une sensation de vertige lui faisait comprendre le danger de sa conduite. Désireux alors de se distraire par l'exercice, il sortait de son hôtel et gagnait la voie publique. Mais alors le bruit incessant des voitures, le mouvement croisé des gens qui passaient devant lui, l'animation, les cris, tout le troublait à ce point qu'il était obligé d'arrêter ses pas, de chercher momentanément un appui et de prier un voiturier qui passait de le ramener à sa demeure. Il y entrait pour se livrer aux réflexions les plus pénibles et répandre abondamment des larmes de désespoir. La nuit venue, il luttait vainement contre l'insomnie; c'est à peine s'il pouvait se distraire de temps en temps de ses tristes pensées par quelques minutes de sommeil mêlé de rêves pénibles. Le jour le retrouvait plus fatigué que la veille; car le lit, au lieu d'être un élément de repos, n'était pour le malheureux malade qu'une occasion intermittente de tortures.

La souffrance dorsale, qui d'ailleurs avait un peu diminué, était la seule douleur dont il eût à se plaindre; de sorte que, à vrai dire, la cause de ses tourments était dans les sensations déplorables et dans la réunion de symptômes physiologiques que nous venons de décrire. M. G.... en était à ce point découragé que la pensée du suicide l'assiégeait sans cesse. C'était au point qu'il ne pouvait traverser les ponts sans avoir la tentation de se précipiter dans la Seine et que, plusieurs fois, il eut besoin, pour ne pas y céder, de porter ses souvenirs sur l'existence de sa jeune enfant, qui avait encore le pouvoir de le rattacher à la vie.

Si l'on examinait attentivement cet intéressant malade, on arrivait à la conviction qu'aucun de ses organes n'était essentiellement lésé. Ce qu'il présentait à l'observation n'était, bien assurément, qu'une altération profonde dans l'exercice des fonctions. Dans cet ordre d'idées, les battements du cœur, habituellement faibles, présentaient aussi des irrégularités intermittentes. Le pouls radial était très-déprimé. Mais ce qui, dans ce sens, appelait particulièrement l'attention, c'était la faiblesse extrême du battement des carotides et des temporales. Il y avait évidemment chez ce malade une altération circulatoire très-prononcée vers la tête. Si, d'ailleurs, rapprochant de cette pensée l'ensemble des symptômes qui viennent d'être décrits, on s'efforce de désigner par un nom l'état extraordinaire du sujet qui nous occupe, le mot d'anémie se présente bien naturellement à l'esprit avec la conviction que c'est au cerveau qu'il doit être appliqué. M. G..., sans nul doute, est atteint d'une anémie cérébrale.

J'ai dit que j'avais, à cette époque, un appareil pneumatique très-bien installé. J'en proposai l'usage à mon intéressant malade, qui se hâta d'accepter le moyen avec la confiance d'un résultat heureux. La première séance eut lieu à deux heures de l'après-midi et ne dura que trois quarts d'heure. M. G.... y fut soumis à une dépression barométrique de dix centimètres et ramené à la pression normale avec beaucoup de lenteur. Il n'en éprouva aucune sensation notable et quitta la maison dans son état habituel. Mais, chose étrange, et que je n'eusse pas osé espérer à la suite d'une première séance, le malade eut, la nuit suivante, trois heures d'un sommeil tranquille; il se leva notablement reposé et il put faire sans dégoût un frugal déjeuner. Il m'arriva à deux heures, plein d'animation et de confiance. Cette seconde séance dura une heure entière et la dépression barométrique fut de quinze centimètres. Les sensations y furent nulles comme la veille; mais M. G.... en sortit visiblement excité.

Il eut quelque appétit pour dîner ce jour-là même; mais dans la soirée il éprouva quelques douleurs de tête, ce qui n'empêcha pas que la moitié de la nuit ne fût excellente. Un sommeil réellement réparateur lui apporta un commencement d'animation qui se traduisit le lendemain par un retour modéré d'appétit et par la possibilité de marcher une heure entière sans fatigue. Lorsque je le revis dans l'après-midi, sa figure marquait une différence très-grande avec le jour précédent. Quelques couleurs revenaient déjà aux lèvres et l'abattement du regard était moins prononcé. Les carotides et les temporales battaient déjà avec quelque vigueur; mais la tête était légèrement endolorie.

La séance aérothérapique dura une heure avec une dépression d'un quart d'atmosphère. Le malade sortit de l'appareil avec les signes d'une excitation très-manifeste. La figure était rouge et l'œil animé. M. G.... put retourner à pied à son domicile. Il dîna très-convenablement; mais il se coucha avec la sensation très-désagréable d'une forte lourdeur de tête. Cela n'empêcha pas que le sommeil ne durât la nuit entière; le lendemain, en se levant, le malade se sentit fortifié au point de désirer faire une longue promenade avant l'heure de son premier repas. Le déjeuner fut copieux et promptement digéré. Mais la tête, très-lourde depuis la veille, devint peu à peu le siége d'une douleur qui était déjà très-vive vers deux heures, lorsque je le vis pour *sa quatrième séance*. La face était d'ailleurs très-animée et l'œil brillant. Le pouls radial était plein et vibrant. Les carotides et les temporales battaient avec une force normale.

Je crus, en présence de ces signes d'une réaction manifeste, devoir modérer les efforts des pompes. La séance ne dura que trois quarts d'heure, la dépression barométrique ne fut que de dix centimètres. Le malade s'en trouva moins excité que la veille. La céphalalgie s'en accrut et conserva son intensité dans la soirée, au point d'empêcher le sommeil pour plus de la moitié de la nuit. Ce symptôme pénible s'accrut encore le jour suivant. La bouche était d'ailleurs amère et pâteuse, l'appétit nul ; le malade s'en préoccupa assez pour devancer son heure habituelle et me rendre visite dans la matinée. Sa langue était alors saburrale, l'œil injecté et légèrement larmoyant; le pouls fort et vibrant rendait le mouvement des temporales très-visible. Outre que je vis dans tous ces signes l'indication d'un purgatif salin que je prescrivis pour le jour même, je crus important de suspendre jusqu'au lendemain l'usage de mes appareils.

Le malade souffrit beaucoup de la tête toute la journée; la nuit ne fut pas non plus très-bonne pour cette même raison. Mais, dès le lendemain, ce symptôme fâcheux avait disparu. L'appétit revint; l'injection de la face diminua visiblement, et je crus, à deux heures, pouvoir recommencer les séances aérothérapiques. Je le fis du reste avec une telle prudence, que pour une séance (la cinquième) de quarante minutes, je ne fis descendre le baromètre que de huit centimètres. Le malade n'en éprouva aucune sensation notable. Il rentra à son domicile à pied, dîna avec appétit et passa une très-bonne nuit. Il était, le lendemain, absolument transformé. Son mal de tête avait disparu complétement. Il restait bien encore un peu d'amertume de la bouche, mais l'appétit était déjà revenu; le déjeuner s'était fait avec goût, et le malade l'avait arrêté par prudence avant d'avoir satisfait ses désirs d'une manière complète. Il sentait, du reste, déjà de la vigueur physique, et l'esprit même commençait à jouir d'un retour inespéré d'animation. M. G.... venait d'écrire une longue lettre à sa famille, plaisir qu'il ne s'était encore donné qu'en ébauche depuis son départ du Mexique. Ses idées redevenaient gaies, et la confiance dans son rétablissement prompt et absolu lui donnait un aspect dont le contraste avec sa situation antérieure était vraiment des plus extraordinaires.

Quant à moi, j'en étais émerveillé, et me trouvant en présence d'une renaissance, peut-on dire, je m'arrêtai à la pensée qu'une réaction déjà trop vive pourrait offrir des dangers. La lourdeur de tête et la céphalalgie intense des deux jours précédents devaient légitimement inspirer cette inquiétude. Il était d'ailleurs évident que cinq séances aérothérapiques avaient suffi pour ramener au cerveau le sang dont il avait été si longtemps privé. Ne devait-on pas craindre que le moyen auquel on avait dû ce résultat ne tendît à l'exagérer encore au delà de ce qu'on devait désirer? N'aurions-nous pas bientôt une congestion à la place d'un état anémique? Ces pensées me rendirent réservé. Je conseillai un jour de repos et priai M. G.... de revenir le lendemain à l'heure habituelle.

Ces vingt-quatre heures se passèrent dans la satisfaction la plus complète. Le malade dormit, fit ses repas et ses promenades comme il les faisait à sa meilleure époque de santé. En me voyant, il ne me témoigna qu'une crainte : celle de ne pouvoir digérer tout l'aliment qu'il prenait avec trop d'abondance, tant l'appétit était déjà pressant. Ses couleurs revenaient au visage d'une manière très-remarquable. Sa parole, basse et traînante auparavant, faisait place à l'expression nette et vive de ses idées. A la question que je lui fis, relative à la conviction que lui inspirait son état actuel, il se hâta de répondre qu'il se sentait absolument guéri. J'hésite moi-même à avouer qu'il avait raison; mais la vérité, cependant, c'est qu'il n'y avait plus chez lui aucun mal à poursuivre. Il ne pouvait être question que d'efforts à faire pour assurer la durée d'un état entièrement normal. Nous nous en expliquerons plus catégoriquement à la suite de ce récit.

Je pensai donc qu'il serait imprudent de soumettre M. G.... aux effets d'un vide très-avancé, puisque les séances précédentes avaient agi avec l'efficacité que nous venons de dire. Je ne fis qu'une dépression baromé-trique de dix centimètres pendant quarante-cinq minutes. Le malade y parut être absolument indifférent.

Ce résultat m'enhardit le jour suivant. Je baissai le baromètre d'un quart d'atmosphère pour une séance de soixante minutes. Le malade n'y témoigna d'aucune excitation. Il sortit de l'appareil comme il y était entré, gai, content de lui, et pleinement convaincu de sa guérison complète. Il ne s'en montrait pas moins désireux de suivre le conseil que je lui donnai d'un usage prolongé de ma méthode. Il fut très-exact à venir journellement pendant six semaines. Les séances furent invariablement d'une heure entière sous une dépression barométrique de vingt centi-mètres. Jamais M. G.... n'en éprouva aucune gêne; jamais plus on n'ob-serva en lui ce qui m'avait inquiété d'abord après les cinq premières séances. Ce trouble unique fut sans doute le prélude de la réalisation de l'acclimatement pneumatique. M. G..., par la suite, se montra tellement indifférent au mouvement des pompes, qu'il n'en ressentit plus la moindre impression lorsque, à deux reprises différentes, je fis sur lui l'essai d'un abaissement de trente centimètres barométriques.

Il serait inutile d'allonger les détails de cette intéressante observation. Son histoire véritable se limite à la première semaine du traitement. Tout le reste n'est que la confirmation des effets extraordinaires qui se produisirent dès le début de nos efforts. Le malade, décidément redressé de ses longues souffrances par cette première impulsion émanant d'un moyen si simple, se rétablit progressivement avec une rapidité surprenante, au point de se sentir animé d'une vigueur supérieure à celle de ses meilleures époques passées.

Depuis lors jusqu'à la fin de 1863, il continua à jouir d'une santé complète. Il partit pour le Mexique. A mon regret, je n'ai jamais eu de ses nouvelles et j'ai toujours ignoré quelle avait été l'influence de son retour au pays natal.

Revenons sur nos pas et voyons à quel propos je viens de rapporter ce fait si digne de notre attention. Vous me direz peut-être qu'il n'est pas à sa place, puisqu'il se rapporte à la thérapeutique et que nous n'avons pas encore entamé ce sujet. Vous avez raison; c'est mon avis aussi; et certes je n'oublierai pas de réclamer le secours de ce cas extraordinaire, lorsqu'il sera question de mettre au jour les bénéfices qu'on peut espérer de l'application du vide partiel pour la guérison des maladies. Mais ici, dans cette partie de notre sujet qui se rapporte uniquement aux effets d'une transition naturelle d'un air dense à une atmosphère moins comprimée, comme conséquence vulgaire de la déambulation et des voyages, j'ai senti le besoin d'appuyer mes pensées par le spectacle analogue et plus frappant d'un exemple artificiel. Choisir alors dans ce but un homme dans un état de complète santé, c'eût été m'exposer à la confusion ou à la nullité du résultat; tandis que l'aspect saisissant d'un sujet qui passe tout d'un coup d'une situation des plus précaires à la santé la moins contestable est un événement qui frappe l'attention et attire les sympathies de l'observateur.

C'est ce résultat que j'ai voulu atteindre en soumettant aux méditations de mes lecteurs le cas vraiment remarquable que je viens de rapporter. Que démontre-t-il en dehors de l'effet thérapeutique? Il nous fait voir clairement ce que peut un changement de pression barométrique, naturel ou non, sur les personnes qui s'y trouvent soumises. M. G... nous présente en effet la situation d'un sujet sur lequel des aberrations circulatoires sont devenues évidentes. En dehors de cela, il n'est certainement point malade; il n'est même pas anémique, ou il l'est sans doute bien peu dans le sens d'une hypoglobulie; car on ne revient pas si vite et si facilement à la santé complète, quelle que soit d'ailleurs l'efficacité du moyen, lorsque les globules font défaut depuis des années. Notre sujet présente donc uniquement le cas d'une aberration fonctionnelle du système circulatoire. L'étude des symptômes donnait aisément cette conviction, que la rapidité du retour à la santé a confirmée de la manière la plus évidente. L'utilité des appareils pneumatiques dans cette partie de nos démonstrations a donc été des plus manifestes. Nous leur demanderons encore leur concours dans le but d'éclairer davantage l'intervention de la pression barométrique dans la vie des hommes qui s'éloignent des bas niveaux.

Personne ne met en doute l'action apéritive des voyages et des promenades modérées sur la montagne. Est-il probable que la raréfaction progressive de l'air, à mesure qu'on monte, puisse agir comme moyen d'exciter l'appétit? Je me suis préoccupé de cette question à l'époque où je me livrai à mes expériences pneumatiques. Je faisais chercher de jeunes sujets qu'une vie sédentaire, un séjour mal aéré et l'habitude d'une alimentation peu saine avaient conduits à cet état mal défini qui caractérise les anémies urbaines. Je prenais parmi eux ceux qui avaient perdu toute espèce de goût pour l'aliment; je les soumettais pendant une heure à une dépression barométrique que je faisais osciller entre 10 et 20 centimètres par des transitions très-lentes. Ils ne sortaient jamais de mes appareils sans éprouver un vif désir de manger, et la plupart, en retournant à leur domicile, perdaient toute patience, entraient chez le premier boulanger du parcours et satisfaisaient leur appétit avant d'arriver à leur demeure.

Que signifie cet effet général et si nettement prononcé de la raréfaction de l'air? Les causes réelles en sont très-probablement complexes. La soustraction de l'acide carbonique, une plus grande liberté d'action de l'oxygène artériel, et surtout l'effet produit par la circulation générale sur l'activité des vaisseaux absorbants, sont les principales raisons qui expliquent ce besoin immédiat et très-impératif de l'alimentation. Toujours est-il que l'effet est très-marqué, et comme d'ailleurs, dans les expériences dont il s'agit, la cause unique doit en être attribuée à la diminution artificielle de l'air des appareils, il paraît naturel de rapporter aussi à la raréfaction croissante de l'atmosphère l'action apéritive des ascensions modérées sur la montagne. Je ne veux pas dire que l'exercice musculaire n'y prend aucune part; mais, en présence des faits expérimentaux dont il vient d'être question, je ne crois pas qu'on puisse conserver le moindre doute sur l'intervention dominante de l'action barométrique dans le phénomène actuellement mis en cause.

ARTICLE IV. — ACTION DES MOUVEMENTS BAROMÉTRIQUES DE L'ATMOSPHÈRE SUR LA SANTÉ.

Des actions aussi nettement accusées portent justement la pensée sur les variations naturelles qui se produisent dans la pression de l'air. Je n'ai pas besoin d'énumérer ici les causes qui en sont l'occasion et qui

sont du domaine exclusif de la météorologie. Il me suffira de rappeler
que le baromètre est chargé de nous en donner avis toutes les fois que
le changement de temps accomplit la réalisation du phénomène. On n'i-
gnore pas, du reste, qu'il est des circonstances qui le produisent à titre
de perturbation et à un degré vraiment considérable. Aux approches
d'une tempête, en effet, lorsqu'une période d'orage succède tout à coup
à un temps calme et régulier, on a vu le baromètre descendre rapidement
de 77 à 74 et même à 73 centimètres. C'est une différence de 4 centimètres
comparable, quant à la raréfaction de l'air, à une ascension de montagne
de 400 mètres de hauteur. On n'ignore pas, du reste, que ce changement
ne saurait se réaliser sans produire une différence considérable dans la
pression totale que le corps humain reçoit de la part de l'atmosphère. En
calculant qu'en temps ordinaire nous supportons le poids énorme de
16,000 kilogrammes, 4 centimètres barométriques représentent une altération de 864 kilogrammes. Il ne serait pas raisonnable de croire que la
vie puisse être indifférente à une transition qui se réalise par un phénomène aussi considérable. Il est donc surprenant que les observateurs
n'aient pas cru devoir porter leur attention sur les effets de pareils changements, au point de vue des résultats bons ou mauvais qui en peuvent
être la conséquence dans la production, la marche ou la guérison des
maladies. Je ne puis croire, quant à moi, que le corps humain soit absolument indifférent à ces perturbations barométriques naturelles. Je
citerai, à l'appui de mes pensées, l'observation suivante que je lis dans le
livre de M. Armieux : « En 1866, nous perdîmes à l'hôpital militaire un
officier du 3ᵐᵉ hussards, âgé de 42 ans, atteint d'asthme et d'emphysème
pulmonaire, qui mourut presque subitement, le 22 septembre, par suite
d'apoplexie et d'hémorragie pulmonaires. Cet officier n'avait pas pris de
bains, M. le médecin en chef Martin ayant constaté judicieusement chez
lui une contre-indication formelle par l'état de ses organes pulmonaires.
Mais le séjour seul de Baréges devait lui être funeste, et sa mort coïncida
avec un abaissement considérable et subit de la colonne barométrique
qui tomba, dans la journée du 22 septembre, de 662 à 647 millimètres,
différence : 15 millimètres.

« Cet exemple fatal est extrêmement remarquable et peut donner une
idée des effets considérables de l'altitude et du défaut de pression atmosphérique, ainsi que des précautions que nécessite la désignation des malades qu'on dirige sur Baréges. » (*Loc. cit.* P. 248).

Je n'ai pas besoin de rappeler qu'aux approches d'un orage ou sous
l'influence d'un vent des plus violents on sent la poitrine oppressée ; on
se redresse ; on respire avec force ; on demande à l'atmosphère un sup-
plément d'air qu'elle semble refuser. Les personnes affectées de maladies
chroniques, les gens nerveux et délicats se sentent généralement impres-

sionnés pendant une violente tourmente. Et l'orage une fois passé, lorsque tout rentre dans l'ordre, n'est-ce pas qu'on ressent une animation nouvelle? On me dira qu'on respire, en effet, un air plus pur ; les vents ont emporté les miasmes urbains dont on est habituellement empoisonné ; la pluie, d'ailleurs, a lavé l'atmosphère, la déchargeant de toutes les poussières malsaines que nous respirions avant l'orage. Tout cela est vrai sans doute ; mais n'est-il pas incontestable aussi que ces dernières conditions de vents et de pluie se réunissent souvent sans que le baromètre accuse des variations bien sensibles dans la pression de l'air? et l'expérience n'apprend-elle pas qu'on n'éprouve alors aucun des symptômes qui accompagnent en nous les perturbations de la tempête?

J'ai cherché l'éclaircissement de cette question dans l'usage de mes appareils pneumatiques, et, pour que la comparaison fût possible, j'ai observé sous l'influence de dépressions en apparence insignifiantes. Or, j'ai vu des personnes nerveuses se soulager d'un accès de migraine au moyen d'une dépression barométrique de 2 centimètres, supportée pendant une heure. J'ai vu des asthmatiques sentir un soulagement notable dans mes appareils avec un courant d'air s'exerçant par un abaissement de 4 centimètres barométriques. Plusieurs fois, j'ai observé des personnes, habituellement bien portantes, mais accidentellement fatiguées sous l'influence de travaux d'esprit exagérés ; elles étaient faibles, abattues, somnolentes, sans appétit. Je les ai soumises à une dépression barométrique oscillant entre 2 et 5 centimètres, et je les ai vues ressentir un grand délassement, plus de vigueur et déjà de l'appétit, après une seule séance.

N'ai-je pas le droit de croire que, si un mouvement barométrique artificiel a pu produire des résultats si marqués, les phénomènes naturels qui se réalisent par une diminution atmosphérique analogue doivent garantir des effets absolument identiques?

Je n'ai pas voulu, du reste, m'en rapporter à mes seules observations. Nous avons, à Paris, un établissement d'air comprimé extrêmement digne d'éloges. J'ai prié M. le docteur Leval, qui en est actuellement le propriétaire-directeur, de vouloir bien me dire ce qu'il observe sous une augmentation très-peu considérable de pression, sans sortir des limites que la météorologie nous permet d'observer dans les variations barométriques naturelles. Mon estimable et laborieux confrère m'assure posséder un très-grand nombre d'observations de coqueluches, d'asthmes, d'états nerveux, très-notablement et très-rapidement soulagés, sous l'influence d'un courant d'air, par une pression augmentée de 2 à 5 centimètres. M. le docteur Leval exprime, à cet égard, sa pensée sans lui laisser l'ombre d'un doute. Selon lui, une variation très-peu marquée au-dessus de la pression barométrique normale produit souvent des effets très-dignes d'attention. Il ne prétend pas, et je n'ai pas prétendu non plus moi-même, que cette action se réalise toujours, et généralement sur tous les sujets; mais il nous suffit d'en constater la possibilité chez un grand nombre de gens, pour pouvoir en conclure qu'une population nombreuse de grande ville ne doit pas être considérée comme étant généralement insensible aux variations barométriques très-accentuées qui se produisent dans l'atmosphère.

ARTICLE V.— INFLUENCE DES TRANSITIONS BAROMÉTRIQUES PAR LA DESCENTE
DE LA MONTAGNE VERS LA PLAINE.

Jusque-là, nous nous sommes surtout préoccupés des migrations ascensionnelles, mettant comme une sorte d'égoïsme à concentrer nos pensées sur ce qui pouvait personnellement nous intéresser. Habitants des bas niveaux, nous avons en effet employé tous nos soins à rechercher la vérité sur ce que la montagne nous réserve, pour le jour où nous franchissons la distance verticale qui nous en sépare. Ayons aujourd'hui la justice de reconnaître que notre étude serait incomplète, si nous ne fixions aussi l'attention sur les migrations en sens contraire.

La descente des hautes stations aux niveaux les plus inférieurs possède, en réalité, le plus grand intérêt. Si nous considérons ces changements de lieux dans les pays tropicaux, au Mexique, par exemple, ils nous présenteront l'occasion d'observer des influences extraordinaires, d'autant plus dignes d'attention qu'elles s'exercent sur des hommes qui s'éloignent à peine des localités de leur origine. Non-seulement, après avoir abandonné les hauteurs qu'ils habitent, ils arrivent en quelques heures à des niveaux inférieurs qui agissent sur eux comme sur les immigrants européens; mais encore les inconvénients qui en sont la conséquence s'exercent sans aucun ménagement, à cause même de la brusquerie avec laquelle la transition s'est opérée. Ils prennent la fièvre jaune plus promptement, et d'une manière plus grave que les étrangers nouvellement débarqués. Les fièvres intermittentes ne les épargnent aucunement. La chaleur les suffoque; la transpiration les énerve aux premiers jours. L'action tonique qu'il est naturel d'espérer pour eux, par suite d'une respiration plus complète, ne se prononce généralement d'une manière immédiate que lorsqu'un temps d'arrêt fixe le séjour du voyageur à mi-chemin. La descente subite de 2000 mètres produit, peut-on dire, une véritable surprise. L'émigrant s'en émeut; ses fonctions se troublent et quelques jours lui deviennent nécessaires pour arriver à un juste équilibre.

Ces effets sont encore très-visibles en Europe sur des voyageurs qui viennent d'Amérique. Il faut bien avouer cependant que les praticiens européens ne s'en rendent guère compte d'une manière bien exacte. Pour eux, en effet, venir de l'Amérique tropicale, c'est arriver des pays chauds. Ils font bien rarement la distinction que ces arrivages devraient naturellement suggérer. Partir de Veracruz ou de Mexico, cependant, ce n'est point procéder de la même origine. Le port du golfe mexicain est une localité des plus chaudes du globe; tandis que la capitale du pays est un lieu dont la température est douce toute l'année, le thermomètre ne s'y élevant jamais à l'ombre au delà de 26° centigrades. Cela n'empêche pas que, à Paris, dans des consultations où il est raisonnable en général de voir prédominer la voix des confrères les plus éminents, je les ai toujours entendus qualifier d'anémie des pays chauds l'hématose incomplète que présentaient à leur observation des sujets provenant des grandes altitudes tropicales. La chaleur excessive des localités basses des régions équatoriales produit, en effet, très-fréquemment une altération sensible du liquide sanguin. Mais c'est alors, presque toujours, avec une hydrémie très-nettement caractérisée. L'humidité excessive de l'atmosphère et d'autres circonstances climatériques arrivent à ce résultat d'une manière très-générale : les globules s'abaissent et le sérum augmente.

Si l'on veut bien porter ses regards sur ce que nous avons déjà dit, à l'article « Anémie des altitudes », on verra que les choses ne se passent pas de même chez l'habitant des hauts niveaux. Les vaisseaux circulatoires sont chez lui habituellement peu remplis. Il est anémique par la double raison que sa masse sanguine est peu considérable et qu'elle est très-pauvrement oxygénée. Vous me direz sans doute que cette altération, due primitivement à l'absence de la pression barométrique, disparaîtra sans nul effort par le seul fait de la descente à des niveaux où la respiration est plus complète. Il est certain, cependant, que les choses ne se passent pas toujours ainsi et que les anémiques des altitudes tropicales continuent à l'être à Paris, où ils sont quelquefois très-résistants et très-réfractaires aux moyens employés pour les guérir. Leur situation n'est alors jamais raisonnée; il est très-facile néanmoins de s'en rendre compte. Partis en effet de leur pays avec une masse sanguine peu considérable, ils arrivent dans des contrées où la circulation se fait généralement avec une plénitude plus grande des vaisseaux. Dès leur arrivée ils obéissent à cette influence. Le sérum augmente sans que les globules progressent en proportion; d'où résulte pour eux une hypoglobulie. Ajoutez à cette situation le peu de tendance des nouveaux venus à créer des globules. Cette régénération demanderait, en effet, un effort de l'organisme pour s'approprier en abondance l'oxygène de l'air. Or, c'est précisément cette appropriation qui est depuis longtemps tout à fait en dehors de leurs habitudes. Satisfaits, dans leur pays, d'une oxygénation incomplète, ils se troublent par les exigences nouvelles des localités qu'ils habitent, et, pour un temps, l'exercice restreint de leurs fonctions ne trouve réellement pas l'emploi de l'oxygène provenant d'une respiration plus complète. Leur état est donc : l'hydrémie par la plénitude acquise récemment de leurs vaisseaux sanguins ; l'hypoglobulie comme conséquence de cette augmentation du sérum ; l'anoxyhémie par habitude acquise d'une consommation moindre d'oxygène. Cet état est très-original et nullement imaginaire.

Je l'ai vu se caractériser à Paris bien souvent par des signes très-sensibles, surtout chez des dames nouvellement arrivées des altitudes de l'Amérique tropicale. Elles sont faibles, haletantes ; la marche leur est difficile, et, quand elles s'y obstinent, elles éprouvent un symptôme singulier dont elles se sont plaintes à moi bien souvent : il leur semble, au moment où elles hâtent le pas, qu'une main invisible leur saisit le bas du mollet, s'efforçant de les empêcher de projeter leur jambe en avant. Je prie mon lecteur de remarquer que toutes ces personnes ont le calibre des artères, des membres abdominaux, très-peu développé. Dès lors que, par un exercice qui ne leur est guère habituel, elles font, par le travail musculaire, un appel inusité de sang vers les pieds, les vaisseaux sanguins, trop peu dilatés pour pouvoir correspondre à cet afflux d'ailleurs nécessaire, se refusent à l'admettre et rendent par cela même le travail de la marche difficile. Il en résulte une gêne, une entrave inexpliquée que les personnes qui en souffrent traduisent par cette main invisible qui attire la jambe en arrière au moment où la volonté voudrait la porter en avant.

J'ai connu quelques personnes à Mexico, y jouissant d'une santé des plus satisfaisantes et d'une sanguification irréprochable. J'ai été témoin de leur retour à Paris où je les ai vues devenir très-promptement et très-sérieusement anémiques avec des apparences de visage qui ne donnaient pas la pensée de cette altération maladive. Mais le souffle carotidien était manifeste ; l'exercice musculaire les fatiguait à l'excès ; ils avaient des palpitations de cœur, des vertiges, des névralgies, des digestions pénibles, et en général peu de goût pour l'aliment. Un des cas les plus dignes d'attention m'a été présenté par M. L., jeune savant des plus distingués, qui résida plusieurs années au Mexique, où il s'occupait d'enseignement agricole. Sa santé fut des meilleures pendant tout le temps qu'il résida à Mexico. De retour à Paris, en 1862, il sentit peu à peu ses forces l'abandonner ; il eut des palpitations de cœur, de l'anorexie et toute la réunion de signes que j'ai précédemment décrits. Le souffle artériel était, d'ailleurs, manifeste. M. L. était triste, préoccupé de son état, légèrement hypocondriaque. Cependant, son teint, habituellement animé, continuait à être des meilleurs; mais la gencive était pâle; la couleur des joues n'était vive que sur les pommettes; à la moindre fatigue, on voyait les yeux se cerner, les lèvres et le pourtour de la bouche pâlir. Le pouls était d'ailleurs fort et vibrant, la peau chaude, l'esprit abattu.

M. L. était très-évidemment anémique. Mais, comment expliquer cet état, auquel on ne voyait pas d'autre cause que le retour en France, après un séjour prolongé à Mexico?

La répétition de cas analogues m'a donné la pensée que, outre l'hydrémie dont j'ai déjà parlé, un fait se réalise à l'inverse de ce que nous avons présenté comme conséquence naturelle d'une ascension de montagnes. Nous avons dit que cette migration verticale avait pour effet de décarboniser le sang artériel et de rendre ainsi le rapport des deux gaz respiratoires plus favorable à la vie. Le fait ne pourrait être vrai qu'à la condition d'un résultat inverse au moment de la descente. Je me suis donc demandé si, l'habitude une fois acquise d'une respiration *sui generis* sur les hautes stations de montagnes, et la santé s'en montrant, d'ailleurs, absolument satisfaite, il ne serait pas raisonnable de croire que, par le retour aux bas niveaux, le sang se trouverait ramené à des conditions perturbatrices par l'expulsion plus difficile de l'acide carbonique expiré.

Cette pensée, qui paraît au premier abord des plus naturelles, nous amènerait à croire qu'une descente très-considérable peut produire, pour quelque temps, comme une sorte d'hémo-carbonose, expliquant fort bien l'existence de symptômes dont l'interprétation serait sans cela difficile. On sait, en effet, que les émigrés de la montagne, transportés sur des localités basses, y deviennent souvent tristes, mélancoliques, enclins à toute espèce de souffrance, par suite d'une réaction trop abattue. Leur état n'a pas paru aisément compréhensible; mais on est sorti d'embarras en disant qu'ils ont la nostalgie.

La nostalgie, soit; mais ils ont conscience que l'absence du pays les rend malades et, convaincus que leur retour serait suivi de la santé, ils aspirent après les lieux qui furent autrefois témoins de leur vie prospère. En les examinant avec l'attention la plus soutenue, on les voit dépérir sans aucun signe physique qui en puisse faire attribuer la cause à l'altération d'un organe. Le mot de nostalgie dont on se sert alors pour couvrir les embarras d'un diagnostic, signifie pour nous respiration altérée, circulation maladive et fonctions en général sensiblement dévoyées, par la faute d'un stimulant incomplet. Pour nous, cet état est une anémie, une hémo-carbonose, par suite d'une descente qui a fait varier radicalement les conditions respiratoires. Certes, je suis loin de vouloir exclure de ma pensée la conviction qu'un certain nombre de montagnards nostalgiques le deviennent uniquement par suite d'un état maladif de l'innervation cérébrale. Mais j'ai lieu de croire qu'une névrose pure et primitive n'est pas ce qui domine cette situation en y constituant la majorité des accidents.

J'ai dit que j'ai été témoin de plusieurs cas de souffrances se développant à Paris chez des Américains, natifs et résidents habituels des grandes altitudes tropicales. Malheureusement, la pensée ne m'était pas alors venue qu'il me serait un jour utile de pouvoir écrire leur histoire. Aussi, n'ai-je rien de précis à dire sur ce qu'ils me donnèrent l'occasion d'observer en leur personne. Cependant, dès cette époque, mes idées s'étaient clairement formulées au sujet de la nature présumée de leur état maladif. Ces convictions fermement arrêtées dans mon esprit m'ont permis de conserver des souvenirs très-vivants, relatifs à cette partie de ma pratique. Ma pensée se porte surtout avec une grande clarté de mémoire sur un malade qui fut mon ami et mon client dès l'époque de mon séjour à Puebla en 1849. C'était M. B. de M., sujet fort recommandable, qui jouissait d'habitude, au Mexique, d'une santé des plus satisfaisantes, si l'on fait abstraction d'un peu de dilatation des bronches accompagnée de quelques accidents asthmatiques. Il vint en Europe en 1859 dans un état sanitaire à peu près irréprochable. Il avait alors cinquante ans. Peu de jours après son arrivée il se trouva très-sensiblement alourdi pour les mouvements ; son visage pâlit ; ses digestions se troublèrent. Il avait la bouche amère, la langue habituellement saburrale, la tête lourde et parfois vertigineuse. Un médecin consulté n'appliquait pas facilement un nom à cet état de choses. Mais la provenance du malade tenant lieu de conviction plus précise sur son état, il n'hésita pas à dire : « Habitant des tropiques !... c'est évidemment le foie qui est malade. »

Et remarquez que, à bien dire, ce diagnostic n'était pas absolument erroné. Il ne répondait point sans doute à l'essence même de la situation, mais une respiration troublée par un état asthmatique habituel, les inconvénients qui en résultaient pour la netteté de la circulation, l'anémie qui, d'ailleurs, envahissait le malade, voilà certainement un ensemble suffisant de causes qui expliquent une stase sanguine dans le foie. La région de cet organe percutée avec soin, dévoilait d'ailleurs, une matité trop étendue. Il y avait évidemment congestion, et le malade, tenu désormais pour atteint de maladie de cet organe, fut violemment médicamenté dans le sens le plus sérieux de ce diagnostic.

Ballotté, pendant plus de deux années, entre des reconnaissances médicales qui toutes aboutissaient à la même pensée, M. B. de M. voyait son état empirer chaque jour. Il était triste, abattu de corps et d'esprit, sans appétit, sans désir d'aucune sorte, faible, desespérant de rattraper sa santé perdue. Son visage, terne et décoloré, indiquait le découragement.

Les jambes étaient œdématiées; la figure bouffie au-dessous des paupières portait naturellement l'attention sur l'état des urines; mais l'analyse n'y fit découvrir aucune trace d'albumine. Le malade soigneusement ausculté donnait un bruit de souffle très caractéristique aux carotides.

Deux saisons à Vichy empirèrent son état; mais heureusement, des voyages intelligemment exécutés ramenèrent l'appétit. Les forces puisèrent dans une alimentation substantielle l'occasion d'un retour progressif. M. B. de M. se rétablit ainsi insensiblement en cessant toute médication, après avoir été pendant deux ans dans l'état le plus précaire. Définitivement acclimaté aux bas niveaux, il a passé à Paris un grand nombre d'années avec une santé complète.

Ses affaires le ramenèrent au Mexique en 1870. Ce changement de niveau de 2200 mètres dans le sens contraire à l'antérieur, produisit des résultats presque analogues, quoique d'abord moins sensibles. Il perdit insensiblement l'appétit, éprouva quelques faiblesses, sentit de la douleur à la région épigastrique et des signes manifestes de congestion du foie. Moins heureux que dans ses premières épreuves européennes, il vit ses souffrances empirer tout à coup et il termina douloureusement sa carrière, à la suite d'un abcès hépatique, en 1873.

Ce malheur déplorable a été le dénouement de deux situations dans lesquelles un changement radical de niveau a joué le rôle étiologique le plus essentiel. La triste histoire de M. B. de M. est, d'ailleurs, un double exemple remarquable des effets qu'on voit se produire par des transitions verticales, avec cette particularité que des émigrations en sens opposés peuvent avoir pour conséquence des résultats presque identiques, au point de vue des altérations respiratoires.

Je me souviens aussi de M. P. de La R. Français qui résida au Mexique un très-grand nombre d'années. Je l'y connus en 1857. Il était alors fermier-associé de la Maison de Monnaie de Mexico. Ses habitudes étaient fort sédentaires, sa vie simple et bien réglée. Sa santé n'était pas précisément mauvaise; mais il était rare qu'il fût absolument bien portant. Il se plaignait surtout fort souvent de dyspepsie flatulente. Il avait, d'ailleurs, une douleur généralement sourde et quelquefois assez vive sur le tiers supérieur du trajet de la colonne vertébrale. Cette douleur, qui n'augmentait pas à la pression, était certainement névralgique. Elle me parut comparable à ce qu'éprouvent fréquemment parmi nous les personnes frappées d'hypoglobulie. Malgré tout, M. de La R. ne se croyait pas précisément malade, et son médecin lui-même jugeait avec raison que les symptômes dont je viens de parler n'indiquaient rien de sérieux.

De retour en France, en 1859, M. de La R. ne tarda pas à voir ses symptômes de dyspepsie et ses douleurs dorsales empirer sensiblement. Il eut, d'ailleurs, un peu de diarrhée et il pensa devoir prendre les conseils du docteur Andral. L'éminent clinicien crut avoir affaire à une irritation intestinale, sans complication générale d'aucune sorte. Il s'imagina devoir d'autant plus s'affirmer dans cette pensée, que des épreintes rectales venaient incommoder fréquemment le malade. Les soins qui furent la conséquence de ce diagnostic ne produisirent nullement l'effet attendu. M. de La R. empirait de jour en jour, non pas précisément au point de vue de ses souffrances intestinales, mais surtout par l'abattement progressif de ses forces générales. Ses jambes s'infiltrèrent peu à peu de sérosité ; sa face devint pâle et bouffie ; la carotide donnait un souffle très-caractéristique. M. de La R. était évidemment atteint d'hydrémie.

Il y avait huit ou dix mois qu'il se trouvait ainsi dans le plus piteux état, lorsqu'un médecin plus hardi et peu soucieux des accidents intestinaux, le soumit au régime incendiaire du cognac et du vin de Bordeaux, à hautes doses, accompagnés d'hydrothérapie avec frictions sur la peau.

Le conseil ne tarda pas à avoir les plus heureux résultats. Le malade se remit de la manière la plus satisfaisante. Il crut même pouvoir dire qu'il ne s'était jamais mieux porté. J'eus occasion de le voir à cette époque et de reconnaître que sa confiance n'était pas illusoire. Son aspect était en réalité des plus satisfaisants. Il était d'ailleurs fort gai, fort dispos, toujours prêt à faire sans fatigue l'exercice qu'on lui demandait.

Cette belle époque ne fut cependant qu'une éclaircie dans l'histoire des souffrances de M. de la R. Il ne tarda pas à céder aux malheureuses dispositions qui n'avaient fait que sommeiller. Retombant alors rapidement dans l'état hydrémique antérieur, il vit ses forces l'abandonner, son appétit disparaître, et il revint insensiblement à l'état où il s'était vu avant son soulagement. Les toniques ne réussirent plus à l'en relever et une pneumonie qu'un refroidissement lui causa, le conduisit rapidement à la terminaison fatale de ses longues souffrances.

Voilà donc encore le cas d'un sujet légèrement anoxyhémié par l'altitude, qui, loin de trouver du soulagement par le retour aux bas niveaux y devient promptement hydrémique et meurt victime d'un état inflammatoire contre lequel sa faiblesse acquise l'empêche de réagir d'une manière salutaire.

Il est donc évident que la descente considérable de l'habitant des hautes stations peut tout d'abord présenter des inconvénients sérieux, rarement durables. Un travail d'acclimatation fonctionnelle est nécessaire pour que les nouveaux venus voient ces troubles disparaître d'une manière définitive. Je ne suis pas en mesure de dire à quel point la grande masse de nos soldats s'en trouva affectée, au retour de l'expédition du Mexique ; mais je n'hésite pas à faire l'aveu qu'un grand nombre de phénomènes parurent témoigner, parmi nos hommes, des inconvénients graves de ces migrations de descente. Des états anémiques furent fort communs et quelques-uns très-sérieux. On cite même des cas de terminaison par la mort, à propos de sujets chez lesquels le diagnostic n'ayant pu reposer sur aucune lésion d'organe, prenait uniquement pour base une altération profonde et persistante du liquide sanguin. Je regrette vivement qu'il n'ait pas été en mon pouvoir de faire le relevé de ces dénoûments funestes où la science aurait pu puiser un fructueux enseignement.

Quoi qu'il en soit, ce que ma voix isolée a pu être en mesure de faire connaître à cet égard me paraît suffire pour autoriser la croyance définitive qu'aucune transition très-considérable de niveaux ne saurait être judicieusement présentée comme étant innocente. Les migrations des hauteurs aux bas-fonds tendent, sans nul doute, à assurer des conditions définitivement meilleures de salubrité; mais le mouvement perturbateur dont elles sont tout d'abord l'occasion, est susceptible de produire, chez certains sujets, des accidents sérieux, quoique bien rarement redoutables.

Toujours est-il que, si nous voulons terminer cet exposé par un parallèle, nous nous verrons obligé de dire que le passage aux très-hauts niveaux dépassant 2000 mètres, affectent les émigrants d'une manière durable, quoique le plus souvent sans grave danger; tandis que les troubles dus à la descente correspondante sont éphémères et ne se montrent presque jamais sérieusement nuisibles. Ajoutons que, si l'échange de séjour se faisait entre des niveaux séparés par moins de 1000 mètres de distance verticale, ce serait en partant du niveau des mers qu'on s'élèverait vers des conditions sensiblement avantageuses.

ARTICLE VI. — CONSEILS DÉCOULANT DE L'ÉTUDE QUI PRÉCÈDE ET S'APPUYANT SUR LE RÉCIT D'OBSERVATIONS NOUVELLES.

Cette question des transitions barométriques par les changements très-prononcés de niveaux, acquiert un intérêt fort considérable, si on l'envisage au point de vue de la pathologie. Notre expédition du Mexique a été pour nous, sous ce rapport, l'occasion d'un grand enseignement. Après avoir cédé pour un moment aux effets immédiats de l'influence des hauts plateaux, nos hommes réagirent bien vite contre cette action essentiellement débilitante.. Ils s'habituèrent alors à puiser des éléments suffisants de vitalité dans cet air raréfié qui tout d'abord les leur avait refusés. Mais il ne faut pas croire qu'ils purent réussir à y trouver l'entretien complet de leurs forces antérieures. Ce fut la pathologie qui en donna les meilleures preuves, et, chose singulière! ce ne fut pas précisément en les rendant malades, mais, au contraire, en les montrant pré-

servés de leurs souffrances les plus naturelles. En France, en effet, l'âge,
le tempérament le plus ordinaire, l'action climatérique, les prédispo-
saient, en général, à contracter des maladies inflammatoires graves et
très-aiguës. La phthisie pulmonaire ne les épargnait pas, et l'on sait
que les victimes de cette maladie ne sont pas rares dans nos armées.

· Transportés sur les hauts plateaux, au milieu d'un air moins oxygénant, nos soldats n'y ont point trouvé l'occasion de contracter des phlegmasies violentes. Ils en ont été, au contraire, généralement préservés
dans les premiers temps de leur nouveau séjour; et, comme d'ailleurs
ils ne cédaient pas encore assez aux influences du climat pour en ressentir tous les inconvénients morbides, ils donnèrent le spectacle consolant d'un état sanitaire meilleur qu'en France même. Ils n'eurent point
de phthisie pulmonaire; ils présentèrent relativement moins de cas d'accidents aigus de poitrine que les naturels mêmes du pays; le typhus ne
les atteignit que faiblement. Sauf les accidents résultant des faits de
guerre et des maladies pestilentielles, prises sur les bas niveaux, les
hommes du corps expéditionnaire ne nous rendirent témoins que d'une
mortalité fort restreinte, pendant leur séjour des hauts plateaux.

Or, l'intérêt que l'on trouve dans cette préservation, c'est qu'elle ne se
rapporte qu'aux conséquences immédiates de la transition elle-même.
Les étrangers acclimatés, en effet, ne jouissent pas au Mexique de cette
heureuse chance. Ils y sont frappés, sur les plateaux, des mêmes maladies que les natifs. Les causes les plus habituelles de leur mortalité sont
le typhus et les pneumonies. Il y a donc à considérer ce fait très-certainement digne d'intérêt, c'est que les hommes arrivés sur les hauts niveaux ne donnent pas, dans les premiers moments de leur séjour, la
mesure exacte de la nature et de la gravité des accidents dont ils sont
appelés à être victimes en y établissant leur demeure. Je n'ai pas besoin,
du reste, de détailler ici la pathologie qui leur devient naturelle dans ce
nouveau séjour. C'est chose déjà longuement décrite dans une partie
précédente de ce livre.

Mais la question qui ne s'y trouve pas encore développée, c'est celle
qui a trait à l'étude dont les hommes provenant des hauts niveaux peuvent être l'occasion, lorsqu'ils viennent habiter nos climats européens.
J'ai déjà dit cependant que, dans quelques cas, à la vérité bien rares, ils
avaient présenté des symptômes d'hydrémie avec tous les inconvénients
qui en peuvent être la suite. Mais en dehors de ces atteintes auxquelles,
du reste, leur peu de fréquence empêche de donner un grand intérêt, je
ne vois pas ce qu'on pourrait dire des maladies qu'ils sont le plus enclins à contracter, quand ils viennent résider parmi nous. Je crois pouvoir donner cependant aux confrères qui me feront l'honneur de me lire
quelques indications qui ne seront pas pour eux sans utilité.

Lorsqu'un homme, nouvellement arrivé des pays tropicaux, est atteint en France d'une maladie inflammatoire aiguë, il n'est pas sans intérêt de savoir s'il provient des bas fonds ou des hauts niveaux de son pays natal. Dans le premier cas, en effet, le médecin qui le soigne pourrait s'attendre à une résistance plus vigoureuse du malade, qui offre toutes les conditions de vitalité propres à l'application des émissions sanguines et autres moyens hyposthéniques,

Dans le cas, au contraire, d'un sujet provenant des régions très-élevées de l'Amérique, une affection inflammatoire accueillerait fort mal une attaque trop vigoureuse du praticien appelé à la soigner. Ce genre de malades conservent encore, pour un temps, parmi nous, des tendances adynamiques qui demandent la prudence des moyens employés à les soulager.

Je vois aussi un très-grand intérêt à porter l'attention sur les Américains qui partent malades de leur pays et qui considèrent leur voyage comme un moyen de traitement. Beaucoup d'entre eux sont porteurs d'affections du foie. C'est pour ces voyageurs surtout qu'il est utile de faire une distinction relativement aux localités où ils ont puisé le germe de leur maladie. Ceux qui habitaient les bas niveaux *sur des terrains secs* peu propres à donner des fièvres intermittentes, vous présenteront probablement l'occasion d'observer et de traiter des altérations hépatiques et des désordres qui ont eu et qui ont encore pour base un état inflammatoire franc. Les cas de ce genre devront donner lieu à un pronostic très-réservé, car il n'est pas sûr que le changement de climat puisse être bien utile. Il se pourrait bien faire qu'ici même le mal continuât son travail de désorganisation, acquît, peu à peu, la tendance à une marche résolutive et finît enfin par la formation d'un abcès, avec ses conséquences déplorables.

Si vous êtes appelés à voir à Paris un malade américain à qui le séjour d'un *pays paludéen des bas niveaux* a causé une affection du foie, vous pouvez être assurés d'avance que toutes les probabilités sont pour une hypertrophie simple. Le sujet qui en est atteint pourra certainement voir son mal se prolonger avec toutes les gênes qui l'accompagnent; mais vous pouvez résolûment calmer ses inquiétudes en lui garantissant une terminaison favorable.

Lorsqu'un malade du foie vous arrivera *des hauts niveaux de l'Amérique tropicale*, il est à croire que vous aurez affaire à une habitude congestive de l'organe. Le mal sera très-longtemps rebelle à vos soins. Il reparaîtra même quelquefois, après vous avoir donné la confiance momentanée d'une guérison radicale. Mais ne vous inquiétez pas de ce retour. Les complications inflammatoires sont très-rares chez ce genre de malades, qui finissent enfin par triompher de leur situation, sous l'influence d'une amélioration dans l'état de leur santé générale. On peut beaucoup les aider pour arriver à cet heureux résultat et pour le rendre certain. Je dirai la conduite que le médecin doit suivre dans ce but. Mais auparavant je présenterai à son attention l'exemple d'un cas très-évident de congestion hépatique dans lequel les influences de niveau se sont fait jour de la manière la plus évidente. J'ai déjà prévenu que, aux époques où mes observations se sont faites, je ne pensais nullement qu'elles fussent destinées à devenir un jour l'objet de l'attention publique. Je n'ai point de note écrite, mais mes souvenirs sont très-précis.

M. B.... est un Français dont la résidence s'est longtemps prolongée à Mexico. Il s'y occupa d'abord d'une industrie qui l'obligeait à passer une partie du jour au soleil. Quand il en changea plus tard pour suivre une vie plus abritée, je ne me hasarderais pas à dire qu'il ne se trouvait pas déjà légèrement atteint des conséquences lentes et obscures des insolations des grandes altitudes. Or, on n'ignore pas qu'elles prédisposent aux congestions de toutes sortes et particulièrement vers les centres nerveux et les organes abdominaux. M. B.... ne saurait dire à quelle époque précise son mal a débuté. Longtemps il se trouva languissant sans pouvoir affirmer qu'il fût réellement malade. Toujours est-il que, dans le courant de l'année 1859, il sentit des douleurs assez vives dans la région dorsale, douleurs qu'il croit avoir déjà ressenties depuis environ deux ans à un moindre degré d'intensité. En même temps, ses digestions se troublèrent. Il eut souvent la bouche amère ; ses forces et son animation habituelles s'altérèrent d'une manière sensible ; mais on ne pouvait néanmoins assurer qu'il y eût dans ces symptômes vagues le moindre motif d'inquiétude. Il y avait d'ailleurs des journées où M. B.... ne s'en ressentait nullement, et l'on eût pu dire que les causes indéterminées qui en étaient l'origine agissaient comme par intermittences.

Dans tout le courant de l'année suivante (1860), l'état empira et prit peu à peu des caractères moins équivoques. L'épigastre devint endolori et une gêne très-perceptible s'étendit à toute la région de l'hypocondre droit. La douleur dorsale s'en accrut ; l'appétit devint de plus en plus précaire ; la figure du malade s'amaigrit, prit une teinte plus jaunâtre que d'habitude, avec une expression très-évidente de souffrance. La percussion pratiquée sur l'hypocondre dévoilait une matité plus étendue que dans l'état normal. Il était par conséquent très-certain que le foie augmenté de volume était plus ou moins sérieusement atteint. Comme d'ailleurs, malgré ces signes positifs d'une altération sérieuse, il y avait encore des jours d'un calme très-prononcé avec diminution notable de la matité, il était permis de croire qu'on avait affaire à un état congestif de l'organe malade successivement plus ou moins engorgé.

Peu à peu, néanmoins, le mal acquit les caractères d'une plus grande fixité. Une tuméfaction devint palpable vers l'épigastre, non sans augmentation de la sensibilité sur ce point. Le malade fut soigné très-attentivement, mais l'affection se montra résistante, et les progrès qu'elle parut faire inspirant la crainte d'une terminaison par abcès, le conseil fut donné à M. B.... de retourner en France. Il crut devoir le suivre et partit au printemps de 1861.

Je le vis alors à Paris, où je lui donnai mes soins. Son état était inquiétant. Le malade était fort amaigri, la tumeur épigastrique très-sensible. Il y avait d'ailleurs une dureté très-marquée dans cette région. La percussion faisait connaître que l'organe, dans son ensemble, était augmenté de volume, s'étendant en haut au delà de la septième côte et dépassant en bas le rebord costal. M. B.... paraissait donc souffrir d'un état congestif du foie dans son entier, avec passage à une inflammation indurée sur le petit lobe. Comme je l'ai dit, c'était fort inquiétant, car on pouvait craindre la terminaison par abcès dans ce dernier point. Je ne désespérai pas, néanmoins, de la bonne influence du changement de climat.

Je soumis le malade au traitement qui m'était familier pour des cas analogues : application d'un fort exutoire au moyen de la pâte de Vienne, l'usage d'un bain sulfureux trois fois par semaine, et de l'eau de Vichy a tous les repas. Le résultat de ces moyens fut promptement heureux. M. B.... se rétablissait à vue d'œil, et sa santé se consolida à ce point qu'il crut pouvoir écarter toute crainte au sujet d'un retour au Mexique, où l'appelaient encore des affaires intéressantes. Il partit donc, au printemps de 1861. Les débuts mêmes de son nouveau séjour lui donnèrent tout de suite la mesure de ce qu'il devait en attendre. Il vit, en effet, se développer successivement tous les signes qui avaient marqué autrefois le commencement de ses souffrances. Il lutta quelques mois, non sans inquiétude. Mais enfin les douleurs de l'épigastre reparaissant comme autrefois, il prit la résolution d'abandonner définitivement ce séjour, pour lui funeste, et de demander au climat de France son rétablissement absolu. Il revint donc au printemps de 1862. Son état n'était pas alors, à beaucoup près, aussi inquiétant que lors de son premier retour. Quelques bains sulfureux d'abord, une saison de Vichy ensuite, et, par-dessus tout, l'influence des bas niveaux le rétablirent pour toujours. Il s'occupe depuis lors, en France, de travaux industriels. Sa santé ne s'est jamais démentie depuis sa guérison, qui a été définitivement radicale.

J'ai choisi ce cas d'affection hépatique parmi tant d'autres qui sont à ma connaissance, parce qu'il réunit, dans sa durée prolongée, les actions alternatives des hauts et des bas niveaux. Il nous fournit l'occasion, peu commune, de voir un sujet tomber malade sous l'influence des altitudes, se rétablir en venant en Europe, être de nouveau victime de son obstination à séjourner sur les hauteurs, pour guérir enfin radicalement au moyen d'une descente définitive. Nous voyons dans cet exemple que, abstraction faite des influences de la température, qui ne paraît agir ici que secondairement, le passage des niveaux inférieurs aux altitudes est funeste aux maladies du foie de nature congestive, tandis qu'elles guérissent par la migration opposée.

Je pourrais avoir recours à la compétence éclairée d'un grand nombre de confrères qui me confirmeraient dans cette pensée. M. le Dr Castagné, qui a exercé avec distinction à Veracruz, un grand nombre d'années, obéissant d'abord à des idées préconçues, envoyait ses malades du foie aux localités élevées du pays, dans la pensée de leur y procurer des conditions ambiantes plus favorables. L'expérience, m'a-t-il dit, ne tarda pas à l'éclairer sur le vice de cette mesure. La plupart de ses malades empiraient, et il dut enfin se résoudre à ne plus leur donner cette direction, à propos d'un changement de lieux devenu nécessaire, les voyages maritimes lui paraissant préférables.

Le Dr Baykie, qui a écrit un livre intéressant sur l'influence du Sanatorium de Atakamund (Nilghirris), situé à 2200 mètres d'altitude, dit trèspositivement que les nombreux malades de l'Inde anglaise atteints d'affections du foie ne doivent point chercher un refuge sur les hauteurs, un voyage en mer étant mille fois préférable.

Mais j'ai dit que l'on pouvait, par des moyens appropriés, seconder les influences heureuses de notre climat en faveur des malades qui viennent des hauteurs américaines atteints de congestions hépatiques. J'ai en effet eu plusieurs fois l'occasion de me convaincre que des soins bien compris peuvent, en général, les ramener à la santé. Il m'a paru que les premiers efforts curatifs devaient avoir pour but de redresser leur appétit perdu. Ils sont, en général, sous l'influence de leur mal, d'une faiblesse qui rend impossible toute réaction utile. Il faut donc les engager à se mouvoir, à faire un peu d'exercice, les stimuler par des frictions sèches sur toute l'étendue du corps, leur administrer quelques amers, choisir parmi les aliments quelques substances analeptiques qui n'excitent pas trop leur dégoût et les leur faire prendre souvent dans la journée. Il faut leur donner un peu d'eau de Vichy, mais avec beaucoup de mesure au début, cette eau pouvant, dans certains cas, contribuer à gêner le retour de l'appétit.

S'il y a des signes d'induration dans la région du foie, il faut se hâter d'appliquer un exutoire et l'entretenir pendant toute la durée du mal.

S'il y a constipation, il faut mettre beaucoup de prudence dans l'usage des purgatifs. Un peu de calomel avec de la poudre de belladone, administré tous les quatre ou cinq jours, me paraît être préférable à tout autre moyen analogue.

Mais, dans tous les cas qui n'affectent point un caractère aigu, ce qui m'a semblé agir avec le plus d'efficacité, c'est l'usage des bains au sulfure de potasse. Je possède l'observation d'un très-grand nombre de malades qui m'ont paru devoir leur salut uniquement à l'emploi de ce moyen. Quelques-uns le supportaient journellement; mais le plus souvent je ne l'employais que trois fois par semaine.

Les eaux de Vichy prises sur place sont utiles assurément dans le cours de ces affections congestives; mais je n'hésite pas à dire que les bains sulfureux leur sont préférables, si surtout on prend le soin d'administrer en même temps en boisson une dose très-modérée de l'eau alcaline.

J'ai déjà dit l'influence du changement de niveau sur la marche des fièvres intermittentes. Je ne dois ici le rappeler que pour prier encore une fois mes lecteurs de considérer ce point important comme un sujet de premier ordre parmi ceux qui nous ont occupé dans ce livre.

J'ai dit aussi tout ce qui pouvait offrir de l'intérêt, relativement à l'action que les altitudes exercent sur les maladies du cœur. Je crois, cependant, dans cet article où je traite la transition des niveaux, devoir indiquer par un exemple très-frappant, l'influence que les migrations de ce genre paraissent avoir sur la marche des affections de cet organe.

J'ai connu très-particulièrement à Mexico M. P., jeune Français qui vint dans cette capitale en 1852, à l'âge de vingt-huit ans. Je fus consulté par lui deux ans après son arrivée, à propos d'une douleur légère qu'il ressentait dans la région précordiale. L'auscultation, pratiquée avec soin, me fit reconnaître un bruit de souffle accompagnant le second temps des mouvements du cœur. Les battements se faisaient, d'ailleurs, avec une violence marquée. A la vérité, la percussion ne faisait pas reconnaître une bien notable augmentation du volume de l'organe; mais il y avait aussi sous ce rapport quelque certitude alarmante. En somme, sans en vouloir préciser la nature, il y avait là des débuts très-manifestes, d'une affection organique du cœur. Il était difficile de dire quand et comment s'étaient réalisés ses débuts. On pouvait affirmer, néanmoins, que le malade n'en avait eu aucun symptôme en France et qu'il n'y avait souffert, ni de rhumatismes, ni d'aucune autre maladie qui pût être considérée comme le point de départ de l'altération actuelle. Il est donc probable que M. P. a acquis son mal depuis son arrivée au Mexique.

Quoi qu'il en soit, cette affection fit des progrès très-rapides, et déjà, vers la fin de l'année 1854, il devint impossible au malade de continuer ses occupations. Il était principal employé d'une maison de nouveautés qui demandait souvent l'emploi de ses forces physiques. Il fallut absolument se reposer. Malgré cette précaution, l'agitation circulatoire ne tarda pas à produire des signes de congestion pulmonaire. Trois saignées devinrent nécessaires. J'appliquai plusieurs vésicatoires volants sur la région malade; je donnai de la digitale et une boisson nitrée.

J'obtins ainsi une amélioration très-sensible, assez même pour que le malade crût possible la reprise de ses travaux. Il en fit l'essai ; mais il fallut bien vite se convaincre que toute occupation était impossible, et comme, d'ailleurs, le climat paraissait agir d'une manière fatale, M. P. se décida à partir pour la France et partit, en effet, en 1855. Je fis aussi, à la même époque, un voyage à Paris, où je trouvai le malade déjà très-notablement soulagé par le seul fait de sa descente au niveau de la mer. Il vivait à Saint-Germain, résidence habituelle de sa famille. Son amélioration était si considérable qu'il pouvait faire journellement un voyage à Paris, y parcourir à pied et sans fatigue de fort grandes distances, visiter ses amis et retourner à sa demeure sans éprouver aucun inconvénient dans la pratique de cette constante agitation. On pense bien, cependant, qu'il n'était pas guéri de sa malheureuse maladie. L'auscultation en donnait les preuves manifestes. Je crus devoir le désabuser ; car, se croyant hors de tout danger pour l'avenir, il ne pensait qu'à réaliser son retour au Mexique. Je fis de vains efforts pour l'en empêcher ; il partit de nouveau pour Mexico, où nous nous trouvâmes encore réunis.

Le malheureux P. ne tarda pas à éprouver les inconvénients du climat, qu'il m'avait été bien facile de prévoir. Ses fatigues prirent un tel caractère de violence, qu'il fallut songer à reprendre de nouveau le chemin de France. Chose bien digne de remarque ! malgré le degré de gravité que le mal paraisssait avoir acquis par suite du second séjour à Mexico, M. P. sentit un soulagement très-remarquable en arrivant au lieu d'embarquement. Sa résidence à Paris où il arriva en 1856, lui fut aussi favorable que la première fois. Les premiers effets du climat furent même heureux à ce point que le malade, privé de conseil, crut à une guérison radicale et se maria, en faisant au surplus tous les apprêts d'une spéculation commerciale. Je sais qu'il ne fut pas heureux dans ses tentatives et qu'il en résulta pour lui l'occasion de grands tourments d'esprit, en même temps que la nécessité d'une grande agitation corporelle. Il est surprenant qu'il y pût suffire, et ce n'est pas sans étonnement que j'appris à Mexico, où j'étais alors, la vigueur dont il fit preuve dans ces tristes circonstances. Il faut croire que sa maladie, dont la gravité avait été si grande à Mexico, avait éprouvé un soulagement bien extraordinaire.

Je pus m'en convaincre moi-même en 1861, lorsque je revins à Paris. Il est vrai que M. P. ne se trouvait plus alors dans un état satisfaisant ; mais il me donna les détails les plus positifs pour me prouver que, pendant plus de trois ans, il s'était senti assez soulagé pour se croire à peu près guéri. Ce ne fut qu'à la fin de 1860, que ses fatigues recommencèrent. A partir de ce moment, du reste, l'affection fit des progrès constants ; mais il vécut encore trois années, jusqu'à la fin de 1863.

Je ne crois pas qu'il soit possible de présenter un cas qui offre des éléments plus clairs de comparaison entre les influences des bas et des hauts niveaux sur la marche des maladies du cœur. J'ai eu souvent l'occasion de les constater par des migrations plus faciles au Mexique même, sans quitter le pays. Elles ont toujours été très-caractéristiques et très-manifestes. Mais jamais je ne les ai vues se dévoiler au même degré que dans le cas de M. P.

Je veux maintenant présenter à mes lecteurs quelques réflexions relatives à l'influence des changements de niveau sur la marche de la chlorose et de l'anémie. Mais, avant tout, il est indispensable que nous nous entendions au sujet des relations des gaz du sang anémié avec la pression extérieure. Une étude est nécessaire à cet égard ; c'est à elle que nous allons nous livrer.

ARTICLE VII. — CONSIDÉRATIONS SUR LES GAZ DU SANG DES ANÉMIQUES
ET DES CHLOROTIQUES.

On a beaucoup disserté sur les bruits vasculaires des anémiques. Il ne me semble pas qu'on en ait signalé la véritable nature. Il est cependant hors de doute qu'on a dit à ce sujet les choses les plus raisonnables, et je ne saurais nier surtout que, parmi les causes qu'on a mises en avant pour expliquer les souffles qui peuvent se produire dans les vaisseaux, il en est quelques-unes dont l'action est des moins contestables. Mais il ne me paraît pas facile d'en prouver l'application indistinctement à tous les cas d'anémie ; tandis que ce que je me propose de dire, me semble susceptible d'éveiller l'attention sur un fait qui se généralise et s'applique à toutes les altérations sanguines dont l'hypoglobulie est le caractère dominant.

J'ai déjà dit que, dans les anémies du niveau des mers et surtout dans la chlorose, la quantité d'acide carbonique exhalée n'est guère inférieure à ce qu'on la sait être chez les sujets sains. La dose absorbée d'oxygène ne paraît donc pas être en rapport avec ce que l'état du sang des anémiques est susceptible de dissoudre. Il semblerait que la somme d'acide carbonique qui se dégage à travers la membrane des vésicules pulmonaires, ajoute une force nouvelle à l'acte de l'introduction de l'oxygène, par suite d'un effet endosmosique s'exerçant sur ce dernier gaz. Cette influence aurait pour résultat d'amener au cœur et de pousser dans les vaisseaux avec le sang rouge une somme d'oxygène qui ne serait nullement en rapport avec le nombre des globules et dont la dissolution ne serait maintenue qu'à l'aide d'une compression provenant de la force élastique des artères.

On pourrait assurer dès-lors, que le frottement du liquide sanguin avec les parois des vaisseaux se compliquerait de l'action élastique des gaz faisant un effort pour se dégager ; c'est-à-dire que ce frottement serait à la fois liquide et gazeux. De là résulterait ce bruit de souffle caractéristique, perceptible à chaque ondée venant de la contraction du cœur.

J'ai voulu m'assurer de la réalité du fait, au moyen d'une manœuvre expérimentale. J'ai pris pour cela de petits tubes de caoutchouc non sulfuré, que j'ai articulés à une de ces boules vides munies de doubles soupapes, et fabriquées avec du caoutchouc aussi, pour faire l'office de clysopompe. Je divise le tube aspirateur en deux parties, que je fais plonger séparément dans deux liquides albuminés, saturés de sels pouvant par leur mélange former de l'acide carbonique. On obtient ainsi dans la boule une eau toujours sursaturée de ce gaz. J'exerce alors une pression brusque qui projette le liquide avec force vers le tube mince que j'ai pris soin de prolonger jusqu'à une assez grande distance. Je ne sais si je me suis abusé ; mais un stétoscope placé sur ce tube, sans y faire aucune pression, m'a toujours paru transmettre à mon oreille un souffle qui rappelle d'une manière frappante celui des chlorotiques. Je livre ce fait à la sagacité de ceux de mes confrères auxquels l'art difficile des expériences est devenu familier. Quant à moi, je suis réellement convaincu que les bruits anémiques, — souffles et murmures musicaux — n'ont pas de cause plus constante.

Cela expliquerait à merveille que l'anoxyhémie des altitudes ne soit nullement perceptible au stétoscope ; car les sujets chez lesquels on l'observe n'ont pas l'habitude d'absorber une somme d'oxygène supérieure à ce que le sang en peut dissoudre.

Quoi qu'il en soit, en ce qui regarde cet excès relatif d'oxygène accompagnant le sang rouge des anémiques, on peut bien assurer qu'il est lui-même, sans nul doute, l'occasion fréquente d'accidents lipothymiques. Le cœur, en effet, y puise bien souvent la cause de contractions irrégulières en portant sur des émanations gazeuses que ses mouvements de dilatation peuvent rendre momentanément possibles. C'est évidemment là une condition de vitalité très-défectueuse ; car cet oxygène mal dissous, non concentré par l'hémoglobine au degré d'une combinaison chimique, ne me paraît devoir présenter que de fort médiocres aptitudes pour les combustions les plus nécessaires à l'exercice de nos fonctions. Tant il est vrai que le degré d'utilité des gaz respiratoires se calcule moins justement par le courant établi dans leur échange pulmonaire, que par la densité à laquelle ils s'élèvent dans leurs combinaisons éphémères avec le sang.

Après ces réflexions préliminaires, nécessaires aux développements de ce qui va suivre, je me hâte de dire qu'une étude approfondie sur les anémies n'entre pas dans les intentions de ce livre. Je ne veux, à leur propos, présenter sommairement que quelques réflexions relatives à leurs rapports avec les gaz du sang, et avec la pression ambiante.

Je suis déjà l'auteur d'un travail sur ce sujet, que je présentai à l'Académie de médecine en 1863. Il n'a été reproduit nulle part d'une manière complète. Les pages qui précèdent en ont indiqué la substance, en ce qui regarde l'influence de la pression de l'air sur l'oxygénation du sang. Je donnerai maintenant l'analyse des idées qui le dominent, au point de vue des rapports complets des différentes variétés de l'anémie avec la pression de l'air.

Si l'on veut porter un regard bien attentif sur différents états chloroanémiques qu'on rencontre dans la pratique et les considérer dans les phénomènes qui paraissent avoir présidé à leur origine, on sera frappé du rôle que l'acide carbonique y a joué d'une manière évidente. La cachexie des mineurs, tout en puisant ses raisons d'être dans des causes complexes, prend souvent sa principale source dans la respiration prolongée d'une atmosphère où l'acide carbonique compte pour une proportion quelquefois considérable. Les cuisiniers, habitués à respirer un air vicié de la même façon, sont pâles et tendent à l'obésité; plusieurs d'entre eux présentent dans les trajets des grosses artères le souffle qui accompagne la chlorose.

On voit alors les effets que peut produire sur la composition du sang l'acide carbonique qui s'y accumule faute de trouver un libre accès vers l'extérieur, l'atmosphère carbonée ambiante lui formant une pression exagérée.

Si, maintenant, des *circumfusa*, nous portons notre attention aux causes internes qui peuvent favoriser les stases carboniques, nous serons frappés des conséquences qu'un usage prolongé de substances alcalines peut avoir pour l'économie. La cachexie qui en résulte, véritable décomposition du sang, présente l'exemple le plus significatif d'une destruction outrée des globules avec une augmentation de la partie séreuse.

Or, en même temps qu'ils ont placé dans les globules l'affinité faible qui retient l'oxygène, les physiologistes attribuent aux carbonates alcalins la propriété de retenir chimiquement l'acide carbonique. Nous ne saurions comprendre que ces deux actions appartenant au même ordre pussent s'exercer par des lois différentes, et que la raison qui fait augmenter ou diminuer l'oxygène du sang, selon que le nombre de globules y est plus ou moins considérable, ne produisît pas les mêmes effets sur l'acide carbonique sous l'influence de doses variées dans les carbonates alcalins de notre sang. Dans la cachexie des sujets qui ont fait un usage immodéré de substances alcalines, nous devons, donc, constater l'exagération des causes qui, dans l'ordre physiologique, augmentent la solubilité de l'acide carbonique du sang. Ceci n'est nullement l'expression de notre sentiment isolé. M. Fernet a prouvé par des expériences irrécusables que les solutions de carbonate ou de phosphate de soude absorbent une quantité d'autant plus grande d'acide carbonique que ces solutions sont elles-mêmes plus concentrées (*Ann. de chim. et de phys.*, 1856., p. 360.)

Dans ces cas de présence exagérée de l'acide carbonique dans le sang, l'hématose ne saurait manquer d'être languissante. M. Magnus a prouvé, en effet, que ce gaz et l'oxygène s'expulsent mutuellement du sang retiré de la veine selon qu'un courant y fait prédominer l'un des deux. Mais, lors même que l'on reconnaîtrait l'impossibilité d'appliquer à la circulation physiologique le résultat de ces expériences, on ne saurait méconnaître la vérité qui ressort des réflexions suivantes de M. Béclard dans son ouvrage de physiologie : « Il est vrai, dit il à propos du parallèle entre le sang veineux et le sang artériel, il est vrai que dans quelques-unes des expériences de M. Magnus, les quantités *absolues* d'acide carbonique extraites du sang artériel l'ont quelquefois emporté sur celles obtenues du sang veineux. Mais le problème repose tout entier, non pas sur des quantités absolues, mais bien sur des quantités *relatives*, ou sur un rapport. En comparant la quantité d'acide carbonique à la quantité d'oxygène renfermée dans chacun des deux sangs, toujours on trouve dans le tableau des expériences de M. Magnus que la proportion *relative* d'oxygène est plus faible dans le sang veineux que dans le sang artériel. » (*Phys.* p. 317.) Nous l'avons déjà dit (page 208), mais nous avons besoin de répéter ici que la perfection de l'hématose est tout entière dans le juste rapport qui s'établit entre les solutions sanguines des deux gaz. De grands physiologistes ont entrepris de déterminer par des analyses les doses de ces fluides qui garantissent cette salutaire harmonie. Leurs travaux nous permettent de croire que celle-ci est physiologiquement établie lorsque l'oxygène et l'acide carbonique se trouvent dans le sang dans les proportions de 4/16 et 6/16mo selon qu'on les considère dans les veines ou dans les artères. Les mêmes analyses ont dévoilé la présence de l'oxygène dans la proportion habituelle de 18 à 21 pour 100 du volume du liquide.

Si c'est à l'uniformité des premiers rapports qu'il faut attribuer la régularité des phénomènes respiratoires, on ne saurait mettre en doute que des causes agissant les unes sur les globules, les autres sur l'alcalinité du sang, ne puissent altérer l'hématose de la manière la plus grave ; car ces causes auront pour effet nécessaire de retenir l'oxygène ou l'acide carbonique d'une manière exagérée dans la circulation et d'y maintenir, par conséquent, l'un ou l'autre de ces deux gaz au-dessous de sa puissance normale. En présence de l'altération du rapport physiologique

entre les deux, il serait donc bien naturel d'hésiter à dire où se trouve le
vrai principe du mal, à préciser si dans le début de l'affection le sujet est
entré en souffrance parce que les globules ont fait défaut, ou parce que
la partie séreuse du sang s'est altérée de manière à dissoudre plus d'a-
cide carbonique qu'il ne convient à la santé parfaite.

Nous ne pensons pas, en effet, que l'on soit dénué de fondement en
croyant que beaucoup d'anémies à propos desquelles il n'est question
que d'hypoglobulie sont dues primitivement à une altération du sang
qui augmente les ressources de ce liquide pour retenir l'acide carbonique
dans un état de solution trop élevée. Dans cette conviction, l'anémie ne
serait bien souvent qu'une *hémo-carbonose*, et il est certainement vrai de
dire qu'il n'y aurait dans une pareille croyance rien qui fût en désaccord
avec la coïncidence de la diminution des globules, considérée alors
comme phénomène secondaire. Nous savons, en effet, qu'indépendamment de la quantité absolue à laquelle l'oxygène s'élève dans le sang, son
action physiologique est diminuée par suite d'une accumulation encore
plus exagérée d'acide carbonique. Or M. Dumas a justement exprimé la
pensée que l'action de l'oxygène est nécessaire à la conservation de la vitalité et de la structure propre des globules. Il serait donc vrai qu'il doit
s'établir toujours un juste rapport entre le nombre de ces corpuscules et
la partie agissante de l'oxygène. Il n'est pas surprenant, par conséquent,
que la diminution de l'un entraîne l'amoindrissement des autres, et
qu'ainsi l'hypoglobulie devienne la conséquence d'une imperfection
causée dans l'action de l'oxygène par un excès d'acide carbonique.

Ainsi, donc, plus de doute; le gaz carboné peut s'accumuler dans le
liquide nourricier de deux manières : 1° par un obstacle qui empêche sa
sortie vers l'extérieur; 2° par une affinité outrée qui le retient au dedans.
Dans les deux cas, l'oxygène perd en pouvoir ce que l'acide carbonique a
gagné en prépondérance. Les organes et les fonctions languissent sous
l'influence de cet état circulatoire qui constitue une véritable anémie par
défaut d'oxygène ou par diminution de son influence.

Dans les parties précédentes de ce travail nous avions vu que la densité
de l'oxygène du sang pouvait être amoindrie sous l'influence de deux
causes : par la dépression barométrique et par la diminution des globules. Nous voyons maintenant que l'anoxyhémie peut aussi se produire
par le fait de l'augmentation de l'acide carbonique du sang. Il nous reste
maintenant à considérer cette dernière dans ses rapports avec la pression
de l'air.

Nous avons indiqué, plus haut, que les physiologistes placent dans les
carbonates alcalins une affinité faible qui retient l'acide carbonique dans
le sang. Mais il ne faut pas en tirer la conséquence qu'il résulte une combinaison chimique stable pouvant annihiler absolument les propriétés

physiques de ce gaz. Il a été, au contraire, démontré par M. Rossal dans une thèse récente soutenue à Strasbourg, que la quantité d'alcali existant à l'état de carbonate dans le sang serait insuffisante pour retenir chimiquement l'acide carbonique que nous savons y exister. Ce gaz s'y trouve, donc, en grande partie à l'état de solution. D'ailleurs, comme le dit M. Milne Edwards, « ce gaz ainsi condensé se dégage dans le vide. Par conséquent, sans nous arrêter à examiner ici la nature des forces qui déterminent ces effets, nous pouvons assimiler ce mode de fixation à une dissolution et continuer à considérer la partie excrétable de l'acide carbonique du sang comme étant libre dans ce liquide. »

Malgré l'incontestable évidence des propositions qui précèdent, il n'est pas douteux que la question se trouverait encore environnée de la plus grande obscurité, si l'observation des faits ne venait éclairer les phénomènes que les lois physiques rendraient *a priori*, peu compréhensibles. Effectivement, de la donnée qui ne paraît pas douteuse de la présence de l'acide carbonique dans le sang à l'état de solution, nous devons forcément conclure que, comme tous les gaz qui se mêlent à un liquide par suite de leur solubilité, il s'y dissoudra en proportion d'autant plus forte qu'il se trouvera plus comprimé par sa propre atmosphère. Quand plusieurs gaz se trouvent mêlés à la surface d'un liquide, chacun d'eux s'y dissout dans la mesure indiquée par sa densité, sans égard à la pression et à la densité des autres.

De cette loi il devrait résulter que le poids de l'air est indifférent à la présence de l'acide carbonique dans le sang, puisque celui-ci ne compte dans l'atmosphère que pour une quantité qu'on est dans l'habitude de négliger dans les calculs de ce genre. Le véritable régulateur de cette solution devrait être l'acide carbonique lui-même, dont la présence constante dans les vésicules pulmonaires, à des degrés divers de densité, entretient une atmosphère capable d'influer sur son dégagement. Il en est, en effet, ainsi dans le travail régulier de la respiration. Nous n'ignorons pas, même, qu'une proportion trop considérable d'acide carbonique dans l'air inspiré devient promptement asphyxique en retenant dans le sang une quantité outrée de ce gaz.

Il est faux cependant qu'il faille considérer le phénomène de la sortie de l'acide carbonique comme dépendant uniquement de la densité sous laquelle il se trouve dans les voies respiratoires et dans l'intérieur des vésicules pulmonaires. Il ne faut pas oublier que ce gaz est séparé de l'atmosphère par des membranes résistantes qui ne lui sont pas également perméables partout. Les lois de diffusion ne sauraient donc lui être absolument appliquées, et l'on ne saurait douter que pour un amoindrissement de poids extérieur la tension qu'il acquiert dans les vaisseaux ne sollicite avec plus de puissance sa filtration à travers les membranes.

C'est comme le fait vulgaire d'une vessie remplie d'eau plus que saturée d'acide carbonique, autour de laquelle on diminuerait le poids de l'air. On ne saurait nier que la tension du gaz ferait pour rompre la vessie des efforts qui augmenteraient avec le vide, et il est clair que si cette membrane était perméable à ce gaz, il s'en échapperait, à chaque coup de piston, des quantités toujours croissantes.

Nous avons, d'ailleurs, prouvé précédemment que le sang retiré de la veine laisse dégager son acide carbonique sous le vide de la machine pneumatique. Au surplus, les expériences récentes de M. Sainte-Claire-Deville sur les dissociations ont prouvé que certaines combinaisons salines qui comprennent un gaz pour un de leurs éléments, le laissent se dégager sous les efforts résultant d'une dépression barométrique ambiante.

Lors donc que l'on affirme que la pression de l'atmosphère domine, d'une manière générale, le phénomène de la solubilité des gaz dans le liquide nourricier des animaux, cette assertion est sans doute applicable à l'oxygène et à l'acide carbonique.

Il est maintenant indispensable de porter notre attention sur un résultat important des expériences de Magnus sur ce sujet. Ce savant a fait voir que le dégagement des gaz du sang sous la machine pneumatique est très-peu sensible sous les premiers efforts des pompes, et que l'action du vide ne s'exerce sur les dissolutions gazeuses, d'une manière très-notable, que lorsque la pression barométrique est considérablement diminuée. Cette remarque est du plus haut intérêt. Elle nous démontre, en effet, d'une manière palpable la résistance que l'affinité des globules et des carbonates alcalins oppose aux efforts de la dépression barométrique dont les premiers degrés sont employés à contre-balancer cette force chimique. Lors, donc, que le poids de l'air commence à baisser sur un sujet, l'influence ne s'en peut faire sentir que sur la faible partie des gaz, qui existe dans le liquide nourricier à l'état de simple solution. Mais, quant à leur densité constante, cette densité qui forme la base sur laquelle oscillent les échanges respiratoires, elle ne saurait être troublée par ce premier effort, produit par la dépression de l'air ambiant, garantie qu'elle est encore par l'affinité des globules et des carbonates alcalins. Le dégagement des gaz du sang ne peut donc s'effectuer pleinement qu'après que leur tension a vaincu deux résistances : l'affinité au dedans et la tension ambiante. Il s'ensuit que, pour des dépressions barométriques limitées, l'affinité restant encore intacte, il n'y a d'autre exhalation gazeuse que celle qui prend sa source dans la partie des gaz retenue par solubilité pure.

Nous comprenons, dès lors, qu'une dépression barométrique peu considérable ayant son point de départ à 760 millimètres, ne doive diminuer que d'une quantité insignifiante l'oxygène que le sang contient. Le sérum, en effet, n'en peut dissoudre qu'environ 0,92 pour 100, et c'est là la seule part accessible à une dépression barométrique faible, avant que la force globulaire d'affinité soit vaincue.

Il n'en est pas de même de l'acide carbonique. Sa solubilité normale dans le sérum est de beaucoup supérieure à celle de l'oxygène, et il a, d'ailleurs une tendance constante à s'exhaler au dehors, aussitôt que l'absence d'équilibre entre les tensions interne et extérieure lui permet de se dégager. Il s'ensuit que les premiers degrés d'une dépression barométrique agissent plus puissamment sur l'homme pour soustraire l'acide carbonique du sang que pour le priver d'oxygène, et il nous paraît irrécusable, pous cette raison, que les habitants d'une altitude modérée se trouvent sous l'influence d'un oxygène plus actif, parce qu'il est plus dégagé des entraves que l'acide carbonique lui fournit sous la pression du niveau des mers. Il ne serait donc pas exact de prétendre, nous l'avons déjà dit, que les montagnards sont robustes parce qu'ils vivent au milieu d'un air plus vivifiant, mais bien parce que les conditions qui leur sont faites par une faible altitude leur permettent de mieux profiter de celui qu'ils respirent.

Il n'en saurait être ainsi lorsque le séjour s'établit à une hauteur considérable. Alors, la dépression de l'air ayant vaincu la force d'affinité qui retenait l'oxygène dans le sang sous une densité constante, la respiration se fait dorénavant sur une base amoindrie et les organes ne reçoivent plus qu'une stimulation imparfaite.

Nous attachons une très-grande importance à bien faire comprendre notre pensée sur les influences variées de la pression de l'air sur l'hématose. Nous la résumons dans les propositions suivantes :

1° De 76 à 65 centimètres, le vide partiel n'a d'action que sur la partie des gaz du sang qui s'y trouve retenue par solubilité pure.

2° Sous l'influence de cette première dépression barométrique, le dégagement d'acide carbonique est bien supérieur à la perte d'oxygène, d'où résulte pour celui-ci une plus grande liberté d'action.

3° Il se peut, donc, qu'une élévation modérée ne diminuant pas d'une manière sensible la densité de l'oxygène du sang, tandis qu'elle en soustrait une partie notable d'acide carbonique, agisse sur l'homme dans le sens d'une action tonique et fortifiante.

4° Quant à la partie d'oxygène qu'une affinité permet de considérer comme étant retenue par une action chimique, son dégagement du sang n'obéit à la dépression barométrique que lorsqu'elle approche de 60 centimètres,

5° C'est, donc, à compter du voisinage de cette limite que la densité de l'oxygène du sang se trouve sérieusement diminuée, et c'est alors que l'anémie des altitudes commence.

6° On peut donc comprendre qu'une altitude modérée soit un moyen puissant de guérir l'anémie, tandis que cette même affection est une conséquence naturelle du séjour sur une altitude considérable.

Nous pouvons maintenant poser en principe que, s'il existe dans le sang deux éléments distincts pour augmenter, l'un la solubilité de l'oxygène, l'autre la condensation de l'acide carbonique, il est incontestable que l'hématose peut être troublée par l'altération de l'un ou de l'autre de ces éléments. L'anémie qui doit en résulter ne peut être considérée comme étant de même nature dans les deux cas, quoique les résultats définitifs en puissent être identiques. Que, primitivement, les globules soient diminués; que l'alcalinité du sang soit augmentée avant toute autre lésion, les conséquences seront les mêmes quant à la densité ou à l'action de l'oxygène du sang. Les troubles qui en résulteront pour l'économie pourront être identiques dans les deux cas; mais cette confusion pathologique ne saurait atteindre le traitement, celui-ci devant viser à rétablir l'ordre là où il fut d'abord troublé.

Outre que le raisonnement conduit ainsi notre esprit à admettre deux espèces d'anémie selon le siége primitif de l'affection, les deux modes d'agir des altitudes nous mettent sur la voie, et sont pour ainsi dire la pierre de touche des deux natures distinctes d'appauvrissement du sang. Nous ne saurions en effet admettre que l'oxygène, l'aliment des globules par excellence, pût avoir directement la propriété d'augmenter ces corpuscules en proportion d'autant plus élevée qu'il serait lui-même plus amoindri dans sa force extérieure par l'altitude. Par conséquent, s'il est une espèce d'anémie qui guérisse sous l'influence de la diminution du poids de l'air, notre esprit est naturellement porté à rechercher la nature de cette action en dehors de la régénération des globules. — Alors apparaissent, pour dominer notre pensée, les considérations qui se rattachent à l'exhalation nécessaire des gaz du sang, à mesure que la pression diminue, et quelles que soient nos idées préconçues sur la nature de la chlorose, nous ne pouvons nous empêcher de voir avec intérêt la coïncidence de son soulagement avec la diminution de l'acide carbonique dissous dans nos liquides. Cette coïncidence a d'autant plus de droits à notre attention qu'elle s'observe dans des circonstances de raréfaction de l'air, qui devraient être par elles-mêmes un obstacle à la reconstruction des globules.

Que dire à cela, sinon ce que nous avons déjà fait entrevoir, qu'une diminution modérée du poids de l'air agit à l'extérieur plus puissamment pour guérir en provoquant l'exhalation d'acide carbonique, que la raréfaction de l'oxygène n'agit au dedans pour altérer les globules? Mais cela est surtout vrai dans les cas où la nature du mal primitivement fixée sur les éléments qui retiennent l'acide carbonique, n'a altéré que d'une manière secondaire les ressources de l'organisme pour former les globules du sang.

Ce n'est pas ainsi que les altitudes considérables pourraient agir dans les cas d'anémie qui ont primitivement leur raison d'être dans l'altération des forces qui président à l'organisation de ces corpuscules. C'est de la sorte que nous voyons la cachexie cancéreuse, les symptômes constitutionnels de la syphilis, etc., recevoir un surcroît d'action sous l'influence des grandes élévations, parce que l'anémie qui complique communément ces diathèses provient des atteintes que les globules en ont reçues.

Nous produisons ces idées avec une conviction d'autant mieux arrêtée qu'elle ressort de l'expérimentation matérielle et qu'elle emprunte à l'observation ce caractère d'exactitude dont on aime à entourer aujourd'hui toute étude médicale; récapitulons, en effet, ce que nous avons dit : Un certain degré d'altitude est favorable à la guérison de la chlorose; d'autres anémies y prennent naissance et les diathèses qui sont la source de certaines d'entre elles y sont considérablement aggravées; la première est partout guérissable, quoique sujette à récidiver; la nature des secondes s'attache plus directement aux éléments matériels et aux fonctions essentielles de l'organisme : l'une se redresse par le fer; les autres n'y puisent qu'un soulagement problématique et souvent un sujet d'excitation nuisible.

Parmi ces dernières, celle qui est directement produite par l'habitude de vivre sur les lieux élevés, l'anémie essentielle de l'altitude, n'est pas à confondre avec les conséquences funestes d'un état diathésique; mais il est à remarquer que lorsque l'amoindrissement de l'oxygène finit, à la longue, par produire une altération dans la proportion des globules, cette anémie est très-rebelle à l'action des substances ferrugineuses. La descente des malades au niveau de la mer est alors nécessaire à leur rétablissement, et il est même des cas qui persistent longtemps, malgré cette migration utile, ainsi qu'il serait bien facile de le démontrer par des exemples.

Somme toute, donc, nous pouvons constater que l'anémie qui peut guérir sur une altitude modérée, après avoir été acquise au niveau de la mer, c'est surtout celle dont MM. Trousseau et Pidoux ont dit : « On n'est pas assez frappé de ce fait que la chlorose est presque la seule espèce d'anémie nosologique dont le fer soit le remède spécial. »

Sur quoi le fer agit-il donc chez les chlorotiques? Apparemment sur le même élément que l'air des montagnes. Il ne forme pas directement des globules; il n'attire pas absolument l'oxygène de l'atmosphère; mais il enlève l'obstacle à la reconstitution des uns comme à l'entrée salutaire de l'autre. En un mot, la chlorose ne serait pas tant une aglobulie qu'une *hémo-carbonose*. Ce serait une affection de même ordre que la cachexie alcaline.

En quoi différerait-elle de l'asphyxie? en ceci, que les asphyxiés possèdent dans la circulation une quantité plus ou moins grande d'acide carbonique non fixé par le sang, tandis que les chloro-anémiques ont ce liquide composé de sorte à fixer par solution ou par affinité des quantités de ce gaz qui dépassent les proportions normales.

Il reste maintenant à expliquer pourquoi le chlorose est l'apanage exclusif de la femme. Ce problème difficile nous paraît entouré de données claires et précises qui en rendent la solution possible. MM. Andral et Gavarret nous ont démontré que l'époque de la vie où les fonctions de la femme sont appropriées à la fécondation, se distingue par une diminution dans la consommation de carbone. Ce phénomène se lie si étroitement au rôle que le sexe féminin est appelé à jouer dans la reproduction de l'espèce, qu'il est en contradiction avec ce qui se passe chez l'homme, dont la consommation de carbone est activée à ce même âge de la vie. MM. Andral et Gavarret précisent leurs observations ou nous faisant remarquer que l'exhalation de l'acide carbonique reste amoindrie d'une manière constante pendant toute la période de la vie caractérisée par l'apparition mensuelle des règles. Cette diminution maintient un tel rapport avec le cours régulier du phénomène cataménial, qu'elle cesse après l'âge critique et qu'elle n'est plus observée pendant que les règles font défaut aux époques de la gestation. Bien plus, chez les jeunes filles pubères, la consommation de carbone est d'autant moindre qu'elles sont plus régulièrement menstruées. Mais il est à remarquer que MM. Andral et Gavarret ne rapportent nullement cette diminution dans l'exhalation du carbone chez les femmes nubiles aux jours où le flux cataménial a lieu, sinon aux années que durent ses apparitions régulières. Nous verrons plus loin qu'il est fort important de faire cette distinction; car, d'après notre observation personnelle, l'acide carbonique, bien loin de diminuer augmente, au contraire, dans les jours où les règles existent. D'un autre côté, les mêmes savants professeurs nous apprennent ce que d'autres observateurs ont confirmé, que les globules du sang diminuent chez les femmes enceintes comme chez les jeunes filles chloro-anémiques; de sorte que l'on peut affirmer d'après ces observations, que l'exhalation de l'acide carbonique chez la femme est d'autant plus forte, que les globules se trouvent plus diminués. D'autres expérimentateurs, limitant leurs observations aux femmes chlorotiques, ont trouvé que chez elles la consommation de carbone dépasse généralement l'activité normale de ce travail respiratoire.

Nous avons fait, pour notre part, des analyses d'air expiré dans la chlorose. Elles se trouvent inscrites à la page 9 de ce livre. Elles indiqueraient que chez les chloro-anémiques, lors même que le volume d'acide carbonique exhalé ne dépasse pas les proportions normales, contrairement à ce qui arrive dans l'état de santé, l'oxygène consommé serait représenté par un volume égal à celui de l'acide carbonique produit, ou bien un peu supérieur.

Ces données fournies par l'expérience nous paraissent inhérentes aux fonctions que la femme est appelée à remplir, dès lors qu'elle arrive à l'âge de puberté. Un organe, silencieux jusque-là, révèle son activité naissante par le phénomène de l'apparition des règles. Dès lors l'économie entière répondant à son appel, s'apprête à le seconder dans l'accomplissement des fonctions qu'il est appelé à remplir. La nutrition et l'accroissement d'un être nouveau devront trouver dans l'organisme de la mère des ressources que la nature ne saurait improviser et qu'elle prépare avec prévoyance, aussitôt que l'âge lui a donné l'éveil.

Répondant aux besoins d'accroissement dont l'apparition d'un nouvel être peut devenir la source, la nutrition tend à porter son activité sur la formation de substances plastiques. A défaut de génération, alors, un travail de combustion doit en empêcher les dépôts anormaux, et les produits de la respiration indiquant une consommation amoindrie de carbone, nous prouvent que les phénomènes respiratoires ont porté sur les substances albuminoïdes.

Mais que la gestation vienne à commencer, plus rien ne doit se détruire dans les matières assimilables. La nature y veillera en portant sur les substances purement respiratoires l'action de l'oxygène; et même elle prendra soin que ce gaz comburant soit absorbé avec plus de modération par un sang appauvri de globules. La nature arrive à ce résultat par des moyens d'autant mieux appropriés aux fonctions de reproduction de l'espèce que les substances qui servent à carboner la respiration pendant la grossesse n'auront qu'à prendre un nouveau cours après la parturition, pour répondre aux besoins de la lactation maternelle.

La chlorose nous paraît être essentiellement liée à ces phénomènes.

M. Béclard nous a dit : (page 885 de son *Traité de Physiologie*) « la menstruation indique dans l'organisme de la femme une tendance à fournir au nouvel être les matériaux de son développement. » Or, cette tendance ne peut être réelle qu'à la condition du concours de tous ses éléments. De là, pour toute époque menstruelle, la nécessité d'un trouble passager dans la fonction respiratoire qui doit se préparer à laisser intactes les ressources plastiques de l'organisme en portant son activité sur les éléments carbonés. L'analyse prouve, en effet, qu'il est un moment de la période cataméniale où la consommation de carbone augmente comme dans la grossesse.

Or cette anomalie respiratoire ne peut alors durer ; car sa persistance n'est physiologique que pendant la gestation. Mais nous n'hésitons pas à penser qu'un trouble du système nerveux pourrait facilement rendre durable ce phénomène passager que la nature rattache à la courte apparition des règles. On verrait alors se transformer en aberrations morbides les conséquences d'un appel fait à cette « tendance de l'organisme à fournir au nouvel être les matériaux de son développement. »

La chlorose aurait sa source dans ces circonstances et serait comme une erreur du système nerveux qui prendrait pour l'expression d'un besoin durable un appel cataménial fait à son attention et à sa vigilance. En un mot, la chlorose serait une pseudo-gestation. Nous croyons être d'autant mieux fondé à le penser ainsi, que cette affection propre du sexe féminin coïncide souvent avec les approches de l'âge de la puberté et avec l'apparition difficile, anormale, des phénomènes naturels qui accompagnent cette époque de la vie.

Beaucoup de symptômes qui caractérisent la chlorose ressemblent assez à certains troubles qui se lient aux premiers mois de la grossesse pour que, outre les produits de la respiration qui sont identiques dans les deux cas, nous trouvions entre les deux états de frappantes analogies. L'état nerveux, l'aberration étrange des appétits observés également dans la chlorose et dans la grossesse, nous préparent à voir sans surprise que le sang renferme, des deux parts, une proportion moindre de globules et que, des deux parts aussi, l'acide carbonique soit expiré en plus grande quantité.

La chlorose est, donc, une névrose qui a sa source dans les fonctions accidentellement perverties de la reproduction. Elle a pour conséquence l'altération du sang, comme la grossesse, dont elle réprésente d'une manière exagérée et morbide la respiration et l'hématose imparfaite. Elle est au travail de la gestation ce que le mouvement convulsif est aux fonctions régulières de locomotion. Elle est une maladie du sang comme la dyspepsie acide est une maladie du suc gastrique.

Les fonctions de la femme accompliraient alors ce que l'influence des agents physiques sur la vie arrive souvent à produire comme résultat morbide inattendu, ou comme effet thérapeutique calculé. Les conséquences pathologiques ou curatives des carbonates alcalins et de l'alimentation végétale n'ont pas d'autres éléments d'interprétation. Et de même que ces substances et ce régime peuvent également être un bienfait ou une cause des troubles les plus graves, selon qu'ils sont conduits avec sagesse ou avec imprudence ; de même ces alternatives hématosiques dans les fonctions génétiques de la femme peuvent être salutaires ou nuisibles, selon que le système nerveux y préside avec régularité ou leur imprime des secousses perturbatrices.

Il n'est pas sans intérêt d'examiner maintenant si l'hypoglobulie des femmes enceintes est réellement le résultat d'une action qui a porté primitivement sur les globules pour en provoquer la diminution. Nous ne croyons pas qu'il en soit ainsi. Notre conviction se fonde sur la nécessité où se trouve l'économie de se préparer pendant la grossesse à la sécrétion laiteuse, qui est le complément de la gestation. Or, pour l'accomplissement de cette fonction nouvelle, il est fait une telle dépense de substances alcalines et liquides, qu'il est naturel d'admettre que la nature prévoie cette nécessité et s'y habitue par l'hydrémie et par l'alcalinité du sang. C'est ainsi que cette sage prévision serait accompagnée, pendant la grossesse même, d'un premier bienfait en dissolvant dans le sang, par suite de son alcalinité et l'abondance de son sérum, une quantité anormale d'acide carbonique dont la présence diminuerait directement l'absorption de l'oxygène, et secondairement, le nombre de globules.

Il serait donc vrai de dire que les fonctions génétiques poussent naturellement la femme vers une chlorose nécessaire qui a pour principe sensible l'augmentation dans le sang des éléments chargés d'y faire prédominer la solubilité de l'acide carbonique. Cet effet est constant pendant la grossesse et se limite physiologiquement à sa durée. Il se produit périodiquement tous les mois d'une manière passagère, chaque fois que la menstruation renouvelle « la tendance de l'organisme à fournir au nouvel être les matériaux de son développement. » Que ce phénomène, naturel dans les circonstances que nous venons de dire, se prolonge audelà des limites physiologiques; il y a maladie, et c'est là que nous plaçons l'origine et la nature de la chlorose.

Nous nous croyons donc fondé à avancer qu'il existe deux états hématosiques naturels propres à la femme, que l'on pourrait appeler, l'un hémocarbonose cataméniale, l'autre, hémocarbonose génésique.

Portant maintenant notre attention sur l'ensemble de cette étude, nous y voyons dominer la pensée d'attribuer à l'anémie un caractère invariable : *la diminution de densité de l'oxygène qui circule dans le sang.* Cette soustraction étant considérée comme la cause immédiate des symptômes de la maladie, nous reconnaissons à l'anémie trois bases distinctes.

1° La diminution du poids de l'air, qui forme l'anémie des altitudes avec ou sans aglobulie.

2° L'augmentation des éléments qui retiennent dans le sang l'acide carbonique, ce qui est, après l'altération du système nerveux, la base de la chloro-anémie des femmes nubiles. Là prennent aussi naissance les anémies des cuisiniers, des mineurs, des forgerons et des sujets faisant usage d'une manière exagérée d'alimentation végétale ou de substances minérales alcalines.

3° Les diathèses qui portent directement atteinte à la formation régulière des globules.

ARTICLE VIII. — DÉMONSTRATION DE L'INFLUENCE DES DIMINUTIONS DE LA PRESSION DE L'AIR SUR LES CHLORO-ANÉMIQUES ET SUR CERTAINS ACCIDENTS DE LA GROSSESSE.

J'ai voulu arriver à ces conclusions générales sans interrompre le fil naturel de mon raisonnement par des preuves qui en démontrent toute la justesse. Je reviens actuellement sur mes pas pour réparer cette omission volontaire. A propos de la chlorose et de la grossesse, j'ai dit ce qu'il me paraissait naturel de penser sur l'intervention des gaz respiratoires dans ces deux états propres de la femme. Nous rapprocherons maintenant cette donnée encore conventionnelle de ce que les médecins les plus judicieux de la Suisse nous disent des bénéfices de la montagne contre les situations chloro-anémiques. Leurs affirmations, à cet égard, ne permettent pas que l'on conserve l'ombre d'un doute. J'ai voulu éclaircir cette question en cherchant à démontrer par des moyens artificiels quelle est, parmi les conditions complexes de la montagne, celle qui agit de la manière la plus évidente et la plus directe, en ces cas de maladies féminines. J'ai eu recours, pour cela, à mes appareils pneumatiques.

Une jeune fille de dix-sept ans se présenta à moi, en 1863, accusant cet ensemble de signes qui caractérisent de la manière la plus évidente les états anémiques: souffle carotidien, pâleur de la face et des gencives, couleur nacrée de la conjonctive, bouffissure légère du pourtour des yeux, lassitude, anorexie, appétits extravagants, tristesse, pleurs non motivés, angoisse respiratoire, palpitations de cœur, etc. Cette personne n'est pas arrivée à cet état d'une manière subite; ses règles se sont établies avec difficulté à l'âge de quinze ans. Leur apparition est venue porter le trouble dans une santé jusque-là florissante. Elles ne se sont succédé depuis que fort irrégulièrement, tantôt abondantes outre mesure ; tantôt, au contraire, d'un écoulement insuffisant. La malade dit que, pendant ces deux années, elle n'a jamais repris ses couleurs passées; jamais, non plus, elle n'a senti l'animation morale et la vigueur physique qui lui étaient auparavant naturelles.

Elle a pu travailler néanmoins. Née dans des conditions modestes, elle a été obligée, dès l'âge de seize ans, d'avoir recours au travail de ses mains pour augmenter les trop petites ressources de sa famille. Mais depuis environ six mois, le travail de la couture lui est devenu difficile. Ses yeux se troublent sur son ouvrage; elle a du vertige, des frayeurs, des palpitations, qui l'obligent à se relever et à se distraire par le mouvement et par la conversation. Cet état d'aggravation extrême de ses troubles habituels n'est pas venu sans cause. Des malheurs se sont appesantis sur la famille et en ont limité davantage les ressources. La jeune malade a d'ailleurs eu l'occasion d'une grande frayeur pendant qu'elle avait ses règles. Le flux naturel s'arrêta tout à coup et il n'a plus reparu depuis six mois.

Il est aisé de voir, par le récit qui précède, que la jeune fille dont nous écrivons l'histoire est très-évidemment anémique. Examinée à tous les points de vue et avec le plus grand soin, elle ne présente comme élément de diagnostic aucune lésion d'organe. Elle est uniquement hypoglobulique. Mais les circonstances dans lesquelles cette altération du sang a débuté primitivement la rattachent à l'apparition des phénomènes cataméniaux. La frayeur qui a été la cause, il y a six mois, de la cessation subite de l'écoulement sanguin qui n'a plus reparu, indique que l'état présent se lie de la manière la plus intime aux conditions cataméniales de la jeune malade. Elle a, par conséquent, non pas une anémie simple et vulgaire, mais une véritable chlorose.

Je me dis en l'examinant que si son affection était de celles qui sont susceptibles de s'amender par le séjour élevé de la montagne, elle éprouverait quelque soulagement sous l'influence de l'air raréfié de mes appareils. Je la soumis en effet à leur action, et voici le résultat vraiment extraordinaire dont j'eus l'occasion d'être le témoin et l'auteur.

Premier jour. La malade est soumise à une dépression barométrique d'essai qui dure une demi-heure, pendant laquelle le baromètre n'est descendu que d'un dixième d'atmosphère. Aucun malaise n'a été ressenti; aucun signe extérieur n'indique un effet visible.

Deuxième jour. Une séance de trois quarts d'heure et d'une dépression de dix centimètres est appliquée, le lendemain. Comme la veille, la malade s'y montre ostensiblement indifférente. Cependant elle m'avoue, en sortant de l'appareil, qu'elle ressent comme une excitation, en quelque sorte analogue à ce qu'on éprouve après avoir pris une boisson stimulante. Elle me dit, d'ailleurs, qu'elle se sentirait portée à prendre de l'aliment, chose étrange pour elle, puisque, depuis plusieurs mois, elle n'éprouve que du dégoût pour toute espèce de nourriture. Elle me fait aussi l'aveu qu'elle a dormi tranquillement la nuit dernière, tandis qu'elle était habituellement obsédée par des rêves ou fatiguée par des insomnies.

Troisième jour. La malade se présente à moi avec une expression de visage extrêmement satisfaisante. On y voit quelques nuances déjà colorées et comme un commencement d'animation dans les traits. Le dîner de la veille s'est fait avec appétit; le travail d'aiguille a été plus facile; la nuit s'est passée comme l'antérieure avec un sommeil suffisamment prolongé, sans trouble d'aucune sorte. Je fais une séance pneumatique d'une heure avec une dépression de quinze centimètres. Elle a été supportée comme les précédentes, sans aucun signe visible de malaise.

Quatrième jour. La malade a été prise de céphalalgie trois ou quatre heures après la séance de la veille; la douleur est devenue très-vive vers minuit; le sommeil en a été interrompu; de sorte que notre intéressante jeune fille, qui d'ailleurs a perdu l'appétit et se plaint de nausées, se présente chez moi triste, abattue et quelque peu découragée. Sa douleur de tête est d'ailleurs très-vive, la face un peu rouge et la conjonctive légèrement injectée. Il ne me parut pas qu'il y eût indication à poursuivre les séances d'air raréfié. C'était d'ailleurs encore une heure convenable pour prendre un léger laxatif salin; j'ordonnai une limonade Rogé à prendre le plus tôt possible.

Cinquième jour. La malade est moins abattue que la veille. La céphalalgie et les envies de vomir ont disparu. La nuit a d'ailleurs été bonne. Je ne vis pas d'inconvénient à reprendre l'usage des appareils; mais je crus devoir le réduire, pour ce jour-là, à une séance d'une demi-heure, avec une dépression de dix centimètres seulement. Le résultat en fut très-satisfaisant; car le sommeil et l'appétit reparurent comme avant le court accident de céphalalgie. Lorsque la malade revint le lendemain, elle avait repris toute sa confiance antérieure.

Sixième jour. Je fais une séance d'une heure avec quinze centimètres de dépression barométrique. Elle produit une excitation visible, mais sans aucun malaise. La malade est prise d'appétit tellement impérieux, qu'elle perd patience en retournant chez elle et cherche à se satisfaire en entrant chez un boulanger. Ce goûter, tout à fait insolite, ne l'empêcha nullement de faire honneur aux mets qui lui furent présentés pour son dîner. Le sommeil fut d'ailleurs très-bon durant la nuit entière, et le lendemain, cette jeune fille, déjà régénérée, reprenait son travail avec tout l'entrain de ses meilleurs jours. Elle venait à mon domicile, éloigné d'environ vingt minutes de marche, avec une animation et une légèreté dont elle avait depuis longtemps perdu l'habitude.

Septième jour. L'animation de la malade est très-remarquable; elle est gaie, confiante; elle dit ressentir un bien-être tout à fait insolite, assurant qu'elle se croit déjà guérie. Je fais ce jour-là une séance d'une heure avec une dépression barométrique alternant, par des mouvements de hausse et de descente, entre dix et vingt centimètres. La malade sort de l'appareil avec la figure très-animée et la peau du visage très-sensiblement rougie. Elle dit ressentir un grand désir de marcher et de faire l'emploi d'un retour de vigueur, très-remarquable depuis quarante-huit heures. L'appétit est d'ailleurs excellent, le sommeil, non interrompu, dure la nuit entière. Le travail est devenu facile; la jeune fille s'y abandonne sans fatigue la plus grande partie du jour. Cet état inespéré est d'ailleurs tel, qu'on ne peut rien désirer de mieux pour un rétablissement absolu. On comprend que, s'il ne survient pas quelque nouvel accident, les forces vont se rétablir avec la plus grande promptitude. Ce que l'aspect de la malade permettait déjà de prévoir après ces sept premières séances, s'est, du reste, réalisé de la manière la plus complète. Elle a continué à faire usage, pendant un mois encore, de mes appareils aérothérapiques. Les règles ont reparu le quinzième jour du traitement. Elles ont duré quatre jours, sans exagération, de la manière la plus naturelle. J'ai modéré, ces jours-là, l'intensité des séances, mais je n'ai pas cru devoir les interrompre.

La malade, complétement rétablie au bout de cinq semaines, avait repris, je ne dirai pas d'une manière absolue, les belles couleurs de son enfance; mais sa figure, convenablement animée, fournissait déjà la preuve du retour complet de la santé. Je l'ai revue six mois après. Le rétablissement s'était confirmé; les forces, aussi satisfaisantes qu'aux meilleures époques de la santé antérieure de cette jeune fille, lui permettaient de s'occuper la journée entière. Je n'avais aucune raison pour supposer que l'avenir lui causerait de nouveaux troubles, et je me confirmai dans cette pensée par le retour définitif des règles qui, depuis six mois, n'avaient jamais manqué de paraître aux époques physiologiques.

Si l'on veut bien réfléchir à toutes les circonstances du cas très-attachant que je viens de soumettre à l'attention du lecteur, on sera frappé du rôle extraordinaire que l'air raréfié a joué dans le résultat thérapeutique. Je ne veux pas encore chercher à le juger dans tout l'intérêt qu'il présente. J'ai besoin, pour le faire avec fruit, de le comparer aux accidents analogues produits par la grossesse et de faire voir à quel point les effets des dépressions barométriques artificielles tendent à confondre ces deux états dans une communauté très-frappante de retour à la santé.

Je fus consulté en 1863 par un des confrères les plus recommandables de cette capitale à propos d'une parente dont la santé lui inspirait des soucis. C'était Mme W...., jeune personne de vingt ans, très-nouvellement mariée et devenue enceinte aux premiers mois de son union. Elle est d'un tempérament lymphatique; rien d'anormal ne mérite d'être cité à propos de son enfance et de sa première jeunesse qui paraissent s'être passées dans le meilleur état de santé. Les premiers symptômes de la situation intéressante dans laquelle elle se trouve aujourd'hui, se sont caractérisés par la cessation des règles d'abord, et, en même temps, par de légers vertiges et par un affaiblissement général extrêmement marqué. A une époque où on ne pouvait pas présumer plus de deux mois de grossesse, elle a pâli; sa physionomie a pris un aspect de tristesse et d'inquiétude. L'appétit s'est d'ailleurs perdu complétement; les nausées et les vomissements, sans être violents, se présentent avec une constance désespérante. Un mois plus tard, le vertige et l'affaiblissement général augmentent d'une manière très-affligeante. Le matin, à son réveil, la malade ne peut lever la tête sans voir tout tourner autour d'elle; en même temps son estomac se soulève, et les efforts qui en sont la suite la jettent dans un affaiblissement lipothymique qui cause la désolation de cette respectable famille. Au milieu de ces accidents, le lever de chaque jour se convertit en scènes de tristesse, et ce n'est qu'à grand'peine que la malade peut faire quelques pas dans son appartement, les troubles vertigineux l'accompagnant presque sans cesse dans sa pénible déambulation.

Des douleurs lombaires, irradiant parfois vers les fosses iliaques et vers la région ombilicale, inspiraient des craintes d'autant plus sérieuses, que ces accidents apparaissaient surtout sous l'influence des menaces de syncope. Un avortement devenait en effet très-possible au milieu de ces angoisses générales. Le médecin de la famille aurait bien voulu soustraire la malade à l'action de l'air urbain. Mais la pensée que l'intéressante Mme W...., transportée à la campagne, pourrait être privée de tous les secours désirables, empêchait l'exécution de ce projet.

Ce fut dans ces circonstances déplorables que je reçus la visite du confrère qui lui donnait ses soins. Il me demanda si je n'aurais pas quelque espoir de soulager la malade par l'usage de mes appareils pneumatiques. Ma réponse affirmative le décida à l'emploi de ce moyen. Dès le lendemain, Mme W. se présentait à mon domicile et en montait l'escalier avec les plus grandes fatigues, soutenue et presque portée par son mari et par son médecin.

Je la soumis pendant une demi-heure seulement à une dépression barométrique de 8 centimètres. La séance ne lui causa aucun trouble; elle sembla même en recevoir une excitation favorable. Le reste du jour parut être moins tourmenté que les précédents, et le lever du lendemain fut sensiblement moins pénible.

La malade vint chez moi, pour la seconde fois, rassurée et pleine de confiance. Je ne vis aucun inconvénient à faire durer la séance trois quarts d'heure, avec une raréfaction de 15 centimètres. Mme W. en fut très-visiblement excitée, mais d'une excitation qui n'avait rien de pénible et qui causait, au contraire, à la malade une satisfaction marquée. Elle rentra chez elle pleine d'animation. Il y eut un retour notable d'appétit, qu'elle

satisfit, du reste, sans aucun inconvénient, au repas du soir. La nuit fut
bonne et le lever, pour la première fois depuis un mois, put s'effectuer
sans trouble sérieux. Les nausées et le vertige furent beaucoup plus légers que par le passé ; le déjeuner fut désiré et l'aliment ne provoqua
aucun renvoi pénible.

J'eus le plaisir de voir la malade ce jour-là avec une expression très-
rassurante de figure. Je la soumis pendant une heure à l'action d'une
atmosphère raréfiée à 15 centimètres. Elle en éprouva du bien-être,
s'en sentit fortifiée et demanda à retourner à pied à son domicile. La
journée fut très-bonne, absolument sans vertige, inspirant à tout le
monde la confiance d'un rétablissement prochain. La nuit se passa sans
trouble d'aucune sorte et la matinée du lendemain fut la première qui
permit le lever sans aucune menace de vertige et de lipothymie. Je ne
dirai pas que les forces de la malade étaient déjà revenues; mais on peut
assurer qu'elles étaient fort surprenantes, si l'on portait l'attention sur
l'obstination des souffrances des jours qui avaient précédé. Mme W. se
présenta chez moi pour sa quatrième séance aérothérapique avec une physionomie absolument rassurée. Ses traits ont repris de l'animation ; l'œil est
moins cerné ; les couleurs reparaissent aux lèvres et à la pommette. La
séance dura une heure entière avec une dépression de 15 centimètres que
je crus devoir adopter définitivement pour tout le temps qu'il serait fait
usage de mes appareils. Cet usage, du reste, ne s'étendit pas au delà de
dix séances, après lesquelles la malade n'inspirait plus aucune inquiétude
à personne. Le vertige avait disparu ; les nausées ne sortaient pas de la
modération qu'elles ont dans un cas bénin de grossesse. L'appétit était
d'ailleurs revenu et les forces augmentaient avec une rapidité très-satis-
faisante. Cette situation inespérée fit renaître le désir du départ pour la
campagne. Je n'y vis pas le moindre inconvénient. La jeune Mme W. partit, en effet, et les suites de sa grossesse furent des plus heureuses. Elle
accoucha au terme habituel, sans aucun accident.

Dans mon recueil d'observations, qui termine une petite brochure que
j'ai publiée en 1863[1], j'ai donné une observation qui présente une grande
analogie avec celle qui précède Les détails en sont même beaucoup plus
accentués, autant dans les souffrances que dans la rapidité du retour à
la santé au moyen des appareils pneumatiques. Il ne m'est donc pas
permis de conserver le moindre doute sur les effets que l'usage de ces
appareils peut produire dans les accidents qui sont la conséquence fréquente d'une hydrémie très-prononcée compliquant l'état de grossesse.
Mais déjà l'on a pu voir, par l'exemple de la jeune fille dont je viens de

---

1. *Aérothérapie. Application artificielle de l'air des montagnes.*

rapporter la guérison, que les mêmes manœuvres aérothérapiques donnent un résultat analogue dans la chlorose. S'il était donc permis de s'appuyer sur l'adage bien connu : *Remedia naturam morborum demonstrant*, on se trouverait autorisé à conclure à l'analogie de nature des accidents de la chlorose et des souffrances hydrémiques des femmes enceintes. Mais ce n'est pas précisément à ce point de vue qu'il nous importe le plus de considérer les deux affections dont nous venons de rapporter les détails. Ce qui intéresse dans la guérison dont ces deux malades ont été l'occasion sous l'influence des appareils pneumatiques, c'est que ces souffrances sont du genre de celles qui se soulagent rapidement sous l'action des voyages en pays de montagnes. Or il n'est pas douteux que les causes qui agissent alors pour amener ce résultat, sont complexes et généralement mal comprises. On se contente de dire que l'air vif des montagnes a le don de relever tous ces cas d'affaiblissements anémiques, quelle qu'ait été la nature de leur point de départ.

On comprend l'intérêt qui nous pousse à faire disparaître cette confusion nuisible à l'étude. Il nous importe, en effet, de discerner dans cette action favorable de la montagne quelle a pu être l'intervention bienfaisante du changement de pression atmosphérique. Il n'est pas douteux qu'on n'ait considéré jusqu'ici cette condition comme absolument indifférente. C'est pour la venger de ce peu de respect et la relever de ce manque de clairvoyance que j'ai voulu demander aux pratiques artificielles un éclaircissement susceptible de convaincre. Or, on vient de voir que la raréfaction de l'air, seule, absolument isolée de toute autre intervention, a pu donner des résultats immédiats dans deux cas très-apparents d'accidents anémiques. Ce procédé est donc utile pour des conditions morbides de ce genre, et je ne vois pas trop comment, en présence d'une démonstration aussi matériellement convaincante, on pourrait se refuser à admettre que le principal agent de reconstitution dans l'ensemble confus des influences de la montagne, ce soit précisément le passage plus ou moins subit et plus ou moins accentué d'une atmosphère dense à des couches supérieures plus légères. Certes, je suis bien loin de prétendre que les autres conditions — air pur, exercice musculaire, satisfaction d'esprit en présence d'une nature très-animée — ne contribuent pas pour une bonne part au rétablissement des malades. Mais il serait peut-être vrai de dire que ces influences ne sont que secondaires, l'action principale étant incontestablement de nature pneumatique.

Toujours est-il que la transition des couches inférieures à des régions modérément élevées de l'air renferme des éléments certains de reconstitution, pour les sujets affaiblis sur les bas niveaux. « C'est par la même cause, dit M. Lombard, que les chlorotiques et les anémiques voient leur état s'améliorer et qu'ils reprennent des couleurs, alors même que les ferrugineux et l'alimentation la plus soignée avaient été jusque-là inefficaces. Les effets bienfaisants du changement d'air se font aussi sentir d'une manière très-prononcée dans cette forme de la chlorose qui est accompagnée de fièvre et d'une toux incessante, et dont la ressemblance avec la phthisie aiguë est si frappante, que les praticiens les plus attentifs s'y sont souvent trompés. Rien ne peut remplacer pour cette classe de malades l'influence à la fois sédative et vivifiante de l'atmosphère des montagnes, pourvu que l'altitude ne dépasse pas certaines limites au delà desquelles l'insuffisance de l'oxygène se ferait sentir d'une manière fâcheuse. » (*Loc. cit.*, p. 140.)

M. le Dr Rilliet a publié dans les Archives de médecine (février 1855) un mémoire des plus intéressants dans lequel on voit abonder les preuves de cette action bienfaisante. De sorte que le bénéfice assuré par la montagne aux personnes anémiées qui viennent des bas niveaux ne saurait être mis en doute par personne. On y pourrait, tout au plus, voir une contradiction avec ce que nous avons dit de l'influence réellement dégradante qu'exercent sur leurs habitants certaines localités montueuses. Mais ce n'est pas ici seulement que nous avons l'occasion de voir ce contraste en quelque sorte paradoxal entre les actions permanentes s'exerçant par le séjour et les effets observés dans des conditions transitoires. En toute circonstance analogue, le bénéfice résulte, pour les nouveaux venus, bien moins des influences directes de la localité nouvelle, que de l'absence des conditions mauvaises dans lesquelles on s'était trouvé jusque-là. C'est ainsi que, très-souvent, j'ai eu l'occasion de voir les fiévreux de Véracruz acquérir non-seulement la santé à Mexico, mais encore un degré de force auquel ne parviennent pas aisément les habitants mêmes de la capitale dans des convalescences analogues.

ARTICLE IX. — CONSEILS AUX FIÉVREUX, AUX ASTHMATIQUES
ET AUX EXCURSIONNISTES.

Et puisque j'ai parlé de fièvres intermittentes, disons, ici même, que, non-seulement dans les pays tropicaux, à des altitudes considérables, mais même dans les régions tempérées d'Europe, la montagne agit puissamment pour rétablir les forces perdues et détruire les derniers accidents des sujets ailleurs empestés par les émanations paludéennes. Nos respectables confrères qui exercent dans les Alpes, n'autorisent aucun doute à ce sujet. L'étude que j'en ai faite à propos de la vallée marécageuse de Mexico, reçoit donc sa confirmation, à des hauteurs moins considérables, dans les pays tempérés.

Ce que j'ai dit précédemment me dispense de louer ici l'action favorable des voyages de montagnes contre les dérangements fonctionnels de l'estomac, soit qu'il s'agisse de dyspepsies indolentes, soit que des gastralgies très-douloureuses aient envahi les malades. C'est encore là qu'on peut voir un nouvel exemple de contradiction entre les effets du séjour et ceux qui s'exercent sur les voyageurs; car les accidents dyspeptiques ne sont pas rares chez les acclimatés de la montagne.

Faut-il conseiller aux asthmatiques de la plaine le séjour de la montagne? La réponse ne saurait être péremptoire. Il s'agit de distinguer. S'il est question d'un asthmatique emphysémateux avec un flux catarrhal abondant, on ne saurait balancer à lui conseiller l'habitation de la montagne, à la condition de choisir pour cela les localités les plus élevées où l'air sec et pur, indépendamment de sa légèreté, est une garantie de soulagement. Mais l'asthme sec et nerveux chez des personnes excitables et peu ou point anémiées, se trouvera certainement moins bien accueilli par des pays montueux, et je n'oserais pas assurer que le résultat de la transition ne sera jamais mauvais. Peut-être serait-il vrai de retourner la question et de dire que ce sont là des accidents qui doivent faire donner aux asthmatiques de la montagne le conseil de gagner les lieux bas et humides de la plaine.

Il me paraîtrait, du reste, fastidieux de faire une plus longue énumération des maladies diverses qui peuvent s'améliorer ou s'aggraver par les transitions barométriques dont il est ici question. Ce serait, en quelque sorte, manquer de respect pour la sagacité de mes lecteurs, ou témoigner du peu de confiance que j'ai moi-même dans la clarté des principes précédemment posés. Or, rien de tout cela ne doit inspirer des doutes, et j'espère bien que les détails qui précèdent suffiront complétement à toutes les déductions utiles. Mais il ne me paraîtrait pas raisonnable de terminer ce chapitre sans parler de l'action des voyages de la montagne, non considérés au point de vue des maladies et de la thérapeutique.

L'étude qui précède permet de juger les avantages que l'homme peut trouver dans les pérégrinations entreprises en pays montueux. L'exercice en plaine n'a rien qui lui puisse être comparé au point de vue de l'utilité qui en résulte pour l'homme bien portant. Dans les localités dont le sol n'est nullement accidenté, en effet, la déambulation est monotone et bien souvent l'ennui l'interrompt avant qu'elle ait atteint les limites qui pourraient la rendre salutaire. La gymnastique modérée qui l'accompagne est d'ailleurs trop élémentaire pour qu'elle puisse suffire aux exigences d'un âge naturellement agité et de tempéraments robustes qu'une vitalité exubérante rend ennemis du repos. La montagne, au contraire, offre partout aux promeneurs un but nettement défini. Les sites y changent, à chaque pas, de caractère; ils y prennent des dénominations qui les présentent à l'esprit comme points d'attraction très-variée, et les désignent par des signes très-sensibles aux aspirations journalières des excursionnistes. Le vague horizon des plaines n'est plus là pour laisser en suspens vos pensées désemparées. Vous avez sans cesse devant vous, à vos côtés, sous vos pas, une nature fortement accentuée qui vous parle, vous captive, vous distrait et vous mène au but en vous amusant.

Le sol irrégulier sur lequel les pas gravissent, la pente souvent abrupte qu'il faut surmonter avec effort; ce sont, à la vérité, des occasions de fatigue et de dur labeur; mais l'air qui vous entoure est salutaire et pur, vous en baignez amplement votre poitrine animée d'une activité insolite; un sang bien aéré, bien débarrassé de son carbone, court rapidement du centre à la périphérie et ranime partout l'organisme qui s'y sent renaître. La marche d'ailleurs est habituellement réglée de telle sorte par les inégalités du sol, que le repos y succède souvent sans recherche aux vigoureux efforts musculaires; car l'aspérité des montées alterne avec des sentiers en direction horizontale. Lors donc que la fatigue devient pénible par suite d'un élan insolite, c'est sans s'arrêter qu'on reprend haleine et qu'on se dirige au but au milieu des scènes naturelles les plus variées.

Souvent, même, le péril est à vos côtés, sous forme de précipices et de gouffres béants. L'esprit s'en émeut; mais l'âme s'y retrempe et, soit qu'il s'agisse de les braver ou de les fuir, elle se familiarise à leur aspect, y gagne l'habitude du calme et du sang-froid et y prend de vraies leçons de virilité. Je ne veux pas dire que le modeste touriste et le jeune adepte de voyages, qui vont chercher sur la montagne un complément prudent d'éducation physique, doivent rechercher ou braver inutilement les lieux les plus escarpés et les plus dangereux. Telle ne saurait être ma pensée et tel n'est pas non plus le moyen le plus sage, au point de vue de l'hygiène bien comprise. Cet exercice, pour être réellement utile, doit courir les sentiers battus et choisir, de préférence, ceux qui ne demandent aux muscles que des efforts modérés, alternant avec le calme que procure la direction horizontale. Pas n'est besoin, pour arriver à des fins salutaires, d'ambitionner des rocs sans issue que des pieds humains n'ont pas encore foulés, et de se livrer sur leurs escarpements à une gymnastique de chamois et de contrebandiers.

Je ne prétends pas que l'homme doive se condamner absolument à fuir les péripéties émouvantes de ces excursions hasardeuses. Le pionnier de la science, le scrutateur consciencieux des secrets de la nature, s'anime du sentiment du devoir et y subordonne sa conduite. Faire plus que ses devanciers, c'est son ambition légitime; braver les dangers, s'il le faut, pour arriver à un triomphe utile, c'est sa mission et sa gloire.

Mais l'hygiène, dont nous traçons ici les préceptes ; mais la recherche du bien-être dans la santé et dans la contemplation paisible des scènes de la nature, ce n'est pas la bataille contre les éléments, engagée au profit d'une renommée. C'est l'exécution raisonnée et prudente d'une *ordonnance* classiquement formulée, avec l'indication des doses et des heures méthodiques d'administration.

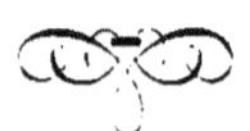

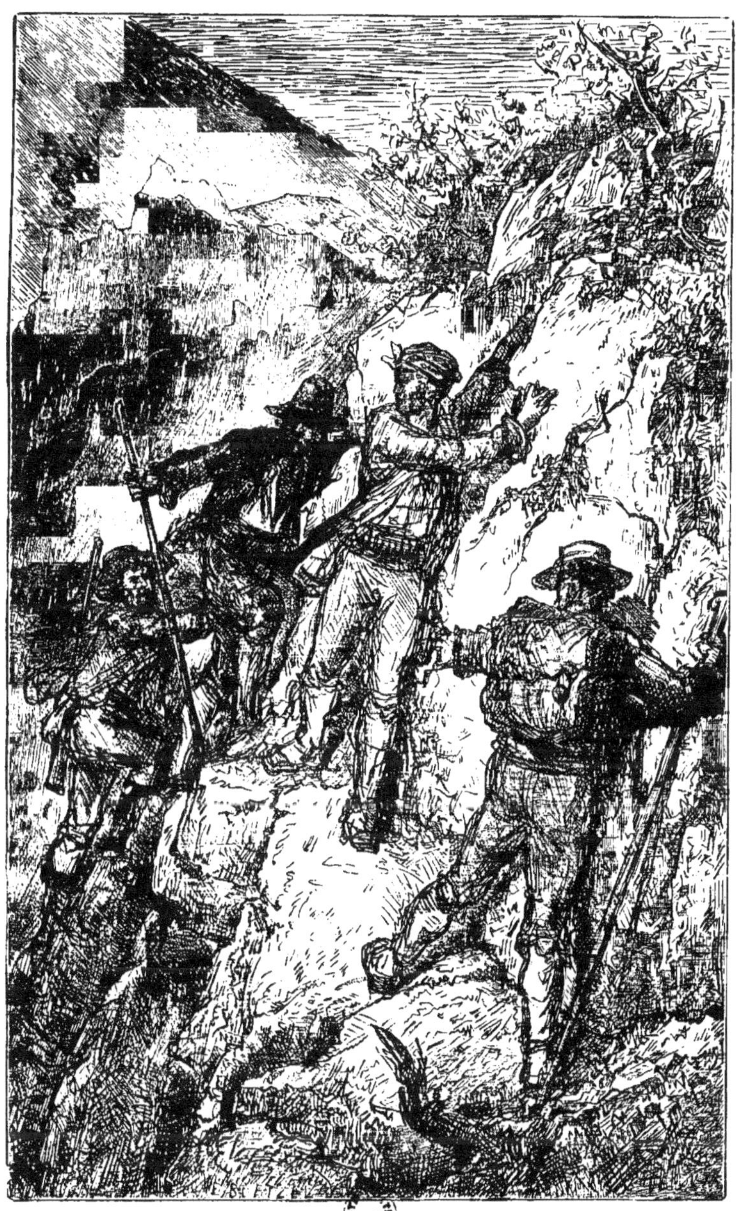

EXERCICE DE MONTAGNES RÉPROUVÉ PAR LA SAINE HYGIÈNE

Dessiné et gravé sur les indications de l'auteur.

CHAPITRE II

ARTICLE PREMIER. — APPLICATION DE L'AIR A LA THÉRAPEUTIQUE.

Historique. — *Aérothérapie par l'air comprimé.* — De tout temps les hommes ont cherché à mettre l'atmosphère à profit pour ramener la santé flétrie à ses conditions les plus naturelles. Changer de lieu est dans l'instinct de ceux que la souffrance a longtemps affligés. Il semble à tous qu'un air nouveau doit raviver la santé qui s'éteint. Ce sentiment est, en effet, l'expression d'un besoin souvent réel et représente une vérité pratique que les médecins ont toujours appelée sagement à leur aide. Voyager et vivre au grand air; abandonner l'atmosphère empestée des centres populeux pour l'aspirer dans toute la pureté des campagnes; cher-cher les localités élevées où l'air circule en liberté; demander aux bas-fonds un abri contre les mouvements de l'atmosphère; ce sont là des pratiques vulgaires aussi anciennes que l'humanité et leurs bienfaits irrécusables sont inscrits dans la conscience de tous les âges.

Cependant, en dehors des applications les plus naturelles que l'hygiène conseille et qui se résument en général par le choix des sites, par l'aspi-ration d'une atmosphère dont certaines localités privilégiées ont établi la renommée, aucune tentative n'avait été faite dans le passé pour faire usage de l'air diversement comprimé dans un but thérapeutique. Et

---

1. J'ai mis en préparation un traité complet d'aérothérapie. Ce chapitre se propose de dire en peu de mots, sans aucun développement, les principales vérités appelées à servir de base à ce travail.

c'était réellement une lacune blâmable dans la science, au milieu des mille moyens inventés pour mettre à profit les autres éléments de la nature.

Nous n'avons, en effet, omis aucun genre d'effort pour modifier de toute sorte certains agents naturels qui nous entourent, afin de retirer de leur emploi artificiel des bénéfices pour la santé de l'homme. L'eau, ce dissolvant général sans lequel les supports et les éléments de la vie resteraient sans action et s'éteindraient de toutes parts, l'eau obéit sous nos mains à des formules infinies; elle se plie à tous les mélanges, et s'insinue par des voies innombrables. L'empirisme et la thérapeutique rationnelle s'emparent à l'envi de cet agent docile, l'échauffent, le glacent, le projettent avec force, l'appliquent avec douceur sur les surfaces de notre corps pour arriver à des fins salutaires.

Et le calorique? De combien de modifications n'est-il pas l'objet de notre part pour devenir apte à opérer des effets utiles à la vie? l'électricité a eu son tour dans l'enthousiasme des thérapeutistes, et ce modificateur puissant de la nature entière se gradue chaque jour à notre guise pour s'approprier aux exigences de maladies diverses. Docile à nos dosages, l'électricité agit à notre gré par des courants insensibles ou par des secousses presque foudroyantes.

Mais l'air!... Lui qui fournit à tous les êtres vivants la base essentielle de leur existence, l'air est resté jusqu'à ces derniers temps pour la thérapeutique, tel que le calme de la nature ou les accidents météorologiques le fournissent à nos besoins incessants; tantôt avec sa pureté originelle, tantôt plus ou moins profondément altéré par les évolutions sans nombre des êtres qui se transforment ou se désorganisent. Il faut arriver tout à fait à notre époque pour assister aux premiers essais de modifications artificielles de la pression barométrique dans un but d'application médicale. Encore est-il nécessaire d'avouer que nul empressement n'accueillit au début l'annonce de cette méthode nouvelle. Il est vrai de dire aussi que les hommes distingués qui ont les premiers fixé l'attention sur ce sujet important, ne l'on fait que d'une manière fort incomplète. Dédaignant les pressions amoindries, dont la nature présente le tableau le plus riche en déductions pratiques, ils ne se sont occupés que de la condensation de l'atmosphère. M. le Dr Junod, cependant, au début de ses essais, porta quelques-unes de ses expériences sur des pressions moindres que celle du niveau des mers, et là il nous semble dominé par la pensée du désordre circulatoire qui est inséparable de toute diminution du poids atmosphérique.

Après lui, M. Tabarié, d'abord, Pravaz de Lyon, ensuite, se sont spécialement préoccupés des divers effets qu'une pression exagérée est susceptible de produire sur les fonctions animales.

En attachant particulièrement son esprit à l'idée qui lui était favorite, aucun des trois ne paraît être resté étranger aux considérations essentielles qui se rattachent à l'ensemble de cette intéressante étude; mais il est certain que chacun s'est efforcé de mettre en évidence les faits physiologiques et les effets curatifs qui devaient être la conséquence la plus probable et la plus directe de la pensée dont il était spécialement dominé.

Déjà vers l'année 1830, M. Junod faisait, au milieu de vicissitudes diverses et avec des tâtonnements mêlés d'inquiétudes, ses premiers essais sur l'air condensé et raréfié. Des difficultés matérielles et, il faut le dire aussi, le peu de faveur que ses tentatives rencontrèrent auprès des grands noms qui dominaient alors la pratique, reléguèrent les efforts de cet honorable praticien dans l'application limitée des moyens qui occupaient sa pensée. Ses appareils à raréfier, construits d'abord dans un but d'action générale, ne visèrent bientôt plus qu'à s'adapter à différentes parties plus ou moins étendues des membres et de la surface du corps. Cette retraite, forcée sans doute, mais faite sans mauvaise humeur, nous démontre aisément les idées qui dominaient M. Junod dans ses premiers essais d'une application générale du vide partiel sur l'homme malade. C'était bien au mouvement des liquides que ce praticien rattachait ses espérances; ce qu'il voulait, ce qu'il cherchait avant tout, c'était une énorme révulsion, une congestion artificielle dans le but de dégorger des organes pathologiquement affectés.

On ne saurait trop regretter la froideur avec laquelle ses premières idées furent accueillies, et l'on se demande avec raison pourquoi dans la séance de l'Institut du 24 août 1835, Magendie déclarait que les bains d'air tour à tour comprimé et raréfié n'étaient jusque-là susceptibles d'aucune application thérapeutique. Sans doute, pour inaugurer une méthode dans l'art de guérir, il faut une réunion de faits propres à entraîner des convictions respectables; mais ne faut-il pas aussi de l'observation et des raisons puissantes pour lancer un arrêt de mort contre des pratiques que des témoignages dignes d'intérêt paraissent recommander à l'attention publique? Il est aisé de voir *a priori* combien ce jugement de l'éminent académicien est en désaccord avec les démonstrations de la nature elle-même; car pourrait-on nier qu'un changement considérable de niveaux, par le passage du sommet à la base, ou de la base au sommet des montagnes élevées, puisse être un élément puissant de guérison de certaines affections rebelles?

Quoi qu'il en soit, ce fait doit être constaté dans l'historique de cette question importante, c'est que la chambre à air raréfié ne donna lieu entre les mains de M. Junod à aucune application réellement thérapeutique, et qu'elle se limita à un très-petit nombre d'essais, sans but arrêté, sans observation précise et sans résultats appréciables. En somme, quoique ce praticien distingué ait réellement obéi à des inspirations personnelles qui auraient pu amener des applications importantes, réduit par les circonstances à des pratiques plus restreintes, il a passé injustement pour n'être que l'inventeur des grandes ventouses qui portent son nom.

Dès le 7 décembre 1832, M. Émile Tabarié présentait à l'Académie des sciences un mémoire plein de considérations intéressantes sur les effets de l'air comprimé appliqué à l'homme sain et à l'homme malade. Les procédés que ce physicien distingué recommandait alors à l'attention de ce corps savant comprenaient, comme il le dit lui-même en terminant :

« 1° La condensation générale de l'air sur toute l'économie ;

« 2° La condensation locale sur les membres ;

« 3° La raréfaction locale sur les membres ;

« 4° La condensation et la raréfaction alternatives et locales sur les membres ;

« 5° La raréfaction sur toute l'habitude du corps, sauf la tête ;

« 6° Le jeu des condensations et des raréfactions alternatives sur toute l'habitude du corps, sauf la bouche, d'où résulte une respiration artificielle et complète contre l'asphyxie[1]. »

Qui ne voit, à l'énoncé du cinquième procédé, et même du sixième, que Tabarié, à cette époque de ses recherches, cédait beaucoup aux inspirations de son imagination? La raréfaction, en effet, sur toute l'habitude du corps hors la tête, produirait sur le cerveau un appauvrissement circulatoire qui pourrait occasionner des défaillances mortelles. Mais, plus avisé dans la pratique, Tabarié recueillit bientôt des faits curieux qui ne tardèrent pas à devenir le sujet de communications académiques dans lesquelles les effets de l'air comprimé se précisaient d'une manière nette en termes dignes d'intérêt[2].

M. le Dr Bertin, écho fidèle des idées de Tabarié, mais en même temps interprète consciencieux de ses impressions et de sa pratique personnelles, nous a donné, en 1855, un travail intéressant dans lequel il se livre à des considérations physiologiques qui classent les bains d'air comprimé parmi les moyens corroborants. Mais non loin des indications qui découlent de ce classement, l'auteur, par une espèce de contradiction, ramène notre esprit à l'idée d'applications toutes différentes en nous faisant remarquer les effets sédatifs immédiats du refoulement de l'air. En le suivant dans ses raisonnements comme dans les observations que sa pratique lui a permis de recueillir, on tombe avec lui dans une confusion d'autant plus étrange que des faits et des appréciations contradictoires y autorisent des convictions tout opposées. Ce n'est pas un blâme que nous prétendons lancer par ces paroles contre l'auteur estimable de

---

1. Comptes rendus hebdomadaires des séances de l'Académie des sciences. T. VI, p. 896.
2. Comptes rendus de l'Académie des sciences. T. XI, p. 27.

l'*Étude clinique de l'emploi et des effets du bain d'air comprimé*. Lorsque M. Bertin nous assure (p. 38) « que, plusieurs fois, chez des sujets qui, dès la première séance, sous les appareils pneumatiques, avaient éprouvé dans la fréquence habituelle de leur pouls une diminution de 12 à 15 pulsations par minute, » il a « vu se manifester le sentiment très-marqué d'une profonde faiblesse » et que plus loin il nous dit : (p. 52), « Si maintenant on nous demande quelle peut être l'influence de l'air comprimé sur les forces générales, il est facile de comprendre que son action doit tendre à les augmenter, » nous ne voyons dans l'énoncé de ces deux propositions opposées que l'expression exacte de deux vérités que les faits rendent incontestables. Nous espérons le prouver dans un autre travail.

Quoi qu'il en soit, M. Bertin, dans son intéressant écrit, présente une série d'observations se rattachant toutes à des affections des voies respiratoires, savoir :

Phthisie pulmonaire confirmée,

Coqueluche grave, faisant craindre une phthisie pulmonaire,

Ancienne pneumonie avec tubercules miliaires,

Hémoptysies, non compliquées de phthisie,

Emphysème pulmonaire,

Affections catarrhales aiguës....

Lorsqu'on suit M. Bertin dans les détails pleins d'intérêt qui tendent à mettre en saillie les effets les plus manifestes de la compression de l'air sur les malades dont il donne l'histoire, on voit cet observateur distingué dominé par la pensée de démontrer par-dessus tout l'action sédative de ce procédé thérapeutique. Il n'est pas sans importance de faire observer, dès à présent, que les faits qu'il présente sont réellement la confirmation de sa pensée, et qu'en pratique il arrive à ce résultat par de grands ménagements dans les pressions transitoires et par la prolongation de la pression permanente.

Les travaux du Dr Pravaz, de Lyon, apportèrent à l'éclaircissement de cette question thérapeutique la sagacité d'un grand esprit et l'attention soutenue d'un observateur consciencieux. Nous possédons de lui un livre plein d'intérêt, publié à Lyon en 1850, et résumant la pensée de ce médecin distingué, prématurément enlevé à la science. Lui-même a soin de nous dire l'idée préconçue dont il fut dominé au début de ses essais. Nous lisons, *page* 113 : « L'influence, théoriquement présumée, d'un air dense sur le perfectionnement de l'hématose devait diriger les premières applications de ce moyen vers le traitement des dyscrasies. C'est du moins en vue de cet objet et pour remplir des indications de métasyncrise que j'ai d'abord institué dans mon établissement la médication pneumatique, dont l'efficacité s'est ensuite manifestée successivement contre des affections de nature diverse. »

Quelles qu'aient été les leçons de l'expérience pour retirer le Dr Pravaz de la voie où il était entré par suite d'idées préconçues, on ne saurait douter, en lisant son travail, que ses espérances ont toujours rattaché sa pratique à la pensée que la compression de l'air active l'hématose. C'est là le fondement réel de ses constants efforts. C'est pour en prouver la justesse qu'il livre à nos méditations des pages riches d'une éloquence peu commune et d'une physiologie toujours pleine d'attraits, lors même qu'elle n'est pas, en un petit nombre de points, absolument conforme à la réalité.

Le livre de Pravaz renferme une série d'études les plus sérieuses sur le mécanisme de la respiration au point de vue de la pression barométrique; sur les phénomènes chimiques et physiologiques de cette fonction, sous les mêmes rapports; sur l'influence des variations de la pression de l'air dans la circulation.

Cet habile praticien nous dit les résultats thérapeutiques de la compression de l'atmosphère dans la phthisie tuberculeuse, dans le mal de Pott, dans le rachitisme, dans l'anémie et la chlorose, dans la surdité, dans les congestions chroniques de l'encéphale et de la moelle, dans certains cas de névroses, et dans l'élimination des principes délétères.

Digne continuateur des pratiques de son père, M. le Dr Pravaz fils a publié le résultat de ses observations personnelles, et il est à même de prouver aujourd'hui, par des cas nombreux, l'importance des applications de l'air condensé. Je ne le suivrai pas dans les détails qu'il en donne; car mon intention n'est point de marquer pas à pas le développement et les progrès de la méthode. Mon but, dans cet exposé historique, se limite au désir de faire connaître le mouvement et les hommes qui ont marqué l'initiative de ce nouveau moyen thérapeutique. Parler longuement et avec éloge des résultats pratiques qui en ont été la conséquence, ce ne serait ni juste ni conforme à la vérité. Le fait est que ni le public, premier intéressé dans la question, ni le corps médical appelé à l'y guider, ne se sont émus à l'annonce de cette application inattendue de l'air; et s'il est vrai que, malgré cette indifférence, le moyen a réussi à s'implanter dans quelques villes parmi les plus importantes de l'Europe, il est certain aussi que, d'une part, les médecins qui s'en occupent n'y ont pas trouvé de bien grands éléments d'appel à l'enthousiasme, et que, d'un autre côté, la clientèle ne s'y est pas accrue au point d'exciter une émotion publique.

Je ne veux pas dire — loin de là — que les praticiens distingués qui lui ont donné leur temps aient en aucune manière manqué de faire preuve de mérite. Vivenot, de Vienne, entre autres, est l'auteur de recherches estimables sur les effets physiologiques de l'air comprimé, dans lesquelles la question, sérieusement envisagée à tous les points de vue, a été très-sagement et très-judicieusement traitée. Le point saillant qui résulte de ce travail, c'est la réunion de preuves qui présentent comme certain le fait de l'accroissement notable de la capacité de la poitrine par l'application de l'air comprimé. Vivenot en fut lui-même le témoignage le plus évident dans sa propre personne. Je crois inutile à l'intérêt de mon sujet de présenter ici les détails et les chiffres qui se rapportent à cette observation importante. Il suffira de dire que le développement du thorax, plus ou moins notable selon les sujets, ne tarde pas à se prononcer dès les premières séances et persiste longtemps après la cessation du moyen thérapeutique. Il ne serait pas juste, du reste, de laisser à Vivenot les honneurs exclusifs de cette observation. Peut-être même serait-il vrai de dire que l'initiative en appartient tout entière à M. Bucquoy, de Strasbourg, et surtout à Pravaz, de Lyon[1].

Quoi qu'il en soit, il est incontestable que, malgré leurs quarante années d'existence, les pratiques qui ont pour base l'application de l'air comprimé, sont, en général, restées dans l'isolement. Serait-il raisonnable de prétendre que c'est une injustice? Je ne le crois pas. Il y a, en effet, dans les applications de l'air à la thérapeutique, des points de vue très-variés, et je n'oserais dire que l'on ait choisi précisément celui qui devrait se présenter à l'esprit de la manière la plus naturelle et avec les meilleures chances de résultats heureux. L'application de l'air raréfié ressort mieux et plus directement des leçons données par la nature. Les accidents qui se développent sur les grandes altitudes, sous le nom de *Mal de montagne*, l'excitation qui résulte des pérégrinations plus modérées sur des plateaux et dans des vallées d'une hauteur peu considérable, nous ont appris depuis longtemps que l'abaissement de densité atmosphérique est susceptible de produire des retentissements d'un haut intérêt dans l'économie vivante. Pourquoi donc délaisser ces frappantes révélations que l'expérience indique, pour se lancer, avant tout, dans les aventures à travers un air comprimé qu'aucun indice naturel ne recommandait à l'attention de nos esprits? Que voulait-on, que cherchait-on dans cette entreprise qui put au premier abord être qualifiée de hasardeuse? Je ne dirai pas qu'on y entrait avec étourderie, sans s'y faire précéder par un raisonnement. Il est très-certain, au contraire, que l'on cédait, en s'y décidant, à la pensée de refouler dans l'économie entière, et avec bénéfice pour elle, le principe le plus naturel de notre vitalité. De cette pensée naissait naturellement la conviction que la pression et l'augmentation de densité qui en est la conséquence, devaient accroître dans

____

1. Voy. Bucquoy, thèse de Strasbourg, 1861 ; Pravaz, *Air comprimé*.

le sang la quantité d'oxygène dont nos fonctions s'alimentent sans cesse. De là, la croyance que les gens affaiblis puiseraient dans ce surcroît d'action des garanties pour le retour de leurs forces perdues. Raisonnons tout de suite cette situation et disons ce que cette pensée pouvait avoir de juste ou d'illusoire.

Les expériences de M. Bert ont prouvé combien sont limitées les ressources de l'organisme pour s'approprier l'oxygène ambiant au delà des limites qui lui sont naturelles. Ce gaz ne s'accroît que modérément sous l'influence d'une compression qui n'est pas dépassée dans les pratiques habituelles de la méthode. Si, d'ailleurs, c'est à ce résultat de la plus grande absorption de l'oxygène que l'on aspire uniquement, qu'était-il besoin de grands appareils et de manœuvres imposantes qui demandent, de la part du praticien, une installation difficile et coûteuse, et, de la part du malade, un déplacement quelquefois impraticable? Nous savons aujourd'hui, à la suite des expériences de la Sorbonne, que l'air suroxygéné, à la pression normale, et librement respiré, a la propriété d'introduire l'oxygène dans le sang en proportion aussi considérable que lorsque la densité en est augmentée au moyen de la pression générale de l'air. On voit là la réalisation du principe que nous avons énoncé dans la première partie de ce livre, et duquel il résulte que, lorsque plusieurs gaz sont mélangés à la surface d'un liquide, chacun d'eux s'y dissout en proportion de la densité qu'il occupe dans le mélange. Or, il ne faut pas oublier qu'en ce cas, densité est synonyme de pression, et que de là résulte que l'oxygène pur sous la pression ordinaire de soixante-seize centimètres exerce lui seul, en ce qui le concerne, l'action de l'air comprimé à cinq atmosphères. Il suffirait donc de faire respirer de l'air dont on aurait au préalable porté la composition au double de son oxygène, pour obtenir le même résultat que par deux atmosphères de pression de l'air normal.

Ce n'est pas tout; les voyages de montagnes nous ont clairement indiqué que la raréfaction de l'air dans des proportions modérées, loin d'être un obstacle à la richesse sanguine, en était, au contraire, un élément des plus puissants. Attentif à cette leçon, je voulus en tirer profit, en 1863, au moyen de pratiques artificielles. Le chapitre précédent de ce livre a déjà dit et je répéterai encore plus loin à quel point j'y réussis. La question est donc complexe, et ce n'est pas au point de vue unique de l'action oxygénante et reconstituante, que l'air comprimé aurait pu mériter exclusivement l'enthousiasme. Est-ce à dire que cette pratique soit inutile?

Telle ne saurait être ma pensée. Lorsque je créai le mot d'*aérothérapie*, j'y fus conduit par la croyance que cette partie intéressante de la thérapeutique est nécessairement constituée par un ensemble de manœuvres jouant chacune un rôle distinct, et concourant au but commun par des moyens qui empruntent tout leur intérêt à la variation de densité des

éléments gazeux sur lesquels ils s'appuient. Aussi croyais-je fermement
que, même sous le rapport de l'oxygénation du sang, on trouve des cas
morbides pour lesquels la compression barométrique est préférable à
toute autre méthode. C'est que l'effort puissant qui résulte de cette
manœuvre, peut avoir son retentissement utile dans des organes dont
les fonctions s'en trouvent réveillées. Les observations de Vivenot nous
servent d'appui dans cette direction de notre pensée; car on ne saurait
croire qu'une augmentation notable de la capacité thoracique indiquât un
mouvement sans importance et sans effet sur l'organisme ainsi modifié.
On ne pourrait croire, non plus, que l'air fortement comprimé restât absolument sans action sur les muqueuses qui lui sont accessibles, et sur la
quantité de mucus qu'elles ont l'habitude d'excréter.

Ce court préambule suffit à nous faire comprendre que l'on doit voir
dans l'air comprimé deux manières d'agir différentes l'une de l'autre et
deux effets essentiellement distincts, quoique se prêtant un mutuel appui dans leurs résultats définitifs. Il est naturel d'étudier, effectivement,
dans les manœuvres dont nous nous occupons, 1° les effets physico-chi-
miques d'une oxygénation exagérée du sang; 2° les conséquences mé-
caniques des efforts provenant des manœuvres elles-mêmes.

Avant d'apprécier le degré d'oxygénation qui peut être la conséquence
directe de la pression de l'air, il est naturel d'éclaircir d'abord dans notre
esprit la base même du phénomène : quelle est la quantité réellement
physiologique de l'oxygène dans le sang artériel, par suite d'une respiration normale librement exercée, vers les niveaux les plus inférieurs? Pour
répondre à cette question de manière à ne laisser aucun doute sur la valeur des termes à juger, je dirai que je comprends par « totalité normale
de l'oxygène du sang artériel » la somme de ce gaz que l'on obtient par
un vide complet fait à la surface de ce liquide, à la température d'environ
quarante degrés centigrades. Or nous savons que le sang bien analysé
dans ces conditions peut fournir de 19 à 21 d'oxygène pour 100 volumes
du liquide sanguin. Il est vrai que, à l'aide d'une agitation exagérée, on
arrive à obtenir que l'hémoglobine se combine avec une quantité plus considérable du gaz, puisque l'analyse en a extrait jusqu'à 27 pour 100 immédiatement après un brassage excessif. Mais qui ne voit que cette manœuvre, en déplaçant violemment l'air et en le poussant dans tous les
sens, y exerce en réalité un effet comparable à l'action des pompes et que,
par conséquent, il n'est pas permis de confondre les conditions faites alors
au sang avec celle de la pression tranquille exercée habituellement par
l'atmosphère. Nous pouvons, par conséquent, arrêter notre pensée au
chiffre 21, comme étant la limite la plus normale de l'oxygène artériel.

Ce principe étant posé, se présente la question de savoir si la pression de l'air exercée par des manœuvres artificielles, augmente réellement la proportion habituelle de ce gaz. Nous avons déjà vu dans une autre partie de ce livre que la réponse doit être nécessairement affirmative : mais on aurait tort de croire que la dose normale d'oxygène, constatée dans le sang artériel, doive servir de base d'appréciation dans l'examen que nous allons faire du surcroît de dissolution obtenu par cette manœuvre. La quantité d'oxygène normalement existante dans les artères, est, en effet, un produit résultant de son affinité pour l'hémoglobine. Or cette action chimique est indépendante de la pression, du moins dans certaines limites. Lors donc que l'on comprime l'air ambiant, le résultat ne s'en peut faire sentir que par la réalisation de la loi de Dalton. Cela signifie que le gaz que nous étudions ne pourrait augmenter de la sorte qu'en proportion de sa solubilité normale dans le sérum dépouillé de son hémoglobine. Or nous n'ignorons pas que cette solubilité minime ne dépasse pas 0,80 pour cent du volume du liquide. L'augmentation de l'oxygène à l'aide de la pression ne devrait donc pas atteindre ou, du moins, dépasser le chiffre de 1 0 0 par atmosphère. Par là nous voyons dans quelles limites restreintes pourraient s'exercer, sous ce rapport, les effets de ces manœuvres thérapeutiques de la pression de l'air, puisqu'elles atteignent bien rarement et qu'elles ne dépassent presque jamais une demi-atmosphère.

Comparons tout de suite ce résultat à celui des inhalations d'oxygène.

Ce n'est pas seulement une vue théorique qui doit nous conduire à croire que ce gaz agira plus ou moins sur le sang, selon qu'il sera respiré dans un état de pureté plus ou moins grande. Les expériences récentes de M. Bert ont rendu ce fait incontestable. Ce physiologiste, comme on sait, en a d'abord apprécié l'importance dans les conditions de colorations variées que le sang acquérait chez les animaux successivement soumis à des respirations d'air plus ou moins oxygéné. Il ne s'en est pas rapporté à ces apparences déjà concluantes. Il a fait appel à l'analyse avec un résultat qui juge cette question de la manière la plus péremptoire.

La pratique des inhalations d'oxygène pourrait donc, jusqu'à un certain point, être considérée comme étant l'analogue des bains d'air comprimé. Il est même bien aisé de prouver que, non-seulement cette analogie existe, mais que, en réalité, au point de vue de la simple oxygénation du sang, l'usage d'une atmosphère oxygénée, à la pression normale, devrait produire un résultat plus considérable que les manœuvres destinées à comprimer l'atmosphère. Au moyen de la compression, en effet, s'il n'est pas douteux que l'on fait agir un oxygène plus dense, il est vrai, d'autre part, que l'on refoule l'acide carbonique dans la circulation et que l'on neutralise, en quelque sorte, les bénéfices du premier gaz. Lorsque, au contraire, on fait respirer un air oxygéné, à la pression normale, on assure une absorption plus abondante du gaz en excès, sans changer en aucune manière les conditions habituelles de sortie de l'acide carbonique.

Ces simples considérations feront comprendre que, à ne considérer dans l'action des bains d'air comprimé qu'un effet oxygénant à produire, l'inhalation d'un oxygène mitigé, à la pression normale, devrait lui être préférée, comme étant d'une application plus simple d'abord, et comme garantissant ensuite un effet plus assuré. Je ne veux pas cependant qu'on me prenne pour un partisan sans restriction de l'usage de l'oxygène. Il est, au contraire, très-certain que je ne crois nullement à l'effet hématosant de ce gaz administré à l'état de pureté complète. J'ai pour cela deux raisons qui tiennent, la première au fait pratique en lui-même, la seconde à l'effet constaté.

En pratique, effectivement, le gaz oxygène pur porte tellement l'esprit à la méfiance qu'on est dans l'habitude d'en limiter l'emploi à une durée de temps illusoire. Et si l'on pense à la quantité si peu considérable qui se dissout dans le sérum, on ne peut croire qu'elle puisse agir bien longtemps encore, lorsque l'inhalation a cessé.

Ce que j'ai à dire des effets constatés après ces inhalations me paraît bien autrement concluant. Il n'est pas certain que des analyses d'aucune sorte aient témoigné d'une combustion plus active sous l'influence peu raisonnée de ces efforts d'oxygénation. Si nous remontons, en effet, aux travaux de Regnault et Reiset, nos convictions s'arrêtent à la pensée que l'effet comburant de ces atmosphères artificielles n'est pas sensiblement augmenté. Les expériences nombreuses de M. Bert, portant sur les animaux sursaturés d'oxygène, prouvent en outre, de la manière la plus formelle, que la température générale interne diminue notablement, au lieu d'augmenter. D'après les expériences de cet estimable collègue, on peut même assurer que la vie s'altère, et peut s'éteindre sous des efforts outrés d'oxygénation. Je sais bien que l'idée préconçue se révolte contre cette conviction, et la tient pour peu sensée. Mais les faits sont si nombreux et si naturellement groupés, qu'ils s'imposent impérieusement à la raison et font naître des devoirs pratiques incontestables. L'oxygène en excès dans le sang, en effet, produit promptement les convulsions et la mort, lorsqu'il y arrive à une densité, pouvant faire équilibre à la pression extérieure de 3 ou 4 atmosphères de ce gaz pur. Tous les phénomènes qui appartiennent à la vie et qui s'alimentent par l'oxygène s'éteignent invariablement sous les atteintes de l'air suffisamment comprimé; la température des animaux baisse; les fermentations s'arrêtent ou sont empêchées; la putréfaction elle-même est suspendue, etc. Je renvoie aux écrits de M. Bert pour l'édification plus complète de ceux qui se hasarderaient encore à douter.

Mais, ce qu'il y a de plus curieux à étudier sur ce sujet, c'est assurément le relevé de quelques faits thérapeutiques qui se rattachent aux inhalations d'oxygène. Le praticien qui a le mieux traité ce point important et qui a cherché à le juger avec le plus de compétence, c'est assurément M. le Dr Demarquay. Or ce confrère distingué rapporte plusieurs cas de tuberculeux qui ont obtenu du soulagement par cette pratique. Mais on ne saurait admettre que la phthisie pulmonaire trouve des éléments d'amélioration dans une respiration suroxygénante ; l'attention portée sur les pages précédentes de ce livre en détaillent les raisons les plus fondées : partout les phthisiques se soulagent par des atmosphères qui portent la respiration à des réalités sous-physiologiques. Je m'autorise de ces faits pour croire que les phthisiques de M. Demarquay sont la preuve que l'oxygène pur diminue les combustions organiques des hommes qui le respirent. Sans affirmer, positivement, je n'hésite pas à manifester mes convictions dans ce sens, ainsi que mes désirs d'un examen plus approfondi de cette question, jusqu'ici trop négligée.

Quoi qu'il en soit, l'application de l'oxygène à la thérapeutique ne saurait être considérée comme raisonnable si ce n'est à la condition d'être exécutée avec plus de mesure. Je n'oserais pas assurer que ce gaz administré dans sa complète pureté offre un véritable danger dans la pratique telle qu'elle est comprise aujourd'hui. On est, en effet, dans l'habitude de ne faire durer son inhalation qu'un fort petit nombre de minutes chaque jour. Une action si passagère, si peu durable, ne me paraît pas susceptible de faire courir des périls d'une importance sérieuse. Mais je n'hésiterais pas à croire que les risques seraient certains par une pratique qui assujettirait les malades à une action prolongée. Les accidents redoutables mis au jour par les expériences de M. Bert indiquent qu'il faut porter l'oxygène à une densité 15 à 20 fois plus forte que celle qu'il représente dans l'air, pour arriver à produire des effets mortels. La gravité extrême de ce dénoûment, résultant d'une multiplication par 15, fait craindre justement qu'on n'arrive à une action déjà nuisible par une multiplication par 5, produit qui est justement représenté par l'oxygène pur.

Il paraît résulter de ces considérations que le mélange sagement gradué de ce gaz avec l'air ordinaire est ce qui légitime le mieux les espérances auxquelles il est le plus naturel de se livrer sur l'avenir utile de cette méthode d'inhalation. Par cette pratique judicieuse, on pourra remplacer souvent d'une manière avantageuse l'usage du bain d'air comprimé. On évitera ainsi les déplacements du malade en lui faisant une atmosphère à domicile. On rendra d'ailleurs des services véritables à des sujets qu'on soustraira de la sorte aux perturbations qui leur sont funestes, par suite du passage du plus au moins et du moins au plus, toujours inévitable dans l'usage des chambres pneumatiques.

Je ne veux pas dire que la pratique des bains d'air comprimé n'assure pas bien souvent le rétablissement général ou partiel de l'hématose chez les gens anémiés. Mais j'ai besoin, pour ces cas heureux, d'attirer l'attention sur une particularité méconnue. Le bain d'air comprimé représente un fait complexe, puisque, par le retour à l'air libre, le corps est soumis à une raréfaction relative. Or, j'aurai à dire bientôt, j'ai même démontré déjà par des exemples (pages 217 et 256), à quel point ce mouvement vers un air plus léger exerce une influence sur le système circulatoire et surtout sur le calibre des vaisseaux préalablement rendus paresseux par la maladie. C'est un sujet dont la discussion trouvera sa place, quand il sera traité des bains d'air raréfié. Je ne fais ici qu'appeler l'attention sur le fait, en donnant avis au lecteur de la prépondérance que je lui attribue.

L'Aérothérapie par l'air raréfié. — J'avais été assez vivement frappé de toutes les considérations qui précèdent, pour tourner sérieusement mes espérances thérapeutiques vers des essais qui auraient pour base la raréfaction de l'air. J'exécutai ce projet en 1863, au moyen d'un appareil pneumatique qui fut l'objet d'une installation à tous égards bien calculée. Je ne veux pas insister ici sur toutes les mesures qui furent prises par moi pour en garantir le fonctionnement de la manière la plus satisfaisante. Je me réserve de le dire dans un traité spécial sur la matière. Ce que je dois avouer dès à présent, c'est que le vide que j'y poussai souvent jusqu'à une demi-atmosphère, ne me parut jamais présenter d'inconvénients sérieux, en procédant avec méthode. Quant au degré d'un quart d'atmosphère, qui représenta la limite de ma pratique la plus commune, je puis affirmer que je n'eus aucun motif pour en redouter les effets sur personne. Des gens de toute condition et de tout âge furent soumis à l'épreuve, et n'en furent jamais sérieusement indisposés.

Je rencontrai, cependant, des sujets impressionnables qui supportaient péniblement un abaissement de 20 centimètres, dans la pression barométrique. C'était un inconvénient des plus sérieux, lorsque, d'ailleurs, ce degré d'effort était indispensable pour arriver au résultat cherché. De là, la pensée d'avoir un appareil qui fût capable de soutenir à la fois la compression et le vide; afin que, dans les cas de sujets rebelles à une pression ou à une dépression de 20 centimètres, il me fût possible d'opérer une raréfaction relative équivalant à un quart d'atmosphère, en les comprimant d'abord à + 10 et en les ramenant ensuite à — 10, au moyen de la raréfaction. Ce procédé assure au système absorbant et à la circulation en général les mêmes effets de perturbation que l'on devrait attendre d'un passage direct de 20 centimètres au-dessus ou au-dessous de 76, dans un simple appareil de compression ou de vide.

J'ai réalisé ce projet par la construction d'un récipient de 6000 litres de capacité, à la confection duquel M. Salleron a donné tous ses soins, d'après mes indications. Il ne faut pas croire que ce genre de travail soit d'une exécution facile. Un semblable appareil demande une porte à double fermeture, et les trous à jour doivent être combinés de manière à garantir contre l'éclat des glaces qui les ferment. Comme j'ai dit, cette exécution présente des difficultés réelles. Elles ont été très-sagement vaincues par son habile constructeur. Je n'attends plus que l'occasion propice d'une installation appropriée pour assurer à de nouvelles recherches les soins zélés d'un homme compétent qui, par son mérite déjà connu et par son habitude de l'observation, puisse offrir des garanties sérieuses à l'éclaircissement des points encore douteux et à la constatation des faits dont j'ai déjà proclamé moi-même l'intérêt.

Je n'ai pas, pour ma part, le moindre doute en égard à l'action très-nette des efforts du vide, dans les cas d'*anémie partielle*, et, par ces mots, je comprends ces états mal définis qui, par suite d'une aberration nerveuse locale, le plus souvent sous l'influence altérée des nerfs vaso-moteurs, sont caractérisés par une pauvreté circulatoire maladive. Les anémies cérébrales, plus fréquentes qu'on n'a de tendance à le croire, appartiennent à ce genre de souffrance. Le cas que j'en ai rapporté (page 217) avec tous les détails désirables, est un témoignage très-frappant de l'efficacité de l'action pneumatique dans le traitement de cette altération morbide.

L'observation qu'on a pu lire à la page 256 n'est pas une preuve moins convaincante des services que la raréfaction artificielle de l'air pourra rendre aux personnes atteintes de chlorose. Mais ce qui est encore plus digne d'attirer l'attention, c'est la puissance dont elle a témoigné contre l'affaissement physique, avec lipothymies graves, qui accompagne quelquefois la chloro-anémie des femmes enceintes. On en a vu un exemple frappant dans l'observation que j'ai consignée à la page 259 de ce livre. Je lui attribue une importance si considérable que je crois devoir en accroître l'intérêt par la reproduction d'un cas analogue dont j'ai rapporté l'observation en 1863, dans mon travail sur l'*Aérothérapie*.

Observation. — Mlle M.... P.... a accompli sa seizième année à la fin de décembre dernier. Elle a été régulièrement réglée depuis l'âge de douze ans. Ses cheveux, d'un blond châtain, et sa peau blanche et délicate indiquent un tempérament légèrement lymphatique. Sa santé a été bonne pendant son enfance, et meilleure encore depuis que se sont présentés les premiers signes cataméniaux de la puberté. Ses parents habitent un second étage convenablement aéré, et Mlle M.... P.... fait depuis un an cinq kilomètres matin et soir pour se rendre à son atelier, où elle travaille à la fabrication des plumes à chapeaux. Cet atelier est situé rue du Faubourg-Saint-Martin, et, au dire de la jeune demoiselle, il est convenablement aéré.

Sans cause qu'il eût été possible d'apprécier, en dehors des conditions hygiéniques de ses occupations journalières, la jeune M.... devint triste, préoccupée, vers le printemps de 1862, et vers le milieu de juillet ses règles firent défaut pour la première fois. En même temps l'appétit disparut, ses nuits furent troublées par des rêves ou par l'insomnie, et des symptômes névropathiques affectèrent l'estomac, se manifestant tantôt par des douleurs, tantôt par des nausées et des vomissements. Peu de jours plus tard, les seins devinrent douloureux, et acquirent un développement qui sortait des proportions naturelles avec les autres formes de la jeune malade. Le ventre devint dur, tendu et un peu plus volumineux que de coutume. Le corset produisait sur l'abdomen et sur l'épigastre une gêne qui en fit refuser l'usage, au désespoir de la mère, qui ne put éviter de tourner ses soupçons sur une faute irréparable dont elle crut voir les conséquences dans la position de sa fille.

Cependant l'état de celle-ci empirait chaque jour. Ses joues, habituellement rosées, étaient pâles et amaigries. L'œil, où régnait autrefois la vivacité d'une gaieté intarissable, devenait abattu. Le regard respirait tour à tour la timidité, la tristesse ou la colère; car cette jeune malade, ordinairement douce et docile, devenait de jour en jour plus irascible et plus portée à causer de la contrariété à ceux qui l'entouraient.

En même temps, une leucorrhée déjà ancienne acquérait des caractères extrêmes d'acuité, et outre l'irritation qui en était la conséquence vers la peau des cuisses et des grandes lèvres, elle avait son écho sur l'urètre, peut-être même sur le bas-fond de la vessie, et provoquait des envies tellement fréquentes d'uriner, que la pauvre malade, forcée de se lever à tout instant, ne pouvait se livrer au sommeil.

Malgré cette situation si pénible, Mlle M.... allait presque tous les jours à son travail. Mais plusieurs fois les jambes la trahirent, et elle dut terminer le voyage en omnibus. A cinq reprises différentes, les forces lui manquèrent au point qu'elle tomba en syncope sur la voie publique.

Elle recevait cependant les soins intelligents d'un confrère distingué. Mais le fer était mal supporté, le vin de quinquina ne produisait aucun bien notable, lorsqu'elle me fut adressée par M. le docteur Mallez, qui déjà avait eu occasion d'exercer sur le père de la jeune malade, par une cure urétrale difficile, l'habileté de sa main et la générosité de ses sentiments. Je vis pour la première fois la jeune M.... le 18 décembre. Elle est pâle, tremblante, essoufflée. Son cœur bat avec une violence et une rapidité extrêmes. L'auscultation de la carotide fait reconnaître un bruit de souffle des plus évidents. Les lèvres et la muqueuse buccale sont très-sensiblement décolorées. Une toux assez intense, dont elle a été atteinte depuis vingt-cinq jours, s'ajoute à ses autres souffrances. Au surplus, soit sous l'influence de l'état général, soit comme conséquence de l'affection vésico-urétro-vaginale, elle a souvent des frissons et des accès de fièvre. Des sueurs abondantes la tourmentent presque toute la nuit. L'appétit est tellement aboli, que la malade se prend à pleurer quand elle s'assoit à table.

Je la soumis à l'air déprimé le jour même de sa première visite, le 18 décembre; la jeune M.... n'en éprouva aucune sensation désagréable. Elle fut empêchée par le mauvais temps de venir chez moi les deux jours suivants. Je la revis le 22, et quoique habitué aux effets surprenants de ma médication chez ce genre de malades, je ne pus me défendre d'un sentiment de véritable admiration en voyant ce qu'une seule séance avait pu produire. Cette intéressante jeune fille avait été prise d'un tel appétit en sortant de ma maison, que sa mère fut obligée de la satisfaire en lui servant un potage trois heures avant le moment habituel de son dîner. Elle dormit presque toute la nuit, mangea bien le lendemain, n'eut que fort peu de fièvre, n'en eut pas du tout le jour suivant; elle sua à peine et passa encore deux nuits avec un sommeil très-satisfaisant; de sorte que, lorsqu'elle revint à mon établissement pour la seconde fois, elle s'y présenta avec un air de satisfaction qui faisait plaisir à voir.

La seconde séance eut lieu le lundi 22 décembre. La malade fut soumise à l'appareil quatre fois dans cette semaine. La fièvre disparut complétement; le sommeil durait la nuit entière, l'appétit était excellent. Les pertes blanches diminuaient d'une manière sensible; elles étaient taries absolument le samedi 26 décembre.

La cessation si rapide de cet écoulement nous aurait inspiré quelque crainte, si nous n'eussions vu une garantie contre toute métastase dangereuse dans une sécrétion extraordinaire qui s'établit dans les seins à mesure que la leucorrhée devenait moins abondante. Il nous fut alors donné d'admirer le phénomène étrange de l'écoulement d'une humeur laiteuse qui exigeait à tout instant le changement des linges placés pour la recueillir.

Pendant ce temps, la tête était lourde; il y avait souvent céphalalgie. Le dimanche 28, la douleur fut plus vive, quoique l'appétit se conservât excellent; les forces de la malade étaient satisfaisantes, le 29, lorsque après avoir passé quelques heures dans une pièce fortement échauffée par un poêle-cuisine qui en occupait le centre, la jeune malade fut prise d'un vertige en montant l'escalier de sa maison. Elle perdit connaissance, tomba et roula toute la hauteur d'un étage.

Nous la vîmes avec M. le docteur Mallez, le lendemain 30 décembre. L'accident n'avait pas eu d'autres suites que quelques contusions douloureuses sur le côté gauche du thorax. La malade sentait ses jambes affaiblies, et elle se plaignait encore d'un reste de céphalalgie. Nous lui conseillâmes un purgatif pour le lendemain, des bains de pieds et un peu de modération dans les aliments. Le traitement par l'air déprimé fut interrompu jusqu'au vendredi 2 janvier.

Ce jour-là, Mlle M..., qui à la fin de la semaine précédente avait pu faire à pied le voyage, aller et retour, de son faubourg à la rue du Colisée, fut obligée de venir en voiture à notre domicile. L'humeur laiteuse continuait à couler abondamment. La leucorrhée n'existait plus; les envies d'uriner sont considérablement moins fréquentes; la céphalalgie a disparu, mais la faiblesse générale est très-grande et se fait remarquer davantage sur les membres abdominaux.

Je soumets la malade à une dépression barométrique faible, et je renouvelle cette application le lendemain.

Le lundi 5 janvier, la malade est plus forte, l'écoulement des seins a diminué; la gaieté est revenue, l'aliment est désiré à chaque instant et les digestions sont parfaites. Trois séances d'air déprimé appliquées dans la semaine ramenèrent la jeune M.... à l'état satisfaisant qui nous avait tant charmé avant l'accident du 29 décembre.

Depuis ce moment les forces se sont accrues rapidement, et le 15 janvier, après vingt-sept jours de traitement, nous pouvions constater l'état suivant :

La céphalalgie, qui était quotidienne avant le traitement, n'existe plus depuis huit jours.

Le sommeil, qui était presque nul, dure maintenant la nuit entière.

Le mouvement et la chaleur fébriles n'existent plus depuis dix jours au moins.

La toux a cessé depuis quinze jours.

La leucorrhée a disparu complétement après huit jours de traitement.

L'humeur laiteuse est tarie depuis une semaine.

Les envies d'uriner sont presque normales.

Plus de palpitations de cœur depuis deux semaines.

L'appétit s'est constamment maintenu depuis la première séance.

Les lèvres sont rouges et les joues commencent à se colorer.

La malade est gaie et se dit guérie.

Mais le malheur redouté par sa mère est une réalité. Cette pauvre jeune fille, victime d'une séduction, est devenue enceinte, selon toute probabilité, vers la fin de juillet. Cette circonstance déplorable est pour nous l'occasion de présenter un cas des plus curieux à l'attention de nos confrères. La jeune M...., depuis longtemps anémique, le devint plus encore sous l'influence des premiers mois de sa grossesse. On en voit la preuve dans le tableau que nous avons fait de ses souffrances. La fréquence des syncopes, la dyspepsie outrée, les accès fébriles quotidiens, les sueurs nocturnes, la leucorrhée abondante, tous ces phénomènes permettaient de craindre que la grossesse ne se terminât par un accident bien avant l'époque de son issue naturelle. Qu'on veuille bien donner l'attention à la facilité avec laquelle tous ces symptômes alarmants ont disparu sous l'influence de l'air raréfié, et l'on aura la mesure des bienfaits qu'on doit attendre de l'emploi de ce moyen curatif.

Ce cas, à tous égards digne de la plus sérieuse attention, conduit naturellement ma pensée sur les effets qui s'y font remarquer au sujet de l'écoulement leucorrhéique. Ce que le raisonnement ferait prévoir *a priori* se réalise ici de la manière la plus logique. Nous avons dit, en effet, que l'action de l'air raréfié se porte de préférence sur le système circulatoire. Tous les liquides de l'économie subissent cette influence, et il est naturel de croire que les sécrétions morbides elles-mêmes en recevront le contre-coup inévitable. Si, à ce mouvement en quelque sorte mécanique, vient s'ajouter une action reconstituante s'exerçant sur la santé générale, on conçoit que les produits liquides anormaux arrivent promptement à se tarir. J'en veux donner un exemple des plus remarquables :

Observation. Mlle L. M... Elle a vingt-huit ans. Elle est blonde, lymphatique. L'Alsace est le lieu de sa naissance. Son enfance n'a pas été maladive ; mais sa jeunesse, depuis l'âge de seize ans, s'est passée dans les privations. Sa nourriture était bien souvent insuffisante, pendant qu'elle était obligée de passer des nuits presque entières, occupée aux travaux qui lui sont habituels. Un état anémique très-marqué en a été la conséquence bien naturelle.

Elle a eu toujours des pertes blanches ; mais, depuis onze ans, cette maladie l'incommode à un point extrême. L'écoulement est assez abondant, en certains jours, pour lui rendre la marche difficile. Des médecins judicieux ont été consultés par elle sans succès. Leurs traitements ont été infructueux, soit qu'ils aient porté d'une manière directe sur le vagin, soit qu'ils aient eu pour but de maîtriser le mal en corrigeant l'état général.

Je vis cette malade pour la première fois le 2 janvier 1863. Son état est vraiment déplorable. Arrivée, à force d'énergie morale, à surmonter les difficultés qui, pendant de longues années, l'avaient empêchée de se créer une position indépendante, elle se voit à la veille de perdre encore le fruit de tant de labeurs, par suite d'une situation de santé des plus misérables. Sa figure pâle et bouffie annonce, en effet, une hématose des plus défectueuses. Ses carotides donnent un bruit de soufle très-marqué. Elle est essoufflée, haletante, au moindre exercice. Des crampes d'estomac la harcèlent

sans cesse; elle est dyspeptique, triste, morose, toujours prête à pleurer. Sa leucorrhée, d'ailleurs, produit depuis quelques jours quelques effets de voisinage sur le col
de la vessie et lui cause des ténesmes fréquents.

Je n'hésitai pas à voir, dans l'ensemble de ces symptômes, l'indication manifeste
des bains d'air raréfié. Mais, auparavant, je voulus avoir l'opinion du confrère distingué qui donnait ses soins à la malade. D'après le rapport qu'il me fit, l'utérus était
sain, ne présentant qu'un léger gonflement du col, dont la muqueuse affectait une
couleur rouge vif, signe qui était encore plus marqué dans tout le vagin. Ce conduit
n'est, du reste, le siège d'aucune altération anatomique; mais sa muqueuse, partout
congestionnée, paraît être dans un état subinflammatoire constant.

La malade a été soumise à l'air déprimé trois fois par semaine. Les séances ont
duré une heure, avec une dépression barométrique d'un quart d'atmosphère. Elles
n'ont produit aucune sensation pénible. Le début de mes soins n'a été entravé par
aucun accident. Les premières séances ont réveillé l'appétit de la manière la plus
remarquable; le sommeil devient promptement meilleur; l'aptitude à l'exercice s'amé-
liore rapidement; la leucorrhée a commencé à diminuer dès le premier jour, elle est
absolument tarie après treize séances.

Je donnai à Mlle L. le conseil de continuer encore pendant un temps indéfini
l'usage de l'air déprimé. Elle s'y soumit, en effet, jusqu'à la fin d'avril. Pendant la
deuxième période de soins coïncidant avec son soulagement, elle a acquis progressivement l'aspect d'une santé parfaite. L'embonpoint et les couleurs sont d'ailleurs
revenus. La malade, dont l'appétit était depuis longtemps aboli, mange bien maintenant et attend avec impatience les heures de ses repas.

Les pertes blanches sont en général nulles. Elles ont eu, cependant, une tendance
à reparaître pendant peu de jours sous l'influence d'une marche trop violente, ou
bien plutôt par suite d'une constipation non surveillée. Mais, le petit nombre de fois
que ces accidents se sont présentés, il a été facile de s'en rendre maître par un
purgatif et par un repos modéré.

Depuis les premiers jours d'avril, Mlle L. n'a pas vu une seule tache sur son linge.
Elle jouit, d'ailleurs, d'une santé parfaite. A la date de fin d'avril, son activité est
infatigable, sa gaieté fait plaisir à voir; elle a repris l'embonpoint de ses meilleurs
jours et sur sa figure brille une fraîcheur depuis longtemps perdue. Son étonnement
et sa joie sont extrêmes en présence de ce résultat vainement cherché pendant tant
d'années. Elle n'est pas seule à voir dans cette heureuse issue du traitement un sujet
de juste surprise. Le confrère estimable aux bontés duquel je dois cette intéressante
malade et dont les soins intelligents avaient échoué comme tant d'autres, m'en témoigne en toute occasion son étonnement et sa satisfaction.

Ces observations, réunies à celles qui ont déjà été soumises précédemment à l'attention du lecteur, indiquent avec la plus grande clarté la
puissance de l'air raréfié dans les cas que notre étude antérieure a groupés
sous le nom d'hémocarbonose (page 250). Cet heureux effet ne se marque pas avec moins d'évidence chez les sujets qui présentent l'ensemble
des troubles que l'on désigne généralement par l'appellation vague de
cachexie urbaine. J'ai dit mon opinion sur la nature présumable de
ce genre de souffrance. J'ai dit aussi les avantages que l'émigration vers
la montagne lui assure d'une manière constante. J'en donnai pour
raison principale l'appel au dehors des superfétations gazeuses dont les

malades étaient empoisonnés. Il serait vrai de dire à ce propos que l'on est dans l'habitude de ne se préoccuper, en hygiène, que d'une partie des inconvénients qui peuvent affecter la respiration. On pense beaucoup, en effet, à employer tous les moyens de la faciliter dans sa moitié inspiratrice; mais il est rare qu'on porte l'attention sur l'acte qui ramène au dehors les gaz expirés. Il n'est cependant pas moins utile à l'homme de se débarrasser de ce qui peut lui nuire que d'acquérir ce qui lui est avantageux.

C'est dans cet ordre d'idées qu'on est amené à se demander s'il ne serait pas opportun et possible d'imiter par un moyen artificiel l'action du vide naturel qui se produit autour des voyageurs de montagnes. La réponse à ce doute ne saurait être hésitante; car, en ce qui regarde l'appel au dehors des produits gazeux dissous dans le torrent circulatoire, la diminution ambiante de densité ne serait pas moins efficace dans un récipient clos et bien aéré, que par une ascension plus ou moins considérable. De cette pensée théorique qui me vint à l'esprit en 1863, je passai immédiatement à l'exécution. J'ai la satisfaction de dire que cette pratique fut suivie du résultat le plus satisfaisant. J'aurai l'occasion, dans un traité *ad hoc*, de reproduire l'observation d'un grand nombre de cas de dyspepsie et d'affaiblissement général, n'ayant pas d'autre cause que les habitudes sédentaires et le séjour urbain, et dont la disparition, sous l'influence du vide pneumatique, a été très-prompte et très-rapidement suivie du retour à la santé. Ce moyen est, d'ailleurs, si naturel et d'une application si inoffensive, que, en présence des résultats avantageux qu'il assure, on est surpris que toute grande ville ne soit pas pourvue des appareils propres à réaliser ce bénéfice humanitaire.

Quoi qu'il en soit, nous venons de voir que les pratiques aérothérapiques, pour être réellement rationnelles, doivent pouvoir assurer au malade la réalisation de ses espérances au moyen de trois procédés distincts : l'air comprimé, l'air raréfié et l'air plus ou moins oxygéné.

Faisons voir tout de suite, par l'exemple d'une seule maladie, la nécessité d'avoir sous la main le secours de ce triple ensemble. Ce sera l'asthme que nous choisirons pour être le mieux édifiés à ce sujet.

Cette maladie, quelque complexe qu'elle puisse être dans les lésions qui la motivent, témoigne de son existence par un fait invariable : la présence dans le sang d'une quantité anormale d'acide carbonique dont la nature tend à se débarrasser par des efforts insolites. Mais, malgré cette communauté de nature, le moyen de guérison ne saurait être, dans tous les cas, identique. La lésion est, en effet, multiple et se réduit à ces trois faits principaux : 1° la bronchorrée, avec l'obstacle qu'elle apporte à l'échange des gaz respiratoires en tapissant les parois des conduits pulmonaires d'une mucosité visqueuse; 2° l'augmentation de la capacité des vésicules qui, par suite de leur rétraction difficile, restent obstruées par le gaz carboné; 3° une lésion nerveuse indéterminée agissant sans altération de la muqueuse ou des vésicules.

Dans les cas d'asthme compliqué de bronchorrée, l'air comprimé agit d'une manière directe et fort efficace sur la muqueuse malade, pour la rendre plus perméable à l'échange des gaz respiratoires.

Lorsque l'asthme est emphysémateux, l'air raréfié intervient fort opportunément pour débarrasser les conduits aérifères de l'acide carbonique qui les obstrue.

Dans le cas d'asthme nerveux, l'air suroxygéné est un stimulant local qui ramène la fonction à sa vérité physiologique.

Or, comprenons bien la situation. Un seul de ces procédés, appliqué indistinctement aux trois variétés d'asthmes que nous venons de dire, arriverait à des résultats se traduisant en mécomptes pour les deux tiers des malades. C'est assez dire qu'un établissement aérothérapique sera toujours défectueux et absolument insuffisant, tant qu'il n'aura pas à sa disposition le secours complexe de ces trois moyens.

J'ai dit, en commençant cet article, que je m'occupe de réunir des matériaux, pour préparer un volume sur l'aérothérapie. J'ai voulu m'autoriser de ce projet pour me faire pardonner la brièveté avec laquelle je traite actuellement ce sujet. J'ai besoin, surtout maintenant, que le lecteur ne perde pas de vue ce motif d'excuse; car je me propose de ne dire que fort peu de mots au sujet des rapports de la phthisie pulmonaire avec l'aérothérapie. Je n'ignore pas qu'il existe des observations, en petit nombre, il est vrai, mais qui paraissent convaincantes, pour prouver que l'air comprimé a pu être quelquefois efficace contre cette maladie. Je ne veux pas mettre en doute l'exactitude de ce que l'on a dit. Je me limiterai à faire observer que les cas qui contribueraient à donner quelque valeur à l'emploi de ce moyen, sont si peu nombreux, qu'on peut, en général, traiter d'illusoires les espérances de guérison par ce procédé pneumatique.

J'avoue que l'air raréfié employé d'une manière artificielle ne me paraît pas mériter un jugement plus favorable. Je ne parlai pas ainsi, au début de mes observations. J'eus alors la chance de quelques cas de phthisie compliquée d'un état général d'anémie et de cachexie urbaine. Mes appareils agissant favorablement sur cette base spéciale, les malades s'en trouvèrent très-visiblement améliorés. Mais la nature du mal ne fut définitivement vaincue sur aucun sujet.

En général, ils obtenaient tous un soulagement marqué par suite des premières séances. Mais, bientôt, ils en étaient notablement surexcités, et il me parut que, quelle que fût l'action sédative et reconstituante de l'air raréfié en lui-même, l'acte double du passage à la raréfaction et du retour à l'air libre était éminemment perturbateur pour les malades. Ils y puisaient l'occasion de mouvements circulatoires peu favorables à leur soulagement. Il résulta de mes nombreuses observations la pensée définitive de ne considérer l'action du vide partiel que comme un auxiliaire dans le traitement de la phthisie, à la condition de le limiter aux seuls cas qui se présentent avec un état général dans lequel l'anémie paraît dominer.

L'efficacité de l'air naturellement raréfié des grandes altitudes agit donc, contre la phthisie, surtout par la continuité de son action. C'est l'impossibilité d'imiter cet effet non interrompu, qui rend l'emploi des appareils absolument inefficace. Est-ce à dire que l'aérothérapie est impuissante à réaliser sur ce point l'imitation de la nature? Je ne le crois pas; mais j'ai besoin, pour rendre ma pensée compréhensible, de ramener l'attention sur ce que j'ai dit précédemment de la pression que les gaz exercent, chacun séparément, dans un mélange où plusieurs se trouvent réunis. On sait que, dans ce cas, l'énergie de l'effort se mesure par la densité de chaque gaz. On n'a d'ailleurs pas oublié les expériences capitales de M. Bert, qui prouvent que, en diminuant la proportion de l'oxygène dans l'air que l'on fait respirer aux animaux, on arrive absolument au même résultat qu'en diminuant la pression totale de l'atmosphère. ·

La nature a réalisé quelquefois elle-même ce phénomène de la manière la plus frappante.

On en voit surtout des exemples bien dignes d'attention dans l'observation de M. Leblanc, faite dans des mines de pyrite de Bretagne. Ce minerai, comme on sait, a la propriété d'absorber l'oxygène de l'air. Il en peut résulter et il en résulte en réalité fort souvent un appauvrissement notable de ce gaz dans l'atmosphère de la mine. Ce phénomène n'apparaît jamais à un degré marqué, sans qu'il soit appréciable dans l'exercice des fonctions physiologiques des travailleurs. M. Leblanc les a vues troublées d'une manière très-remarquable, et il lui paraît que l'action altérante se manifeste visiblement entre 15 et 10 pour cent de la proportion d'oxygène dans l'air ambiant, les phénomènes étant notablement maladifs à ce dernier chiffre[1].

Les gens qui en sont affectés présentent des symptômes frappants par leur analogie avec le mal de montagne; ils ont un abattement excessif des forces générales avec vomissements et vertiges, symptômes qui dis-

1. Recherches sur la composition de l'air dans les mines. (*Annales de physique et de chimie*, 3ᵉ série, 1846, t. XV.)

paraissent sans laisser aucune suite aussitôt qu'on revient à l'air libre.

Ce n'est donc pas la diminution totale du poids de l'air qui produit les accidents des voyageurs des grandes altitudes. La cause doit en être attribuée, dans sa nature essentielle, à la diminution de densité de l'oxygène atmosphérique ambiant. Ce qui arrive dans les mines de pyrite, est pour nous, par conséquent, une occasion très-remarquable d'enseignement qu'il est surtout opportun de mettre à profit, à propos du sujet qui nous occupe dans cet article.

Nous traitons effectivement un point qui se lie d'une manière essentielle avec ces événements naturels. Ils nous disent qu'il est possible de confectionner des atmosphères artificielles, à l'exemple des mines de Bretagne, pouvant produire des phénomènes absolument identiques à ceux qui se réalisent sur les hautes montagnes. Nous en pouvons conclure, en effet, qu'il suffira de retirer un peu d'oxygène à l'air normal, ou d'augmenter sa proportion d'azote, pour arriver à des résultats comparables aux effets d'une résidence élevée. L'imitation devient même en pratique d'autant plus rationnelle, qu'aucune perturbation étrangère au fait lui-même de la diminution d'oxygène n'y viendra porter les inconvénients d'un trouble dangereux. En préparant une atmosphère de la nature que nous venons de dire, on pourra fournir aux phthisiques tous les avantages de la raréfaction de l'air, sans les assujettir au passage, toujours pénible quand il est trop répété, d'une pression quelconque à une une autre sensiblement différente.

C'est en réalité ce moyen qui devra être employé pour les poitrinaires. Il n'a pas d'autre difficulté que celle qui provient de la question économique. Mais j'avoue que celle-ci n'est pas sans gravité. Débarrasser l'air d'une part notable de son oxygène n'est pas effectivement un fait si facilement réalisable qu'on puisse en recommander l'application sans en méditer les particularités purement industrielles. On pourrait bien, si l'on voulait, appauvrir l'air de son oxygène au moyen de combustions diverses. La plus simple serait celle de l'hydrogène. Mais, si l'on réfléchit combien il est difficile d'obtenir ce gaz dans un état absolu de pureté, on hésite à recommander ce moyen, qui ne deviendrait pratique que d'une manière onéreuse pour le traitement des malades. Le procédé de M. Tessié du Motay offrirait plus de garanties. Il aurait, d'ailleurs, le double avantage de préparer, pour l'usage aérothérapique, de l'oxygène suffisamment pur et de l'azote conservant encore une proportion notable de l'autre gaz. On aurait ainsi, par une préparation unique, obtenu le double résultat d'avoir à sa disposition les moyens d'appauvrir ou d'enrichir en oxygène des atmosphères dont on désirerait faire usage dans un but thérapeutique. Je m'en suis longuement entretenu avec l'ingénieur de cette entreprise. Je suis resté convaincu qu'on pourrait s'organiser de manière à rendre les bienfaits de la méthode accessibles aux moyennes fortunes sans faire des frais excessifs d'installation.

Je crois devoir donner tous ces détails avant de les présenter, comme je le désire, dans un ouvrage plus étendu. Je voudrais, en effet, que l'attention portée sur ce sujet en fît comprendre la possibilité de réalisation et en inpirât la pensée à quelques confrères estimables dûment convaincus. Pour que l'aérothérapie devienne non-seulement une pratique éminemment utile aux malades, mais un fait industriel justement rémunérateur, à la manière de l'hydrothérapie, il est indispensable d'y réunir les trois moyens dont je viens de démontrer l'efficacité spéciale. La réalisation de cette pensée est incontestablement désirable ; je dois même avouer que je n'en ai hâté l'expression dans ce trop court exposé, que pour en démontrer les avantages et l'opportunité, me réservant de traiter, plus tard, le sujet *in extenso* avec les développements qu'il mérite.

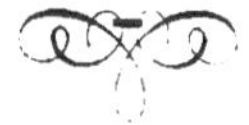

APPENDICE

APPENDICE

CONCLUSIONS. — RÉSUMÉ RÉTROSPECTIF DES EFFETS PHYSIOLOGIQUES
DUS AUX VARIATIONS DANS LA PRESSION ATMOSPHÉRIQUE.

§ 1.

Je ne saurais terminer ce livre sans y faire figurer un éclaircissement
au sujet de son exécution incomplète. Les omissions qu'on y pourra remarquer sont volontaires et préméditées. Lorsque les travaux de M. Bert,
sur la pression de l'air, approchaient de leur fin, nous vîmes de l'intérêt
à la pensée de présenter en commun l'ensemble de la question qui nous
avait unis. Mais la réflexion nous fit voir bientôt que l'exécution de ce
projet serait impossible, à cause de la difficulté de donner un corps homo-
gène et surtout des allures littéraires identiques aux différents points
dont chacun de nous devrait faire sa part personnelle et tout à fait indépendante. De là la nécessité d'une séparation dans laquelle mon initiative vient de remplir le rôle qui lui incombe. Il n'en est pas moins vrai
qu'il reste encore entre nous deux, sinon dans les opinions intimes, du
moins dans l'ensemble de l'œuvre, comme une solidarité qui ne permet
pas qu'on nous sépare d'une manière absolue.

C'est cette situation qui m'impose le devoir d'abandonner aux soins de
M. Bert, outre la partie expérimentale qui lui était naturellement dévolue,
les considérations sur les rapports de la vie végétale avec le poids de l'air,
ainsi que les conséquences qui en résultent, eu égard à la solidarité de tous
les êtres organisés sur la terre. J'ai dû encore laisser à mon estimable collègue le soin de présenter à l'attention de nos lecteurs les péripéties émouvantes des industries qui s'exercent sous l'influence de l'air démesurément comprimé. De sorte que les personnes que cette question intéresse,
après avoir gémi sur la misérable situation des travailleurs, dans la par-

lie de mon livre qui traite de l'exploitation du soufre au cratère du Popocatepetl, iront alimenter encore leur émotion par le récit des périls
que l'on court dans une situation opposée. On pourra dès lors se convaincre que l'acclimatation absolue des hauts niveaux, à laquelle on a
cru sans raison, n'est pas plus une vérité que l'innocuité illusoire des
manœuvres dont l'industrie tire profit au moyen de l'air refoulé à plusieurs atmosphères. L'homme est fait assurément de façon à éluder les
inconvénients d'une grande diversité dans la pression qui l'entoure. Mais
il n'est pas douteux que des limites lui sont imposées, aux deux extrémités de l'échelle, par la nature de son organisation. C'est à moi qu'in-
combait la tâche de rechercher où s'arrête la possibilité de vivre sans
souffrir sous une diminution outrée de l'atmosphère, et de dire ce que
l'observation enseigne au sujet des modifications de la vie mise aux
prises avec un air sensiblement appauvri. M. Bert présentera à nos méditations les conséquences d'une pression exagérée, et la conclusion sera,
sans nul doute, que l'homme n'est insensible ni à l'une ni à l'autre de
ces irrégularités des conditions où il est appelé à vivre. Il n'a pas été
créé à l'image de cet oiseau de proie, le condor, qui fait volontiers sa
demeure des plus hauts sommets de la Cordillère et qui, après avoir
plané d'un vol prodigieux entre 4000 et 7000 mètres d'altitude, prend tout
à coup son élan vers le niveau de l'Océan, où il a visé sa proie, et franchit en quelques secondes, sans le moindre inconvénient pour sa vie, la
distance verticale de 6 ou 7 kilomètres avec toutes les péripéties de température qui en sont inséparables.

Quoi qu'il en soit, si nous voulons bien porter notre attention sur les
différentes parties qui forment le sujet de ce livre, on comprendra difficilement que ma pensée d'attribuer au séjour des grandes altitudes des
effets dignes d'étude n'aient d'abord trouvé que des contradicteurs ou des
indifférents. A ne considérer la vie que dans ses manifestations matérielles sur la terre, il paraît, en effet, incontestable que Bichat a caractérisé sa destinée d'une manière irrécusable, en disant qu'*elle est l'ensemble
de fonctions qui résistent à la mort;* triste vérité qui présente l'existence
des êtres comme un accident au milieu de l'activité moins périssable des
agents météorologiques qui les entourent et qui tendent sans cesse à les
détruire.

Si nous voulons donc dégager notre esprit de toute illusion et l'abstraire un moment de toute considération métaphysique, nous n'hésiterons pas à reconnaître que la vie terrestre, dans ses manifestations matérielles, est un fait météorologique, d'un ordre supérieur tant qu'on
voudra, mais qui cesse d'être nécessairement, aussitôt que les conditions
physiques dont il dépend arrivent aux dernières limites de leur action.
Cela est, du moins, irrécusable en fait de température ; car nous ne sau-

rions nous obstiner à croire que la vie puisse encore durer dans un milieu qui tarirait absolument la source de la chaleur, ou qui l'amoindrirait
à des degrés équivalant à son absence. Or, — nous l'avons démontré
dans le cours de ce livre, — la pression de l'air est l'élément protecteur
qui garantit la conservation du calorique à la surface de la terre; pourrait-on, dès lors, fermer les yeux à l'intérêt qui découle des variations
considérables que le hasard ou le goût des hommes imposent aux mouvements barométriques de l'atmosphère?

Pénétré de ces pensées, j'ai trouvé un grand intérêt à m'aventurer
dans le passé de notre planète, pour y rechercher, au milieu des vérités
paléontologiques qui nous sont connues, des indices de quelque valeur,
où nous verrions dominer la preuve que l'atmosphère a varié de pression
depuis que l'homme habite la terre. Le lecteur sait déjà que, m'étant attaché à suivre les phénomènes de chaleur qui se sont manifestés successivement sur le globe, j'ai cru pouvoir penser que le poids de l'air a continué très-sensiblement à varier depuis la fin de l'époque tertiaire
jusqu'à nos jours. Un doute important s'est alors emparé de mon esprit,
et le souci qu'il me cause me paraît justifier que nous lui consacrions
encore quelques instants de méditation. Au milieu de cet abaissement
général de la pression atmosphérique, je voudrais savoir dans quelle
proportion l'oxygène a varié pour sa part et dans quelle mesure il est naturel de craindre ses variations futures pour l'avenir de notre planète.

Je confesse qu'aucun élément positif n'est apparu à mes réflexions
pour autoriser la solution absolue de ce problème. S'il est vrai de dire,
en effet, que l'épaisseur de la croûte terrestre reçoit des dépôts incessants
qui augmentent sa consolidation, on ne saurait affirmer que la somme
d'oxygène qui figure dans ses concrétions les plus nouvelles dépasse
celle des restitutions qui sont faites à la masse atmosphérique par la vie
végétale et par les différents ordres de décomposition fort communs à la
surface de la terre. En réalité, il n'est pas probable que les retours d'oxygène faits à l'atmosphère par les mille voies dont la nature peut être pro-
digue n'aient pas assuré la constance du dosage de ce gaz tel que nous
le connaissons dans les temps modernes.

L'étude de la pathologie humaine paraît donner la plus grande fermeté à cette croyance. Il est naturel de supposer, en effet, que si l'homme,
avec l'organisation que nous lui connaissons, eût été accueilli, à ses
débuts, par une atmosphère trop riche en oxygène, l'envahissement d'affections tuberculeuses et de maladies inflammatoires aurait probablement entravé ses développements sur la terre. Il paraît certain, en effet,
qu'il y vécut d'abord au milieu d'une température exceptionnellement
élevée, qui rendait innécessaires de bien grandes ressources respiratoires. Or, nous savons à quel point les habitants modernes des pays

chauds trouvent l'occasion d'être victimes des accidents consomptifs les
plus funestes à leurs progrès. Que serait-il donc arrivé sous ce rapport
aux premiers hommes, s'ils s'étaient trouvés aux prises avec un oxygène
plus condensé, en même temps que sous l'influence d'une température
dépassant de beaucoup les proportions modernes ?

A la vérité, on pourrait répondre que l'homme fut d'abord organisé
de manière à subir ces conditions exceptionnelles sans nul préjudice
pour sa vie, ce qui assurément aurait été possible. Nous arrivons ainsi
à reconnaître qu'aucun indice positif n'est propre à dissiper l'obscurité
qui règne encore dans ce problème de la science ; et, tout bien considéré, ce qu'il est le plus naturel de croire, c'est que le surcroît de poids
atmosphérique, dont les conditions de température des temps préhisto-
riques sont le témoignage, était dû, pour sa plus grande part, à la présence de la vapeur d'eau ; tandis que la somme peut-être un peu plus
considérable des éléments nécessaires de l'air était simplement augmentée dans leur ensemble, sans aucun préjudice pour les rapports habituels
des gaz qui constituent l'atmosphère.

On peut regretter d'autant plus ces doutes relatifs à un autre âge que
leur éclaircissement dans le passé aurait pu éclairer d'un jour intéressant les pronostics qui regardent l'avenir de la vie sur le globe. Nous
avons appris, en effet, combien les phénomènes qui constituent notre
existence sont subordonnés à la densité extérieure de l'oxygène que nous
respirons. L'intérêt que le sujet présente m'inspire la pensée de laisser le
lecteur sous l'impression des principaux signes qui caractérisent, dans
l'ordre physiologique, les phases les plus élémentaires de cette action.
En voici le tableau succinct en ce qui regarde ses effets les moins contestables.

*§ 2. — Résumé succinct des principaux effets physiologiques dus aux
variations dans la pression de l'air.*

I. *Impressions générales.* — Il est une vérité qui appartient à toutes les
pressions constantes, soit qu'elles dépassent le point régulateur du niveau
des mers, soit qu'elles lui soient inférieures : cette vérité, c'est que l'habitude rend jusqu'à un certain point l'habitant inconscient de l'effort au
milieu duquel il passe sa vie. Les régions supérieures de l'air en fournissent la preuve par l'habitation des montagnes. Mais, si l'on en excepte
la faille peu considérable au fond de laquelle se trouve le lit de la mer
Morte, à 400 mètres environ au-dessous de la Méditerranée, l'homme n'a
trouvé nulle part sur la terre l'occasion de passer son existence sur un
sol qui lui ménage une pression dépassant celle du niveau des mers. On
ne peut donc point décrire les conséquences qui pourraient résulter de

cette situation pour l'homme, d'une manière permanente. On pourrait
être tenté de croire qu'il serait possible de faire cette étude sur les ouvriers qui passent une partie de leur vie occupés à des travaux miniers.
Mais il n'en est rien. Quelle que soit, en effet, la profondeur à laquelle
ces travaux sont parvenus, comme d'ailleurs, les points d'entrée sont
généralement placés très-haut, il est rare que les travailleurs descendent
assez pour parvenir même au niveau de la mer.

Il y a, cependant, quelques travaux, surtout dans les pays houillers,
qui s'ouvrent à des niveaux tout à fait inférieurs et transportent les ouvriers à des profondeurs notables. De Humboldt a cru devoir, dans ses
notes du Cosmos, donner quelque éclaircissement à ce sujet. « Quand il
s'agit de la plus grande profondeur à laquelle les travaux des hommes
aient pu atteindre, il faut distinguer entre la profondeur *absolue*, comptée
à partir de la surface même du sol, et la profondeur *relative*, comptée
seulement à partir du niveau de la mer. La profondeur relative atteinte
à Monte-Massi, en Toscane, au sud de Volterra, n'est que de 382 mètres, d'après Matteucci. Il est probable que la houillère d'Apendale, à
Newcastle-sur-Tyne, vient, en fait de profondeur relative, immédiatement
après le puits artésien de Newsalzwerk. Dans cette mine, les travaux d'exploitation s'exécutent à 658 mètres au-dessous de la surface ; malheureusement, je ne connais pas la hauteur exacte du sol au-dessus du niveau
de la mer. La profondeur de la mine de Monk-Wearmouth, à Newcastle,
est de 456 mètres seulement. Celle du charbonnage l'Espérance, à Serain,
413 mètres ; celle de l'ancien charbonnage Marihé, près de Val-Saint-
Lambert, dans la vallée de la Meuse, 376 mètres. Les fouilles les plus
profondes, en mesurant à partir du sol, ont été entreprises pour la plupart sur des plateaux, ou des vallées tellement hautes, que le niveau de
la mer n'a été dépassé que de bien peu, ou même n'a jamais été atteint.
Un puits de mine, actuellement abandonné, à Kuttemberg, en Bohême,
était arrivé à l'énorme profondeur absolue de 1151 mètres. A Saint-Da-
niel et à Geist, dans le district de Kitzbühl, les travaux étaient parvenus,
dans le seizième siècle, à 947 mètres. Les profondeurs absolues des mines
de Freiberg, en Saxe, sont de 592 et 557 mètres ; les profondeurs relatives
ne dépassent pas 203 et 84 mètres. La profondeur absolue des mines de
Jouachimsthal, en Bohême, est de 646 mètres, sans que les travaux soient
parvenus pour cela au niveau de la mer. Dans le Hartz, le puits Samson
a 670 mètres de profondeur absolue. Je ne connais pas, dans la ci-devant
Amérique espagnole, de mine plus profonde que celle de Valenciana, au
Mexique, où j'ai mesuré la profondeur de 514 mètres ; par conséquent,
il manquait encore 1816 mètres pour atteindre le niveau de la mer. [1] »

1. Humboldt, *Cosmos*, t. I, p. 487. Cette mesure fut prise en 1803. La profondeur était de
660 mètres en 1838.

Si nous voulions étendre nos considérations à la vie dans ce qu'elle a de général sur la terre, nous trouverions des êtres organisés pour vivre sous des pressions extraordinaires. Les sondages en pleine mer ont, en effet, trouvé des êtres vivants à toutes les profondeurs. Or, il paraît évident qu'il existe des étendues sous-marines à la distance verticale d'environ 2000 mètres, ce qui suppose une pression aqueuse approchant de deux cents atmosphères. Nous n'avons pas à nous arrêter à des considérations à ce sujet; mais il nous a paru intéressant de consigner le fait avant d'aller plus loin.

§ 3. *Effets partiels.*

Effets sur l'ouïe. — Il ne s'agit pas ici de pressions permanentes, mais de l'effet des transitions. Il est, en général, très-perceptible et quelquefois même fort douleureux sur l'organe de l'audition. En comprimant ou en raréfiant l'air ambiant, on détruit l'équilibre de pression sur les deux faces du tympan. De là, des tiraillements d'autant plus sensibles que le phénomène est plus accentué dans le sens purement statique. Mais on comprend qu'il n'en puisse survenir aucune conséquence bien sérieuse. Il est cependant certain que, dans la pratique des bains d'air appliqués aux malades, l'inconvénient en question peut avoir des conséquences désagréables. Il en résulte, en effet, quelquefois, des douleurs névralgiques qui persistent plusieurs jours, et, comme d'ailleurs, il s'y joint un bourdonnement très-incommode et presque vertigineux, les malades s'en effrayent et se découragent outre mesure. Il est rare, du reste, que l'on ait l'occasion d'observer des résultats aussi désagréablement appréciables; les sensations légères sont même presque absolument évitées, lorsque l'on prend la précaution de respirer, la bouche ouverte, avec quelques efforts de déglutition forcée.

§ 4. *Effets sur la peau.*

Effet des pressions constantes sur la peau. — Les pressions au-dessus de 760 millimètres barométriques ne s'observent sur l'homme que d'une manière accidentelle. On ne peut donc pas dire expérimentalement quels sont leurs effets sur les fonctions d'un homme dont une longue période de la vie se passerait dans ces circonstances devenues habituelles. Il n'en est pas de même des pressions moindres que celle qu'on supporte au niveau de la mer. Des peuples entiers s'offrent à notre observation dans ces conditions exceptionnelles. Or, l'état de la peau n'est nullement en rapport, dans les contrées élevées, avec les phénomènes purement accidentels présentés par les hommes qui s'élèvent rapidement dans les airs. Une fausse analogie de situations a établi sur ce point des croyances erronées. Une raréfaction permanente de l'atmosphère, bien loin de produire des congestions cutanées, donne à la peau des habitants des altitudes un aspect de sécheresse et de vacuité exagérées avec une décoloration généralement très-manifeste. Les hémorragies qu'on observe souvent sur les grandes élévations du Pérou ont été faussement attribuées à un appel naturel des liquides à la périphérie du corps. Elles sont, quand elles existent, le résultat d'une affection propre à ces contrées (*La verruga*) et s'observent dans des conditons d'hématose qui les font dépendre d'une décomposition du sang à la manière des hémorragies scorbutiques.

Effets des transitions barométriques sur la peau. — Les transitions barométriques vers les pressions amoindries affectent la peau d'une manière très-sensible et avec une intensité d'autant plus considérable que la différence entre la pression *maximum et minimum* est plus grande. Lorsque le point de départ est la pression habituelle du niveau des mers, la raréfaction n'étant possible sur l'homme que dans des limites compatibles avec l'existence, nous n'en pouvons faire l'étude que dans une différence qui ne dépasse pas une demi-atmosphère. La dépression atmosphérique lente à laquelle s'assujettissent les voyageurs qui gravissent des montagnes très-élevées, produit sur la peau des effets moins sensibles que ceux auxquels donnent lieu les aéronautes dont l'ascension est de beaucoup plus rapide. Chez ceux-ci comme chez les sujets autour desquels on fait artificiellement un vide partiel, la peau rougit, se boursouffle et devient le siége d'une sensation de chaleur. Il n'est pas douteux que les gaz ne se portent alors avec excès à la périphérie et il n'est pas douteux non plus qu'ils n'y produisent une excitation; tellement que les personnes dont les séances sous le vide aérothérapique se renouvellent tous les jours pendant une heure, sont sujettes à un léger prurit et à des sueurs plus ou moins abondantes, selon la susceptibilité individuelle.

Ce prurit, à peine sensible lorsque le vide s'opère à de faibles degrés, devient un véritable tourment, lorsque le point de départ dû à une compression antérieure permet de faire autour d'un sujet un vide relatif de plusieurs atmosphères. C'est là le phénomène curieux que les ouvriers des cloches à plongeur ont appelé *les puces*. Il figure faussement, dans les relations des confrères qui en ont traité, comme appartenant à la compression de l'air. D'après MM. Pol et Watel, M. François et M. Folley, cet accident n'a jamais été observé pendant les longues heures que les travailleurs passaient dans les tubes, sous les pressions les plus élevées. *Les puces*, comme les douleurs musculaires, apparaissent après le retour à l'air libre et, comme celles-ci, sont tellement inséparables du vide relatif qu'elles disparaissent chez les malades qui se replongent dans l'air

comprimé. L'excitation de la peau est donc un phénomène appartenant
au passage du plus au moins dáns les oscillations barométriques.

En somme :

1° *La peau paraît être indifférente aux pressions barométriques stables.*

2° *Elle est excitée par une diminution subite de pression.*

3° *La sensibilité serait probablement amortie par une transition contraire.*

§ 5. *Effets sur la respiration.*

Pressions constantes. — L'observation directe ne nous a pas mis à même
de savoir quelle serait l'action súr la respiration d'une pression exagérée
s'exerçant sur l'homme d'une manière constante et invariable. Mais
l'étude faite sur les habitants des grandes hauteurs nous permet de dire
les effets qu'une diminution permanente du poids de l'air produit sur
les phénomènes visibles de cette fonction. Si on la considère sur l'habitant des altitudes dans l'état de complet repos, on peut dire qu'elle est
en général sensiblement la même qu'au niveau de la mer, tant sous le
rapport de la fréquence de ses mouvements thoraciques qu'au point de
vue de son ampleur. S'il y avait quelque différence — et nous croyons,
en effet, qu'elle existe — elle consisterait dans un ralentissement notable,
surtout chez les femmes. Et ce ne serait pas alors autant un ralentissement régulier qu'un certain oubli intermittent de respirer, suivi d'inspirations profondes comme pour remplacer le temps involontairement
perdu. Quoi qu'il en soit de ce ralentissement ou de cette irrégularité
respiratoire dans l'état de complet repos, il est indubitable que les mouvements, quels qu'ils soient, ont pour effet d'accélérer la fonction et
souvent jusqu'à la rendre pénible et haletante. De sorte que, pour l'habitant des grandes hauteurs, il existe un contraste vraiment très-frappant
entre la respiration tranquille, lente et souvent suspendue de l'homme
en repos, et l'agitation ou l'anxiété respiratoire que l'on remarque dans
la marche, surtout quand elle est ascendante.

Effets des transitions barométriques sur la respiration. — Les observations qui ont été faites sur les sujets autour desquels l'air a été comprimé, dans un but thérapeutique ou pour des besoins industriels, ont
donné lieu à des rapports qui ne concordent pas absolument au point de
vue de la fréquence et de l'ampleur des mouvements respiratoires. En
cherchant à découvrir la vérité à cet égard, on arrive à la conviction que
le séjour dans les appareils pneumatiques à air comprimé n'impressionne
que très-modérément les mouvements du thorax, lorsque les sujets sont
en repos. Les travailleurs eux-mêmes, malgré leur fatigue, ne paraissent
pas en être bien sensiblement influencés.

La transition vers un air moins comprimé a été très-exactement observée par nous dans les appareils dont nous faisions usage dans un but thérapeutique. Nous pouvons affirmer que la respiration de nos sujets n'est pas sérieusement troublée par une dépression de 20 centimètres opérée en un quart d'heure dans cette atmosphère. Contrairement à des idées préconçues sur le manque d'air, la respiration est même, pour beaucoup de personnes, comme secourue par ce vide partiel. Les mouvements du thorax se ralentissent. Il y a des pauses, comme des oublis de respirer, après lesquels une inspiration profonde est suivie d'un nouveau calme ou d'une pause nouvelle. Nos malades ne jouissent pas, en général, de ce bien-être, lorsque l'air leur est rendu, fût-ce fort lentement, pour terminer la séance. Alors la respiration se montre pour quelques-uns fort gênée. Nous nous présentons nous-même comme sujet d'observation à cet égard. La première fois que nous sommes entré dans notre récipient, le retour ménagé de l'air nous a produit une telle gêne que nous en étions comme menacé de syncope, et nous avons dû à deux reprises fermer le robinet.

Nous pouvons donc résumer notre pensée sur ce paragraphe en disant :

1° *Les mouvements respiratoires dans l'air raréfié d'une manière permanente sont lents, entrecoupés de pauses, dans l'état de repos. Ils sont, au contraire, pénibles, haletants, quand les sujets s'agitent.*

2° *Le travail dans l'air comprimé ne paraît pas agir sur les mouvements respiratoires plus sensiblement qu'à l'air libre.*

3° *L'air déprimé au quart d'atmosphère, par transition sagement ménagée, produit du calme dans les mouvements respiratoires, tandis que le retour de l'air dans les appareils impressionne péniblement, en l'accélérant, la respiration des sujets qui s'y trouvent placés.*

§ 6. — *Effets sur la circulation.*

Pressions permanentes sur la circulation. — L'air comprimé à plusieurs atmosphères n'a été étudié dans ses effets sur l'homme que dans les heures employées par des ouvriers aux travaux industriels. Le maximum de dix heures passé sous les appareils pneumatiques dans ces circonstances n'est pas suffisant pour établir l'habitude, d'autant moins que les retours quotidiens et successifs à l'air libre et à l'air comprimé font naître chez les hommes dévoués à ces travaux dangereux une série de phénomènes qui appartiennent à l'ordre irrégulier des perturbations. Nous pouvons nous faire une plus juste idée de l'action des pressions permanentes sur le cours du sang en portant notre attention sur les habitants de niveaux très-différents. En procédant de la sorte, nous arrivons à constater que, sur les altitudes qui privent l'homme de plus d'un

quart du poids de l'air, la circulation a une tendance à s'accélérer. Si
chez les sujets en repos elle n'est guère différente de ce que nous la savons être au niveau de la mer, il est certain du moins que la moindre
cause la trouble, et qu'elle n'a pas la même tendance que la respiration à
une excessive lenteur. De sorte que l'on peut considérer comme une
vérité que les mouvements du cœur et ceux du thorax n'obéissent pas
de la même manière aux influences des altitudes dans les moments de
repos. C'est là une nuance délicate chez beaucoup de personnes; mais
nous l'avons vue se produire assez souvent comme fait évident, pendant
notre longue pratique, sur les hauteurs du Mexique, pour que nous n'hé-
sitions pas à l'énoncer comme vérité générale.

Du reste, contrairement à ce qu'on a avancé par suite d'idées préconçues, la circulation superficielle ne se caractérise nullement par l'engorgement ou la richesse des petits vaisseaux. Comme nous l'avons dit plus
haut, la peau est, au contraire, sèche et décolorée sur les altitudes. Les
hémorragies, sauf celles qui accompagnent la parturition, n'y sont pas
plus communes qu'au niveau de la mer.

Mais il nous paraît indubitable que la circulation a plus de tendance à
s'affaiblir avec l'âge, sur les altitudes, que vers les niveaux les plus inférieurs. Le pouls y est, en général, petit, dépressible. Les artères des extrémités des membres abdominaux diminuent souvent de calibre, sans
qu'on puisse attribuer à des prédispositions individuelles ce phénomène
qui paraît réellement dépendre de circonstances générales influant sur
l'hématose et sur l'impulsion du cœur.

La fréquence des congestions abdominales et surtout hépatiques semble
également indiquer sur les altitudes une action s'exerçant sur la circulation de la veine-porte pour la ralentir.

Effet des transitions barométriques sur la circulation du sang. — Ces transitions paraissent agir dans le même sens que les actions permanentes :
effectivement tous les observateurs, M. Junod excepté, nous affirment que
le pouls diminue très-sensiblement dans les appareils à air comprimé.
M. Tabarié retire même de ce fait son argument favori en faveur de l'action sédative du refoulement de l'air. Nous pensons qu'il a raison ; mais
nous n'avons pas tort de voir dans ce signe physiologique des motifs de
condamner les affirmations à propos de l'artérialisation exagérée du
sang sous l'air comprimé. Du reste, cette sédation circulatoire se confirme
par l'expérience opposée. Le pouls, en effet, s'accélère dans les appareils
à raréfier l'air. Mais on aurait tort de croire que ce signe soit bien sensible sur la plupart des sujets soumis à l'expérience. Il est, au contraire,
plus ordinaire de voir le pouls conserver presque absolument ses mouvements normaux pendant l'heure entière que nos malades passent dans
nos appareils aérothérapiques.

En résumé :

1° *La raréfaction permanente de l'air à plus d'un quart d'atmosphère accélère les mouvements du cœur; mais les forces d'impulsion en paraissent être diminuées.*

2° *Les bains d'air comprimé ont une action sédative sur la circulation.*

3° *L'air raréfié à moins d'un quart d'atmosphère est, au contraire, excitant de cette fonction.*

§ 7. — *Effets sur la digestion.*

Pressions permanentes sur les digestions. — Notre pratique des hauteurs du Mexique nous permet d'affirmer qu'une diminution permanente d'un quart d'atmosphère altère les forces digestives d'une manière assez grave. Il est à remarquer, du reste, que dans ces contrées les fonctions de l'estomac se mettent en parfait accord avec l'hématose. Dans les localités exceptionnelles où l'humidité constante de l'air favorise l'artérialisation du sang, l'estomac désire et élabore l'aliment avec plus de régularité. Dans les lieux où, comme conséquence naturelle de la hauteur, l'atmosphère est très-sèche et par conséquent peu hématosante, les digestions sont pénibles et les dyspepsies fort communes.

Les fonctions digestives s'accomplissent avec la plus grande perfection à des hauteurs modérées. Cette vérité est connue de tout le monde et rentre d'une manière vulgaire dans les effets généraux *de l'air vif des montagnes.*

Effets des transitions barométriques sur la digestion. — Nous avons souvent entendu dire et nous avons lu que la digestion était accélérée et la faim fortement accrue sous l'influence de la condensation artificielle de l'atmosphère. Mais, de notre côté, nous avons été témoin d'un surcroît extrême d'appétit causé par le séjour sous l'appareil à raréfier. D'autre part, les ascensions sur les hautes montagnes non-seulement n'accroissent pas les forces digestives, mais produisent le dégoût, des nausées et même le vomissement. Il s'agit de discerner la vérité, non encore cherchée, au milieu de cet apparent désaccord.

Il est d'abord hors de doute que les premiers pas dans les ascensions vers les hauts sommets excitent l'appétit à un point extrême. Si l'excursion se maintient à ces premières hauteurs, les digestions s'accélèrent, et l'exercice, apéritif en tous lieux, le devient ici d'une façon peu commune. Là n'est donc pas le point nuisible ; là se trouve, au contraire, le point avantageux.

Mais si l'ascension, augmentant sans cesse, transporte le voyageur à une altitude variant de 2 à 3 mille mètres, l'aliment, un moment désiré par suite d'une sensation d'extrême faiblesse, ne tarde pas à être repoussé avec un grand dégoût ; peu à peu les nausées surviennent, et le vomissement met le comble à la perversion de la fonction.

Est-il donc possible de qualifier d'une manière uniforme l'effet de la pression de l'air sur les fonctions de l'estomac? Oui, sans doute ; mais on ne le fera pas d'une façon judicieuse, si on lui attribue les mêmes oscillations du plus au moins que celles du baromètre. Nous pensons, au contraire, qu'on restera dans le vrai, si l'on calque son jugement sur le pouvoir hématosant de la pression de l'atmosphère. On dirait alors : « Les forces digestives sont accrues par les mouvements barométriques qui donnent un surcroît d'hématose. »

A ce compte, nous ne croirions nullement que le désir momentané d'aliment et de boissons alcooliques, ressenti sous l'air comprimé *par les travailleurs seulement*, soit le signe d'un surcroît de force digestive. Nous y verrions uniquement le sentiment d'une faiblesse de laquelle l'homme cherche à se relever par les stimulants qui lui sont le plus habituels.

§ 8. — Effets sur la nutrition générale.

Nous dirons maintenant, pour suivre l'argument de l'article qui précède, que les ouvriers qui travaillent plusieurs jours sous l'air comprimé maigrissent notablement et présentent les signes d'un grand dépérissement général. Cette émaciation progressive est mise par nos devanciers sur le compte exclusif de la compression de l'air et considérée comme une conséquence des ravages d'un oxygène surabondamment absorbé. Mais ce jugement nous paraît être le résultat d'une appréciation injuste. Nous pensons, en effet, que les combustions animales sont diminuées sous une atmosphère condensée outre mesure ; nous l'avons déjà dit et nous prenons occasion de le répéter ici. On a donné comme preuves de l'augmentation présumée de la combustion interstitielle, sous l'air comprimé, des sueurs abondantes, et surtout l'augmentation extrême d'une urine dont on n'a même pas cherché à faire l'analyse, comme si les chlorotiques, les gens nerveux et les sujets faibles de toute espèce n'urinaient pas aussi très-abondamment. Cette abondance d'urine pourrait être, au contraire, considérée comme preuve d'un effort de la nature pour se débarrasser d'un excès d'acide carbonique. Un travail présenté à l'Académie de médecine, en 1863, démontrait que les urines contiennent de l'acide carbonique et sont par conséquent un véhicule pour l'élimination.

Le dépérissement des sujets qui travaillent dans l'air comprimé à plusieurs atmosphères nous paraît tenir à deux causes : 1° Au travail lui-même, qui n'est pas en rapport avec ce qu'il leur reste de forces. Les ingénieurs qui dirigent ces labeurs nous assurent, il est vrai, que les ouvriers s'y livrent avec ardeur et sans la moindre gêne. Hamel ne pousse cependant son admiration sur ce point que jusqu'à l'étonnement de voir que *les ouvriers travaillent au fond de la mer comme ils feraient à l'air libre*[1].

Les docteurs Pol et Vatel portèrent la contemplation poétique jusqu'à voir dans les travailleurs une *alacrité extra-normale,* tandis qu'ils se voyaient pour leur propre compte prosaïquement *condamnés, sous peine de suffocation, à un repos presque absolu*[2].

Nous ne voyons du reste, dans ces rapports, que les signes d'un étonnement très-naturel à l'aspect inattendu d'hommes qui travaillent dans un milieu, à tous les points de vue si anormal. C'est comme l'admiration d'un voyageur à la vue d'un arbre très-vulgaire et d'une flaque d'eau croupissante au milieu d'un désert aride qu'il vient de traverser au prix de mille fatigues. La vérité est que ces malheureux ouvriers, imparfaitement hématosés, se livrent à des labeurs qui dépassent leurs forces et leur dépérissement en est une des conséquences. 2° L'émaciation dont ils offrent l'exemple puise sa seconde cause dans la raréfaction relative de l'air à laquelle ils doivent s'assujettir à leur sortie des appareils. C'est dans cette transition, comme nous l'avons déjà dit, qu'ils sont hyperoxydés outre mesure et partant brûlés d'une manière exceptionnelle.

En sorte que, pour résumer ces deux derniers paragraphes, nous pouvons donc dire :

1° *La dépression constante de l'air au delà d'un quart d'atmosphère, à partir de la pression du niveau des mers, diminue les forces digestives.*

2° *L'habitation à une altitude modérée augmente l'appétit et la nutrition générale;*

3° *Le travail dans l'air comprimé est au-dessus des forces des ouvriers et est, par cela même, pour eux, une cause de dépérissement;*

4° *La raréfaction subite qui suit la compression de l'air dans les travaux industriels est une autre cause du dépérissement des ouvriers;*

5° *Les appareils médicaux à raréfaction de l'air sont directement apéritifs;*

6° *Les appareils à condensation peuvent produire et produisent accidentellement le même résultat par le retour à l'air libre.*

1. Bibliothèque de Genève, p. 233.
2. *Annales d'hygiène* en 1854, p. 247.

RÉFLEXIONS FINALES

SUR LES PENSÉES QUI DOMINENT CE LIVRE

ET SUR LES CRITIQUES DONT ELLES ONT ÉTÉ L'OBJET

Si nous voulons maintenant considérer dans son ensemble cet intéressant sujet de l'état physiologique de l'homme sain, en rapport avec les innombrables variétés de pression barométrique auxquelles il peut être assujetti sans y courir des risques bien sérieux pour sa vie, nous serons forcés de reconnaître encore une fois que l'habitude corrige généralement les impressions mauvaises et maintient le fonctionnement des organes dans les limites d'une vitalité satisfaisante. Quels que soient les écarts exceptionnels, durables ou passagers, qui se seront fait remarquer dans chaque appareil isolément observé, l'harmonie s'établit dans la solidarité commune, et l'existence se développe habituellement, je ne dirai pas sans originalité, mais sans que des accidents sérieux soient l'indice des efforts que l'atmosphère exerce sur l'économie entière.

C'est ainsi que nous avons vu l'homme s'égarer vers les régions supérieures de l'air et y établir sa résidence définitive dans un bien-être tellement apparent que l'on a pu dire, avec toutes les illusions de la vérité, qu'il était absolument insensible aux variations barométriques extérieures. Ce livre s'est donné la mission de prouver que la nature est restée, sur ce sujet, beaucoup plus logique qu'on n'a paru croire. Si elle a fourni à l'homme, sur les hauteurs comme en tous lieux, les moyens d'éluder les influences qui l'entourent, par suite d'un fonctionnement approprié de ses organes, cela n'a pu s'effectuer qu'en entraînant une manière d'être dont les caractères dominants sont des plus dignes d'étude. Or, remarquez-le bien, depuis que j'ai attiré l'attention sur cette manière d'être, elle est devenue tellement évidente sur les altitudes que, parmi les plus obstinés de mes contradicteurs, je n'en pourrais pas citer un seul qui n'en ait reconnu l'incontestable réalité; seulement, ils prétendent que la raréfaction de l'air n'est pas nécessaire pour expliquer cette originalité dont ils ne songent nullement à nier l'existence.

J'ai donc la satisfaction, en terminant mon livre, de constater cet intéressant accord, et je laisse au bon sens le soin de dire si, lorsque tout affirme que l'homme des hauteurs n'est pas le même que celui du niveau des mers, il serait logique de prétendre que les conditions barométriques extraordinaires, au milieu desquelles il passe sa vie, restent absolument étrangères à la durée de cet état de choses.

On a vu, du reste, dans le cours de ce livre, que l'originalité vitale de l'habitant des altitudes se traduit en phénomènes morbides qui fixent l'attention de la manière la plus attachante. Je me suis efforcé de mettre en évidence l'accord physiologique que l'observation y dévoile entre l'homme sain et l'homme malade. J'ai le regret de dire que, à ce propos, on m'a accusé trop légèrement d'avoir noirci la situation au delà de toute justice. J'ai dit, il est vrai, que l'homme des hauteurs, victime d'une respiration incomplète, se présentait à l'observateur avec les signes d'un affaiblissement marqué. Mais ce serait traiter fort injustement ma pensée que de m'attribuer la conviction d'une décadence physique de la génération qui peuple actuellement les hauteurs des pays hispano-américains. Je pense précisément le contraire. Je crois qu'une race absolument appropriée à ces climats de l'Amérique tend à prévaloir chaque jour davantage et donne l'espoir le plus fondé d'un avenir prospère. D'ailleurs, les statistiques de M. Reyes, en constatant la présence d'un grand nombre d'habitants d'un âge très-avancé, prouvent que les influences énervantes ne s'exercent pas au point qu'il ne soit nullement possible d'en éluder les effets. A la vérité, la constatation de l'existence de centenaires dans une localité n'est pas toujours la preuve de la supériorité de son climat. Le Brésil est certainement un pays à bien des égards peu salubre. Cela n'empêche pas que ce ne soit une des contrées d'où nous vient le plus souvent la nouvelle de gens arrivés à cet âge extrême de la vie. J'ai eu le plaisir de connaître à Tabasco, pays insalubre au premier chef, un de ses habitants qui s'occupait volontiers de supputations sur la durée de la vie. Une petite brochure, fort intelligemment conçue par lui, ne laissait aucun doute sur la fréquence avec laquelle on voyait des centenaires dans cet État de la République mexicaine. Malheureusement, à côté de cette exubérance exceptionnelle de vitalité, les premiers âges et les âges intermédiaires souffraient et périssaient en proportion considérable; de sorte que l'on pourrait affirmer qu'un centenaire n'est souvent qu'une illusion troublant les réalités de l'ensemble. Il est vrai encore que ce ne sont pas les gens les plus forts qui prolongent davantage leur vie, et cette réflexion suffit à faire comprendre que la constatation d'une vieillesse fort avancée sur les hauteurs du Mexique n'est pas une objection sérieuse aux pensées qui dominent dans ce livre.

Quoi qu'il en soit, mon travail sur la statistique du pays est la démonstration d'un progrès très-satisfaisant de la population. Je prouve, en effet, que dans des circonstances normales d'ordre et de sécurité on y peut constater une augmentation régulière de 10 p. 1000 habitants annuellement. Si l'on prend note de ce fait, que l'immigration est à peu près étrangère à cet accroissement, on n'a vraiment nulle raison de s'en montrer peu satisfait. On le comparerait à tort aux progrès de la nation voisine. Les États-Unis, en effet, recrutent leurs avantages, sous ce rapport, dans l'affluence considérable des hommes de l'ancien monde. Mais des travaux nombreux de statistique ont prouvé que la population y serait presque stationnaire si elle était abandonnée à ses seules ressources. Ce que j'ai dit du Mexique est donc bien loin d'être décourageant. Les illusions avaient peut-être embelli cette situation ; c'est avec peine que l'esprit se résigne à les voir se dissiper ; mais il est certain que la vérité qui les remplace est des plus satisfaisantes.

Pourquoi d'ailleurs un peuple s'offenserait-il de l'accusation d'être composé d'individualités peu caractérisées par la force musculaire? L'intelligence servie par le développement d'une santé prospère n'a nul besoin d'être secondée par des constitutions herculéennes pour s'élever au premier rang des influences sociales. Je n'ai donc aucun regret d'avoir écrit que les Américains des altitudes, dont les qualités sont d'ailleurs des plus estimables, ne brillent pas, en général, par le développement de leur force musculaire ; je me réjouis même d'en avoir donné la preuve, parce que, sans manquer aux considérations dont ils sont dignes, j'ai puisé dans cette vérité l'occasion d'éclairer la nature de leurs souffrances, lorsque la santé les abandonne.

Quant à ce qui regarde cette santé perdue, j'ai dit, il est vrai, que l'habitant des altitudes est généralement frappé d'un degré d'impuissance très-marquée pour résister aux affections nombreuses qui l'atteignent. J'ai même ajouté qu'un état anémique, dont j'ai fait ressortir l'originalité, imprime à la pathologie entière un cachet particulier qui en aggrave trop souvent les caractères. J'ai cru d'ailleurs devoir dénoncer les hauteurs de l'Anahuac comme étant la source naturelle d'un typhus très-redoutable dans ses effets, et cela est vrai, sans nul doute. Mais en le disant, je n'ai nullement prétendu décrire autre chose qu'une originalité réelle dans la constitution pathologique. J'ai voulu dire que, puisqu'il n'est donné à l'homme de se soustraire nulle part sur la terre à une somme de souffrances qui, tôt ou tard, termine sa vie, il était d'une importance de premier ordre de circonscrire avec vérité le cercle de maladies dans lequel se développent, le plus habituellement, les maux auxquels l'habitant des altitudes succombe. Mais, à côté du tableau véridique que j'en ai tracé, j'ai pris soin de dire que le plus cruel fléau de l'humanité, la phthisie pulmonaire, était

fort rarement observé. Ce qui signifie que si l'on meurt sur l'Anahuac plus
qu'ailleurs par le typhus et les états adynamiques, on s'y conserve davantage en évitant les ravages de la tuberculose consomptive. Somme toute,
la compensation existerait peut-être, si un concours de précautions
mieux comprises et mieux pratiquées faisait baisser le chiffre de la mortalité de l'enfance; car il est très-certain que, de 15 à 30 ans, on meurt
sur les hauteurs infiniment moins qu'au niveau de la mer.

Ce que j'ai écrit sur les souffrances de l'Anahuac est donc uniquement
la conséquence du triste devoir auquel le médecin est assujetti. Il est destiné à voir et à soulager les maux dont l'humanité est partout victime.
Il va sans dire d'ailleurs que, quand il se propose d'envisager un pays
sous le rapport des originalités locales, il ne saurait se donner le plaisir
d'en décrire uniquement les joies et les délices. Il a la triste obligation
de parler des souffrances qu'on y endure et d'en tracer le tableau, quelque peu réjouissant qu'il soit d'ailleurs pour des regards qui n'en ont
pas l'habitude et pour des intérêts qui en restent naturellement conster-
nés. C'est ce devoir que j'ai rempli, lorsque j'ai décrit la climatologie de
l'Anahuac. La mauvaise humeur que certaines gens en ont conçue est
puérile plus qu'on ne saurait dire. Je m'en console aisément en pensant
aux intentions généreuses qui n'ont cessé de me guider, et par la conviction d'avoir payé mon tribut de reconnaissance à ce pays que j'aime,
que j'estime et que je salue de mes sympathies en lui dédiant ce livre.

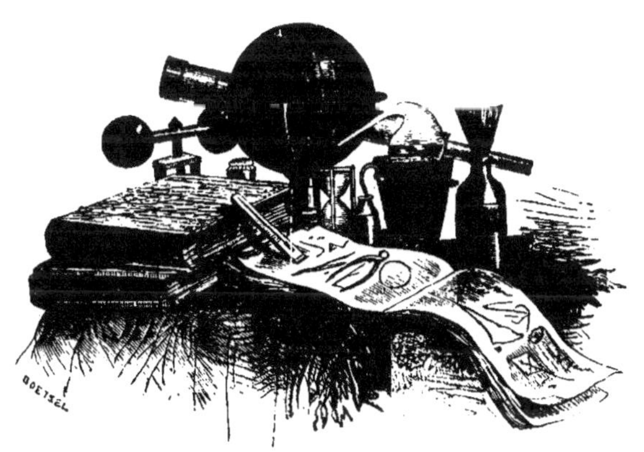

NOTES

ET DOCUMENTS COMPLÉMENTAIRES

Cette partie supplémentaire de mon livre ne doit pas y être considérée comme un hors-d'œuvre dont il fût possible de le priver, sans aucun inconvénient pour la clarté de ses conclusions. Le désir de ne pas interrompre la marche de mes démonstrations par la confusion que trop de détails entraînent, m'a fait négliger bien souvent des points d'un intérêt d'autant plus grand qu'ils méritaient de figurer dans mon texte à titre de preuve des vérités qui étaient en cause. D'autres fois, j'ai craint de fatiguer l'attention du lecteur par une série trop prolongée de chiffres. Par moments aussi, il m'a semblé que certains faits dont la connaissance paraissait être promise par le seul titre de ce livre, n'avaient nul besoin d'y apparaître dans un ordre logiquement calculé, et qu'ils conserveraient toute leur valeur lors même qu'ils seraient présentés dans l'isolement, sans la nécessité d'une exposition méthodique. Ce que je me propose de dire encore est donc pour mon sujet aussi nécessaire que ce qui a été traité jusqu'ici. Il est aisé d'en voir la preuve dans l'intérêt que présente le premier article que nous allons soumettre à l'attention du lecteur. Il exposera la pratique des applications du baromètre à la mesure des hauteurs : fait capital dont les précédents de ce livre ont démontré toute l'importance.

I

APPLICATION DU BAROMÈTRE A LA MESURE DES HAUTEURS.

Je suppose mes lecteurs suffisamment initiés aux progrès qui ont été faits dans l'art de construire le baromètre. Ils savent aussi, sans nul doute, les raisons scientifiques qui ont inspiré à différents auteurs les modifications opérées successivement dans la construction de cet instrument. Je me limiterai donc à leur rappeler que, quelle que soit la forme qu'on adopte, elle a nécessairement pour base deux choses essentielles : le tube destiné à contenir la colonne mercurielle, et le récipient inférieur appelé à recevoir et à fournir la quantité de métal que l'instrument y déverse en descendant et celle qu'il y puise quand il monte. On voit tout de suite, à l'annonce de cette augmentation et de cette diminution, la difficulté de maintenir le point de départ de la division du tube au niveau de la surface mobile du mercure inférieur. C'est cependant une nécessité absolue, pour l'exactitude de l'observation, d'avoir constamment une identité parfaite entre le zéro du baromètre et la surface du mercure sur lequel pèse l'air atmosphérique. Le choix de l'instrument, quand il s'agit de calculs exacts, ne saurait donc être considéré comme chose indifférente. Pour mériter la préférence de l'observateur, cet instrument devra garantir avant tout contre l'inconvénient dont nous venons de parler. Le baromètre à cuvette de Fortin est digne, sous ce rapport, de nos préférences. On sait, en effet, qu'une combinaison ingénieuse permet d'y faire monter ou descendre, à volonté, le mercure dans la cuvette, de manière à le tenir constamment affleuré avec le zéro de la colonne. Il a un autre avantage, c'est que, au moyen du même mécanisme, il est facile de faire remonter tout le métal liquide, de manière à remplir complétement la cuvette et le tube. Or, cette circonstance est indispensable pour le transport. Il suffirait, en effet, qu'on laissât au mercure intérieur la possibilité du ballottement, pour qu'aucun instrument n'y pût résister. Le baromètre de Fortin réunit donc les meilleures conditions pour l'exactitude du calcul et pour les mouvements du voyage[1].

Je n'ai pas le dessein de décrire longuement les opérations auxquelles il faut se livrer pour l'usage du baromètre appliqué à la mesure des hauteurs. Je veux seulement rappeler les circonstances principales qui les compliquent. En substance, il s'agit de déterminer la différence opérée par le changement de la pression de l'air dans la colonne barométrique, entre deux points de hauteur différente. Mais la pression de l'air n'agit pas toujours seule pour imposer ce changement dans la hauteur du mercure. La température y prend part également, par où l'on voit que le calcul ne serait possible qu'à la condition de tenir compte de cet élément essentiel. On ne doit pas non plus perdre de vue que, plus on s'éloigne du centre de la terre, moindre est la force d'attraction qui s'exerce à sa surface. Cette particularité, par conséquent, influe pour faire varier, entre deux points de niveaux différents, la hauteur à laquelle le mercure doit s'élever dans le tube barométrique.

C'est en respectant toutes ces données que Laplace détermina une formule qui est restée depuis lors dans la pratique. La voici, avec quelques modifications consignées par M. Delcros dans l'étude à laquelle j'ai déjà renvoyé mes lecteurs[2] :

---

1. Ceux de mes lecteurs qui désireraient prendre connaissance d'une dissertation très-instructive sur le choix à faire d'un baromètre, la trouveront dans l'Annuaire météorologique de la France, année 1849, par M. Delcros.

2. L'annuaire du bureau des longitudes renferme des tables et des indications qui conduisent à des mesures plus exactes. Mais le procédé est un peu plus compliqué. Celui que je propose ici, à cause de sa plus grande simplicité, ne pourrait d'ailleurs pas s'écarter de l'annuaire de plus de 1/2 pour 100 dans les résultats.

TABLES

POUR LE CALCUL DES DIFFÉRENCES DE NIVEAU

PAR DES

OBSERVATIONS BAROMÉTRIQUES

CALCULÉES D'APRÈS LA FORMULE COMPLÈTE DE LAPLACE

AVEC QUELQUES MODIFICATIONS D'APRÈS

M. J. DELCROS

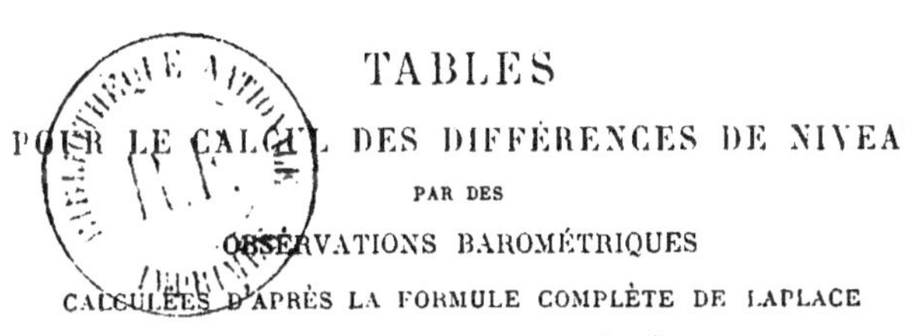

CONSTRUCTION DES TABLES.

Faisons : $z =$ différence de niveau des deux baromètres.

$a =$ rayon terrestre moyen $= 6\,366\,200$ mètres.

$L =$ latitude moyenne entre les deux stations.

En outre :

à la station

inférieure
$\begin{cases} h = \text{hauteur observée du baromètre.} \\ T = \text{température du baromètre.} \\ t = \text{température de l'air.} \end{cases}$

supérieure
$\begin{cases} h' = \text{hauteur observée du baromètre.} \\ T' = \text{température du baromètre.} \\ t' = \text{température de l'air.} \end{cases}$

Faisons enfin $H = h' + h' \left(\dfrac{T - T'}{6196} \right)$;

nous aurons, d'après Laplace, l'équation générale et complète suivante :

$$z = 18\,336 \text{ mèt.} \times \left\{ \frac{\left(1 + \dfrac{2 \cdot (t + t')}{1000} \right)}{(1 + 0{,}0028371 \cos. 2\,L)} \middle/ \left[\left(1 + \frac{z}{a} \right) \cdot \text{Log.} \left(\frac{h}{H} \right) + \frac{z}{a} 0{,}868589 \right] \right\}$$

d'où :

$$z = \text{Log.} \left(\frac{h}{H} \right) 18336 \text{ mètr.} \times \left\{ \frac{\left(1 + \dfrac{2 \cdot (t + t')}{1000} \right)}{(1 + 0{,}0028371 \cos. 2 \cdot L)} \middle/ \left(1 + \frac{\left(\log. \left(\frac{h}{H} \right) + 0{,}868589 \right) \cdot \frac{z}{a}}{\text{Log.} \left(\frac{h}{H} \right)} \right) \right\}$$

« Mettant dans cette expression la valeur en mètres du rayon terrestre moyen a, faisant $z = \text{Log.} \left(\frac{h}{H} \right) 18336$ et $\text{Log.} \left(\frac{h}{H} \right) = \left(\frac{z}{18336} \right)$, ce que l'on peut faire sans erreur sensible, la formule ci-dessus prendra la forme, assez exacte pour la pratique :

$$z = \text{Log.} \left(\frac{h}{H} \right) \cdot 18336 \text{ mèt.} \times \left\{ \frac{\left(1 + \dfrac{2 \cdot (t + t')}{1000} \right)}{(1 + 0{,}0028371 \cos. 2 \cdot L)} \left(1 + \frac{z + 15926}{6366200} \right) \right\}$$

« dont les quatre facteurs peuvent facilement se développer en Tables auxiliaires, ainsi que l'a fait M. Oltmanns. Mais ce savant a cru devoir développer le deuxième facteur, ce que je n'ai pas jugé convenable de faire, vu la facilité de son calcul direct et la trop grande étendue qu'il faudrait donner à cette Table pour éviter de pénibles interpolations.

« Dans le calcul de h'. $\left(\dfrac{T - T'}{6196}\right)$ M. Oltmanns a employé le coefficient constant de la dilatation absolue de la colonne mercurielle, tandis que je me suis servi de celui de la dilatation relative du mercure et de l'échelle en laiton. Il est évident que, si l'on mesurait les hauteurs mercurielles avec des échelles en bois, en verre, en fer, etc., il faudrait prendre autant de coefficients différents, et ma Table n° II ne pourrait être employée. En outre, ce savant a réuni les deux derniers facteurs de la formule générale en une seule Table à double entrée. Cette Table, que j'ai calculée en lui donnant un développement suffisant pour éviter la double interpolation, m'a paru beaucoup trop étendue et je l'ai supprimée pour lui substituer les deux Tables III et IV qui la remplacent avantageusement, en ce qu'elles ont exigé une somme de développements bien moindre et ne nécessitent aucune interpolation pénible.

« J'ai poussé le calcul de ces Tables au delà des limites auxquelles M. Oltmanns avait jugé convenable de s'arrêter, afin qu'elles pussent suffire aux cas les plus extrêmes.

« En tête de chaque Table j'ai écrit le facteur dont elle donne le développement, ce qui me dispense de toute autre explication.

« Toute ces Tables donnent à vue les nombres demandés : tout au plus, lorsqu'on vise à une grande précision, exigent-elles une interpolation à vue très-facile. Affranchir le calculateur du pénible et ennuyeux travail des interpolations a été mon but principal.

« Lorsqu'on procédera dans le calcul des différences de niveau dans un même ordre avec les Tables et avec la formule complète de Laplace, on arrivera toujours à des résultats identiques à un décimètre près, même dans les cas les plus extrêmes. C'est ce que l'exemple ci-après mettra en évidence.

« J'ai cru devoir ajouter à ce recueil la petite Table n° V que j'ai empruntée à l'Annuaire du Bureau des Longitudes de Paris. Elle sera bien rarement employée.

« Toutes ces Tables sont simples, claires et précises, elles ne donnent presque aucune chance d'erreur même au calculateur le moins exercé. Avec quelques jours de pratique, trois minutes suffiront pour le calcul complet d'une différence de niveau[1]. »

MANIÈRE DE CALCULER A L'AIDE DES TABLES SUIVANTES :

1° Soit h la hauteur du baromètre en millimètres à la station inférieure. On cherche dans la table I le nombre correspondant à cette hauteur. On cherche de même le nombre correspondant à h' qui est la hauteur du baromètre à la station supérieure, et l'on retranche ce nombre du premier. Ce reste est la différence de niveau approchée des deux stations.

2° Pour corriger ce nombre approché, soit T' la température du thermomètre attaché au baromètre supérieur, T celle du thermomètre attaché au baromètre inférieur, on cherche dans la Table II le nombre correspondant à la différence T' — T des deux thermomètres et l'on retranche du nombre approché si T' est plus petit que T ; l'on ajoute au contraire si T' est plus grand que T.

3° L'opération faite, on ajoute au nombre obtenu N le produit de ce nombre multiplié par la double somme des températures de l'air $(t + t')$ aux deux stations, et divisé par 1000 ; ou, en d'autres termes, la quantité exprimée par $\dfrac{N}{1000}$. $2\,(t + t')$. La somme est la différence de niveau très-approchée des stations exprimée en mètres.

4° Si les différences de niveau sont considérables, on trouvera, dans les Tables III et IV, deux corrections, la première est due au décroissement de la pesanteur suivant la latitude, elle est additive au sud du 45° degré de latitude, et négative au nord de la parallèle, ainsi qu'on le trouve.

---

1. Delcros. *Annuaire météorologique*, 1849.

indiqué en tête des deux premières colonnes : la seconde correction, due à la diminution de la pesanteur dans le sens de la verticale, est toujours positive.

5° Quand la station *inférieure* est très-élevée au-dessus de la mer, la Table V donne encore une petite correction additive.

TYPES DE CALCUL

Mesure de la hauteur de Guanaxuato,

par M. de HUMBOLDT.

Baromètre de la station supérieure...................... $h' = 600,95$ $T' = 21°,3$ $t' = 21°,3$
Baromètre au bord de la mer.. .... $h = 763,15$ $T = 25,3$ $t = 25,3$
La Table I donne pour nombres correspondants à..... .... $\begin{cases} h = 8183,5 \\ h' = 6280,8 \end{cases}$

Différence...................   1902,7
La Table II donne pour $T' - T$... − 5,2

Différence...................   1897,5 = N
$\dfrac{N}{1000} 2 (t + t') = 1,897 \times 93,2.$ ....+ 196,8

Somme.....................   2074,3
La Table III donne pour latitude moyenne 21°...............................+   4,3
La Table IV donne pour le décroissement de la pesanteur suivant la verticale.....+   6,0

D'où hauteur de Guanaxuato au-dessus de la mer.....................   2084,6

Mesure de la hauteur du Mont-Blanc, le 29 août 1844

par MM. BRAVAIS et MARTINS.

Baromètre à un mètre au-dessus de la cime.......... $h' = 424,05$ $T' = - 4°,2$ $t' = - 7°,6$
Baromètre de l'Observatoire de Genève............... $h = 729,65$ $T = 18,6$ $t = 19,3$
La Table I donne pour nombres correspondants à .... $\begin{cases} h \quad 7826,0 \\ h' \quad 3504,4 \end{cases}$

Différence...................   4321,6
La Table II donne pour $T' - T$.... .. ..— 29,3

Différence. ....   4292,3 = N
$\dfrac{N}{1000} 2 (t + t') = 4292 \times 23,4 = $.. . ...+ 100,4

Somme.....................   4392,7
La Table III donne pour latitude moyenne 46°..................... . ...— 0,4

Différence....   4392,3
La Table IV pour le décroissement de la pesanteur suivant la verticale..........+ 13,7
La table V pour l'élévation de la station barométrique inférieure.................+ 0,5

Somme   4406,5
Élévation du Baromètre inférieur au-dessus de la mer..................... ..   407,0

D'où élévation du Baromètre supérieur au-dessus de la mer.....................   4813,5
D'où enfin hauteur de la cime du Mont-Blanc...... ....   4814,5 [1]

---

1. *Annuaire météorologique*, 1849, p. 59.

TABLE I, donnant A = 18336 × log. H ou h...., argument H ou h en millimètres.

H ou h	N	0,0	0,1	0,2	0,3	0,4	0,5	0,6	0,7	0,8	0,9	Parties pour les centimil.	
288	4	23,4	26,2	28,9	31,7	34,4	37,2	40,0	42,7	45,5	48,2	1	0,3
289	4	51,0	53,8	56,5	59,3	62,0	64,8	67,5	70,3	73,0	75,8	2	0,5
290	4	78,5	81,3	84,0	86,7	89,5	92,2	95,0	97,7			3	0,8
290	5									00,4	03,2	4	1,1
291	5	05,9	08,7	11,4	14,1	16,8	19,6	22,3	25,0	27,8	30,5	5	1,4
292	5	33,2	36,0	38,7	41,4	44,1	46,8	49,6	52,3	55,0	57,7	6	1,6
293	5	60,5	63,2	65,9	68,6	71,3	74,0	76,7	79,5	82,2	84,9	7	1,9
294	5	87,6	90,3	93,0	95,7	98,4						8	2,2
294	6						01,1	03,8	06,5	09,2	11,9	9	2,4
295	6	14,6	17,3	20,0	22,7	25,4	28,1	30,8	33,5	36,2	38,9		
296	6	41,6	44,3	47,0	49,6	52,3	55,0	57,7	60,4	63,1	65,8		
297	6	68,4	71,1	73,8	76,5	79,1	81,8	84,5	87,2	89,9	92,5		
298	6	95,2	97,9										
298	7			00,5	03,2	05,9	08,6	11,2	13,9	16,6	19,2		
299	7	21,9	24,5	27,2	29,9	32,5	35,2	37,8	40,5	43,2	45,8		
300	7	48,5	51,1	53,8	56,4	59,1	61,7	64,4	67,0	69,7	72,3		
301	7	75,0	77,6	80,3	82,9	85,5	88,2	90,8	93,5	96,1	98,7		
302	8	01,4	04,0	06,6	09,3	11,9	14,5	17,2	19,8	22,4	25,1		
303	8	27,7	30,3	33,0	35,6	38,2	40,8	43,5	46,1	48,6	51,3		
304	8	54,0	56,6	59,2	61,8	64,4	67,0	69,6	72,3	74,9	77,5		
305	8	80,1	82,7	85,3	87,9	90,5	93,1	95,7	98,3				
305	9									01,0	03,6		
306	9	06,2	08,8	11,4	14,0	16,6	19,2	21,8	24,4	27,0	29,6		
307	9	32,1	34,7	37,3	39,9	42,5	45,1	47,7	50,3	52,9	55,5	1	0,3
308	9	58,0	60,6	63,2	65,8	68,4	70,9	73,5	76,1	78,7	81,3	2	0,5
309	9	83,9	86,4	89,0	91,6	94,1	96,7	99,3				3	0,8
309	10								01,9	04,4	07,0	4	1,0
310	10	09,6	12,1	14,7	17,3	19,8	22,4	25,0	27,5	30,1	32,7	5	1,3
311	10	35,2	37,8	40,3	42,9	45,5	48,0	50,6	53,1	55,7	58,2	6	1,5
312	10	60,8	63,3	65,9	68,4	71,0	73,5	76,1	78,6	81,2	83,7	7	1,8
313	10	86,3	88,8	91,4	93,9	96,4	99,0					8	2,1
313	11							01,5	04,1	06,6	09,1	9	2,3
314	11	11,7	14,2	16,7	19,3	21,8	24,3	26,9	29,4	31,9	34,5		
315	11	37,0	39,5	42,0	44,6	47,1	49,6	52,2	54,7	57,2	59,7		
316	11	62,2	64,8	67,3	69,8	72,3	74,8	77,3	79,9	82,4	84,9		
317	11	87,4	89,9	92,4	94,9	97,4	99,9						
317	12							02,4	05,0	07,5	10,0		
318	12	12,5	15,0	17,5	20,0	22,5	25,0	27,5	30,0	32,5	35,0		
319	12	37,5	40,0	42,5	45,0	47,5	50,0	52,4	54,9	57,4	59,9		
320	12	62,4	64,9	67,4	69,9	72,3	74,8	77,3	79,8	82,3	84,8		
321	12	87,2	89,7	92,2	94,7	97,1	99,6						
321	13							02,1	04,6	07,1	09,5		
322	13	12,0	14,5	17,0	19,4	21,9	24,4	26,8	29,3	31,8	34,2		
323	13	36,7	39,2	41,6	44,1	46,6	49,0	51,5	53,9	56,4	58,9		
324	13	61,3	63,8	66,2	68,7	71,1	73,6	76,1	78,5	81,0	83,4		
325	13	85,9	88,3	90,8	93,2	95,7	98,1					1	0,2
325	14							00,5	03,0	05,4	07,9	2	0,5
326	14	10,3	12,8	15,2	17,6	20,1	22,5	25,0	27,4	29,8	32,3	3	0,7
327	14	34,7	37,2	39,6	42,0	44,5	46,9	49,3	51,7	54,2	56,6	4	1,0
328	14	59,0	61,5	63,9	66,3	68,7	71,2	73,6	76,0	78,4	80,9	5	1,2
329	14	83,3	85,7	88,1	90,5	92,9	95,4	97,8				6	1,5
329	15								00,2	02,6	05,0	7	1,7
330	15	07,4	09,9	12,3	14,7	17,1	19,5	21,9	24,3	26,7	29,1	8	2,0
331	15	31,5	33,9	36,3	38,7	41,2	43,6	46,0	48,4	50,8	53,2	9	2,2
H ou h	N	0,0	0,1	0,2	0,3	0,4	0,5	0,6	0,7	0,8	0,9	Parties pour les centimil.	

TABLE I (*Suite*).

H ou h	N	0,0	0,1	0,2	0,3	0,4	0,5	0,6	0,7	0,8	0,9
332	15	55,6	58,0	60,4	62,8	65,1	67,5	69,9	72,3	74,7	77,1
333	15	79,5	81,9	84,3	86,7	89,1	91,4	93,8	96,2	98 6	
333	16										01,0
334	16	03,4	05,8	08,1	10,5	12,9	15,3	17,7	20,0	22,4	24,8
335	16	27,2	29,6	31,9	34,3	36,7	39,1	41,4	43,8	46,2	48,8
336	16	50,9	53,3	55,7	58,0	60,4	62,8	65,1	67,5	69,9	72,2
337	16	74,6	77,0	79,3	81,7	84,0	86,4	88,8	91,1	93,5	95,8
338	16	98,2									
338	17		00,5	02,9	05,2	07,6	10,0	12,3	14,7	17,0	19,4
339	17	21,7	24,1	26,4	28,8	31,1	33,4	35,8	38,1	40,5	42,8
340	17	45,2	47,5	49,8	52,2	54,5	56,9	59,2	61,5	63,9	66,2
341	17	68,6	70,9	73,2	75,6	77,9	80,2	82,6	84,9	87,2	89,5
342	17	91,9	94,2	96,5	98,9						
342	18					01,2	03,5	05,8	08,2	10,5	12,8
343	18	15,1	17,4	19,8	22,1	24,4	26,7	29,0	31,4	33,7	36,0
344	18	38,3	40,6	42,9	45,2	47,6	49,9	52,2	54,5	56,8	59,1
345	18	61,4	63,7	66,0	68,3	70,6	73,0	75,3	77,6	79,9	82,2
346	18	84,5	86,8	89,1	91,4	93,7	96,0	98,3			
346	19								00,6	02,9	05,2
347	19	07,5	09,6	12,0	14,3	16,6	18,9	21,2	23,5	25,8	28,1
348	19	30,4	32,7	34,9	37,2	39,5	41,8	44,1	46,4	48,6	50,9
349	19	53,2	55,5	57,8	60,1	62,3	64,6	66,9	69,2	71,5	73,7
350	19	76,0	78,3	80,6	82,8	85,1	87,4	89,6	91,9	94,2	96,5
351	19	98,7									
351	20		01,0	03,3	05,5	07,8	10,1	12,3	14,6	16,8	19,1
352	20	21,4	23,6	25,9	28,2	30,4	32,7	34,9	37,2	39,5	41,7
353	20	44,0	46,2	48,5	50,7	53,0	55,2	57,5	59,7	62,0	64,2
354	20	66,5	68,7	71,0	73,2	75,5	77,7	80,0	82,2	84,5	86,7
355	20	89,0	91,2	93,4	95,7	97,9					
355	21						00,2	02,4	04,6	06,9	09,1
356	21	11,4	13,6	15,8	18,1	20,3	22,5	24,8	27,0	29,2	31,5
357	21	33,7	35,9	38,2	40,4	42,6	44,8	47,1	49,3	51,5	53,7
358	21	56,0	58,2	60,4	62,6	64,9	67,1	69,3	71,5	73,7	76,0
359	21	78,2	80,4	82,6	84,8	87,0	89,3	91,5	93,7	95,9	98,1
360	22	00,3	02,5	04,8	07,0	09,2	11,4	13,6	15,8	18,0	20,2
361	22	22,4	24,6	26,8	29,0	31,2	33,4	35,6	37,9	40,1	42,3
362	22	44,5	46,7	48,9	51,0	53,2	55,4	57,6	59,8	62,0	64,2
363	22	66,4	68,6	70,8	73,0	75,2	77,4	79,6	81,8	83,9	86,1
364	22	88,3	90,5	92,7	94,9	97,1	99,3				
364	23							01,4	03,6	05,8	08,0
365	23	10,2	12,4	14,5	16,7	18,9	21,1	23,2	25,4	27,6	29,8
366	23	32,0	34,1	36,3	38,5	40,7	42,8	45,0	47,2	49,3	51,5
367	23	53,7	55,9	58,0	60,2	62,4	64,5	66,7	68,9	71,0	73,2
368	23	75,4	77,5	79,7	81,8	84,0	86,2	88,3	90,5	92,6	94,8
369	23	97,0	99,1								
369	24			01,3	03,4	05,6	07,7	09,9	12,1	14,2	16,4
370	24	18,5	20,6	22,8	24,9	27,1	29,2	31,4	33,5	35,7	37,8
371	24	40,0	42,1	44,3	46,4	48,6	50,7	52,9	55,0	57,2	59,3
372	24	61,5	63,6	65,8	67,9	70,1	72,2	74,3	76,5	78,6	80,8
373	24	82,9	85,0	87,2	89,3	91,4	93,6	95,7	97,8	99,9	
373	25										02,1
374	25	04,2	06,3	08,4	10,6	12,7	14,8	16,9	19,0	21,2	23,3
375	25	25,4	27,5	29,6	31,8	33,9	36,0	38,1	40,2	42,4	44,5
376	25	46,6	48,7	50,8	53,0	55,1	57,2	59,3	61,4	63,6	65,7

Parties pour les centimil.

1	0,2	1	0,2	1	0,2
2	0,5	2	0,4	2	0,4
3	0,7	3	0,7	3	0,6
4	1,0	4	0,9	4	0,9
5	1,2	5	1,1	5	1,1
6	1,5	6	1,3	6	1,3
7	1,7	7	1,6	7	1,5
8	1.9	8	1,8	8	1,7
9	2,2	9	2,1	9	1,9

H ou h	N	0,0	0,1	0,2	0,3	0,4	0,5	0,6	0,7	0,8	0,9	Parties pour les centimil.

TABLE 1 (*Suite*).

H ou h	N	0,0	0,1	0,2	0,3	0,4	0,5	0,6	0,7	0,8	0,9	Parties pour les 0,01.
377	25	67,8	69,9	72,0	74,1	76,2	78,3	80,5	82,6	84,7	86,8	1 — 0,2
378	25	88,9	91,0	93,1	95,2	97,3	99,4					2 — 0,4
378	26							01,5	03,6	05,7	07,8	3 — 0,6
379	26	09,9	12,0	14,1	16,2	18,3	20,4	22,5	24,6	26,7	28,8	4 — 0,9
380	26	30,9	33,0	35,1	37,2	39,3	41,3	43,4	45,5	47,6	49,7	5 — 1,1
381	26	51,8	53,9	56,0	58,1	60,2	62,2	64,3	66,4	68,5	70,6	6 — 1,3
382	26	72,7	74,8	76,9	78,9	81,0	83,1	85,2	87,3	89,3	91,4	7 — 1,5
383	26	93,5	95,6	97,7	99,7							8 — 1,7
383	27					01,8	03,9	06,0	08,1	10,1	12,2	9 — 1,9
384	27	14,3	16,4	18,4	20,5	22,6	24,6	26,7	28,8	30,9	32,9	
385	27	35,0	37,1	39,1	41,2	43,2	45,3	47,4	49,4	51,5	53,5	
386	27	55,6	57,7	59,7	61,8	63,8	65,9	68,0	70,0	72,1	74,1	
387	27	76,2	78,3	80,3	82,4	84,4	86,5	88,6	90,6	92,7	94,7	
388	27	92,8	98,8									
388	28			00,9	02,9	05,0	07,0	09,1	11,1	13,2	15,2	
389	28	17,3	19,3	21,4	23,4	25,5	27,5	29,6	31,6	33,7	35,7	
390	28	37,8	39,8	41,9	43,9	46,0	48,0	50,0	52,1	54,1	56,2	
391	28	58,2	60,2	62,3	64,3	66,3	68,3	70,4	72,4	74,4	76,5	
392	28	78,5	80,5	82,6	84,6	86,6	88,6	90,7	92,7	94,7	96,8	
393	28	98,8										
393	29		00,8	02,8	04,9	06,9	08,9	10.9	12,9	15,0	17,0	
394	29	19,0	21,0	23,0	25,1	27,1	29,1	31,1	33,1	35,2	37,2	
395	29	39,2	41,2	43,2	45,2	47,2	49,2	51,3	53,3	55,3	57,3	
396	29	59,3	61,3	63,3	65,3	67,3	69,3	71,4	73,4	75,4	77,4	
397	29	79,4	81,4	83,4	85,4	87,4	89,4	91,5	93,5	95,5	97,5	
398	29	99,5										
398	30		01,5	03,5	05,5	07,5	09,5	11,5	13,5	15,5	17,5	
399	30	19,5	21,5	23,5	25,5	27,5	29,4	31,4	33,4	35,4	37,4	
400	30	39,4	41,4	43,4	45,4	47,4	49,4	51,3	53,3	55,3	57,3	
401	30	59,3	61,3	63,3	65,2	67,2	69,2	71,2	73,2	75,1	77,1	
402	30	79,1	81,1	83,1	85,0	87,0	89,0	91,0	93,0	94,9	96,9	
403	30	98,9										
403	31		00,9	02,8	04,8	06,8	08,7	10,7	12,7	14,7	16,6	
404	31	18,6	20,6	22,5	24,5	26,5	28,4	30,4	32,4	34,4	36,3	1 — 0,2
405	31	38,3	40,3	42,2	44,2	46,1	48,1	50,1	52,0	54,0	55,9	2 — 0,4
406	31	57,9	59,9	61,8	63,8	65,7	67,7	69,7	71,6	73,6	75,5	3 — 0,6
407	31	77,5	79,5	81,4	83,4	85,3	87,3	89,3	91,2	93,2	95,1	4 — 0,8
408	31	97,1	99,0									5 — 1,0
408	32			01,0	02,9	04,9	06,8	08,8	10,7	12,7	14,6	6 — 1,2
409	32	16,6	18,5	20,5	22,4	24,4	26,3	28,2	30,2	32,1	34,1	7 — 1,4
410	32	36,0	37,9	39,9	41,8	43,8	45,7	47,6	49,6	51,5	53,5	8 — 1,6
411	32	55,4	57,3	59,3	61,2	63,2	65,1	67,0	69,0	70,9	72,9	9 — 1,8
412	32	74,8	76,7	78,7	80,6	82,5	84,4	86,4	88,3	90,2	92,2	
413	32	94,1	96,0	97,9	99,9							
413	33					01,8	03,7	05,6	07,5	09,5	11,4	
414	33	13,3	15,2	17,1	19,1	21,0	22,9	24,8	26,7	28,7	30,6	
415	33	32,5	34,4	36,3	38,3	40,2	42,1	44,0	45,9	47,9	49,8	
416	33	51,7	53,6	55,5	57,4	59,3	61,2	63,2	65,1	67,0	68,9	
417	33	70,8	72,7	74,6	76,5	78,4	80,3	82,3	84,2	86,1	88,0	
418	33	89,9	91,8	93,7	95,6	97,5	99,4					
418	34							01,3	03,2	05,1	07,0	
419	34	08,9	10,8	12,7	14,6	16,5	18,4	20,3	22,2	24,1	26,0	
420	34	27,9	29,8	31,7	33,6	35,5	37,3	39,2	41,1	43,0	44,9	
421	34	46,8	48,7	50,6	52,5	54,4	56,2	58,1	60,0	61,9	63,8	
H ou h	N	0,0	0,1	0,2	0,3	0,4	0,5	0,6	0,7	0,8	0,9	Parties pour les 0,01.

TABLE I (*Suite.*

H ou h	N	0,0	0,1	0,2	0,5	0,4	0,5	0,6	0,7	0,8	0,9	Parties pour les 0,01
422	34	65,7	67,6	69,5	71,4	73,3	75,1	77,0	78,9	80,8	82,7	1 0,2
423	34	84,6	86,5	88,4	90,2	92,1	94,0	95,9	97,8	99,6		2 0,4
423	35										01,5	3 0,6
424	35	03,4	05,3	07,2	09,0	10,9	12,8	14,7	16,6	18,4	20,3	4 0,8
425	35	22,2	24,1	25,9	27,8	29,6	31,5	33,4	35,2	37,1	38,9	5 1,0
426	35	40,8	42,7	44,5	46,4	48,3	50,1	52,0	53,9	55,8	57,6	6 1,2
427	35	59,5	61,4	63,2	65,1	67,0	68,8	70,7	72,6	74,5	76,3	7 1,4
428	35	78,2	80,1	81,9	83,8	85,6	87,5	89,4	91,2	93,1	94,9	8 1,6
429	35	96,8	98,6									9 1,8
429	36			00,5	02,3	04,2	06,0	07,9	09,7	11,6	13,4	
430	36	15,3	17,1	19,0	20,8	22,7	24,6	26,4	28,2	30,1	31,9	
431	36	33,8	35,6	37,5	39,3	41,2	43,0	44,8	46,7	48,5	50,4	
432	36	52,2	54,0	55,9	57,7	59,6	61,4	63,2	65,1	66,9	68,8	
433	36	70,6	72,4	74,3	76,1	78,0	79,8	81,6	83,5	85,3	87,2	
434	36	89,0	90,8	92,7	94,5	96,3	98,1					
434	37							00,0	01,8	03,6	05,5	
435	37	07,3	09,1	11,0	12,8	14,6	16,4	18,3	20,1	21,9	23,8	
436	37	25,6	27,4	29,2	31,1	32,9	34,7	36,5	38,3	40,2	42,0	
437	37	43,8	45,6	47,5	49,3	51,1	52,9	54,8	56,6	58,4	60,3	
438	37	62,1	63,9	65,7	67,6	69,4	71,2	73,0	74,8	76,7	78,5	
439	37	80,3	82,1	83,9	85,7	87,5	89,3	91,2	93,0	94,8	96,6	
440	37	98,4										
440	38		00,2	02,0	03,8	05,6	07,5	09,3	11,1	12,9	14,7	
441	38	16,5	18,3	20,1	21,9	23,7	25,5	27,3	29,1	30,9	32,7	
442	38	34,5	36,3	38,1	39,9	41,7	43,5	45,3	47,1	48,9	50,7	
443	38	52,5	54,3	56,1	57,9	59,7	61,4	63,2	65,0	66,8	68,6	
444	38	70,4	72,2	74,0	75,8	77,6	79,3	81,1	82,9	84,7	86,5	
445	38	88,3	90,1	91,9	93,7	95,5	97,2	99,0				
445	39								00,8	02,6	04,4	
446	39	06,2	08,0	09,8	11,5	13,3	15,1	16,9	18,7	20,4	22,2	
447	39	24,0	25,8	27,6	29,3	31,1	32,9	34,7	36,5	38,2	40,0	
448	39	41,8	43,6	45,4	47,1	48,9	50,7	52,5	54,3	56,0	57,8	
449	39	59,6	61,4	63,1	64,9	66,7	68,4	70,2	72,0	73,8	75,5	
450	39	77,3	79,1	80,8	82,6	84,3	86,1	87,9	89,6	91,4	93,1	
451	39	94,9	96,7	98,4								
451	40				00,2	02,0	03,7	05,5	07,3	09,1	10,8	
452	40	12,6	14,4	16,1	17,9	19,6	21,4	23,2	24,9	26,7	28,4	
453	40	30,2	32,0	33,7	35,5	37,2	39,0	40,8	42,5	44,3	46,0	
454	40	47,8	49,5	51,3	53,0	54,8	56,5	58,3	60,0	61,8	63,5	
455	40	65,3	67,0	68,8	70,5	72,3	74,0	75,8	77,5	79,3	81,0	1 0,2
456	40	82,8	84,5	86,3	88,0	89,8	91,5	93,2	95,0	96,7	98,5	2 0,3
												3 0,5
457	41	00,2	01,9	03,7	05,4	07,2	08,9	10,6	12,4	14,1	15,9	4 0,7
458	41	17,6	19,3	21,1	22,8	24,6	26,3	28,0	29,8	31,5	33,3	5 0,9
459	41	35,0	36,7	38,5	40,2	41,9	43,6	45,4	47,1	48,8	50,6	6 1,0
460	41	52,3	54,0	55,8	57,5	59,2	60,9	62,7	64,4	66,1	67,9	7 1,2
461	41	69,6	71,3	73,1	74,8	76,5	78,2	80,0	81,7	83,4	85,2	8 1,4
462	41	86,9	88,6	90,3	92,1	93,8	95,5	97,2	98,9			9 1,6
462	42									00,7	02,3	
463	42	04,1	05,8	07,5	09,3	11,0	12,7	14,4	16,1	17,9	19,6	
464	42	21,3	23,0	24,7	26,4	29,1	29,8	31,6	33,3	35,0	36,7	
465	42	38,4	40,1	41,8	43,5	45,2	46,9	48,7	50,4	52,1	53,8	
466	42	55,5	57,2	58,9	60,6	62,3	74,0	65,8	67,5	69,2	70,9	
467	42	72,6	74,3	76,0	77,7	79,4	81,1	82,8	84,5	86,2	87,9	
H ou h	N	0,0	0,1	0,2	0,5	0,4	0,5	0,6	0,7	0,8	0,9	Parties pour les 0,01.

TABLE I (*Suite*).

H ou h	N	0,0	0,1	0,2	0,3	0,4	0,5	0,6	0,7	0,8	0,9
468	42	89,6	91,3	93,0	94,7	96,4	98,1	99,8			
468	43								01,5	03,2	04,9
469	43	06,6	08,3	10,0	11,7	13,4	15,1	16,8	18,5	20,2	21,9
470	43	23,6	25,3	27,0	28,7	30,4	32,0	33,7	35,4	37,1	38.8
471	43	40,5	42,2	43,9	45,6	47,3	48,9	50,6	52,3	54,0	55.7
472	43	57,4	59,1	60.8	62,5	64,2	65,8	67,5	69,2	70,9	72,6
473	43	74,3	76,0	77,7	79,3	81,0	82,7	84,4	86,1	87,7	89,4
474	43	91,1	92,8	94,5	96,1	97,8	99,5				
474	44							01,2	02,9	04,5	06.2
475	44	07,9	09,6	11,2	12,9	14,6	16,2	17,9	19,6	21,3	22,9
476	44	24,6	26,3	27,9	29,6	31,3	33,9	35,6	37,3	39,0	40,6
477	44	41,3	43,0	44,6	46,3	48,0	49,6	51,3	53,0	54,7	56,3
478	44	58,0	59,7	61,3	63,0	64,7	66,3	68,0	69,7	71,4	73,0
479	44	74,7	76,4	78,0	79,7	81,3	83,0	84,7	86,3	88,0	89,6
480	44	91,3	93,0	94,6	96,3	97,9	99,6				
480	45							01,3	02,9	04.6	06,2
481	45	07,9	09,5	11,2	12,8	14,5	16,1	17,7	19,4	21,0	22,7
482	45	24,3	25,9	27,6	29,2	30,9	32,5	34,2	35,8	37,5	39,1
483	45	40,8	42,4	44,1	45,7	47,4	49,0	50,7	52,3	54,0	55,6
484	45	57,3	58,9	60,6	62,2	63,9	65,5	67,1	68,8	70,4	72,1
485	45	73,7	75,3	77,0	78,6	80,3	81,9	83,6	85,2	86,9	88,5
486	45	90,2	91,8	93,5	95,1	96,8	98,4				
486	46							00,0	01,7	03,3	05,0
487	46	60,6	08,2	09,9	11,5	13,1	14,7	16,4	18,0	19,6	21,3
488	46	22,9	24,5	26,2	27,8	29,4	31,0	32,7	34,3	35,9	37,6
489	46	39,2	40,8	42,4	44,1	45,7	47,3	48,9	50,5	52,2	53.8
490	46	55,4	57,0	58,6	60,3	61,9	63,5	65,1	66,7	68,4	70,0
491	46	71,6	73,2	74,9	76,5	78,1	79,7	81,4	83,0	84,6	86,3
492	46	87,9	89,5	91,1	92,8	94,4	96,0	97,6	99,2		
492	47									00,9	02,5
493	47	04,1	05,7	07,3	08,9	10,5	12,1	13,8	15,4	17,0	18,6
494	47	20,2	21,8	23,4	25,0	26,6	28,2	29,9	31,5	33,1	34,7
495	47	36,3	37,9	39,5	41,1	42,7	44,3	45,9	47,5	49,1	50,7
496	47	52,3	53,9	55,5	57,1	58,7	60,3	61,9	63,5	65,1	66,7
497	47	68,3	69,9	71,5	73,1	74,7	76,3	78,0	79,6	81,2	82.8
498	47	84,4	86,0	87,6	89,2	90,8	92,4	94,0	95,6	97,2	98,8
499	48	00,4	02,0	03,6	05,2	06,8	08,3	09,9	11,5	13,1	14,7
500	48	16,3	17,9	19,5	21,1	22,7	24,2	25,8	27,4	89,0	30,6
501	48	32,2	33,8	35,4	37,0	38,6	40,1	41,7	43,3	44,9	46,5
502	48	48,1	49,7	51,3	52,9	54,5	56,0	57,6	59,2	60,8	62,4
503	48	64,0	65,6	67,2	68,7	70,3	71,9	73,5	75,1	76,6	78,2
504	48	79,8	81,4	83,0	84,5	86,1	87,7	89,3	90,9	92,4	94,0
505	48	95,6	97,2	98,7							
505	49				00,3	01,9	03,4	05,0	06,6	08.2	09,7
506	49	11,3	12,9	14,4	16,0	17,6	19,1	20,7	22,3	23,9	25,4
507	49	27,0	28,6	30,1	31,7	33,3	34,8	36,4	38,0	39,6	41,1
508	49	42,7	44,3	45,8	47,4	49,0	50,5	52,1	53,7	55,3	56,8
509	49	58.4	60,0	61,5	63,1	64,6	66,2	67,8	69,3	70,9	72,4
H ou h	N	0,0	0,1	0,2	0,3	0,4	0,5	0,6	0,7	0,8	0,9

Parties pour les 0.01.

1	0,2
2	0,3
3	0,5
4	0,6
5	0,8
6	1,0
7	1,1
8	1,3
9	1,4

TABLE I (*Suite*).

H ou h	N	0,0	0,1	0,2	0,3	0,4	0,5	0,6	0,7	0,8	0,9
510	49	74,0	75.6	77,1	78,7	80,2	81,8	83,4	84,9	86,5	88,0
511	49	89,6	91,2	92,7	94,3	95,8	97,4	99,0			
511	50								00,5	02,1	03,6
512	50	05,2	06,7	08,3	09,8	11,4	12,9	14,5	16,0	17,6	19,1
513	50	20,7	22,2	23,8	25,3	26,9	28,4	30,0	31,5	33,1	34,6
514	50	36,2	37,7	39,3	40,8	42,4	43,9	45,5	46,0	48,6	50,1
515	50	51,7	53,2	54,8	56,3	57,9	59,4	61,0	62,5	64,1	65,6
516	50	67,2	68,7	70,3	71,8	73,4	74,9	76,4	78,0	79,5	81,1
517	50	82,6	84,1	85,7	87,2	88,7	90,2	91,8	93,3	94,8	96,4
518	50	97,9	99,4								
518	51			01,0	02,5	04,1	05,6	07,1	08,7	10,2	11,8
519	51	13,3	14,8	16,4	17,9	19,4	20,9	22,5	24,0	25,5	27,1
520	51	28,6	30,1	31,7	33,2	34,7	36,2	37,8	39,3	40,8	42,4
521	51	43,9	45,4	47,0	48,5	50,0	51,5	53,1	54,6	56,1	57,7
522	51	59,2	60,7	62,2	63,8	65,3	66,8	68,3	69,8	71,4	72,9
523	51	74,4	75,9	77,5	79,0	80,5	82,0	83,6	85,1	86,6	88,2
524	51	89,7	91,2	92,7	94,3	95,8	97,3	98,8			
524	52								00,3	01,9	03,4
525	52	04,9	06,4	07,9	09,4	10,9	12,4	14,0	15,5	17,0	18,5
526	52	20,0	21,5	23,0	24,5	26,0	27,5	29,1	30,6	32,1	33,6
527	52	35,1	36,6	38,1	39,6	41 1	42,6	44,2	45,7	47,2	48,7
528	52	50,2	51,7	53,2	54,7	56,2	57,7	59,3	60,8	62,3	63,8
529	52	66,3	66,8	68,3	69,8	71,3	72,8	74,3	75,8	77,3	78,8
530	52	80,3	81,8	83,3	84,8	86,3	87,8	89,3	90,8	92,3	93,8
531	52	95,3	96,8	98,3	99,8						
531	53					01,3	02,8	04,3	05,8	07,3	08,8
532	53	10,3	11,8	13,3	14,8	16,3	17,8	19,3	20,8	22,3	23,8
533	53	25,3	26,8	28,3	29,8	61,3	32,7	34,2	35,7	37,2	38,2
534	53	40,2	41,7	43,2	44,7	46,2	47,6	49,1	50,6	52,1	53,6
535	53	55,1	56,3	58,1	59.6	61,1	62,5	64,0	65,5	67,0	68,5
536	53	70,0	71,5	73,0	74,4	75,9	77,4	78,9	80,4	81,8	83,3
537	53	84,8	86,3	87,8	89,2	90,7	92,2	93,7	95,2	96,6	98,1
538	53	99,6									
538	54		01,1	02,6	04,0	05,5	07,0	08,5	10,0	11,4	12,9
539	54	14,4	15,9	17,4	18,8	20,3	21,8	23,3	24,8	26,2	27,7
540	54	29,2	30,7	32,1	33,6	35,1	36,5	38,0	39,5	41,0	42,4
541	54	43,9	45,4	46,8	48,3	49,8	51,2	52,7	54.2	55,7	57,1
542	54	58,6	60,1	61,5	63,0	64,5	66,0	67,4	68,9	70,4	71,8
543	54	73,3	74,8	76,2	77,7	79,1	80,6	82,1	83,5	85,0	86,4
544	54	87,9	89,4	90,8	92,3	93,7	95,2	96,7	98,1	99,6	
544	55										01,0
545	55	02,5	04,0	05,4	06,9	08,4	09,8	11,3	12,8	14,3	15,7
546	55	17,2	18,7	20,1	21,6	23,0	24,5	26,0	27,4	28,9	30.3
547	55	31,8	33,3	34,7	36,1	37,6	39,0	40,5	41,9	43,4	44,8
548	55	46,3	47,7	49,2	50,6	52,1	53,5	55,0	56,4	57,9	59,3
549	55	60,8	62,2	63,7	65,1	66,2	68,0	69,5	70,9	72,4	73,8
550	55	75,3	76,7	78,2	79,6	81,1	82,5	84,0	85,4	86,9	88,3
551	55	89,8	91,2	92,7	94,1	95,6	97,0	98,4	99,9		
H ou h	N	0,0	0,1	0,2	0,3	0,4	0,5	0,6	0,7	0,8	0,9

Parties pour les 0,01 :

1	0,1
2	0,3
3	0,4
4	0,6
5	0,7
6	0,9
7	1,0
8	1,2
9	1,3

TABLES HYPSOMÉTRIQUES.

TABLE I (*Suite*).

H ou h	N	0,0	0,1	0.2	0,5	0,4	0,5	0,6	0,7	0,8	0,9	Parties pour les 0,01
637	67	44,7	45,9	47,2	48,4	49,7	50,9	52,2	53,4	54,7	55,9	
638	67	57,2	58,4	59,7	60,9	62,2	63,4	64,7	65,9	67,2	68,4	
639	67	69,7	70,9	72,2	73,4	74,7	75,9	77,1	78,4	79,6	80,9	
640	67	82,1	83,3	84,6	85,8	87,1	88,3	89,6	90,8	92,1	93,3	
641	67	94,6	95,8	97,1	98,3	99,6						
641	68						00,8	02,0	03,3	04,5	05,8	
642	68	07,0	08,2	09,5	10,7	12,0	13,2	14,4	15,7	16,9	18,2	
643	68	19,4	20,6	21,9	23,1	24,3	25,5	26,8	28,0	29,2	30,5	
644	68	31,7	32,9	34,2	35,4	36,7	37,9	39,1	40,4	41,6	42,9	
645	68	44,1	45,3	46,6	47,8	49,0	50,2	51,5	52,7	53,9	55,2	
646	68	56,4	57,6	58,9	60,1	61,3	62,5	63,8	65,0	66,2	67,5	
647	68	68,7	69,9	71,2	72,4	73,6	74,8	76,1	77,3	78,5	79,8	
648	68	81,0	82,2	83,5	84,7	85,9	87,1	88,4	89,6	90,8	92,1	
649	68	93,3	94,5	95,8	97,0	98,2	99,4					
649	69							00,7	01,9	03,1	04,4	
650	69	05,6	06,8	08,0	09,3	10,5	11,7	12,9	14,1	15,4	16,6	
651	69	17,8	19,0	20,2	21,5	22,7	23,9	25,1	26,3	27,6	28,8	
652	69	30,0	31,2	32,4	33,7	34,9	36,1	37,3	38,5	39,8	41,0	
653	69	42,2	43,4	44,6	45,9	47,1	48,3	49,5	50,7	52,0	53,2	
654	69	54,4	55,6	56,8	58,1	59,3	60,5	61,7	62,9	64,2	65,4	
655	69	66,6	67,8	69,0	70,2	71,4	72,6	73,9	75,1	76,3	77,5	
656	69	78,7	79,9	81,1	82,4	83,6	84,8	86,0	87,2	88,5	89,7	
657	69	90,9	92,1	93,3	94,5	95,7	96,9	98,2	99,4			
657	70									00,6	01,8	
658	70	03,0	04,2	05,4	06,6	07,8	09,0	10,3	11,5	12,7	13,9	
659	70	15,1	16,3	17,5	18,7	19,9	21,1	22,4	23,6	24,8	26,0	
660	70	27,2	28,4	29,6	30,8	32,0	33,2	34,4	35,6	36,8	38,0	
661	70	39,2	40,4	41,6	42,8	44,0	45,2	46,4	47,6	48,8	50,0	
662	70	51,2	52,4	53,6	54,8	56,0	57,2	58,5	59,7	60,9	62,1	
663	70	63,3	64,5	65,7	66,9	68,1	69,3	70,5	71,7	72,9	74,1	
664	70	75,3	76,5	77,7	78,9	80,1	81,2	82,4	83,6	84,8	86,0	
665	70	87,2	88,4	89,6	90,8	92,0	93,2	94,4	95,6	96,8	98,0	
666	70	99,2										
666	71		00,4	01,6	02,8	04,0	05,2	06,4	07,6	08,8	10,0	
667	71	11,2	12,4	13,6	14,8	16,0	17,1	18,3	19,5	20,7	21,9	
668	71	23,1	24,3	25,5	26,7	27,9	29,0	30,2	31,4	32,6	33,8	
669	71	35,0	36,2	37,4	38,6	39,8	40,9	42,1	43,3	44,5	45,7	
670	71	46,9	48,1	49,3	50,5	51,7	52,8	54,0	55,2	56,4	57,6	
671	71	58,8	60,0	61,2	62,3	63,5	64,7	65,9	67,1	68,2	69,4	
672	71	70,6	71,8	73,0	74,2	75,4	76,5	77,7	78,9	80,1	81,3	
673	71	82,5	83,7	84,9	86,0	87,2	88,4	89,6	90,8	91,9	93,1	
674	71	94,3	95,5	96,7	97,8	99,0						
674	72						00,2	01,4	02,6	03,7	04,9	
675	72	06,1	07,3	08,5	09,6	10,8	12,0	13,2	14,4	15,5	16,7	
676	72	17,9	19,1	20,3	21,4	22,6	23,8	25,0	26,2	27,3	28,5	
677	72	29,7	30,9	32,0	33,2	34,4	35,5	36,7	37,9	39,1	40,2	
678	72	41,4	42,6	43,8	44,9	46,1	47,3	48,5	49,7	50,8	52,0	
679	72	53,2	54,4	55,5	56,7	57,9	59,0	60,2	61,4	62,6	63,7	
680	72	64,9	66,1	67,2	68,4	69,6	70,7	71,9	73,1	74,3	75,4	
H ou h	N	0,0	0,1	0,2	0,5	0,4	0,5	0,6	0,7	0,8	0,9	Parties pour les 0,01

Parties pour les 0,01 :

1	0.1
2	0,2
3	0,4
4	0,5
5	0,6
6	0,7
7	0,8
8	1,0
9	1,1

TABLE I (*Suite*).

H ou h	N	0,0	0,1	0,2	0,3	0,4	0,5	0,6	0,7	0,8	0,9	Parties pour les 0.01.	
681	72	76,6	77,8	78,9	80,1	81,3	82,4	83,6	84,8	86,0	87,1	1	0,1
682	72	88,3	89,5	90,6	91,8	93,0	94,1	95,3	96,5	97,7	98,8	2	0,2
683	73	00,0	01,2	02,3	03,5	04,6	05,8	07,0	08,1	09,3	10,4	3	0,3
684	73	11,6	12,8	13,9	15,1	16,2	17,4	18,6	19,7	20,9	22,0	4	0,5
685	73	23,2	24,4	25,5	26,7	27,8	29,0	30,2	31,3	32,5	33,6	5	0,6
												6	0,7
686	73	34,8	36,0	37,1	38,3	39,4	40,6	41,8	42,9	44,1	45,2	7	0,8
687	73	46,4	47,6	48,7	49,9	51,0	52,2	53,4	54,5	55,7	56,8	8	0,9
688	73	58,0	59,2	60,3	61,5	62,6	63,8	65,0	66,1	67,3	68,4	9	1,1
689	73	69,6	70,7	71,9	73,0	74,2	75,3	76,5	77,6	78,8	79,9		
690	73	81,1	82,3	83,4	84,6	85,7	86.9	88,1	89,2	90,4	91,5		
691	73	92,7	93,8	95,0	96,1	97,3	98,4	99,6					
691	74								00,7	01,9	03,0		
692	74	04,2	05,3	06,5	07,6	08,8	09,9	11,1	12,2	13,4	14,5		
693	74	15,7	16,8	18,0	19,1	20,3	21.4	22,6	23,7	24,9	26,0		
694	74	27,2	28,3	29,5	30,6	31,8	32,9	34,1	35,2	36,4	37.5		
695	74	38,7	39,8	41,0	42,1	43,3	44,4	45,5	46,7	47,8	49,0		
696	74	50,1	51,2	52,4	53,5	54,7	55,8	56,9	58,1	59,2	60,4		
697	74	61,5	62,6	63,8	64,9	66,1	67,2	68,3	69,5	70,6	71,8		
698	74	72,9	74,0	75,2	76,3	77,5	78,6	79,7	80,9	82,0	83,2		
699	74	84,3	85,4	86,6	87,7	88,9	90,0	91,1	92,3	93,4	94,6		
700	74	95,7	96,8	98,0	99,1								
700	75					00,3	01,4	02,5	03,7	04,8	06,0		
701	75	07,1	08,2	09,4	10,5	11,6	12,7	13,9	15,0	16,1	17,3		
702	75	18,4	19,5	20,7	21,8	23,0	24,1	25,2	26,4	27,5	28,7		
703	75	29,8	30,9	32,1	33,2	34,3	35,4	36,6	37,7	38,8	40,0		
704	75	41,1	42,2	43,4	44,5	45.6	46,7	47,9	49,0	50,1	51,3		
705	75	52,4	53,5	54,7	55,8	56,9	58,0	59,2	60,3	61,4	62,6		
706	75	63,7	64,8	66,0	67,1	68,2	69,3	70,5	71,6	72,7	73,9		
707	75	75,0	76,1	77,2	78,4	79,5	80,6	81,7	82,8	84,0	85,1		
708	75	86,2	87,3	88,5	89,6	90,7	91,8	93,0	94,1	95,2	96,4		
709	75	97,5	98,6	99,7									
709	76				00,9	02,0	03,1	04,2	05,3	06,5	07,6		
710	76	08,7	09,8	10,9	12,1	13,2	14,3	15,4	16,5	17,7	18,8		
711	76	19,9	21,0	22,1	23,3	24,4	25,5	26.6	27,7	28,9	30,0		
712	76	31,1	32,2	33,3	34,4	35,5	36,6	37,8	38,9	40,0	41,1	1	0,1
713	76	42,2	43,3	44,4	45,6	46,7	47,8	48,9	50,0	51,2	52,3	2	0,2
												3	0,3
714	76	53,4	54,5	55,6	56,8	57,9	59,0	60,1	61,2	62,4	63,5	4	0,4
715	76	64,6	65,7	66,8	67,9	69,0	70,1	71,3	72,4	73,5	74,6	5	0,5
716	76	75,7	76,8	77,9	79,0	80,1	81,2	82,4	83,5	84,6	85,7	6	0,7
717	76	86,8	87,9	89,0	90,1	91,2	92,3	93,5	94,6	95,7	96,8	7	0,8
718	76	97,9	99,0									8	0,9
718	77			00,1	01,2	02,3	03,4	04,6	05,7	06,8	07,9	9	1,0
719	77	09,0	10,1	11,2	12,3	13,4	14,5	15,7	16,8	17,9	19,0		
720	77	20,1	21,2	22,3	23,4	24,5	25,6	26,7	27,8	28,9	30,0		
721	77	31,1	32,2	33,3	34,4	35,5	36,6	37,7	38,8	39,9	41,0		
722	77	42,1	43,2	44,3	45,4	46,5	47,6	48,7	49,8	50,9	52,0		
723	77	53,1	54,2	55,3	56,4	57,5	58,6	59,8	60,9	62,0	63,1		
724	77	64,2	65,3	66,4	67,5	68,6	69,6	70,7	71,8	72,9	74,0		
725	77	75,1	76,2	77,3	78,4	79,5	80,6	81,7	82,8	83,9	85,0		
H ou h	N	0,0	0,1	0,2	0,5	0,4	0,5	0,6	0,7	0,8	0,9	Parties pour les 0,01.	

TABLE I (*Suite*).

H ou h	N	0,0	0,1	0,2	0,3	0,4	0,5	0,6	0,7	0,8	0,9	Parties pour les 0,01.
726	77	86,1	87,2	88,3	89,4	90,5	91,6	92,7	93,8	94,9	96,0	
727	77	97,1	98,2	99,3								
727	78			00,4	01,5	02,5	03,6	04,7	05,8	06,9		
728	78	08,0	09,1	10,2	11,3	12,4	13,5	14,6	15,7	16,8	17,9	
729	78	19,0	20,1	21,2	22,3	23,4	24,4	25,5	26,6	27,7	28,8	
730	78	29,9	31,0	32,1	33,3	34,3	35,3	36,4	37,5	38,6	39,7	
731	78	40,8	41,9	43,0	44,1	45,2	46,2	47,3	48,4	49,5	50,6	
732	78	51,7	52,8	53,9	54,9	56,0	57,0	58,2	59,3	60,3	61,4	
733	78	62,5	63,6	64,7	65,8	66,9	67,9	69,0	70,1	71,2	72,3	
734	78	73,4	74,5	75,6	76,6	77,7	78,8	79,9	81,0	82,0	83,1	
735	78	84,2	85,3	86,4	87,5	88,6	89,6	90,7	91,8	92,9	94,0	
736	78	95,1	96,2	97,3	98,3	99,4						
736	79						00,5	01,6	02,7	03,7	04,8	
737	79	05,9	07,0	08,1	09,1	10,2	11,3	12,4	13,5	14,5	15,6	
738	79	16,7	17,8	18,9	19,9	21,0	22,1	23,2	24,3	25,3	26,4	
739	79	27,5	28,6	29,6	30,7	31,8	32,8	33,9	35,0	36,1	37,1	
740	79	38,2	39,3	40,4	41,4	42,5	43,6	44,7	45,8	46,8	47,9	
741	79	49,0	50,1	51,1	52,2	53,3	54,3	55,4	56,5	57,6	58,6	
742	79	59,7	60,8	61,8	62,9	64,0	65,0	66,1	67,2	68,3	69,3	
743	79	70,4	71,5	72,6	73,6	74,7	75,8	76,9	78,0	79,0	80,1	
744	79	81,2	82,3	83,3	84,4	85,5	86,5	87,6	88,7	89,8	90,8	
745	79	91,9	93,0	94,0	95,1	96,1	97,2	98,3	99,3			
755	80									00,4	01,4	
746	80	02,5	03,6	04,6	95,7	06,8	07,8	08,9	10,0	11,1	12,3	
747	80	13,2	14,3	15,3	16,4	17,4	18,5	19,6	20,6	21,7	22,7	
748	80	23,8	24,9	25,9	27,0	28,0	29,1	30,2	31,2	32,3	33,3	
749	80	34,4	35,5	36,5	37,6	38,7	39,7	40,8	41,9	43,0	44,0	
750	80	45,1	46,2	47,3	48,4	49,4	50,5	51,6	52,6	53,7	54,7	
751	80	55,7	56,8	57,8	58,9	59,9	61,0	62,1	63,1	64,2	65,2	
752	80	66,3	67,4	68,4	69,5	70,5	71,6	72,7	73,7	74,8	75,8	
753	80	76,9	78,0	79,0	80,1	81,1	82,2	83,3	94,3	85,4	86,4	
754	80	87,5	88,5	89,6	90,6	91,7	82,7	93,8	94,8	95,9	96,9	
755	80	98,0	91,1									1 0,1
755	81			00,1	01,2	02,2	03,3	04,4	05,4	06,5	07,5	2 0,2
756	81	08,6	09,6	10,7	11,7	12,8	13,8	14,9	15,9	17,0	18,0	3 0,3
757	81	19,1	20,1	21,2	22,2	23,3	24,3	25,4	26,4	27,5	28,5	4 0,4
758	81	29,6	30,6	31,7	32,7	33,8	34,8	35,9	36,9	38,0	39,0	5 0,5
759	81	40,1	41,1	42,2	43,2	44,3	45,3	46,4	47,4	48,5	49,5	6 0,6
												7 0,7
760	81	50,6	51,6	52,7	53,7	54,8	55,8	56,9	57,9	59,0	60,0	8 0,8
761	81	61,1	62,1	63,2	64,2	65,3	66,3	67,3	68,4	69,4	70,5	9 0,9
762	81	71,5	72,5	73,6	74,6	75,7	76,7	77,8	78,8	79,9	80,9	
763	81	82,0	83,0	84,1	85,1	86,2	87,2	88,2	89,3	90,3	91,4	
764	81	92,4	93,4	94,5	95,5	96,6	97,6	98,6	99,7			
764	82									00,7	01,8	
765	82	02,8	03,8	04,9	05,9	07,0	08,0	09,0	10,1	11,1	12,2	
766	82	13,2	14,2	15,3	16,3	17,4	18,4	19,4	20,5	21,5	22,6	
767	82	23,6	24,6	25,7	26,7	27,8	28,8	28,8	30,9	31,9	33,0	
768	82	34,0	35,0	36,1	37,1	38,2	39,2	40,2	41,3	42,3	43,4	
769	82	44,4	45,4	46,5	47,5	48,5	49,5	50,6	51,6	52,6	53,7	
770	82	54,7	55,7	56,8	57,8	58,8	59,8	60,9	61,9	62,9	64,0	
H ou h	N	0,0	0,1	0,2	0,3	0,4	0,5	0,6	0,7	0,8	0,9	Parties pour les 0,01.

TABLE I (*Suite*).

H ou *h*	N	0,0	0,1	0,2	0,5	0,4	0,5	0,6	0,7	0,8	0,9
771	82	65,0	66,0	67,1	68,1	69,2	70,2	71,2	72,3	73,3	74,4
772	82	75,4	76,4	77,5	78,5	79,5	80,5	81 6	82,6	83,6	84,7
773	82	85,7	86,7	87,8	88,8	89,8	90,8	91,9	92,9	93,9	95,0
774	82	96,0	97,0	98,0	99,1						
774	83					00,1	01,1	02,1	03,1	04,2	05,2
775	83	06,2	07,2	08,3	09,3	10,3	11,3	12,4	13,4	14,4	15,5
776	83	16,5	17,5	18,5	19,6	20,6	21,6	22,6	23,6	24,7	25,7
777	83	26,7	27,7	28,8	29,8	30,8	31,8	32,9	33,9	34,9	36,0
778	83	37,0	38,0	39,0	40,1	41,1	42,1	43,1	44,1	45,2	46,2
779	83	47,2	48,2	49,2	50,3	51,3	52,3	53,3	54,3	55,4	56,4
780	83	57,4	58,4	59,4	60,5	61,5	62,5	63,5	64,5	65,6	66,6
781	83	67,6	68,6	69,6	70,7	71,7	72,7	73,7	74,7	75,8	76,8
782	83	77,8	78,8	79,8	80,9	81,9	82,9	83,9	84,9	86,0	87,0
783	83	88,0	89,0	90,0	91,1	92,1	93,1	94,1	95,1	96,2	97,2
784	83	92,2	99,2								
784	84			00,2	01,2	02,2	03,2	04,3	05,3	06,3	07,3
785	84	08,3	09,3	10,3	11,4	12,4	13,4	14,4	15,4	16,5	17,5
786	84	18,5	19,5	20,5	21,5	22,5	23,5	24,6	25,6	26,6	27,6
787	84	28,6	29,6	30,6	31,6	32,6	33,6	34,7	35,7	36,7	37,7
788	84	38,7	39,7	40,7	41,7	42,7	43,7	44,8	45,8	46,8	47,8
789	84	48,8	49,8	50,8	51,8	52,8	53,8	54,9	55,9	56,9	57,9
790	84	58,9	59,9	60,9	61,9	62,9	63,9	65,0	66,0	67,0	68,0
791	84	68,9	69,9	70,9	71,9	72,9	73,9	75,0	76,0	77,0	78,0
792	84	79,0	80,0	81,0	82,0	83,0	84,0	85,0	86,0	87,0	88,0
793	84	89,0	90,0	91,0	92,0	93,0	94,0	95,1	96,1	97,1	98,1
794	84	99,1									
794	85		00,1	01,1	02,1	03,1	04,1	05,1	06,1	07,1	08,1
795	85	09,1	10,1	11,1	12,1	13,1	14,1	15,1	16,1	17,1	18,1
796	85	19,1	20,1	21,1	22,1	23,1	24,1	25,1	26,1	27,1	28,1
797	85	29,1	30,1	31,1	32,1	33,1	34,1	35,1	36,1	37,1	38,1
798	85	39,1	40,1	41,1	42,1	43,1	44,1	45,1	46,1	47,1	48,1
799	85	49,1	50,1	51,1	52,0	53,0	53,1	55,0	56,0	57,0	58,0
800	85	59,0	60,0	61,0	62,0	63,0	64,0	65,0	66,0	67,0	68,0
801	85	69,0	70,0	70,9	71,9	72,9	73,9	74,9	75,9	76,9	77,9
802	85	78,9	79,9	80,9	81,9	82,9	83,9	84,9	85,8	86,8	87,8
803	85	88,8	89,8	90,8	91,8	92,8	93,8	94,8	95,8	96,7	97,7
804	85	98,7	99,7								
804	86			00,7	01,7	02,7	03,7	04,7	05,7	06,6	07,6
805	86	08,6	09,6	10,6	11,6	12,6	13,6	14,6	15,5	16,5	17,5
806	86	18,5	19,5	20,5	21,5	22,5	23,4	24,4	25,4	26,4	27,4
807	86	28,4	29,4	30,4	31,3	32,3	33,3	34,3	35,3	36,3	37,3
808	86	38,3	39,2	40,2	41,2	42,2	43,2	44,2	45,1	46,1	47,1
809	86	48,1	49,1	50,1	51,1	52,0	53,0	54,0	55,0	56,0	67,0
810	86	57,9	58,9	59,9	60,9	61,9	62,8	63,8	64,8	65,8	66,8
H ou *h*	N	0,0	0,1	0,2	0,3	0,4	0,5	0,6	0,7	0,8	0,9

Parties pour les 0,01 :

1	0,1
2	0,2
3	0,3
4	0,4
5	0,5
6	0,6
7	0,7
8	0,8
9	0,9

TABLE II. — De la correction due à la différence des températures des colonnes mercurielles.

Les températures des baromètres à la station { supérieure } étant { $= T'$ } { inférieure } { $= T$ }

Cette Table n'est exacte que pour les échelles barométriques en laiton. Si l'on avait des échelles en verre ou en bois, il faudrait augmenter l'argument $(T'—T)$ dans le rapport de 54 à 62, les dilatations de ces substances étant à peu près les mêmes.

T'—T	Correct.	T'—T	Correct.	T'—T	Correct.	T'—T	Correct.	T'—T	Correct.
0,0	0,0	8,0	10,3	16,0	20,6	24,0	30,9	32,0	41,3
0,2	0,3	8,2	10,6	16,2	20,9	24,2	31,2	32,2	41,5
0,4	0,5	8,4	10,8	16,4	21,1	24,4	31,5	32,4	41,8
0,6	0,8	8,6	11,1	16,6	21,4	24,6	31,7	32,6	42,0
0,8	1,0	8,8	11,3	16,8	21,7	24,8	32,0	32,8	42,3
1,0	1,3	9,0	11,6	17,0	21,9	25,0	32,2	33,0	42,5
1,2	1,5	9,2	11,9	17,2	22,2	25,2	32,5	33,2	42,8
1,4	1,8	9,4	12,1	17,4	22,4	25,4	32,7	33,4	43,1
1,6	2,1	9,6	12,4	17,6	22,7	25,6	33,0	33,6	43,3
1,8	2,3	9,8	12,6	17,8	22,9	25,8	33,3	33,8	43,6
2,0	2,6	10,0	12,9	18,0	23,2	26,0	33,5	34,0	43,8
2,2	2,8	10,2	13,1	18,2	23,5	26,2	33,8	34,2	44,1
2,4	3,1	10,4	13,4	18,4	23,7	26,4	34,0	34,4	44,3
2,6	3,4	10,6	13,7	18,6	24,0	26,6	34,3	34,6	44,6
2,8	3,6	10,8	13,9	18,8	24,2	26,8	34,6	34,8	44,9
3,0	3,9	11,0	14,2	19,0	24,5	27,0	34,8	35,0	45,1
3,2	4,1	11,2	14,5	19,2	24,8	27,2	35,1	35,2	45,4
3,4	4,4	11,4	14,7	19,4	25,0	27,4	35,3	35,4	45,6
3,6	4,6	11,6	15,0	19,6	25,3	27,6	35,6	35,6	45,9
3,8	4,9	11,8	15,2	19,8	25,5	27,8	35,8	35,8	46,2
4,0	5,2	12,0	15,5	20,0	25,8	28,0	36,1	36,0	46,4
4,2	5,4	12,2	15,8	20,2	26,0	28,2	36,4	36,2	46,7
4,4	5,7	12,4	16,0	20,4	26,3	28,4	36,6	36,4	46,9
4,6	5,9	12,6	16,3	20,6	26,6	28,6	36,9	36,6	47,2
4,8	6,2	12,8	16,5	20,8	26,8	28,8	37,1	36,8	47,4
5,0	6,4	13,0	16,8	21,0	27,1	29,0	37,4	37,0	47,7
5,2	6,7	13,2	17,0	21,2	27,3	29,2	37,6	37,2	48,0
5,4	7,0	13,4	17,3	21,4	27,6	29,4	37,9	37,4	48,2
5,6	7,2	13,6	17,5	21,6	27,8	29,6	38,2	37,6	48,5
5,8	7,5	13,8	17,8	21,8	28,1	29,8	38,4	37,8	48,7
6,0	7,7	14,0	18,0	22,0	28,4	30,0	38,7	38,0	49,0
6,2	8,0	14,2	18,3	22,2	28,6	30,2	38,9	38,2	49,2
6,4	8,3	14,4	18,5	22,4	28,9	30,4	39,2	38,4	49,5
6,6	8,5	14,6	18,8	22,6	29,1	30,6	39,5	38,6	49,8
6,8	8,8	14,8	19,0	22,8	29,4	30,8	39,7	38,8	50,0
7,0	9,0	15,0	19,3	23,0	29,7	31,0	40,0	39,0	50,3
7,2	9,3	15,2	19,6	23,2	29,9	31,2	40,2	39,2	50,5
7,4	9,5	15,4	19,8	23,4	30,2	31,4	40,5	39,4	50,8
7,6	9,8	15,6	20,1	23,6	30,4	31,6	40,7	39,6	51,1
7,8	10,1	15,8	20,3	23,8	30,7	31,8	41,0	39,8	51,3
8,0	10,3	16,0	20,6	24,0	30,9	32,2	41,3	40,0	51,6

Formule développée dans cette Table, de deux en deux décigrades.

Lorsqu'on calcule la formule de Laplace, l'on commence par réduire le baromètre supérieur à la température du baromètre inférieur ou *vice-versâ* en calculant la formule suivante :

$$H = A' + A'\left(\frac{T'—T}{6196}\right).$$

Mais j'ai voulu éviter ce calcul préliminaire, et j'ai construit ma Table n° II qui donne la correction en mètres de la différence du niveau des deux baromètres relative à la différence de température de ces baromètres. J'ai pris la formule connue :

Log. $(a + ax) =$ Log. $a + x - 1/2x^2 + 1/3x^3 ...).$

Substituant dans cette formule A à la place de a, retranchant Log. A de chaque membre il vient :

Log.$(A + A.x) —$ Log. $A =$ Log.$(A) —$ Log.$(A) + x - 1/2x^2 + 1/3x^3 —$ etc.

Effaçant Log. (A) du second membre et les termes $1/2x^2$, $1/3x^3,...$ qui sont insensibles, l'on aura : Log. $(A + Ax) —$ log.$A = x$; mettant pour x sa valeur $= \left(\frac{T'—T}{6196}\right)$ et la multipliant par la module M et par le coefficient barométrique général, il vient enfin pour la valeur en mètres de la correction relative à $(T'—T)$.

$$\frac{M}{6196}(T'—T)\,18336 = \left(\frac{0,4342945}{6196}\right)18336\,(T'—T).$$

TABLE III. — De la correction due au décroissement de la pesanteur en latitude.

$$\beta = (0{,}0028371 \; \text{cosin. } 2\,L). \; (A + \alpha + \beta)$$

L'argument est la latitude moyenne entre les deux stations.

LATITUDE.		CORRECTION POUR								
+	—	1000	2000	3000	4000	5000	6000	7000	8000	9000
0	90	2.8	5,7	8,5	11,3	14,2	17,0	19,9	22,7	25,7
1	89	2,8	5,7	8,5	11,3	14,2	17,0	19,8	22,7	25,6
2	88	2,8	5,7	8,5	11,3	14,1	17,0	19,8	22,6	25,5
3	87	8,8	5,6	8,5	11,3	14,1	16,9	19,7	22,6	25,4
4	86	2,8	5,6	8,4	11,2	14,0	16,9	19,7	22,5	25,3
5	85	2,8	5,6	8,4	11,2	14,0	16,8	19,6	22,3	25,1
6	84	2,8	5,5	8,3	11,1	13,9	16,6	19 4	22,2	25,0
7	83	2.7	5,5	8,2	11,0	13,8	16,5	19,3	22,0	24,8
8	82	2,7	5,4	8,2	10.9	13,6	16,4	19,1	21,8	24,5
9	81	2,7	5,4	8,1	10,8	13,5	16,2	18,9	21,6	24,3
10	80	2,7	5,3	8,0	10,7	13,3	16,0	18,7	21,3	24,0
11	79	2,6	5,2	7,9	10,5	13,1	15,8	18,4	21,0	23,7
12	78	2,6	5,2	7,8	10,4	13,0	15,5	18,1	20,7	23,3
13	77	2.5	5,1	7,6	10,2	12,7	15,3	17,8	20,4	22,9
14	76	2,5	5,0	7,5	10,0	12,5	15,0	17,5	20,0	22,5
15	75	2,5	4,9	7,4	9,8	12,3	14,7	17,2	19,7	22,1
16	74	2,4	4,8	7.2	9,6	12,0	14,4	16,8	19,2	21,6
17	73	2.4	4,7	7,0	9,4	11,8	14,1	16,5	18,8	21,2
18	72	2,3	4,6	6,9	9,2	11,5	13,8	16,1	18,4	20,7
19	71	2,2	4,5	6,7	8,9	11,2	13,4	15.6	17,9	20,1
20	70	2,2	4,3	6,5	8,7	10,9	13,0	15,2	17,4	19,6
21	69	2,1	4,2	6,3	8,4	10,5	12,6	14,7	16,9	19,0
22	68	2,0	4,1	6,1	8,2	10.2	12,2	14,3	16.3	18,4
23	67	2,0	3,9	5,9	7,9	9,8	11,8	13,8	15,8	17,7
24	66	1,9	3,8	5,7	7,6	9,5	11,4	13,3	15,2	17,1
25	65	1,8	3,6	5,5	7,3	9,1	10,9	12,8	14,6	16,4
26	64	1,7	3,5	5,2	7,0	8,7	10,5	12,2	14,0	15,7
27	63	1,7	3,3	5,0	6,7	8,3	10,0	11.7	13,3	15,0
28	62	1,6	3,2	4,8	6,3	7,9	9,5	11,1	12,7	14,3
29	61	1,5	3,0	4,5	6,0	7,5	9,0	10,5	12,0	13,5
30	60	1,4	2,8	4,3	5,7	7,1	8,5	9,9	11 3	12,8
31	59	1,3	2,7	4,0	5,3	6,6	8,0	9,3	10,6	12,0
32	58	1,2	2,5	3,7	5,0	6.2	7,5	8,7	9,9	11,2
33	57	1,1	2,3	3,5	4,6	5,8	6,9	8,1	9,2	10,4
34	56	1,1	2,1	3.2	4,2	5,3	6,4	7,4	8,5	9,6
35	55	1,0	1,9	2,9	3,9	4,8	5,8	6,8	7,8	8,7
36	54	0,9	1,7	2,6	3,5	4,4	5,3	6,1	7,0	7,9
37	53	0,8	1,6	2,3	3,1	3,9	4,7	5,5	6,2	7,0
38	52	0,7	1,4	2,1	2,7	3,4	4,1	4,8	5,5	6,2
39	51	0,6	1 2	1,8	2,4	2,9	3,5	4,1	4,7	5.3
40	50	0 5	1,0	1,5	2,0	2,5	3,0	3,4	3 9	4,4
41	49	0,4	0,8	1.2	1,6	2,0	2,4	2,8	3,2	3,5
42	48	0,3	0,6	0,9	1,2	1,5	1,8	2,1	2,4	2,7
43	47	0 2	0,4	0,6	0,8	1,0	1,2	1 4	1,6	1.8
44	46	0 1	0,2	0,3	0,4	0,5	0,6	0,7	0,8	0.9
45	45	0,0	0,0	0,0	0,0	0,0	0,0	0,0	0,0	0,0

TABLE IV. — Correction due au décroissement de la pesanteur dans le sens de la verticale.

$$\delta = \left(\frac{A + \alpha + \beta + \nu + 15296}{6366200} \right) \times (A + \alpha + \beta + \nu).$$

L'argument est $= (A + \alpha + \beta + \nu)$.

Différence de niveau approchée.	Correction correspond. positive.	Différence de niveau approchée.	Correction correspond. positive.	Différence de niveau approchée.	Correction correspond. positive.	Différence de niveau approchée.	Correction correspond. positive.
100	0,2	2100	6,0	4100	12,9	6100	21,1
200	0,5	2200	6.3	4200	13,3	6200	21,6
300	0,8	2300	6,6	4300	13,7	6300	22,0
400	1,0	2400	6,9	4400	14,1	6400	22.5
500	1,3	2500	7,3	4500	14,5	6500	22,9
600	1.6	2600	7,6	4600	14,9	6600	23,4
700	1,8	2700	7,9	4700	15,3	6700	23 9
800	2,1	2800	8,3	4800	15,7	6800	24,3
900	2.4	2900	8,6	4900	16,1	6900	24,8
1000	2,7	3000	8,9	5000	16,5	7000	25,3
1100	2,9	3100	9,3	5100	16,9	7100	25,7
1200	3,2	3200	9,6	5200	17,3	7200	26,2
1300	3,5	3300	10,0	5300	17,7	7300	26,7
1400	3,8	3400	10,3	5400	18,1	7400	27,2
1500	4,1	3500	10,7	5500	18,5	7500	27,7
1600	4,4	3600	11,1	5600	19,0	7600	28,1
1700	4,7	3700	11,4	5700	19,4	7700	28,6
1800	5,0	3800	11,8	5800	19,8	7800	29,1
1900	5,3	3900	12,2	5900	20,3	7900	29,6
2000	5,6	4000	12,5	6000	20,7	8000	30,1 [1]

TABLE V (du Bureau des Longitudes).

Table de la correction due à la hauteur de la station inférieure au-dessus de la mer.

L'argument est la hauteur du baromètre à la station inférieure.

Différence de niveau approchée.	HAUTEUR DU BAROMÈTRE A LA STATION INFÉRIEURE, EN MILLIMÈTRES.							
	400	450	500	550	600	650	700	750
1000	1,7	1,4	1,1	0,9	0,6	0,4	0,2	0.0
2000	3,4	2,8	2,2	1,7	1,3	0,8	0,4	0,1
3000	5,1	4,2	3,3	2,6	1,9	1.3	0,7	0.1
4000	6,8	5,6	4,4	3,4	2,5	1,7	0,9	0.1
5000	8,5	6,9	5,5	4,3	3,1	2,1	1,1	0.1
6000	10,3	8,3	6,7	5,2	3,8	2,5	1.3	0.2
7000	12,0	9,7	7,8	6,0	4,4	2,9	1,5	0,2
8000	13,7	11,1	8,9	6,9	5,0	3,4	1,8	0.2
9000	15,4	12,5	10,0	7,7	5,7	3,8	2,0	0.3

1. *Annuaire météorologique*, 1849, p. 74.

TABLEAU

INDIQUANT TRÈS-APPROXIMATIVEMENT EN CENTIMÈTRES L'ABAISSEMENT
DE LA COLONNE BAROMÉTRIQUE PAR L'ASCENSION.

Barom. en centim.	Hauteur en mètres.	Barom. en centim.	Hauteur en mètres.
76	0	50	3334
75	105	49	3495
74	212	48	3659
73	321	47	3827
72	430	46	3998
71	542	45	4173
70	655	44	4352
69	769	43	4535
68	886	42	4723
67	1004	41	4914
66	1123	40	5111
65	1245	39	5313
64	1368	38	5520
63	1494	37	5732
62	1621	36	5950
61	1751	35	6174
60	1882	34	6405
59	2016	33	6643
58	2152	32	6888
57	2291	31	7141
56	2432	30	7402
55	2575	29	7674
54	2721	28	7951
53	2874	27	8241
52	3022	26,5	8390
51	3176		

II

SUR L'HYPSOMÉTRIE.

ADDITION AU TOME I, CHAPITRE I DE LA DEUXIÈME PARTIE.

J'ai déjà dit (page 156) les raisons qui m'ont empêché d'entraver les développements naturels des démonstrations de ce livre par la longue nomenclature des élévations du globe tout entier. Je n'écris pas, en effet, un ouvrage dont les aspirations prennent pour base la géodésie pure ou même l'orographie générale de la terre. Mon travail est d'un autre caractère; il a pour but l'étude des régions supérieures de l'air et pour moyen la montagne qui nous y transporte. Il doit donc suffire à la complète exécution du plan de ce livre de prendre pour type un pays nettement caractérisé, en laissant au lecteur le soin d'appliquer mes démonstrations à tous les autres lieux, selon que les analogies lui paraîtront évidentes.

Il n'en est pas moins vrai qu'il peut y avoir quelque intérêt à le guider dans ses généralisations, en soumettant dès à présent à son attention les localités monta-

gneuses où les hommes se sont agglomérés le plus volontiers avec des destinées
plus ou moins prospères. Ainsi que nous avons commencé par l'Asie notre étude
géographique des altitudes, il paraît naturel de choisir encore cette contrée pour
point de départ de nos considérations sur la climatologie des pays montueux. Nous
rappellerons donc que les montagnes du Bolor et la chaîne de l'Hindou-Koh ont déjà
servi de limites à nos réflexions sur la haute Asie. C'est en partant de ces deux
chaînes et en nous dirigeant vers le nord-ouest que nous verrons les plaines basses
du Turkestan formées par le bassin de l'Oxus, se relever insensiblement, pour donner
naissance au plateau célèbre de la Perse. Ici les hommes se sont habitués à vivre,
avec des péripéties extraordinaires dans l'histoire, sur des plaines dont la hauteur
varie entre 600 et 1500 mètres. En se prolongeant vers le nord, entre la Caspienne
et les monts Elvend, ces plateaux aboutissent à la Géorgie et aux montagnes du
Caucase. Plus à l'ouest, nous tombons dans l'Arménie, où le mont Ararat élève sa
cime principale à la hauteur de 5155 mètres, tandis que le mont Elbrouz signalait
déjà l'importance de la chaîne caucasique en atteignant l'altitude plus extraordinaire
de 5642 mètres. Arrêtons-nous, pour dire quelle est l'élévation des principaux points
habités des régions que nous venons de nommer :

> Hispahan............................... 1345 mètres.
> Téhéran.. .... 1230 —
> Kars.................................. 1905 —
> Erzeroum .... 1864 —

En descendant des montagnes de l'Arménie, et nous dirigeant à l'ouest, entre le
mont Taurus et la mer Noire, nous arrivons à la région célèbre dans l'histoire sous
le nom d'Asie Mineure. Cette péninsule vient d'être étudiée sous tous les rapports,
avec le plus grand soin, par M. de Tchihatcheff, qui nous en a donné une description
hypsométrique très-détaillée. Voici le relevé de la hauteur moyenne de chaque province, d'après cet auteur distingué.

SOULÈVEMENT GÉNÉRAL DU SOL DE L'ASIE-MINEURE

MOYENNE ÉLÉVATION ET POINT CULMINANT DE CHAQUE PROVINCE.

	Soulèvement moyen.	Point culminant.
Extrémité orientale de la péninsule de Thrace.......	113 mètres.	1000 mètres.
Bithynie...	421 —	1503 —
Mysie...	617 —	1930 —
Phrygie...	688 —	1402 —
Lydie...	413 —	1120 —
Ionie...	147 —	825 —
Carie...	300 —	1138 —
Troade..	284 —	1510 —
Galatie...	1252 —	2061 —
Lycaonie..	1033 —	2400 —
Isaurie...	1226 —	2000 —
Pamphylie..........	570 —	1438 —
Pisidie...	1121 —	1366 —
Lycie...	1506 —	3000 —
Cilicie-Trachée...	722 —	3000 —
Cappadoce...	3563 —	3905 —
Pont	774 —	2000 —
Paphlagonie...	919 —	1932 —
Asie Mineure entière................................	1000 environ.	3905 —

Si nous franchissons maintenant le Taurus, non loin de la Méditerranée, dans la direction du sud, en suivant les montagnes du Liban, nous tombons dans un des pays les plus célèbres de l'histoire et d'un intérêt exceptionnel pour le monde chrétien. Il n'est pas moins intéressant au point de vue de l'étude que nous faisons dans ce livre. Après s'être élevé sur la côte de Tripoli et de Jaffa, en formant de petits plateaux et des vallées peu marquées, très-riches en productions de toute sorte, le terrain s'abaisse tout à coup à l'est, pour former une faille profonde qui s'allonge du nord au sud et constitue la vallée renommée du Jourdain et de la mer Morte. Cette localité biblique offre une particularité des plus extraordinaires que l'on puisse admirer sur la terre; c'est que, dans une étendue considérable, le sol s'abaisse au-dessous de la Méditerranée jusqu'au niveau surprenant de 400 mètres au-dessous de la mer voisine, ce qui constitue une différence de niveau d'environ 1150 mètres entre Jérusalem et le lac Asphaltite. Comme nous ne trouverons pas l'occasion d'offrir d'autres exemples d'un semblable abaissement, je vois de l'intérêt à rechercher l'influence de cette disposition exceptionnelle sur la température. Au dire de M. le général Callier qui visita cette contrée en 1833, et fut un des premiers initiateurs des travaux de nivellement qui furent exécutés plus tard, la chaleur est ordinairement suffocante et les moissons sont très-hâtives dans toute la vallée. M. de Bertou, aux soins duquel l'on a dû la première connaissance barométrique exacte de cet enfoncement extraordinaire, a donné le tableau suivant de ses observations thermométriques.

Riha, ancienne Jéricho. 1839. 29 avril.

1838. 12 mars. 6 heures après midi.	1 heure. P. M.
Baromètre..................... 28 p. 11 l.	Baromètre ... . 29 p.
Thermomètre................. . 22 1/4 R.	Thermomètre.................... 20 3/4 R.

Extrémité nord du lac Asphaltite.

1838. 8 heures du matin, 13 mars.	1839. 29 avril, 4 heures 1/4 soir.
Baromètre..................... 29 p. 6 l.	1er baromètre........ . ... 29 p. 5 l.
Thermomètre .... 21 1/4 R.	1er thermomètre.. .... 24 1/2 R.
	2e baromètre............. . ..... 29 p. 5 l.
	2e thermomètre .... 24 1/2 R.

Il est à remarquer que Riha (ancienne Jéricho), qui se trouve située à un myriamètre de la mer Morte, ne compte que 105 mètres de hauteur au-dessus de son niveau : c'est à peine une différence. Cependant, dans l'observation de 1838, la mer Morte donne, à *huit heures du matin* presque la même température que Riha dans l'*après-midi* du même jour. Dans l'observation de 1839, les deux températures diffèrent de 4 degrés 1/2 R. au bénéfice du lac Asphaltite, quoique l'heure de Riha fût plus propice à la chaleur. Qu'aurait-ce donc été si la comparaison se fût effectuée avec un lieu élevé de 420 mètres sur la rive, c'est-à-dire au niveau de la Méditerranée?

Je me propose, maintenant, de donner la longue nomenclature des principaux points d'élévation mesurés en Europe. Avant de l'inscrire ici, j'appellerai l'attention du lecteur sur les plateaux les plus renommés et les plus dignes d'attention pour l'étude de cette vaste contrée.

	mètres.		mètres.
Plateau de l'Espagne centrale	682	— de la Suisse entre les Alpes et le Jura	585
— du Valais	682		
— de la Beira, en Portugal	623	— des Ardennes	585

	mètres.		mètres.
— de la Bavière.	507	— de la Thuringe	234
Plateau de la Russie, aux sources du		Bassin de la Bohème.	166
Volga.	333	— de la Hongrie.	97
— de la Souabe	292		

HAUTEUR DES CHEFS-LIEUX DE DÉPARTEMENTS ET D'ARRONDISSEMENTS, EN FRANCE.

NOMS DES LIEUX ET DÉPARTEMENTS	ALTITUDES	NOMS DES LIEUX ET DÉPARTEMENTS	ALTITUDES
	mètres.		mètres.
Affrique (Ste-) (Aveyron)	362,1	Lodève (Hérault).	231,6
Agen (Lot-et-Garonne)	88,8	Lombez (Gers)	208,1
Ambert (Puy-de-Dôme)	576,4	Loudéac (Côtes-du-Nord)	200,6
Ancenis (Loire-Inférieure).	45,9	Malo (St-) (Ille-et-Vilaine)	52,7
Arcis-sur-Aube (Aube)	127,9	Marennes (Charente-Inférieure)...	87,7
Argelez (Hautes-Pyrénées)	486,5	Marmande (Lot-et-Garonne)..	56,9
Auch (Gers)	207,3	Marvéjols (Lozère)	»
Autun (Saône-et-Loire)	456,3	Milhau (Aveyron)	413,5
Bagnères-de-Big. (Htes-Pyrénées).	583,4	Mirande (Gers)	208,3
Bazas (Gironde)	133,2	Montfort (Ille-et-Vilaine)	69,9
Bergerac (Dordogne)	61,9	Morlaix (Finistère)	74,8
Beaupréau (Maine-et-Loire)	105,3	Muret (Haute-Garonne)	204,6
Blaye (Gironde)	32,8	Nantes (Loire-Inférieure)	67,6
Brieuc (St-) (Côtes-du-Nord)	122,6	Nantua (Ain)	»
Castelnaudary (Aude)	235,8	Nérac (Lot-et-Garonne)	80,8
Castel-Sarrazin (Tarn-et-Garonne)	113,7	Nontron (Dordogne)	236,4
Châteaubriant (Loire-Inférieure)..	101,6	Orange (Vaucluse)	110,8
Châteaulin (Finistère)	150,1	Orthez (Basses-Pyrénées)	105,5
Charolles (Saône-et-Loire)	328,0	Palmbœuf (Loire-Inférieure)...	34,1
Condom (Gers)	127,6	Pamiers (Ariége)	331,6
Dieppe (Seine-Inférieure)	50,6	Paris (*Observatoire, 1er méridien*).	65,8
Dinan (Côtes-du-Nord)	130,0	Pau (Basses-Pyrénées)	236,8
Dunkerque (Nord)	61,6	Pol (St-) (Pas-de-Calais)	»
Flour (St-) (Cantal)	918,2	Pont-Audemer (Eure)	»
Foix (Ariége)	480,8	Pontivy (Morbihan)	91,2
Fougères (Ille-et-Vilaine)	177,6	Privas (Ardèche)	334,4
Gaillac (Tarn)	170,6	Quimper (Finistère)	59,5
Gaudens (St-) (Haute-Garonne)...	429,1	Quimperlé (Finistère)	73,0
Girons (St-) (Ariége)	435,2	Ribérac (Dordogne)	103,2
Grenoble (Isère)	246,7	Sever (St-) (Landes)	129,0
Guingamp (Côtes-du-Nord)	133,4	Tarbes (Hautes-Pyrénées)	357,1
Lannion (Côtes-du-Nord)	50,0	Toulouse (Haute-Garonne). Nouvel	
La Tour-du-Pin (Isère)	377,5	observatoire, la balustrade	201,1
Laval (Mayenne)	108,7	Troyes (Aube)	180,5
Lavaur (Tarn)	177,1	Valence (Drôme)	154,5
Lectoure (Gers)	227,1	Vienne (Isère)	»
Lesparre (Gironde)	32,2	Villefranche (Haute-Garonne)	202,7
Libourne (Gironde)	38,4	Vitré (Ille-et-Vilaine)	148,5

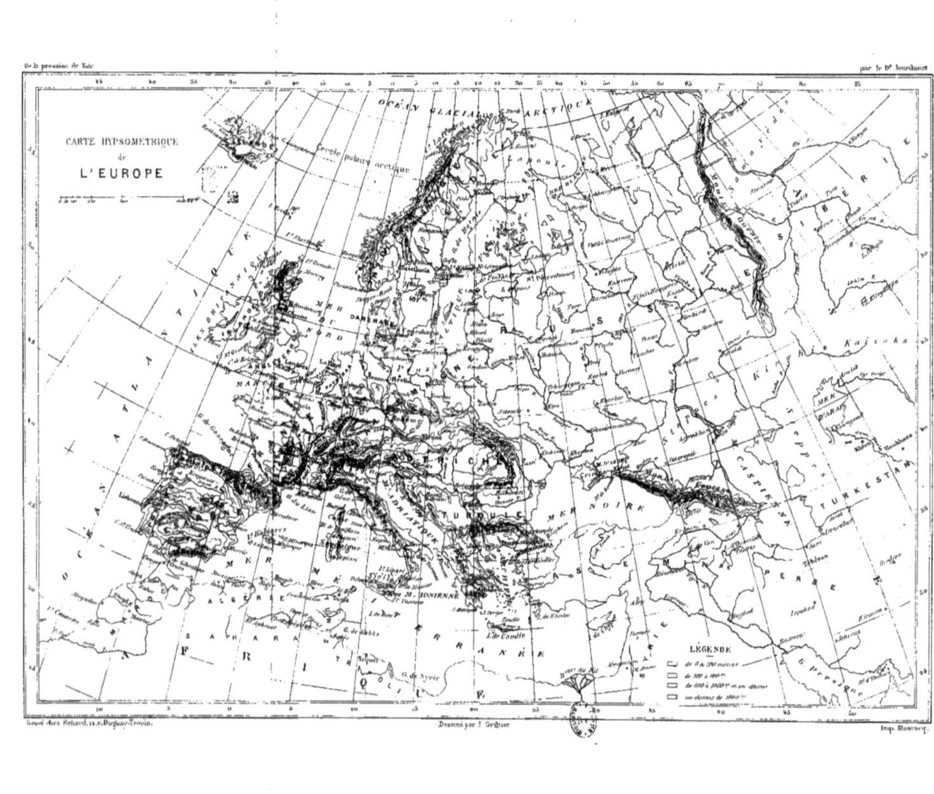
CARTE HYPSOMÉTRIQUE
de
L'EUROPE
OCÉAN GLACIAL ARCTIQUE
Cercle polaire arctique
SIBÉRIE
OCÉAN ATLANTIQUE
MER DU NORD
DANEMARK
RUSSIE
MER NOIRE
MER CASPIENNE
TURKESTAN
PERSE
MÉDITERRANÉE
TURQUIE
ALGÉRIE
SAHARA
TRIPOLI
AFRIQUE
M. MONIENNE
LÉGENDE
de 0 à 300 mètres
de 300 à 1000m
de 600 à 1000m et au dessus
au dessus de 1000m

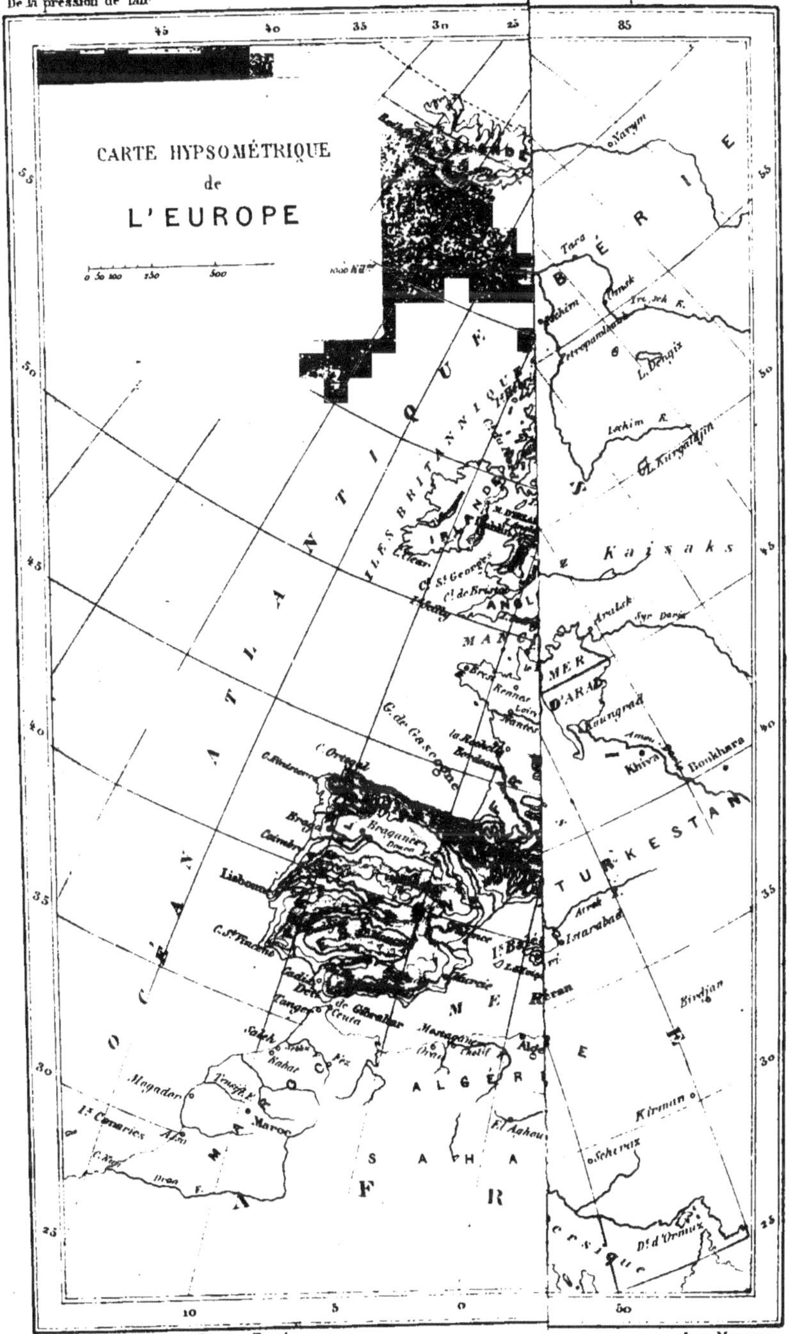

CARTE HYPSOMÉTRIQUE
de
L'EUROPE
OCÉAN ATLANTIQUE
ÎLES BRITANNIQUES
IRLANDE
ANGLETERRE
MANCHE
G. de Gascogne
Lisbonne
Détroit de Gibraltar
Tanger Ceuta
Fez
Rabat
Mogador
Îs Canaries
Maroc
SAHARA
SIBÉRIE
Tara
Tobol
Omsk
Irtych
L. Dengix
Lchim R.
Kaïsaks
Aralsk
Syr Daria
MER D'ARAL
Khiva
Bonkhara
TURKESTAN
Téran
Birdjan
ALGÉRIE
Alger
Kirman
o. Schiraz
Dt d'Ormuz
Persique

Gravé chez Erhard, 12, r. Duguay-Trouin.
Imp. Monrocq.

POINTS IMPORTANTS DE L'HYPSOMÉTRIE DE L'EUROPE.

DONNÉES PRINCIPALES SUR L'HYPSOMÉTRIE DE L'ESPAGNE.

	mètres.		mètres.
Tordecillas, prov. de Valladolid. . .	645	Ségovie.	925
Venta de Almaraz.	712	Palais de S. Ildefonso	1159
Vilalpando.	624	Villa Castin.	1115
Benavente, prov. de Zamora.	643	San Chidrian.	924
La Bañeza, prov. de Léon .	709	Ataquines.	756
Astorga, — — .	780	Medina del Campo	643
Puerto Manzanal, — — .	1105	Venta de Juanilla.	1181
Venta del Pagador, — — .	936	Palais de l'Escurial.	995
Grazalema, ville	1200	Madrid	608
Grenade, —	681	Torredon de Ardoz.	586
Pinos, village.	566	Alcala de Henarez.	631
Alcala, ville.	855	Guadalajarra	710
Alcaudete, bourg.	698	Tendilla.	713
Torre Campo, —	588	Miranda del Ebro	460
Le rocher de Gibraltar.	438	Santa Maria de Cubo	690
Ronda, ville.	1000	Teruel, ville.	919
Val de Peñas, bourg.	646	Burgos, —	875
Manzanares, —	604	Lerma.	865
Viliarta.	593	Alcolea	1241
Cordoue, ville.	236	Molina.	1056
Guarroman.	316	Alcocer	711
La Carolina, ville.	549	Riva-Tejada.	866
Madridejos, bourg.	648	Albacete.	664
Tembleque, —	618	Laroda	701
Tolède, ville.	563	Minaya	730
Aranjuez	519	Casal del Rey.	894
Ocaña.	766	Moxente.	322
Quintanar.	684	Murcie	136
Avila	1062	Leon, Sierra de Guadarrama.	1430

Trois groupes principaux en forment la base. Ce sont le groupe méridional, le groupe central et le groupe septentrional.

1° Le groupe méridional se divise en chaîne pœni-bétique, chaîne marianique et chaîne oreto-hermienne.

2° Le groupe central est formé par la chaîne ibérique.

3° Le groupe septentrional contient la chaîne pyrénaïque.

A. — CHAINE PŒNI-BÉTIQUE.

Cette chaîne qui est la plus méridionale, se divise en sierras de Gazales, de Ronda, d'Albalazis, de Loja, de Dolhama, de Tejada. A partir du pic de Veleta, la chaîne porte le nom de sierra Nevada en courant de l'est à l'ouest jusqu'à 4° 45′ 45′. Prenant de là une direction méridionale, elle porte successivement les noms de sierra de Filabres et d'Algamilla. Un chaînon séparé, parallèle à la sierra Nevada, prend la dénomination d'Alpujarras.

Le point le plus élevé est le cerro de Malhacen dans la sierra Nevada, d'une altitude
de 3554 mètres.

HAUTEURS LES PLUS NOTABLES

Chaîne pœni-bétique.

	mètres.		mètres.
Cerro de Mulhacen	3554	Lac de Caldera sur le Mulhacen	3082
Pic de Veleta	3479	Le Gador	2004
Sierra Tejada	2339		

Chaîne marianique.

Allant de la chaîne précédente à la sierra Morena.

	mètres.		mètres.
La Foya	1243	Cumbre de Aracena	1676
La Picota	1202	Sierra Sagra	1793

Chaîne oreto-hermienne.

Allant de 10° 10' jusqu'à 5° 30' de longitude.

On y compte le monte Viano, les sierras de Estremoz, de San Mames, de Montanche,
de Tolède, de Villuercas et del Bote.

En dehors de la sierra de Guadalupe, dont la plus grande altitude est de 1559 mètres,
les hauteurs de cette chaîne n'arrivent nulle part à des proportions dignes de remarque. Mais leur ensemble contribue à l'élévation générale du plateau sur lequel nous
aurons à noter un grand nombre de points richement habités.

B. — GROUPE CENTRAL.

Ce groupe se divise en deux chaînes principales : la carpeto-vettonique et
l'ibérique.

La chaîne carpeto-vettonique se subdivise en sierra de Parados, Altos de Baraona,
somme sierra Guadarrama, sierra de Gredos, Peña de Francia, Montes de Gata,
serra de Estrella, serra de Lousaa, monte Junto et monte de Cintra.

Outre le grand plateau d'Avila on remarque dans le parcours de cette chaîne les
altitudes suivantes :

	mètres.		mètres.
Sierra de Gredos	3216	Puerto de Nava Cerrada	1841
Peña de Lara	2506	Mondalindo	1826
Sommet de l'Estrella	2294	Peña de Francia	1734
Siete Picos	2208	San Benito	1666

Sur les flancs de cette chaîne se comptent un grand nombre de points hautement
habités. Nous en ferons plus loin l'énumération.

La chaîne ibérique, séparée de la précédente par des plateaux d'une extrême élévation, s'étend dans un parcours de 600 kilomètres depuis les sources de l'Èbre jusqu'au
cap Martin. Elle se subdivise en sierra de Oca, sierra de Urbion, sierra de Madero,
sierra Ministra, sierra Menera, sierra de Biar, Peña de Gijona, monte de Aytana,
le Mondego, sierra de Javalambre, sierra d'Espadan, et quelques chaînons secondaires, comme les Cortes de Pallas, les Millares, les Torres, les Dos Aguas et le
mont Caballon.

Les hauteurs principales ne sont pas précisément dignes d'une bien grande attention ; car la plus remarquable, qui est la sierra de Oca, ne dépasse pas 1657 mètres.

Mais l'élévation générale est remarquable par le grand nombre de villes d'une haute importance qui y ont été bâties. On en verra plus loin la liste

C. — GROUPE SEPTENTRIONAL.

Chaîne pyrénaïque.

Nous avons à étudier dans ce groupe les Pyrénées gallibériques, cantabriques, asturiques et callaïques.

La chaîne gallibérique forme les Pyrénées proprement dites, qui séparent la France et l'Espagne. Elle part du cap de Creus et finit près de Fontarabie. Sa longueur est d'environ 360 kilomètres. Elle forme, du côté de la France, les Pyrénées-Orientales, les Hautes et les Basses-Pyrénées, et, du côté de l'Espagne, les Pyrénées de Catalogne, d'Aragon et de Navarre. Le nombre de pics élevés y est très-considérable, ainsi qu'on pourra s'en convaincre par la nomenclature suivante, dans laquelle nous omettrons toutes les altitudes qui n'arrivent pas à 2000 mètres.

	mètres.		mètres.
Pic de Prigue, au fond de la gorge d'Orlu	2780	Montagne de Crabère, vallon de Mels	2638
		Étang du Toro de Viella	2015
Pic Lanoux, au fond de la vallée de l'Ariége	2856	Étang du port de Vénasque	2216
		Pic Quairat	3037
Pic Pedrous, vallée de l'Ariége	2899	Pic de Montarouye	2203
Pic de Fontargente	2856	Pic de Hermittans, vallée de Louron	3027
Pic de Serrère, vallée de l'Ariége	2940	Lac glacé du port d'Oo, vallée de Larboust	2684
Pic du port de Siguier	2930		
Port de Rat, vallée de Viedessos	2278	Pic d'Arré, vallée d'Aure	2209
Moncalm	3250	Cirque de Troumouse, Neste-Baréges	2066
Pic des Estats	3234	Brèche de Tuque-Rouye	2904
Pic de Montvallier, vallée de Salat	2819	Borne de Tuque-Rouye	2378
Pic de Montouléou, vallée de Castillon	2893	Col de Pimené	2532
		Sommet du Pimené	2861
Pic de Rious, vallée d'Arran	2932	Pic d'Aiguillon	2952
Port de Viella	2506	Pic Long	3126
Port de Picade, vallée de Luchon	2423	Pic de Néouvielle	3092
Vignemale, au fond de la vallée de Cauterets	3353	Pic Cambielle, vallée de Gèdre	3234
		Pic d'Eyre	2469
Pic de Badescure, vallée de Bun	3147	Port de Cambielle	2598
Pic d'Arrieu-Grand, val d'Azun	2984	Pic d'Arbizon	2845
Le som de Soube	3132	Pic du Midi de Bigorre	2909
Port de Canfranc	2046	Petit lac du Pic du Midi	2688
Pic d'Anie	2584	Hourque Cinq Ours	2425
La montagne d'Hory, vallée de Soule	2000	Lac d'Oncet	2313
Le Canigou	2786	Pic de Montaigu	2333
Le Trezevent	2313	Pic de Bergonz	2112
La ville de Montlouis	1588	Col de Tourmalet	2194
Montagne du Roc-Blanc, vallée de l'Aude	2536	Péguère, montagne qui domine Cauterets	2264
Montagne de Mousset	2408	Pic d'Aule	2930
Pic de Saint-Barthélemy, à l'est de Tarascon	2333	Pic du Midi d'Ossaü	2967
		La Maladetta	3482

	mètres.
Lac d'Albe	2212
Gouffre de Toumon	2083
Cime du Gallinérou, près de Vénasque	2762
Tuque de Cieyo	2729
Port de Vénasque	2413
Port de Glère	2323
Crabioules, vallon de Lys	3214
Tuque de Maoupas, vallon de Lys.	3147
Pique Fourcanade	3057
Port d'Oô, vallée de Larboust	3000
Port de Clarabide, vallée de Louron.	3002
Port de Lapez	2465
Port de Plan, vallée d'Aure	2243
Pic de Baroudes, vallée d'Aure	2983
Montagne de Troumousse	3199
Port Viel	2561
Port de Pinède	2516
Pic de la Cascade	3275
Tour du Marmoré	3037
Brèche de Roland	3004
Le Taillon	3113
Port de Gavarnie	2333
Pic Posets, en face du port d'Oo	3437
Punta de l'Ardana, vallée d'Essera	2604
Pic de Biédous	3052
Mont-Perdu	3404
Cylindre du Marmoré	3368

PRINCIPAUX POINTS HABITÉS PARMI LES ALTITUDES DES PYRÉNÉES GALLIBÉRIQUES.

	mètres.
Montferrer, village, bassin du Tech.	781
Arles, ville	277
Soupédrouse, village, vallée de la Teta	1037
Serdinia, — —	534
Spira, —	448
Tautavel, village	509
L'Hespitalet, village, vallée de l'Ariége	1459
Mereins, — —	1080
Ax, — —	748
Ussat, établissement de bains	504
Tarascon	462
Saint-Paul de Jarrat	437
Foix, ville	368
Prades, ville	340
La Cascade de Gavarnie, vallée du Gave de Pau	2331
Gavarnie, village	1409
Gèdre	990
Pragnères	960
Saint-Sauveur	908
Luz	770
Pierrefitte	507
Lourdes	411
Argelés	470
Notre-Dame de Bétharram	368
Pau	205
Lac de Gaube, vallée de Cauterets.	1788
Pont-d'Espagne	1530
Mahourat	1121
La Raillère	1082
Cauterets	971
Arcizans, village, vallée d'Azun	330
Aucun	938
Arrens	880
Eau-Bonne, village	748
Gabas, —	1045
Eaux-Chaudes	683
Laruns, village	525
Loubie, —	575
Oloron, ville	205

Versant méridional pyrénéen.

	mètres.
Notre-Dame du Mont	1123
Chapelle de la Vierge sur le Mont Serrat	1236
Bolguerra, village de la Cerdagne.	1621
Tergazune, — —	1597
Dorès	1452
Porté, le plus haut village des Pyrénées.	1627
Viedessos, village	705
Suc	949
Sem	961
Cabres	590
Saurat	692
Rabat	614
Ayet, village, bassin du Lez	758
Castillon, village	746
Saint-Girons, ville	411
Ger, vallée latérale	898
Saint-Lary, vallée latérale	666
Bagnères de Luchon	614
Viella, village, vallée de la Garonne.	881
Saint-Béat	531
Caseau	1016
Londenvielle	999
Bordères	884

	mètres.		mètres.
Saint-Larie, vallée d'Aure	780	Montauban	175
Tramesaygues, —	1433	Rieu-Peyroux	801
Arréou, —	741	Rhodez	702
Notre-Dame de Héas, vallée de Neste-Baréges	1442	Mont Gerbier	1562
Gripp, village, vallée de l'Adour	1028	Mont Mésenc	1774
Sainte-Marie, village, —	857	Montagne de Tarare	900
Campan, bourg, —	676	L'Aiguillette	831
Bagnères, ville	556	Saint-Martin, en Tardine	548
Tarbes, —	302	Sainte-Foix d'Argentières	448
Baréges, vallée de Bastan	1292	Saint-Bonnet	731
Betpouy, village, —	957	Lyon	155
Vialla, — —	853	Mâcon	160
Sassis, — —	718	Château de Monceaux	230
Barrouère, — vallée de Boy	1124	Les plus hautes montagnes du Mâconnais	650
Vidailler, — —	1007	Tournus	156
Noals, — vallée de Bibyle	1072	Châlon	178
Les Paoulas, village —	1480	Monastier, village	975
Zambalery, — —	1492	Fay, —	1250
Piedrafitta, — —	1481	Les Estables, —	1353
Venasque, ville	1168	Saint-Front, —	1219
Saint-Jean, chef-lieu de la vallée de Gistain	1117	Montferrat, —	831
Bielsa, village	1002	Auteyrac, —	872
Notre-Dame de Pinède	1300	Le Pertuis, —	1028
Hospice de Boucharo, vallée de Broto	1444	Gerbizon, montagne	1049
Plaine de Roncevaux	930	Chamalières, village	505
Arriba, village	698	Saint-Julien, —	853
		Yssengeaux, ville	835
		Montfaucon	917

PRINCIPALES HAUTEURS MESURÉES
EN FRANCE.
Cévennes.

	mètres.		mètres.
Col de Narouze	189	Le Soullier, village	756
Col de la Garde	591	Saint-Romain-la-Chalm	950
Col du Conquet	615	Saint-Victor de Malescours	939
Saint-Jacques	706	Monistrol-sur-le-Pont	576
Pic d'Arfous	830	Saint-Sigolène	804
Pic de Montant	1040	Pradelles, ville	1135
La Lozère	1490	Montagne de Tartas	1345
Castelnaudary	205	Le Devez, montagne	1425
Lacombe	645	Mont Herboust	1657
Carcassonne	148	Puy de Montocelle	1652
Montagne de la Tanargue	840	Solignac, village	854
Puylaurens	348	Chazpuzac, —	864
Montgey	330	Coubladour, —	861
Sorèze	273	Le Puy, ville	625
Mazamet	216	Saint-Paulien, village	790
Castres	155	Jullianges, —	924
Alby	242	Craponne, —	910
		Vorey, —	540
		Retournac, —	498
		Navogne, —	532

	mètres.		mètres.
Saint-Pal de Chalençon	856	Saint-Julien, —	967
Just	939	Poudur, domaine sur le lac d'Aydat.	892
Saint-Germain-Laval.	378	Aydat, village	854
Saint-Arcons, village	500	Sauteyras, —	975
Paulhaguet	527	Saint-Amand	465
Hauteur moyenne du canton d'Au-		Chadrat	635
zon	600	Saint-Saturnin, au château	536
Mozun, village	607	Le Marran, —	561
Thiers	402	Saint-Sandoux, village	616
Vichy	240	Chenat, —	626
Plomb du Cantal, montagne. :	1858	Oloix, —	876
Puy Mari	1660	Ribeyrolles, hameau	734
Puy de l'Aiguillier	1848	Royat, place de l'Église	518
— de Sancy, sommet du mont Dore.	1897	Beaumont, à l'église	456
— Ferrand	1864	Boisseghoux, au haut du village.	585
Laschamp, village	984	Gravenère	830
Puy-de-Dôme	1476	Solignat, village	639
Saugues, ville	953	Gergovia	761
Brioude	424	Romagniat, village	467
Chambon, village	896	Le Crest, village	623
Laguière, —	1134	Barzay, —	817
Besse, ville	1037	Bonne, —	918
Pessade, village	1193	Champeaux, hameau	799
Vassivières, chapelle au-dessus du		Chaptrat, village	942
lac Paven	1306	Pasredon, —	911
Murol, village	844	Thedde, —	851
— le-Château	961	Lafont-de-l'Arbre, —	805
Sauzet-le-Froid, village	1058	Charade, —	852
Espinasse, —	1057	Sarsenat, —	722
Zanière, village au pied du Puy de		Le Gressinier, —	765
Monteynard	1051	Le Cheix, —	773
Lagarendie, village au pied du Puy		Fontana, —	788
de Combegrasse	1134	Manson, —	892
Chanonat, village	488	Orcines, —	847
Theix, —	821	Opte, —	674
Fontclairan, village au pied du Puy		Ceyrat, —	574
de Charmont	956	Clermont, hôtel de la Préfecture.	411
Fonfredde, village	853	Malauzat, village	512
Nadailhat, —	900	Sayat, —	455
Chagourdat, domaine	669	L'Étang, —	663
Varenne, village	742	Chanat, —	805
Sauzet, —	663	Égaules. —	812
Rouillat-Haut, —	889	La-Côte-Verse, à l'O. S. O de Cler-	
Montredon, château	887	mont	1041
Ponteix, village	764	Chastreix, village au S. O du mont	
Le Mas, hameau	912	Dore	1061
Cournols, —	801	Baffaud, village	1176
Fohet, —	908	Plateau du Buges	1231
Phialleix, —	936	Labro, domaine près de Chastreix.	1078

	mètres		mètres
Lessard, village	1105	Pailhoux, village	1083
Rigoulet, haut du village	1184	L'Usclade	1073
Rigoulet, bas —	1072	Monnaux	1140
Roc de Courlande	1509	Puy de la Toche	1642
La Tour-d'Auvergne	1010	Diane, village	1342
Mont de Bozat	1517	Puy Poulet	1532
Bort, ville	860	Puy de la Croiz-Morand	1536
Meimac, village	978	Puy de Loueïre	1520
Ussel, ville	692		
Tulle, —	222	HAUTEURS PRINCIPALES DES VOSGES.	
Mont-Jargean, commune de Saint-Gilles	950	*Côte-d'Or.* — La sommité la plus élevée ne dépasse pas, au mont Tasselot	600
La Condamine	499		
Angoulême, place des Carmélites	120	*Le plateau de Langres* marque, à la sommité la plus élevée, dite de Montaigu	497
Royère, bourg	831		
Limoges, ville	287		
Peyrelade	492	*Les monts Faucilles* marquent au point culminant	490
Vieux	585	Le chaînon qui unit les monts Faucilles et les Vosges s'élève, au plus, à	760
Orgnat, village	563		
Sermur, —	743		
Arpheuille, —	534		
Évaux, —	466	*Les Vosges proprement dites.*	
Laage, —	577		
Saint-Saturnin, —	427	Ballon de Cervanne	1210
Bourges	158	Ballon d'Alsace	1250
Puy de l'Angle	1752	Le Haut d'Honec	1341
Puy de Mareilh	1573	Les Chaumes	1234
Puy de la Haute-Chaux	1715	Le château de la Roche	774
Puy Barbier	1573	La Hutte	860
Puy de Tribou	1704	Delmont	834
Saint-Pardou, bains du mont Dore	1053	Phalzbourg	353
Quereilh, village	999	Châteauneuf	325
Legal, —	1034	Beaune, ville	228
Legenestous	957	Dijon, —	217
Lusclade	1073	Bourbonne-les-Bains	273
Le Pessy	981	Vesoul	234
Le Prenioux	1006	Luxeuil	306
Murat	1023	Plombières	444
Les Escures	951	Érival	546
Sainte-Sauve	857	Corravillers	464
Queyre, village	890	Verdun	171
Laqueille, —	1021	Dôle	197
Banne d'Ordenche, —	1526	Grammont	372
La Bourboule, —	854	Champagny	368
Finistre, —	922	Belfort	351
Fougère, —	1049	Chiromagni	468
Herment, bourg	829	Munster	386
Lac de Guery	1247	Colmar	299
Roc d'Ourdine	1403	Épinal	317

	mètres.
Toul	193
Thionville	158
Saint-Dié	335
Baccarat	228
Nancy	197
Lunéville	210
Metz	148
Mézières	251
Dieuze	201
Bar-le-Duc	185
Châlons	109
Reims	109
Meaux	45
Laon	156
Paris, à l'Observatoire, 1er étage	127
Meudon, château	194
Saint-Cloud, parc, pied de la Lanterne	113
Versailles, château	174
Le Mont-Valérien	169
Fontainebleau	51
Troyes	111
Auxerre	199
Montmirail	168
Langres	445
Chaumont	378
Rouen	53
Amiens	41
Cambrai	69
Bruxelles	86

HAUTEURS PRINCIPALES DU JURA.

	mètres.
Le Reculet, la plus grande sommité	1717
Mont-Colombier	1675
Le mont Tendre	1690
La Chasserale	1610
Le mont Suchet	1560
La Dent de Vaulion	1493
Neufchâtel	439
Gex	548
Lignières	809
Sugy	438
Le lac de Bienne	439
Soleure	417
La Balme	844
Tavannes	776
La Valserine	700
Viry	783

	mètres.
Les Bayards	1019
La Tourne	1290
Le Locle	854
Le Cret	1025
Les Loges	1286
Saint-Imier	824
Breuleux	1056
Roche-d'Or	932
Les Geneveys	1071
Côtes	1006
Pontarlier	811
La Chaux-de-Fond	1000
Nantua, ville	470
Le mont d'Ain	1048
Abbaye du Grand-Vaux	860
Salave	881
Vaux	885
La Grand'Combe	996
Villars	704
Évillers	741
Moutandon	893
Lons-le-Saulnier	236
Besançon	236
Porrentruy	451
Bâle	278

HAUTEURS MESURÉES SUR LE FAITE DES ALPES ET SUR LES RAMEAUX QUI EN DÉRIVENT.

Alpes Maritimes.

	mètres.
Le col de Genestres	2288
— Maurin	2982
— Longet au S. O. du Mont-Viso	3153
Mallère, village	456
Calissano, —	637
Murialto, —	509
Plodio, —	535
Ormea, ville	740
Col de Roburent	2962
Grande Croix de l'Ermitage	706
Église de Superga	672
Cisterna, village	413
Monte Pelvo, au sud du Mont-Viso	3035
Busca, ville	419
Otti, village, près du col de Nava	636
Le Saint-Pilon, petite chapelle bâtie sur le sommet de la chapelle de la	

	mètres.
Sainte-Baume	1002
Aix	203
Vauvenargues, village	924
Col entre Maurin et Fouillouse	2401

Alpes cottiennes.

	mètres.
Col dell Agnello	3245
Pic du Mont Viso	3836
Col de Traversette	2036
Col de Servières	2333
Passage du Mont-Genèvre	1974
Mont Genèvre	3592
Mont Chaberton	3127
L'Aiguille-Noire	3200
Glacier d'Ambin	3372
Col de Fenestres	2216
Suza, ville, au bord de la Doire	512
Bussolino, village	499
Abbaye de Saint-Michel sur le mont Picheriano	584
Rivoli, le château	418
Col d'Aubergeon	2541
Saint-Véran, village au S. E. du fort Queiras	2040

(Ce village est une des plus hautes habitations de l'Europe. Après quelques hospices, tels que ceux du Saint-Bernard et du Saint-Gothard, il ne le cède en élévation qu'au village de Soglio, dans les Alpes Rhétiennes.)

	mètres.
Maurin, village	1902
Pic à l'O de Maurin	3993
Vars, village	1841
Col de Vars	2113
Coste Loupet	2427
Mont Parpaillon	2722
Pic de Pouzène	2542
Joug de l'Aigle	2356
Barcelonnette, ville	1130
Saint-Crépin, village	889
L'Infernay, au-dessus de Briançon	2930
Serre, ville sur la Buech	614
Orpierre, bourg, au S. de Serre	630
Sisteron, ville	479
Mont Ventous	1754
Mont Cristol	1959
Bédoin, ville	821
Rocher vertical d'où sort la fontaine	

	mètres.
de Vaucluse	333
La Source	99
Peypin, village	534
Hospice de la montagne de Lautaret	2093
Le mont Arsine	2852
Briançon	1306
Chaberton	3126
Le mont Galcon de la Grave	3800
Servières, village au S. E. de Briançon	1545
Le Lauzet, village, au S. de Servières	907
Mont Pelvoux de Vallouise, au S. O. de Briançon	4097
Le mont Berard	2627
Col de Sayse	3358
Glacier de Chardon	3313
Col de la Bérarde	3319
Mont Olan	4212
Col de Turbat	2598
Montagne de l'Oursine	1932
Le Laurang	2000
Col du Souffle	3165
Mont Saint-Guillaume	2007
Soleil Biau	1992
Savines, bourg	766
Orcier, village	1393
Monts Chiracs	2097
Remollon	690
Autane, montagne entre Ancelle et Orcier	2932
Ancelle, village	1276
Col entre Ancelle et Orcier	2434
Chabrières entre la pointe Larochette et le col Bayard	2954
Gap	729
Montagne de l'Obiou	2912
— de la Seuse	2045
Le Petit-Chaillot	2397
Chaillot-le-Vieux	3321
Montagne de l'Ours	2132
Muan de Bellone	3319
Cime du Faraux	2450
Laroche, bourg à l'O. de Gap	903
La Saulce, village	1214
Le mont Infernas	2542
Quet-en-Beaumont, village	925
La Mure, bourg	882
Cassette d'Ambin	2275
Mont Tabor	3172

	mètres.
Col du Galibier.	2790
Roche-Chevrière	3273
Montagne des Trois-Ellions	3882
Les Grandes-Rousses	3041
La Grande-Herbia	3221
La Belladonne	3140
Pic du Chevalier	2651

Alpes Grecques.

	mètres.
La Grande-Croix, sur le mont Cenis.	1894
Passage du mont Cenis	2065
La Roche d'Asse, sur le mont Cenis	2896
L'hospice sur le mont Cenis.	1935
La maison de poste —	1967
Le col de la Rella, près de l'hospice.	2800
La Roche-Michel, au N. de la vallée du mont Cenis.	3557
(C'est la partie la plus haute du mont Cenis,)	
Le mont Iseran (glacier).	4045
Le mont Valaisan, au S. du Petit-Saint-Bernard.	3332
Passage du Petit-Saint-Bernard (hospice)	2192
Aiguille de la Vanoise	3863
Le Perron des Encombres	2814
L'Aiguille d'Arve	3500
Mont Jouvet	2552
Mont de la Magdelaine.	2689
Tignes, village.	1093
Bonneval, —	1452
Bressan, —	1426
Lans-le-Bourg	1388
Bramant, bourg.	1212
Bourget-Villarodin, bourg.	1173
Modane-Villarodin —	1136
Saint-André, village.	1136
Saint-Michel, —	707
Saint-Julien, —	600
Saint-Jean-de-Maurienne	581
Aiguille de la Sassière.	3763
Belleface.	2827
Sainte-Foi, bourg	978
Seez, village, au bord de l'Isère.	897
La Verrière, village	1382
La Novalèse, —	780
La Chapelle d'Asti, entre Suza et la Rocca-Melone	2799
La Rocca-Melone.	3526

	mètres.
Mont Civrari.	2204
Mont Soglio.	1967
Le Cramont	2734
Eleva, village, au pied du Cramont.	1310
Auberge située sur le col Ferret.	1673
Corsonera, village, au pied du mont Soana.	770

Alpes pennines.

	mètres.
Le col du Bonhomme	2446
La cime des Fours.	2721
Le col de la Seigne.	2462
Le mont Blanc.	4814
L'aiguille du Gouté.	3717
Plateforme, au pied de l'aiguille du Gouté.	3112
L'aiguille du Midi	3884
Le Montanvert.	1869
Le col du Géant	3405
Le Géant.	4206
Aiguille du Dru	3793
Les aiguilles du Plan et du Midi, autrement nommées *Aiguilles-Maudites*.	3508
Le glacier de Talèfre.	2600
L'aiguille d'Argentière.	3707
Le Dronaz	2925
Col de Fenêtre à l'O. du Grand-Saint-Bernard.	2920
Hospice du Grand-Saint-Bernard	2428
La Chenalette, au N. du couvent	2734
Le mont Vélan, au N. E. du Saint-Bernard	3372
Le Barasson, entre le Saint-Bernard et le mont Vélan.	2982
Les chalets d'Amont	2179
Glacier de la Valsorey	2510
Mont Combin	4305
Le mont Cervin	4522
La Cime Brune du mont Matterhorn	3902
Mont Rosa	4618
(Si le Mont-Blanc n'existait pas, le mont Rosa serait la plus haute montagne de l'Europe).	
Le Nand-Bourand, village au N. du Bonhomme.	1403
Chapin, village au S. du Bonhomme.	1516
Moutiers, ville.	588
Conflans, —	358

	mètres.		mètres.
Le mont Chervin.	2415	Les Dents d'Oche.	2434
La Tournette, à l'E. du lac d'Annecy.	2296	Saint-Pierre, village.	1625
Annecy, au bord du lac.	444	Lidde, —	1364
Chambéry	265	Orsières	865
Le mont Grenier.	1939	Saint-Branchier	737
Le rocher de Frêne, à l'E. de Chambéry	2795	Zermatt, village	1633
Mont Trelod	2174	Fée, village au N. du mont Rosa	1834
Belle-Achat.	2489	Saas, village.	1581
La Grande-Chartreuse.	1013	Saint-Nicolas, —	1103
Le Grand-Som, montagne qui domine la Chartreuse.	2099	Viesbach, chef-lieu de la vallée de Viesh.	651
Four, village.	1303	Chalets du pré de Bar.	2046
Argentières, —	1154	Cormayeur, village.	1218
Mont de Lacha, près de Chamouni.	2099	Saint-Remi, village au pied S. du Grand-Saint-Bernard.	1604
Bionnai, village, vallée de Montjoie.	930	La cité d'Aost.	590
Saint-Gervais, —	817	Châtillon, village.	526
Pavillon de Belle-Vue, près le col de Voza, entre la vallée de Chamouni et celle de Saint-Gervais.	2116	Gressoney, —	1309
		Le Breuil, hameau dans le val Tournanche.	2002
Sallenche, ville.	543	La fourche de Betta	2633
Mont Vergi.	2286	L'Alpe Betta, village.	2325
La Roche, ville.	1838	Val Tournanche. —	1549
Cruseilhe, village.	789	Rothorn.	3086
Chable, —	557	Passage d'Olen.	1802
Noveri, —	525	Passage du val Dobbia.	2409
Douai, —	613	Bodemie, village.	1910
Col de Balme.	2302	Saluzzola, ville, au bord de l'Elvo.	312
Le Buet.	3109	Alpes helvétiques.. — *Hauteurs montagneuses dépassant 2000 mètres et points habités dépassant 300 mètres.*	
Le mont Breven	2302		
Le prieuré de Chamouni.	1020		
L'Aiguille de Varens.	2709		
Saint-Martin, village.	527		
Pointe Peleuse.	2486	Le col de Monte-Mora, entre le Visp	
La Croix-de-Fer, montagne près de Cluse.	2284	Kleinthal et le val Ansazca.	2724
Cluse, ville.	491	Monte Leone ou Simplon	3518
La Combe, village.	998	Passage du Simplon. L'hospice est au point culminant.	2005
Frenalei, —	821	Les Tavernettes.	1588
Samoen, —	737	Brigg, ville.	710
Taninges, —	674	Algaby	1289
Mieussi, —	789	Sommet du mont Griès	3074
Genève, l'observatoire	404	Le col de Griès, entre le Valais et le val Formazza.	2383
Cologny, village	469	La dent de Morcle, canton de Vaud.	2974
Thonon.	441	Les Diablerets	3106
La Dent du Midi	3185	Sion, ville, maison des Capucins.	567
Morzine, village.	677	Col de Rawil, entre l'Ober-Simmenthal et le Valais	2446
Les Getz, —	1182		
Évian.	413		

	mètres.		mètres
Wild Strubel, canton de Berne	3346	Piz Valrhein	3313
Lamerhorn, —	3046	Le Moschelhorn	3294
Col de Gemmi	2257	Apporthorn.	3304
Les bains de Leuk ou de Louesch.	1430	Le Ramit, canton des Grisons	2840
Rinderhorn, canton de Berne	3560	Le Marsol.	3095
Alte-Els-Horn, —	3713	Passage du Bernardino.	2138
Balmhorn.	3711	Alières, village, canton de Fribourg.	980
Fisistock	2647	Saane ou Gessenay, village, canton	
Doldenhorn.	3664	de Berne.	1009
Koppel, village.	1461	Zwey - Simmen, village, canton de	
Zakhorn, canton de Berne	3703	Berne.	920
Blumlis Alpe, —	3700	Erlenbach, village canton de Berne.	702
Gespaltenehorn, —	3532	Berne, l'Observatoire.	583
Tchingelhorn, —	3566	Dent de Jaman, canton de Vaud.	1949
Breithorn, —	3800	Le Gumfluh, — —	2473
Jung-Frau (la Vierge) —	4181	Lenk, village de l'Ober-Simmenthal.	975
Le Monch, —	4114	Kandersteg, village, canton de Berne.	1152
L'Eigher, —	3986	Frutigen, — — —	690
Grindelwalder-Virscher-Horner, can-		Trachsel Lauinen, hameau.	1218
ton de Berne.	4060	Hospice du Grimsel.	2561
Schrekhorn, —	4060	Mayen, hameau, canton d'Uri.	1027
Wetterhorn, —	3914	Gadmen, village, canton de Berne.	1346
Siedelhorn, —	2809	Thun, ville, — —	579
Passage du Grimsel	2561	Steinberg, — —	3015
Hangendhorn.	3410	Wenditstock, — —	3071
Passage de la Fourca.	2656	Titlis, — —	3479
Gallenstock, canton d'Uri . ·	3804	Gadmerflue, — —	3072
Gletscherberg, au N. de la Fourca.	3410	Giswyl, village, canton d'Unterwald .	509
Isenstock, vallée d'Urseren	2658	Sorenberg, village, dans l'Entlibuch.	1130
Betzberg, —	2017	Melchthal, village, cant. d'Unterwald.	920
Le Mutthorn, canton d'Uri.	3323	Couvent d'Engelberg, canton d'Un-	
Le Sustenhorn, —	3518	terwald.	1001
Passage du Susten-Scheideck.	2306	Fluhli, village dans l'Entlibuch.	877
Spizlibert, canton d'Uri.	3444	Grafenort, village de l'Engelberg.	571
Steinhaushorn, canton de Berne.	3155	Scholossberg, canton d'Unterwald.	3172
Benzlavistock, —	2536	Stanz, ville au sud du lac de Lucerne.	454
Pesciora, montagne au N. de Ronch.	3229	Echlismatt, village de l'Entlibuch	926
Fibia, canton d'Uri.	3171	Entlibuch, —	733
Lucendro, —	3161	Le mont Pilate, à l'O. du lac des	
Fiendo, —	3075	Quatre-Cantons.	2150
Le Hünerek, —	2880	Lac de Pilate.	1826
Passage du Saint - Gothard canton		Caverne de la Lune.	1709
d'Uri.	2075	Chapelle de Wittenbach, canton de	
La Prosa, —	2978	Lucerne.	1227
Trithorn, —	2962	Lucerne, ville	439
Alpe de Schipsius.	2004	Sempach, —	516
Mont Badous, canton des Grisons.	2950	Hofwil, village au N. de Berne.	573
Rosbodengrat.	2463	Burgdorff, ville au N. E. de Berne.	585
Rosbodenskock.	2838	Arberg, ville, au N. O. de Berne.	467

	mètres.		mètres.
La Furca	2506	Rheinwald, village, cant. des Grisons.	1539
Réalp, village	1537	Pizzo di Stella	3254
Lac de Lucerne	429	Splügen, village	1436
Hospital, village, où les deux bras de la Reuss se réunissent	1475	Tusis, —	822
Ober-Alpe, canton des Grisons	3331	Wals, village, dans le Saint-Peters-thal	1231
Bristenstock ou Stegherberg	3007	Reichenau, village, sur le Bas-Rhin.	589
Windghelli, canton d'Uri	3181	Carcofaro, —	1064
Kistenberg, canton des Grisons	3378	Quaëfora —	567
Le Dœdi ou Tœdi, sur les confins des cantons de Glaris, d'Uri et des Grisons	3586	Macugnaga, village, val Anzasca	1559
		Wanzone, —	696
Glacier de Rauchi, canton d'Uri	3118	Banio, —	659
Scheerhorn, — —	3313	Village de Simplon	1479
Klariden-Alpe, — —	3573	Divedro, village	579
Altorf, ville, — —	501	Pomat, village, val Formazza	1263
Multen, village, canton de Schweiz.	555	Varallo, ville	456
Brunnen, ville, sur le lac des Quatre-Cantons	436	Scopello, village	678
		Faylungo, —	737
Schweiz, bourg	472	Curgo, —	942
Righi, canton de Schweiz	1875	Cerentino, village du Val Nagia	986
Einsiedeln, ville, canton de Schweiz.	966	Ayrolo, village, vallée Levantine	1148
Zurich, ville	419	Dazio, —	932
Sauren, près du Trou-Martin	3096	Bellinzona, ville	226
La Scheibe, canton de Saint-Gall	3096		
Pantenbruck, village au bord de la Linth, canton de Glaris	978	*Alpes rhétiennes.*	
Riedwald, village au bord de la Linth, canton de Glaris	792	Bevio, village	1740
		Cresta, —	1699
Linthal, village au bord de la Linth, canton de Glaris	649	Monte dell'Oro	3212
Montagne de la Lune	2403	Monte delle Disgrazie	3676
Valens, village, comté de Sargans	933	Liconcio, entre la Valteline et le val Bregaglia	3319
Sargans, ville	462	Munteratsch	3066
Couvent de Saint-Jean dans le Tock-embourg	731	Platey-Kogel	3167
		Schweinfer-Ioch, glacier de Ge-batsch	3742
Wildhauss, village au S. du Sentis.	1091	Wilespith-Ferner, glacier d'Oestha-ler	3181
Gams, — — —	458	Kaiser-Ioch, glacier d'Oesthaler.	3109
Lichtenstag, ville, cant. de St.-Gall.	643	Stuben-Ferner	3110
Peterzell, village, — —	714	Schwatz, ville	524
Grosswald, — — —	1154	Waizfeld	3308
Wildkirchlein, village, canton d'Ap-penzell	1498	Feich, village	1351
		Gries, —	1229
Urnasch, village, cant. d'Appenzell.	829	Steinach, —	1102
Weissbad, — — —	825	Mattrey, —	1073
Vogliseg, — — —	964	Schienberg, —	1063
Gais, — — —	1134	Innsbruch, —	566
Saint-Gall, ville	671	Gonsensaas, —	1127
Hanz, —	707	Sterzing, —	985

	mètres.
Ander, village au N. O. du Splugen.	993
Hameau sous Weissentein.	1774
Coire, ville	596
Davos, village	1477
Immenstadt, ville.	728
Kempten, —	688
Sonthofen, —	748
Fuessen, —	818
Imst, —	825
Kaiser-Ioch, —	3109
Le couvent de Peissenberg.	981
Munich, ville	515
Augsbourg, —	475
Seefeld, village.	1184
Wiesbachhorn	3508
Berchtesgaden, ville.	676
Fraunstein, —	673
Frabertsheim, village	548
Burckhausen, —	456
Zell, —	525
Wœrgl, village, entre Rattenberg et Kufstein	594
Soglio, dans le val Bregaglia. C'est le village le plus élevé de l'Europe.	2046
Brugnata, village près du lac de Côme.	733
Milan, l'Observatoire.	152
Bormio, ville.	1265
Tirano, —	448
Ponte, village	535
Pendolasca.	605
Montagna.	625
Monte Tresero, dans la Valteline.	3617
Monte Confinale	3376
Pizzo Scalino.	3329
Boladore, village entre Bormio et Tirano.	865
Monte Gavio	3582
Monte Tonal	3345
Monte Adamello	3345
Ortler, le point culminant du Tyrol.	3917
Drey-Heiligen-Brunnen, village au pied du mont Ortler.	1624
Le Zébru.	3740
Mals, village	1052
Glurns, ville	838
Danzevelle Kopf	3144
Similaun-Spitz.	3612
Remm-Spitz	3204

	mètres.
Hober-Fürst	3399
Labach-Spitz.	3087
Mittwald	836
Trente	209

Alpes Noriques.

Ferner-Waisfeld	3308
Le Greiner	3500
Gross-Glockner.	3894
Hohenwartshœhe.	3367
Fuschberg.	3666
Le Duc-Ernst.	3066
Hoch-Gailing.	3183
Rauris, village.	912
Gastein, —	2046
Anger. —	754
Oberdorf, —	804
Kloschau, —	784
Wolkestein, —	715
Liezen, —	615
Admont, bourg.	582
Vienne, l'Observatoire.	169
Llagenfurth, ville.	430
Bruck, —	452
Gratz, —	392

Alpes Carniques.

La Marmolata	3508
Hohlenstein, village	1450
Cortina, bourg.	1226
Vigo, village.	1363
Predazzo, —	1010
Le couvent de Luckau	1183
Bleyberg, bourg, à l'O. de Villach.	780
Villach, ville	741
Villa Folgaria.	1237
Lavarone, village.	1229
Trente, ville.	232
Bolca, village.	948
Sapada, village, près de la source de la Piave.	1216
Cortina, village sur la Boita.	1226
Agordo, ville.	631
Belluno, —	417
Feltre, —	315
Bassano.	150
Forno di Sopra, village.	918
Saint-Martin, château	680
Incarogio, village.	676

	mètres.
Paluzza, —	621
Ovara, —	528

Alpes Juliennes.

Le mont Terglou	3311
Chapelle de Maria-Luschari	975
Saint-Anna, village près le col de Leobel	921
Le Snisnick ou Schneeberg	2273
Laybach, ville	411

HAUTEURS MESURÉES SUR LE FAÎTE DES APENNINS ET SUR LES RAMEAUX QUI EN DÉRIVENT.

Couvent de Vernio	1271
Florence	27
Abbaye de Saint-Salvador, sur le mont Amiata	831
Radicofani, ville	753
Pieve Pelago, village	774
Paullo —	711
Pietra-Mala. —	888
Mont Amiata	1766
Mont Corno, sommet de la montagne dite *il gran sasso d'Italia*. (C'est la plus haute sommité des Apennins.)	2902
Bagni di Nocera	517
Castelluccio, le plus haut village des Apennins	1452
Norcia, ville	577
Cascia, —	1194
Leonessa, —	980
Lugnano, —	800
Rome, l'observatoire	57
— le capitole	47
— le mont Janicule	60
Aquila	731
Le mont Vésuve	1052
Lago-Negro, ville	664

ÉVALUATION DES PRINCIPALES HAUTEURS FAITE APPROXIMATIVEMENT DANS LA PARTIE ORIENTALE DU SYSTÈME ALPIQUE.

Alpes Dinariques.

Les monts Plissivitza	1750

	mètres.
Pic de Badany	1355
Le mont Dinara	2273

Mont Hæmus.

Le mont Scardus	3320
— Orbelus	2535
— Scomius	2730
— Athos	2066

Mont Rhodope.

Sa hauteur, en général, est de	1900
Le mont Menikiou	1950
Porchar-Dughi (mont l'angée)	1755
Sommet de l'île de Thasos	975

Chaîne du Pinde.

Le faîte de la chaîne grecque, dans l'Albanie en général	2346
— près de Messowo	2730
Les monts Candaviens	2145
Le mont Tomoros	1950
Les monts Acrocérauniens	1560
Le mont Nereika	1950
L'île de Céphalonie. Sommet de la montagne Noire	1635
Sommet du Parnasse (Lyakoura)	1755
Le mont Hélicon (Joanitza)	1365
— Cithéron	1467
— Géranien sur l'isthme de Corinthe	1072
— Hymette	819
— Bora	1560
— Bermius (Bourenos)	1560
— Olympe	3315
— Ossa (Kissovo)	1755
— Pélion	1560
— Othrys	1950
— Œta	1560
— Pentélique	1073
Montagne au S. de Marathon	878
Le mont Jupiter (île de Naxos)	1006
— Saint-Élie (Paros)	1500
— Saint-Élie (Melos)	1521

Morée.

Le mont Cyllène (Chelmos)	1755
— Taygète	1560
Le mont Saint-Élie (île d'Égine)	780
— Psilorit (Ida)(île de Candie)	2339

	mètres.
— Ligrestosowo	2308

Carpathes.

	mètres.
Ruska-Poyana	3021
Gailuripi	2923
Csorta, village	817
Minksdorf, —	774
Lucsivna, —	725
Botzdorf, —	715
Volka, —	702
Alt-Waldorf —	719
Pribilina, —	733
Julgo, —	776
Neumark, ville	563
Cracovie, —	269
Schemitz, —	598
Dobschau, —	770

Sudètes, Bœhmerwald et montagnes de la Moravie.

	mètres.
Gieshübel, village	1051
Silberberg, ville	673
Schœnberg —	487
Berlin, —	37
Nollendorf, village	643
Kupferberg, ville	863
Dresde, —	86
Leipzig, —	99
Joachimsthal, auberge du Sauvage	733
Platten, village	639
Schneeberg, —	571
Brunst, verreries	1224
Wiltschin, village	628
Plan, ville	701
Kalich, maison de la forge	663
Neuhauser, verrerie	791
Malonits, village	571
Eisenstein, l'auberge	725
Seewiese, le presbytère	1115
Winterberg, ville	667
Wallern, village	743
Tepl, ville	639
Nondorf, village	513
Géfal, —	577
Gutenbrunn, —	808
Martinsberg, —	770
Goffritz, —	723
Vittis, —	546
Gmünd, ville	686

	mètres.
Litschau, —	538
Frieberg, bourg	698
Hohenfurt, ville	554
Gratzen, —	511

MONTAGNES DE L'ALLEMAGNE OCCIDENTALE.

Hauteurs mesurées au sud du Mayn.

	mètres.
Wunsiedel, ville	598
Nuremberg, —	351
Beggingen, village au N, O. de Schaf-house	550
Engen, village	530
Tuttlingen, à la poste	660
Deilingen, village	834
Obernheim. chef-lieu du Hamberg	900
Hausen, village	737
Schœberg, ville	682
Bahlingen, —	509
Hechingen, place du Château	534
Bitz, village	899
Kohlstadten, ville	709
Konisbronn, bourg	501
Heydenheim, ville	497
Ulm, —	497
La cime du Feldberg	1425
(C'est la montagne la plus haute de l'Allemagne occidentale.)	
Brogen, village	883
Frendenstadt, à l'auberge du Tilleul	707
Abbaye de Saint-Blaise	741
Neustadt, auberge de l'Ange	789
Bonndorf, village	838
Unadingen, —	655
Fryburg, ville	277
L'auberge de Steing, dans le val d'Enfer	713
Fahl, village	873
Baiersbrunn, —	509
Le couvent de Reichenbach	503
Karlsruhe	117
Heidelber	101
Zell, village	686
Gefrees, —	571
Le Brocken, le point culminant du Harz et en même temps de l'Allemagne septentrionale	1115
Plessemburg, village	530
Schierke, —	571

		mètres.
Andreasberg,	ville	571
Clausthal.	—	571
Stiége,	—	507
Sophienhof.	village	509
Rothesitle.	—	385
Le Johannisberg.		458
Frankenheim,	village	748
Erbenhausen,	—	548
Küstelberg	—	788
Erndtebruck,	— sur l'Eder . .	503
Lützel,	—	563

HAUTEURS MESURÉES DANS LES MONTAGNES DE LA CORSE.

	mètres.
Monte d'Oro	2652
Monte Cardo ou Cervello.	2500
Monte Renoso	2257
Punta della Capella.	2049

HAUTEURS DE LA SARDAIGNE.

	mètres.
Monte Genargentu	1830
Le mont Gigantinu.	1217
Cagliari.	60
Ile de Spargi.	361

ILES BRITANNIQUES.

	mètres.
Moel Elio.	721
Carn David.	1045
Cader-Idris	1082
Carn Llewellyn.	1058
Cross-Fell.	1031
Snowdon, la plus haute montagne de l'Angleterre (Caernarvonshire). . .	1084
Mount-Battock, Écosse	1056
Cheviot-Hill,	—	818

		mètres.
Macdonée,	—	1309
Benacdonie,	—	1311
Ben-Nevis, la plus haute montagne de l'Écosse.		1335
Carran-Tual, le point culminant de toute l'Irlande.		1040

HAUTEURS MESURÉES DANS LES ALPES SCANDINAVES.

Monts Thuliens ou Langfield.

	mètres.
Mugnafield	2199
Sondre Skagestoltind	2469
Sommet du Langfield	2011
Oran, village.	416

Monts Dofrines.

	mètres.
Le Snechaetta, la plus haute montagne probablement des Alpes Scandinaves.	2475
Jerkins, village	1393
Opdal, —	650
Sundset, —	478
Foldal, —	892
Idre, —	496

Monts Kœlen.

	mètres.
Cime d'Areskutan, la plus haute montagne de la Suède.	1439
Klofsie village	404
Enontekis, —	436

Nota. — Toutes les évaluations qui précèdent ont été prises exactement dans l'*Orographie de l'Europe* de M. Bruguière, publiée dans les *Voyages et mémoires* de la Société de géographie.

ÉTATS-UNIS.

ÉLÉVATION MOYENNE APPROXIMATIVE DE CHAQUE ÉTAT AU-DESSUS DU NIVEAU DE LA MER,
AVEC L'ÉTENDUE DU SOL, LA POPULATION TOTALE ET PAR MILLE CARRÉ.

(En pieds anglais de 0^m, 304.)

ÉTATS OU TERRITOIRES.	Altitude moyenne de l'État.	Milles carrés.	Habitants par mille carré.	Total de la population.
Wyoming	7,200	97,883	0,09	11,518
Colorado	6,500	104,500	0,38	47,164
Arizona	6,000	113,916	0,08	41,710
Idaho	5,800	86,294	0,17	20,583
Utah	5,500	84,476	1,03	99,581
Nevada	5,400	104,125	0,41	58,711
New Mexico	5,300	121,201	0,76	111,303
Montana	4,500	143,776	0,14	39,895
California	2,500	188,981	2,29	582,031
Oregon	2,000	95,274	0,95	101,883
Dakotah	1,850	150,932	0,09	40,501
Nebraska	1,700	75,995	1,62	129,322
Kansas	1,350	81,318	4,48	373,299
Washington	1,250	69,994	0,34	37,432
Minnesota	1,100	83,531	5,26	446,056
West Virginia	1,050	23,000	19,22	442,014
Alaska	1,000	577,390	....	70,446
Indian Territory	950	68,991	....	68,152
Iowa	900	55,045	21,69	1,194,320
Wisconsin	850	53,924	19,56	1,064,985
Missouri	800	65,350	26,34	1,721,295
Michigan	800	56,451	20,97	1,187,234
New York	800	47,100	93,25	4,387,464
Pennsylvania	750	46,000	76,56	3,522,050
Ohio	700	39,964	66,69	2,665,260
Virginia	700	38,348	31,95	1,225,163
Indiana	675	33,809	49,71	1,680,637
Illinois	625	55,410	45,84	2,539,891
New Hampshire	625	9,280	34,30	318,300
Tennessee	600	45,600	27,60	1,158,520
Vermont	600	10,212	32,37	330,551
Kentucky	600	37,680	35,33	1,321,011
Georgia	575	58,000	20,42	1,184,109
North Carolina	550	50,704	21,13	1,071,362
Texas	450	274,356	2,98	818,899
Massachusetts	400	7,800	186,84	1,457,351
Maine	375	35,000	17,91	626,915
Maryland	375	11,124	70,20	780,894
Alabama	375	50,722	19,66	996,992
South Carolina	350	34,000	20,75	705,606
Arkansas	300	52,198	9,30	484,471
Connecticut	300	4,750	113,15	537,454
Mississippi	275	47,156	17,56	827,922
New Jersey	200	8,320	108,91	906,096
Rhode Island	125	1,306	166,43	217,353
District of Columbia	115	64	2057,81	131,700
Delaware	100	2,120	58,97	125,015
Louisiana	75	41,346	17,58	726,915
Florida	60	59,268	3,17	188,248
Élévation moyenne de tout le pays des États-Unis	2,125	3,603,884	....	38,925,598

III

DE L'ACCLIMATEMENT SUR LES ALTITUDES DU MEXIQUE

J'ai déjà dit dans mon texte (tome Ier, p. 213 et suiv.) quelles sont les conclusions les plus naturelles que l'on peut tirer des recherches de M. Coindet sur la climatologie du Mexique. Les convictions générales qui existent sur ce sujet sont erronées à ce point, qu'il est du plus grand intérêt de mettre sous les yeux du lecteur tous les éléments propres à rétablir la vérité. Je dois donc lui dire que je présentai à l'Académie de médecine, en 1863, un mémoire sur la climatologie du haut Anahuac. Une commission fut nommée, et M. Michel Lévy en devait être le rapporteur. Les événements le poussèrent à devancer les résolutions académiques et à porter le procès sur un autre théâtre. Il écrivit en effet, le 26 novembre 1863, à M. le directeur de la *Gazette hebdomadaire de médecine et de chirurgie*, la lettre suivante, que je copie textuellement, comme c'est mon droit, dans cet estimable journal :

« Paris, 26 novembre 1863.

« DE L'ACCLIMATEMENT SUR LES ALTITUDES DU MEXIQUE.

« Peu de temps avant le départ du corps expéditionnaire français pour le Mexique, le docteur Jourdanet, qui a pratiqué pendant près de vingt ans dans cette contrée, fit paraître un ouvrage d'une lecture agréable et rempli d'observations, dont quelques-unes, contraires aux notions jusqu'alors acceptées en hygiène, sollicitent un contrôle. Suivant lui, « les étrangers s'acclimatent facilement au niveau des mers dans les pays « non marécageux, et arrivent bien portants à une vieillesse avancée ; d'autant plus « faibles et plus maladifs qu'ils ont vécu plus longtemps sur les altitudes, ils y attei-« gnent rarement le terme naturel de l'existence humaine. » (P. 79.) « Les habitants « des altitudes ne vivent ni si longtemps, ni si bien que ceux des niveaux des mers. » (P. 78.) L'imperfection de l'endosmose respiratoire détermine un état d'anémie qui, fréquent à la Puebla comme à Mexico, résiste à l'action des préparations ferrugineuses. L'insuffisance de l'oxygénation du sang a pour cause, non-seulement la diminution dans la densité et le poids de l'atmosphère, mais le ralentissement des mouvements respiratoires : « ceux qui habitent à de grandes élévations respirent moins vite « que les hommes dont le séjour est fixé près du niveau des mers. La rareté de l'air « produit l'apathie du système musculaire ; la poitrine s'en ressent » : le nombre de ses ampliations diminue ; assez souvent, ajoute l'auteur, on oublie de respirer et l'on est obligé de remplacer le temps perdu en faisant des inspirations profondes. (P. 76.)

« Ces assertions, venant d'un médecin qui s'appuie sur une longue expérience, méritaient de fixer l'attention de nos confrères de l'armée du Mexique ; elles heurtent l'opinion admise jusqu'à présent que, sous l'influence permanente d'une diminution de pression atmosphérique, la respiration s'accélère pour compenser par le nombre des inspirations la proportion moindre d'oxygène dans un même volume d'air. Compter avec soin et comparer exactement le nombre des mouvements respiratoires chez les Européens et chez les indigènes sur les hauts plateaux du Mexique, en tenant compte des conditions individuelles (âge, taille, circonférence thoracique, etc.), puis doser l'acide carbonique de l'air expiré comme indicateur du degré (d'énergie de l'hématose) chez les Mexicains et chez les nouveau-venus, telles étaient les vérifications à faire, et un illustre chimiste, qui connaît bien le Mexique, M. Boussingault, m'ayant assuré qu'on trouverait à Mexico les ressources scientifiques nécessaires à ces recherches, j'ai proposé à plusieurs de nos distingués médecins du corps expéditionnaire de s'y livrer dès que les circonstances le permettraient.

« M. Léon Coindet, médecin-major de première classe, chef du service médical de la deuxième division, a répondu le premier aux questions que je lui ai posées; les données qu'il a recueillies ne concernent que la première partie du programme qu'il a bien voulu accepter (rhythme respiratoire); mais son zèle, aussi actif pour la science que pour les malades, saura bientôt en remplir la suite qui comporte le concours de l'analyse chimique. Nous publions sans commentaire le résumé de ses investigations qui, partagées en trois séries, ont porté successivement sur un total de quinze cents sujets. A cette lettre sommaire, il a joint les documents justificatifs dont nous avons déposé une partie à l'Académie de médecine (voy. *Gaz. hebd.*, n° 45), et dont l'autre demeure entre nos mains; ils garantissent et l'authenticité de ses recherches, et la scrupuleuse précision avec laquelle il les a instituées et poursuivies.

« Michel Lévy. »

Il s'ensuit qu'une enquête fut ouverte d'une manière absolument inusitée sur les opinions que j'avais émises au sujet d'une climatologie qui m'avait paru remarquable par son originalité. Je m'abstiendrai de toute réflexion, eu égard à l'étrangeté de cette procédure. Je laisse à mon lecteur le soin d'y exercer ses méditations. Je ne puis, quant à moi, que me livrer à un sentiment de profonde tristesse, non pas en songeant au déplaisir réel que cette conduite a pu me causer, mais en pensant que l'hygiéniste recommandable qui me fut contraire, et le confrère laborieux qui s'empressa de répondre à sa sollicitude, ont tous les deux disparu de ce monde en si peu d'années; l'un riche déjà d'une réputation légitimement acquise dans une longue et ructueuse carrière; l'autre, jeune encore et plein d'avenir, dans une situation honorée, où il avait eu le bonheur de briller avant l'âge. Devant ces deux tombes justement respectées, je perds toute humeur à combattre; mais je ne saurais cependant oublier les intérêts de la science en me taisant absolument. Il est très-certain que le Dr Coindet s'est trompé dans les appréciations qu'il a adressées à Michel Lévy dans ses réponses à l'appel que nous venons de lire. J'ai déjà dit, dans mon texte, que M. Coindet paraissait avoir reconnu lui-même que ses premières conclusions n'étaient pas en accord avec le résultat de ses recherches. Je veux que l'on puisse juger combien il a eu raison, quand il s'est résolu à se contredire. Dans ce but, je me contenterai de reproduire ici, dans toute son intégrité, le compte rendu, publié par lui-même, de ses laborieuses expériences sur le dosage de l'acide carbonique expiré, à Mexico. Voici ses expériences relatées dans la lettre ci-jointe, à son directeur, M. Michel Lévy.

« Les expériences dont je vais vous entretenir ont été faites avec l'appareil suivant.

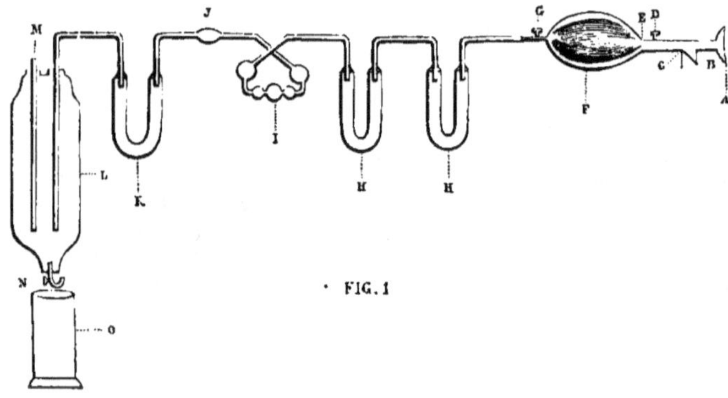

Appareil pour le dosage de l'acide carbonique de l'air expiré.

A. Embouchure s'adaptant parfaitement aux lèvres. — B. Tuyau d'aspiration pour l'air extérieur. — C. Soupape s'ouvrant dans l'inspiration et se fermant dans l'expiration. — D. Clef pour ouvrir et pour fermer. — E. Soupape s'ouvrant dans l'expiration et se fermant dans l'inspiration. — F. Vessie pour recueillir l'air expiré. — G. Clef pour ouvrir et pour fermer. — HH'. Tubes en U renfermant de la pierre ponce imprégnée d'acide sulfurique. — I. Tubes à boules renfermant une solution concentrée de potasse. — J. Boule renfermant du chlorure de calcium. — K. Tube en U renfermant de la pierre ponce imprégnée d'acide sulfurique. — L. Récipient rempli d'eau. — M. Thermomètre indiquant la température de l'eau. — N. Clef pour ouvrir et pour fermer. — O. Éprouvette graduée de la contenance d'un litre.

« Le tout est parfaitement ajusté de manière que l'air extérieur ne puisse pénétrer dans l'appareil. Le tube à boules, pesé avant l'expérience, est réuni aux autres au moyen de cylindres de caoutchouc susceptibles d'être enlevés lorsque, l'opération terminée, il s'agit de peser de nouveau ce même tube à boules.

« Le sujet met sa bouche à l'embouchure A, la clef D est ouverte, et nous comptons pendant une demi-minute, avec une montre à secondes, le nombre des expirations qui produisent chaque fois un soulèvement très-appréciable de la vessie.

« Après la demi-minute, la clef D étant fermée, les clefs G et N étant ouvertes, nous laissons marcher l'expérience jusqu'à ce que la vessie F, dans laquelle nous avons fait préalablement le vide, ne contienne plus d'air. La clef N est alors fermée, et la quantité d'eau écoulée du récipient L nous donne la quantité d'air expiré en une demi-minute. Nous enlevons le tube à boules, nous le pesons avec des balances de Deleuil, qui sont d'une exactitude irréprochable, et la différence qu'il nous offre avec la première pesée nous fait connaître en poids la quantité d'acide carbonique produit. Or, ce qui donne la quantité absolue d'un gaz, c'est son poids et non pas son volume. Il va sans dire que sous le nom de tube à boules nous comprenons et le tube de Liebig, et celui renfermant du chlorure de calcium, qui sont fixés l'un à l'autre et toujours pesés concurremment. La vessie est de baudruche.

« Pour nos observations météorologiques nous avons employé le thermomètre centigrade de Deleuil, le baromètre de Fortin et l'hygromètre de condensation de Regnault, qui nous a fourni pendant toutes nos expériences la moyenne 4,5 comme température du point de rosée, ce qui donne 6,7 comme force élastique correspondante, et 7,1 comme poids de la vapeur qui est contenue dans un mètre cube d'air.

1re EXPÉRIENCE. — *13 novembre, une heure et demie de l'après-midi.*

Thermomètre libre intérieur.............. 15° à l'ombre.
Température de l'eau.................... 13°,4
Baromètre....... .... 0^m,5860
Vents................................ Léger vent d'ouest.
État du ciel........................... Un peu nuageux.

« M. Henry Staines est un jeune homme âgé de vingt et un ans, né à San-Luis de Potosi et habitant Mexico depuis cinq ans. Il est fils d'Anglais et étudie à l'École des mines. Sa taille est bien prise, sa constitution bonne, son tempérament lymphatico-sanguin, sa poitrine bien conformée. Il n'a jamais été malade et tous ses organes sont sains.

Nombre d'inspirations à la minute....... .. 22
Nombre de pulsations à la minute........ 78
Nombre de litres d'air expiré en une minute. 6,4
Acide carbonique pour 100................ 4,64

2e EXPÉRIENCE. — *14 novembre, une heure de l'après-midi.*

Thermomètre. .... 14°
Température de l'eau....... .... 13°,2
Baromètre............................. 0^m,5890
Vents............... .. .. O. N. O.
État du ciel........................... Clair.

« José Maria Scanilla est un métis employé à l'École des mines comme domestique. Il est âgé de vingt-trois ans. Sa taille est moyenne, sa constitution bonne, son tempérament bilioso-sanguin. Il est né à Teposotlan, district de Mexico, où il habite depuis trois ans. Sa poitrine est bien conformée, il n'a jamais été malade et tous ses organes sont sains.

Nombre d'inspirations à la minute.. 22
Nombre de pulsations à la minute.......... 80
Nombre de litres d'air expiré en une minute. 5,70
Acide carbonique pour 100. 4,74

3e EXPÉRIENCE. — *16 novembre, onze heures du matin.*

Thermomètre............................ 13°,2
Température de l'eau.................... 13°,2
Baromètre............................. 0^m,592
Vents , ... Ouest.
État du ciel........................... Nuageux.

« Maximiano Dilgado est un Indien employé comme domestique à l'École des mines. Il est âgé de vingt ans environ. Sa taille est moyenne, sa constitution bonne, son tempérament bilioso-sanguin, sa poitrine bien conformée. Il est né à Tescoco, et habite Mexico depuis trois ans. Il n'a jamais été malade et tous ses organes sont sains.

Nombre d'inspirations à la minute........ 22
Nombre de pulsations à la minute......... 79
Nombre de litres d'air expiré en une minute. 6,24
Acide carbonique pour 100.... 4,56

4e EXPÉRIENCE. — *16 novembre, midi.*

Thermomètre............... .... 15°
Température de l'eau.... .... 13°,5
Baromètre .... 0^m,5880
Vents................................. Temps calme.
État du ciel........................... Le ciel s'est éclairci.

« Jose Chirino est un Indien né à Tchinalpan, près de Mexico, où il vient vendre
du charbon. Il est âgé de vingt ans environ. Sa taille est assez élevée; il est maigre,
à poitrine peu développée, mais bien conformée. Il n'a jamais été malade et tous ses
organes sont sains.

Nombre d'inspirations à la minute......... 20
Nombre de pulsations à la minute.......... 82
Nombre de litres d'air expiré en une minute. 4,50
Acide carbonique pour 100................. 4,4

5e EXPÉRIENCE. — 16 *novembre, une heure de l'après-midi.*

Thermomètre............................ 15°
Température de l'eau.................... 13°,5
Baromètre............................. ... 0^m,5870
Vents.................................. Temps calme.
État du ciel..............,............... Clair.

« Julio Garcia est encore un Indien, maçon de profession, âgé de vingt-six ans,
d'une taille moyenne, à poitrine large, d'une forte constitution, d'un tempérament
bilieux. Il est né à Sumpango, près de Mexico, où il habite depuis longtemps. Il n'a
jamais été malade et tous ses organes sont sains.

Nombre d'inspirations à la minute......... 16
Nombre de pulsations à la minute......... 72
Nombre de litres d'air expiré en une minute. 7,54
Acide carbonique pour 100................. 4,52

6e EXPÉRIENCE. — 17 *novembre, onze heures du matin.*

Thermomètre................ .... 14°
Température de l'eau.................... 13°,2
Baromètre............... .... 0^m,5870
Vents..................... .... Temps calme.
État du ciel........................... Clair.

« M. François Villard est un jeune homme de vingt-trois ans, préparateur de
chimie à l'École des mines. Il est d'une taille moyenne, d'un tempérament sec, nerveux, d'une bonne constitution. Sa poitrine est bien conformée, sans être vaste;
il n'a jamais été malade et tous ses organes sont sains. Petit-fils d'Espagnol, il est
né à Mexico, où il a toujours habité.

Nombre d'inspirations à la minute......... 21
Nombre de pulsations à la minute.. 84
Nombre de litres d'air expiré en une minute. 6,16
Acide carbonique pour 100................. 4,62

7e EXPÉRIENCE. — 17 *novembre, midi.*

Thermomètre........................... 15°
Température de l'eau. .... 13°,4
Baromètre.............................. . 0^m,5860
Vents..................... .... Temps calme.
État du ciel......... .... Clair.

« M. Fernando Ignicio est un fils d'Espagnol à la troisième ou quatrième génération. Il étudie à l'École des mines. Son âge est de vingt-trois ans, sa taille moyenne,
son tempérament bilioso-nerveux. Né à Jalisco, il habite Mexico depuis trois ans; sa
constitution est bonne, son thorax bien conformé, ses organes sains; il n'a jamais
été malade.

Nombre d'inspirations à la minute......... 20
Nombre de pulsations à la minute.. 76
Nombre de litres d'air expiré en une minute. 5,28
Acide carbonique pour 100................ 3,99

8ᵉ Expérience. — 17 *novembre, une heure de l'après-midi*

Thermomètre........................... 15°
Température de l'eau.. .... 14°
Baromètre............ .... 0ᵐ,5860
Vents............... .... Calme.
État du ciel........................... Clair.

« Eulalio Danielo est un Indien, maçon de profession, âgé de vingt ans environ, né à San-Juanico, près de Mexico. Sa taille est moyenne, sa constitution bonne, son tempérament bilieux, sa poitrine bien conformée et bien développée. Il n'a jamais été malade et tous ses organes sont sains.

Nombre d'inspirations à la minute.......... 22
Nombre de pulsations à la minute.......... 80
Nombre de litres d'air expiré en une minute. 6,37
Acide carbonique pour 100................ 5,02

9ᵉ Expérience. — 18 *novembre, onze heures du matin.*

Thermomètre........................... 13°,75
Température de l'eau.................... 13°,1
Baromètre............................. 0ᵐ,5880
Vents................................. O. N. O.
État du ciel...... .... Quelques nuages blanchâtres.

« M. Ignacio Corneyo est un élève de l'École des mines, âgé de dix-neuf ans. Sa taille est bien prise, son thorax bien conformé; il est d'une bonne constitution, son tempérament est sec, nerveux. Fils d'Européen, il est né à Mexico, où il a toujours habité. Il n'a jamais été malade et tous ses organes sont sains.

Nombre d'inspirations à la minute........,. 22
Nombre de pulsations à la minute.... 80
Nombre de litres d'air expiré en une minute. 6,32
Acide carbonique pour 100................ 4,15

10ᵉ Expérience. — 18 *novembre, midi.*

Thermomètre........................... 14°,5
Température de l'eau.................... 13°,70
Baromètre............................. 0ᵐ,5870
Vents................................. O. N. O.
État du ciel.... .... Quelques nuages blanchâtres

« Jean-Baptiste Hernandès est un métis âgé de vingt-deux ans, musicien, de taille petite, de constitution forte, de tempérament bilioso-sanguin. Il est né à Oaxaca, mais habite Mexico ou ses environs depuis une dizaine d'années. Il n'a jamais été malade, sa poitrine est bien conformée et tous ses organes sont sains.

Nombre d'inspirations à la minute......... 19
Nombre de pulsations à la minute......... 76
Nombre de litres d'air expiré en une minute. 6,96
Acide carbonique pour 100..............,. 4,05

11ᵉ Expérience. — 18 *novembre, une heure de l'après-midi.*

Thermomètre . ... 14°,5
Température de l'eau.............. ...... 13°,60

Baromètre............................. 0^m,5870
Vents................................. Calme.
État du ciel.......................... Clair.

« Jose Maria Ajunia est un métis employé à l'École des mines. Il est âgé de vingt-six ans; sa constitution est bonne, son tempérament bilieux, sa taille moyenne, son thorax bien conformé. Il est né à Toluca et habite Mexico depuis huit ans. Il n'a jamais été malade et tous ses organes sont sains.

Nombre d'inspirations à la minute.... 20
Nombre de pulsations à la minute.......... 78
Nombre de litres d'air expiré en une minute. 5,80
Acide carbonique pour 100..... 5,07

12ᵉ Expérience. — 19 *novembre, onze heures du matin.*

Thermomètre.... .....:................. 14°
Température de l'eau................... 13°,3
Baromètre.............. .... 0^m.5850
Vents................................. O. S. O.
État du ciel . ... Ciel un peu sombre, avec quel-
                                        ques nuages grisâtres.

« Philippe Coraroubiès est un élève de l'École des mines, âgé de vingt-deux ans. Il est fils d'Européen, et est né à Mexico, où il a toujours habité. Sa taille est moyenne, sa constitution bonne, son tempérament lymphatique; sa poitrine est bien conformée, tous ses organes sont sains; il n'a jamais été malade.

Nombre d'inspirations à la minute......... 20
Nombre de pulsations à la minute.......... 78
Nombre de litres d'air expiré en une minute. 5,90
Acide carbonique pour 100................ 4,36

13ᵉ Expérience. — 19 *novembre, midi.*

Thermomètre.......................... 14°,5
Température de l'eau.......... .... 13°,4
Baromètre............................ 0^m,5850
Vents................................ Le vent tombe.
État du ciel.......................... Le ciel s'éclaircit.

« Mauricio Moreno est un Indien, maçon de profession, âgé de dix-neuf ans. Il est né à Mexico, où il a toujours habité; sa taille est moyenne, son tempérament bilioso-sanguin, sa constitution bonne, son thorax bien conformé. Il n'a jamais été malade et tous ses organes sont sains.

Nombre d'inspirations à la minute......... 24
Nombre de pulsations à la minute.......... 88
Nombre de litres d'air expiré en une minute. 5,82
Acide carbonique pour 100,............... 4,09

14ᵉ Expérience. — 19 *novembre, une heure de l'après-midi.*

Thermomètre.......................... 14°,25
Température de l'eau.................. .... 13°,75
Baromètre............................ 0^m,5850
Vents................................ Calme.
État du ciel... . ... Clair.

« Raphaël Léduna est un métis, charpentier de profession, âgé de vingt-sept ans: sa taille est moyenne, son tempérament bilieux, sa constitution bonne; son thorax est bien conformé, ses organes sains ; il n'a jamais été malade. Né à Mexico, il a toujours habité cette capitale.

Nombre d'inspirations à la minute......... 20
Nombre de pulsations à la minute.......... 80
Nombre de litres d'air expiré en une minute. 5,84
Acide carbonique pour 100................ 4,02

15ᵉ Expérience. — 20 *novembre, onze heures du matin.*

Thermomètre.... .... 14°
Température de l'eau..................... 14°
Baromètre............................... 0ᵐ,5875
Vents................................... Variables.
État du ciel............................ Quelques nuages blanchâtres sur
                                          un fond bleu clair.

« Jean Béraud, soldat au 99ᵉ de ligne, est mon ordonnance. Il est âgé de vingt-cinq ans ; sa taille est moyenne, sa constitution bonne, son tempérament bilioso-sanguin. Il était cocher avant son entrée au service ; arrivé à Vera-Cruz, où il a eu le vomito en mars 1862, il est monté avec moi sur les hauts plateaux, d'abord le 5 mai 1862, puis en décembre de la même année. Son thorax est bien conformé et tous ses organes sont sains.

Nombre d'inspirations à la minute......... 21
Nombre de pulsations à la minute.......... 80
Nombre de litres d'air expiré en une minute. 5,62
Acide carbonique pour 100 5,23

16ᵉ Expérience. — 20 *novembre, onze heures et demie du matin.*

Thermomètre .... 14°,5
Température de l'eau..................... 14°
Baromètre............................... 0ᵐ,5870
Vents .... Variables.
État du ciel............................ Le même qu'à onze heures.

« Lemoine (Alfred) est un sapeur du génie, maçon de son état. Il est âgé de vingt-quatre ans ; sa taille est de 1ᵐ,680, son tempérament bilioso-sanguin, sa constitution bonne, son thorax bien conformé, tous ses organes sains. Il est arrivé au Mexique en novembre 1862 ; il est monté presque immédiatement sur les hauts plateaux. Il n'a jamais été malade.

Nombre d'inspirations à la minute......... 22
Nombre de pulsations à la minute......... 84
Nombre de litres d'air expiré en une minute. 5,70
Acide carbonique pour 100............... 4,30

17ᵉ Expérience. — 20 *novembre, midi.*

Thermomètre .... 15°
Température de l'eau.................... 14°,2
Baromètre... .... 0ᵐ,5860
Vents .... Variables.
État du ciel............................ N'a pas changé.

« Manquin (Sébastien) est aussi un sapeur du génie, tailleur de pierre de profession. Il est âgé de vingt-six ans ; sa constitution est forte, son tempérament sanguin, sa taille de 1ᵐ,688. Il est du Bas-Rhin ; ses organes sont sains, sa poitrine bien conformée. Arrivé au Mexique en novembre 1862, il est monté sur les hauts plateaux en décembre de la même année. Il n'a jamais été malade.

Nombre d'inspirations à la minute......... 18
Nombre de pulsations à la minute......... 76
Nombre de litres d'air expiré en une minute. 7,10
Acide carbonique pour 100................. 4,50

18ᵉ EXPÉRIENCE. — 20 *novembre, midi.*

Thermomètre........................... 15°,25
Température de l'eau.................... 14°,15
Baromètre............................. 0ᵐ,5860
Vents................................. Le vent est tombé.
État du ciel.......................... Clair.

« Delegrue (Jean-Marie) est un soldat du 62ᵉ de ligne, tailleur de pierre, de la Haute-Loire ; sa taille est de 1ᵐ,640, sa constitution bonne, son tempérament sanguin, sa poitrine bien conformée, tous ses organes sains. Arrivé au Mexique il y a neuf mois, il est monté sur les hauts plateaux en mai de cette année. Il a vingt-trois ans ; il n'a jamais été malade.

Nombre d'inspirations à la minute......... 20
Nombre de pulsations à la minute.......... 80
Nombre de litres d'air expiré en une minute. 6,80
Acide carbonique pour 100................. 4,33

19ᵉ EXPÉRIENCE. — 20 *novembre, une heure de l'après-midi.*

Thermomètre........................... 15°
Température de l'eau.................... 14°.5
Baromètre............................. 0ᵐ,5860
Vents................................. Calme.
État du ciel.......................... Clair.

« Lhuillier (Jean-Pierre) est un soldat du 95ᵉ de ligne, âgé de vingt-sept ans, de la Meuse. Il a 1ᵐ,630 ; son tempérament est nervoso-sanguin, sa constitution bonne, son thorax bien conformé, ses organes sains. Au Mexique depuis neuf mois, il est monté sur les hauts plateaux en mai dernier. Il n'a jamais été malade.

Nombre d'inspirations à la minute......... 18
Nombre de pulsations à la minute......... 72
Nombre de litres d'air expiré en une minute. 6,42
Acide carbonique pour 100................. 4,32

20ᵉ EXPÉRIENCE. — 21 *novembre, onze heures du matin.*

Thermomètre........................... 14°
Température de l'eau .... 13°,3
Baromètre............................. 0ᵐ,5880
Vents................................. Calme.
État du ciel.......................... Clair.

« Gros (Auguste) est un infirmier arrivé à Vera-Cruz le 15 octobre de cette année, qui a passé les Cumbres le 27 du même mois, et qui est à Mexico depuis le 5 novembre. Il est âgé de vingt-trois ans ; taille, 1ᵐ,650, constitution bonne, tempérament sanguin. Originaire de Paris, il était menuisier avant son entrée au service ; son thorax est bien conformé, ses organes sont sains ; il n'a jamais été malade.

Nombre d'inspirations à la minute.......... 18
Nombre de pulsations à la minute.......... 74
Nombre de litres d'air expiré en une minute. 5,94
Acide carbonique pour 100................. 3,79

21ᵉ Expérience. — *21 novembre, onze heures et demie du matin.*

Thermomètre .... 14°,5
Température de l'eau.................. 13°,80
Baromètre............................ 0ᵐ,5870
Vents .... Calme.
État du ciel.......................... Clair.

« Laudure (Jean) est un autre infirmier arrivé au Mexique et à Mexico comme le précédent. Il est âgé de vingt-trois ans; bonne constitution, tempérament sanguin, thorax bien conformé, organes sains. Natif de la Moselle, il était jardinier avant son entrée au service; taille, 1ᵐ,560. Jamais il n'a été malade.

Nombre d'inspirations à la minute......... 20
Nombre de pulsations à la minute....... . 80
Nombre de litres d'air expiré en une minute. 0ᵐ,5870
Acide carbonique pour 100.. 3,92

22ᵉ Expérience. — *21 novembre, midi.*

Thermomètre........................... 15°
Température de l'eau.................... 14°
Baromètre.............................. 0ᵐ,5870
Vents .... Calme.
État du ciel........... . ... Clair.

« Ignacio Sanchès est un métis âgé de vingt-six ans, d'une taille de 1ᵐ,650, d'une bonne constitution, d'un tempérament bilioso-sanguin, natif de Mexico, où il a toujours habité. Il est peintre de son état; son thorax est bien conformé; il n'a jamais été malade et tous ses organes sont sains.

Nombre d'inspirations à la minute.......... 26
Nombre de pulsations à la minute.......... 88
Nombre de litres d'air expiré en une minute. 6
Acide carbonique pour 100................. 4,48

23ᵉ Expérience. — *21 novembre, midi et demi.*

Thermomètre........................... 15°
Température de l'eau.................... 14°
Baromètre.............................. 0ᵐ,5860
Vents .... Calme.
État du ciel........................... Clair.

« Lecomte (Joseph), infirmier, arrivé au Mexique et à Mexico comme Gros et Laudure, est âgé de dix-neuf ans; taille, 1ᵐ,774; tempérament un peu lymphatique, constitution bonne, thorax bien conformé, organes sains. Né à Paris, où il était domestique; il n'a jamais été malade.

Nombre d'inspirations à la minute..... .. 18
Nombre de pulsations à la minute... 74
Nombre de litres d'air expiré en une minute. 3,50
Acide carbonique pour 100................. 4,42

24ᵉ Expérience. — *21 novembre, une heure.*

Thermomètre........................... 15°
Température de l'eau... .. .. 14°,2
Baromètre........... ... . 0ᵐ,5860
Vents .... Calme.
État du ciel........... .... Clair.

« Germain (François), infirmier, âgé de vingt-sept ans, est aussi arrivé au Mexique en octobre de cette année, et à Mexico le 5 novembre. Taille de 1^m,595 ; tempérament nervoso-sanguin, constitution bonne, thorax bien conformé, organes sains. Il est tourneur en bois.

Nombre d'inspirations à la minute......... 20
Nombre de pulsations à la minute......... 80
Nombre de litres d'air expiré en une minute. 5,48
Acide carbonique pour 100............... 3,83

25ᵉ EXPÉRIENCE. — *21 novembre, deux heures de l'après-midi.*

Thermomètre.......................... 15°,5
Température de l'eau.... .... 14°,5
Baromètre............................. 0^m,5850
Vents .... Calme.
État du ciel........................... Clair.

« Maillet (Jean-Baptiste), infirmier, âgé de vingt-cinq ans, est aussi tout récemment arrivé au Mexique et à Mexico. Taille, 1^m,640 ; constitution bonne, tempérament nervoso-sanguin, thorax bien conformé, organes sains. Maçon de son état. Il n'a jamais été malade.

Nombre d'inspirations à la minute......... 21
Nombre de pulsations à la minute 82
Nombre de litres d'air expiré en une minute. 6,88
Acide carbonique pour 100............... 3,85

« Tous nos sujets étaient à jeun depuis plusieurs heures lorsqu'ils ont été soumis aux expériences.

« Il n'est pas tombé d'eau pendant toute la période de nos opérations.

Nombre d'inspirations à la minute.

Français nouvellement arrivés au Mexique et à Mexico.	Français depuis plusieurs mois sur les hauts plateaux.	Mexicains.	Métis.	Indiens.
21	21	22	26	22
20	20	21	22	20
18	18	20	19	16
20	22	22	20	22
18	18	20	20	24
97	99	105	107	104
Moyenne.. 18,8	Moy.. 19,8	Moy.. 21	Moy.. 21.4	Moy.. 20,8

Nombre de pulsations à la minute.

74	80	78	80	79
80	84	84	76	82
74	76	76	78	72
80	80	80	80	80
82	72	78	88	88
390	392	396	402	401
Moyenne.. 78	Moy.. 78,4	Moy.. 79,2	Moy.. 80,4	Moy.. 80,2

Nombre de litres d'air expiré en une minute.

5,94	5,62	6,4	5,70	6,24
5,58	5,70	6,16	6.96	4,58
3,50	7,10	5,28	5,80	7,54
5,48	6,80	6,32	5,84	6,37
6,88	6,42	5,90	6	5,82
27,38	34,64	30,06	30,30	30,55
Moyenne.. 5,47	Moy.. 6,32	Moy.. 6,01	Moy.. 6,06	Moy.. 6,11

Poids pour 100 d'acide carbonique exhalé en une minute.

3,79	5,23	4,64	4,74	4,56
3,92	4,30	4,62	4,05	4,40
4,42	4,50	3,99	5,07	4,52
3,83	4,33	4,15	4,02	5,02
3,85	4,32	4,36	4,48	4,09
19,81	22,68	21,76	22,36	22,59
Moyenne.. 3,96	Moy.. 4,53	Moy.. 4,35	Moy.. 4,47	Moy.. 4,51

Pour les dix Français.

Moyenne d'inspirations à la minute............... 19,6
Moyenne de pulsations à la minute..... 78,2
Moyenne de litres d'air expiré en une minute...... 5,90
Moyenne d'acide carbonique pour 100 à la minute.. 4,24

RÉSUMÉ DES EXPÉRIENCES.

« 1° Au point de vue du nombre d'inspirations et du chiffre de pulsations à la minute, on voit que nous obtenons toujours, à peu de chose près, les mêmes résultats.

« 2° Sous le rapport du développement de la poitrine et de la taille, la moyenne de litres d'air expiré à la minute confirme encore nos premières recherches. Ce sont, une fois l'acclimatement produit, les Français qui l'emportent sur les Mexicains, les métis sur les Indiens.

« 3° La moyenne d'air expiré à la minute admise par M. Dumas étant de 5^{lit},3 au niveau des mers, nous avons ici d'une manière générale, toujours une fois l'acclimatement produit, 6 environ. Ceci devait être, car l'air des altitudes renfermant sous un volume donné moins d'oxygène à 0^m,58 ou 0^m,59 de pression barométrique qu'à 0^m,76, il était nécessaire d'absorber une plus grande quantité de cet air pour compenser la différence, et c'est ce à quoi on arrive par une activité plus grande de la respiration, de sorte que l'air qui est introduit dans les poumons et qui en est exhalé est toujours d'un tiers de litre environ pour chaque inspiration et chaque expiration[1].

« 4° L'air expiré par l'homme au niveau des mers renfermant de 3 à 5 parties d'acide carbonique pour 100, il résulte de nos expériences que sur l'Anahuac la moyenne n'est pas moins élevée. Or, le phénomène capital de la respiration consiste dans l'absorption d'une certaine quantité d'oxygène et dans l'exhalation d'une quantité à peu près équivalente d'acide carbonique.

« 5° Relativement à la différence qui existe entre les Mexicains, les métis et les Indiens, eu égard à la quantité d'acide carbonique exhalé, en écartant les chiffres extrêmes, on aurait une moyenne presque identique pour les trois catégories. Puis il faut remarquer que nos Mexicains sont tous des élèves à la veille de leurs examens de fin d'année, et absorbés toute la journée par l'étude, tandis que les métis, et surtout les Indiens, mènent une vie plus ou moins active, et, à la suite de l'exercice, comme on le sait, l'air expiré est plus altéré.

« 6° Si les Français qui sont sur les hauts plateaux depuis un an environ ont une respiration et une circulation un peu moins actives que ne le sont celles des indigènes, comme d'un autre côté ils exhalent au moins autant d'acide carbonique, on peut considérer leur acclimatement comme définitif, car la différence d'activité est compensée par l'énergie des fonctions et par l'amplitude de la poitrine.

« 7° Nous voyons par les résultats que nous donnent les cinq infirmiers nouvellement

---

[1]. Nous n'ignorons pas que la quantité d'air qui entre dans les poumons pendant l'inspiration et celle qui sort pendant l'expiration ne se balancent pas exactement l'une l'autre, mais la différence est minime.

arrivés de France, que chez eux l'organisme ne s'est pas encore complétement mis en rapport avec le milieu nouveau dans lequel ils se trouvent, et ceci vient à l'appui de ce que nous avons dit sur l'acclimatement et sur l'impossibilité de tirer des conclusions de ce qui se produit par suite d'un séjour passager dans un bain de vide au niveau des mers.

« 8° Dans nos recherches sur la température profonde du corps, nous avons examiné et confondu des hommes nouveaux et des hommes anciens sur les hauteurs. Or, si aujourd'hui nous prenons la moyenne d'acide carbonique exhalé par les dix Français, nous la trouvons inférieure à celle fournie par les Mexicains, les métis et les Indiens : et c'est ainsi que s'explique la légère différence en moins de température profonde qui nous a été donnée par nos soldats. Mais, comme pour l'air expiré, une fois l'acclimatement produit, un phénomène inverse s'opère, et cette même température profonde, se mettant chez nous en rapport avec la quantité d'acide carbonique exhalé, devient alors un peu supérieure à celle des indigènes.

« On voit que tout concorde dans nos recherches. Après avoir recueilli l'air expiré dans la vessie, pour plus de certitude nous faisions expirer pendant le même laps de temps au travers d'un tube recourbé plongeant dans une cloche graduée et renversée sur une cuve à eau.

« Notre moyenne d'acide carbonique pour les 25 sujets est de 4,36. Or, il résulte de 103 observations faites au niveau des mers par MM. Brunner et Valentin que la quantité d'acide carbonique contenue dans l'air expiré est de 4,267 pour 100. M. Vierordt, qui a tenté, à cet égard, près de 600 expériences, est arrivé, à peu de chose près, aux mêmes résultats. L'air expiré contient, suivant lui, en moyenne 4,336 pour 100, et notre moyenne à nous ne diffère pas de cette dernière, si l'on tient compte de la diminution de pression atmosphérique qui, comme on ne l'ignore pas, augmente un peu la proportion d'acide carbonique exhalé.

« Absorption d'oxygène, exhalation d'acide carbonique constituent, ainsi que nous l'avons dit, au point de vue chimique de la respiration, deux termes liés l'un à l'autre. D'autre part, la modification dans les qualités de l'air expiré, et les changements correspondants dans la constitution du sang sont les deux termes du problème physico-chimique de la respiration. Il ne peut donc rester de doute sur ce que l'on doit penser de la prétendue insuffisance d'oxygénation du fluide sanguin sur les altitudes, surtout en raisonnant sur le degré et sur l'uniformité presque constante de température dont il a été question, non plus que sur les soi-disant ralentissement de la respiration et défaut de relation entre la respiration et la circulation.

« Les expériences que nous livrons aujourd'hui, toute correction faite, ont eu pour témoins les professeurs, les élèves de l'École des mines, et des médecins de la localité. C'est M. le professeur de chimie Murfi qui a dirigé la confection de l'appareil, et je lui adresse des remercîments tout particuliers pour le concours bienveillant et intelligent qu'il n'a cessé de me prêter pendant toute la durée des opérations. Il doit être largement associé à tous ces travaux.

« Agréez, etc.

« LÉON COINDET.

« Mexico, le 25 novembre 1863. »

Il est évident que le long exposé, dont je viens de donner la copie fidèle, est comparable à un syllogisme dont on pourrait dire que les conclusions ne sont pas contenues dans les prémisses. Les chiffres de M. Coindet, en effet, sont excessivement favorables à la réalité d'une respiration très-fortement amoindrie. Que les illusions de la première heure et l'inexpérience d'un début aient pu aveugler cet estimable et laborieux confrère, cela se conçoit à la rigueur, et cela s'excuse du reste, d'autant mieux qu'il a fini par en faire lui-même l'aveu dans le livre qu'il a publié plus tard sur le Mexique; mais comment comprendre que les écrivains honorables qui se sont donné la mission d'éclairer le monde médical sur l'état réel de la science de notre époque, ne se soient pas avisés de relever les conclusions erronées des lettres de M. Coindet, et qu'ils aient pris pour des vérités ce que les chiffres mêmes de ce confrère avaient signalé comme étant une erreur?

IV

LA RÉGION DU TYPHUS.

Le typhus exanthématique ne règne pas, au Mexique, indistinctement à tous les niveaux. Je l'ai déjà dit longuement dans mon texte (tome II, pages 74 et suiv.). L'intérêt que je donne à cette question me fait un devoir de l'entourer de tous les éléments les plus propres à dissiper toute espèce de doute. Dans ce but, je ne pourrais mieux faire que rapporter ici textuellement une allocution fort importante adressée à la *Société de Médecine* de Mexico, par M. Ehrmann, médecin en chef du corps expéditionnaire.

« Dans un premier travail présenté à la Société en juillet 1864 sous ce titre : « La Route de Vera-Cruz à Mexico, » je m'exprimais dans les termes suivants : « Tracer un tableau complet des maladies régnantes ou dominantes sur tous les points du territoire est une tâche compliquée, réclamant le concours d'un grand nombre d'observateurs placés dans les stations les plus éloignées et pouvant fournir chacun son contingent de notions partielles. »

« Pendant les deux années qui se sont écoulées depuis lors, les avantages de ce genre de coopération ne m'ont pas manqué et m'ont mis à même d'ajouter un nouveau chapitre à nos études sur la Géographie Médicale du Mexique.

« Ce que j'ai à dire aujourd'hui ne représente donc pas le résultat de mes travaux personnels seulement, mais la somme des notions partielles que je dois à l'active et savante collaboration d'un certain nombre de confrères exerçant dans le pays et de presque tous les médecins de l'armée française.

« Les faits qui sont arrivés à ma connaissance, soit par correspondance, soit par des communications verbales, sont déjà très-nombreux; je ne puis me permettre, dans un fragment d'article comme celui-ci, de citer les noms de tous les honorables collègues qui ont contribué à l'œuvre. Je ne manquerai pas de le faire quand je donnerai à nos études communes une forme définitive; lorsqu'elles seront complètes, elles paraîtront dans un ouvrage où chacun trouvera sous son nom la part de travail qu'il aura fourni. En attendant j'exprime ma gratitude à ceux qui m'ont aidé et sans le concours desquels je n'aurais pu entreprendre cette tâche compliquée.

I

« En énumérant autrefois les zones pathologiques qui se succèdent sur le parcours de la route de Vera-Cruz à Mexico, j'indiquais les plateaux de l'intérieur comme région de prédilection du typhus; je disais : Cette dernière maladie joue sur les hauts plateaux un rôle extrêmement important, elle est pour ainsi dire spéciale à cette région et mérite une étude à part.

« L'étude de la maladie même a été faite parmi nous ; je n'ai pas à y revenir. Le but exclusif de mes recherches actuelles est de déterminer les limites de la région où elle sévit d'une manière prédominante.

« Les plateaux élevés que nous allons étudier forment le centre du Mexique continental ; je crois pouvoir désigner ainsi la portion très-considérable du territoire qui a pour limite au Sud-Est l'isthme de Téhuantepec. De ce côté je laisse en dehors de mes appréciations trois États, Chiapas, Tabasco et la presqu'île du Yucatan. Au nord-ouest je suis également obligé de négliger pour le moment les États de Sonora, de Chihuahua et de la Basse-Californie, par la raison que je ne les connais pas encore suffisamment.

« De tous les ports de mer importants partent des routes qui convergent vers les plateaux ; ces routes ont cela de commun entre elles qu'à partir du niveau de la mer, où est leur point d'origine, elles traversent chacune une étendue variable de terres faiblement élevées, pour pénétrer ensuite dans une contrée accidentée de moyenne altitude et arriver enfin aux bords des plateaux du centre.

« Pour parler le langage de la Géographie médicale nous dirons d'avance que c'est sur les bords mêmes de ces plateaux que ces routes rencontrent le typhus endémique et que c'est là que nous plaçons les limites de son domaine.

« Cette proposition sera démontrée par des faits : en abordant le centre du pays dans les trois directions de l'Est, du Sud et de l'Ouest, nous marquerons les lieux tributaires du typhus et nous circonscrirons ainsi une étendue de terrain considérable et parfaitement déterminée par trois de ses côtés.

« Le côté Nord n'est pas susceptible d'opérations de ce genre, la région centrale de la Cordillère se prolongeant très-loin au delà des frontières, avec une configuration à laquelle on peut plus ou moins appliquer cette dénomination de plateaux qui est très-légitime pour la partie que nous connaissons.

« Nous nenous astreindrons pas dans la présente étude à accumuler les chiffres qui représentent l'altitude mathématique des localités que nous aurons à citer, non plus que ceux relatifs aux degrés de latitude et de longitude. Au point de vue pratique où nous aimons à nous placer, il suffit de rappeler d'abord les noms de certains points bien connus, d'établir une ligne périphérique passant par ceux qui sont situés le plus loin du centre et d'indiquer, s'il le faut, un réseau intérieur reliant ceux situés vers le milieu.

« La topographie spéciale de chacune de ces localités comporte évidemment des indications plus exactes que nous pouvons négliger ici.

« Il n'est pas superflu non plus de fixer le sens des mots que nous employons. Il n'y a pas à revenir, avons-nous dit, sur l'étude du typhus, nous croyons cependant devoir spécifier que le typhus dont nous parlons est le typhus de l'Anahuac, le typhus exanthématique, la fièvre pétéchiale de Jimenès, le tabardillo du langage vulgaire.

« En disant d'une contrée que le typhus y est endémique, nous entendons désigner une région où il y en a toujours ; pour cette même raison c'est dans cette même zone qu'il devient plus souvent épidémique.

« En constatant qu'en dehors des limites du typhus endémique nous trouvons cette maladie à l'état sporadique, nous voulons faire comprendre seulement que les contrées contiguës, tout en fournissant à l'observation des cas de typhus, nous les montrent en général isolés, se produisant à des intervalles indéterminés ; que la forme épidémique ne s'y présente que très-accidentellement et très-rarement, et presque chaque fois sous l'influence de causes qui paraissent étrangères aux conditions climatériques telles que les déplacements de masses d'hommes préalablement infectés ou disposés à l'être; enfin nous dirons qu'à la côte le typhus est extraordinairement rare et jamais épidémique, ces dernières paroles pouvant être prises dans le sens le plus rigoureux que permette le langage médical.

« Quant à la manière de tracer les limites d'une région pathologique, il est évident qu'il ne peut jamais être question de lignes droites; on n'en trouve pas dans les contours de la surface terrestre, et elles ne peuvent indiquer pour nous que la direction moyenne idéale d'une série de lignes courbes ou brisées et dans tous les cas la zone médiane d'une bande de terrain de largeur variable.

« Pour être autorisé à employer pour ce qui va suivre la forme affirmative, sans rentrer à chaque instant dans la discussion, il est nécessaire de faire connaître les conditions dans lesquelles nous nous sommes placés pour l'étude que nous poursuivons.

« Dans chaque localité qui a été visitée, les données dont nous nous servons aujourd'hui ont été puisées à trois sources. Premièrement, dans l'observation attentive, directe, personnelle, à laquelle chacun de nous s'est livré sur place. Cette source d'instruction est la plus importante. Elle n'est pas infaillible cependant, puisqu'en géographie médicale il ne suffit pas de se rendre compte de conditions momentanées, passagères, au milieu desquelles l'observateur peut, par hasard, être arrivé. Il entre dans l'appréciation des questions qui se rapportent à nos études un élément historique qu'un médecin seul, dont le séjour ne se prolonge pas dans une localité, ne peut absolument pas dégager.

« Il a donc été fait appel, en second lieu, et chaque fois que cela a été possible, à l'expérience des médecins résidant dans le pays. Les faits de leur pratique ont une très-grande valeur, et la comparaison de leurs observations avec celles des médecins moins anciens qu'eux dans la contrée peut seule éclairer la question de savoir si l'état sanitaire d'un point quelconque, constaté au moment même, est habituel ou accidentel.

« Enfin, une troisième source de renseignements, moins digne de confiance que les deux précédentes, se rencontre dans le langage, les impressions et les souvenirs de la population. C'est en poursuivant ses recherches dans ce sens qu'on apprend que de mémoire d'homme telle ou telle épidémie n'a pas sévi sur le pays; que telle affection est plus fréquente ou a disparu depuis telle époque qui correspond quelquefois à un déboisement, à un travail de desséchement, à une année marquée par une météorologie exceptionnelle. En dehors du sujet qui nous occupe aujourd'hui on trouve dans les sphères profanes certaines opinions sur l'hérédité des maladies, sur la contagion, sur la thérapeutique, qui ne méritent pas toutes un dédain absolu.

II

« Puisqu'il s'agit, en somme, de reconnaître un pays, commençons par donner le plan de notre voyage d'exploration; il est simple.

« Pour rester fidèle à la méthode déjà adoptée pour nos recherches et nous rapprocher du but de notre travail actuel, nous traverserons le pays dans plusieurs directions en partant toujours de la mer pour ne nous arrêter que sur les plateaux.

« Les connaissances acquises que je rassemble représentent les observations que mes collaborateurs et moi avons faites sur la presque totalité du territoire; les routes qui nous sont connues aujourd'hui sont nombreuses. Pour donner une idée de celles que j'ai parcourues personnellement ou qu'ont suivies mes collaborateurs, je rappelle que sur la côte du Golfe nous avons pris terre à l'embouchure du Rio-Bravo et que nous nous sommes dirigés par Matamoros sur Monterey et Saltillo; de

Tampico nous sommes montés à San Luis Potosi; de Vera-Cruz nous avons atteint Jalapa et Pérote au nord-ouest et les Cumbres d'Aculcingo à l'ouest.

« Franchissant maintenant par la pensée le continent dans toute sa largeur, entre Vera-Cruz et Téhuantepec, nous nous trouvons sur la côte du Pacifique, d'où nous partons pour gagner Oajaca, traverser la Misteca et aborder les plateaux sur leur point le plus méridional, vers Tepeji-de-la-Seda sur la route de Huajuapama Tépéaca.

« Un autre point de la côte, Acapulco, nous fournit une escale droit au sud de Mexico; de la route qui de ce port rejoint la capitale nous ne connaissons que le point extrême, Acapulco même, et la partie qui de la rive droite du Rio de las Balsas va gagner les plateaux par Cuernavaca.

« Du port de Manzanillo nous partons pour Guadalajara en passant par Colima; de San Blas nous atteignons Guadalajara en passant par Tepic.

« De Mazatlan enfin, nous montons à Durango.

« Reprenant actuellement les points que nous avons indiqués comme étant approximativement ceux qui marquent l'arrivée sur les plateaux, nous signalons le fait qu'en dehors de ces points, c'est-à-dire, entre eux et la côte, le typhus *n'est pas endémique*; une ligne qui rejoindrait entre eux ces mêmes points circonscrirait une zone centrale dans laquelle le typhus *est endémique*.

« Je répète qu'il n'est question, pour le moment, que du typhus exclusivement; de même que je ne mentionne pas actuellement les autres maladies qui régnent sur les plateaux, je m'abstiens aussi de caractériser la Géographie médicale des régions que traversent les routes indiquées, si ce n'est d'une manière négative pour ce qui concerne l'objet de nos travaux.

« Essayons maintenant de représenter sur la carte géographique la région que l'observation nous montre comme étant celle du typhus endémique.

« Sur la côte du Golfe nos deux premières stations ont été l'embouchure du Rio Bravo et Tampico; ces deux points sont reliés par le littoral qui court droit du nord au sud. A l'ouest de Matamoros nous avons rencontré Monterey et Saltillo; à l'ouest de Tampico et sensiblement à la même distance nous trouvons San Luis de la Paz; une ligne fictive réunissant cette dernière ville et Monterey, courant par conséquent parallèlement à la côte, achèvera de circonscrire une portion de pays rectangulaire où le typhus n'est pas endémique; à la côte il est extraordinairement rare; en se rapprochant de la ligne qui va de Monterey à San Luis de la Paz, il est sporadique; à l'ouest de cette ligne, il est endémique.

« De San Luis de la Paz nous traçons une autre ligne droite passant par la Huasteca et s'arrêtant à Pérote; en la prolongeant elle aboutirait à Vera-Cruz. La limite inférieure de la zone précédemment décrite, c'est-à-dire la ligne de Tampico à San Luis de la Paz, forme le côté nord d'un triangle dont le côté oriental est représenté par la côte de Tampico à Vera-Cruz; deuxième fraction de territoire où le typhus n'est pas endémique.

« Sans aller à l'extrémité de la dernière ligne nous l'avons arrêtée à Pérote; de ce point nous imaginons une ligne courbe qui descend au sud en contournant d'abord le Coffre de Pérote, ensuite le Pic de Orizava, passant par les Cumbres d'Acultzingo, laissant par conséquent en dehors d'elle Jalapar, Orizava, Tehuacan, et allant rejoindre au sud d'Atlixco et de Tépéaca ce village de Tepeji de la Seda que nous avons trouvé sur la route de Puebla à Oajaca.

« A partir de cette localité, une ligne à peu près parallèle à la côte entre Acapulco et Manzanillo, c'est-à-dire courant au nord-ouest, nous conduit vers Guadalajara en passant au sud de Cuernavaca, de Morelia, de Zamora; de Guadalajara enfin nous traçons une dernière ligne, droit au nord, qui rejoint Durango. Cette ligne droite est celle qui se rapproche le moins de l'exactitude, elle devrait être remplacée par une autre moins éloignée du littoral, qui commencerait, par exemple, dans un point situé à égale distance de Colima et de Guadalajara et se terminerait vers Chihuahua.

« Du reste, après les explications qui ont été données sur la valeur des lignes droites dans notre essai de géographie médicale, notre premier tracé peut être accepté.

« Nous pouvons donc nous figurer la partie centrale du pays comme reproduisant à peu près la forme du continent même, c'est-à-dire, commençant au sud-est par une portion relativement étroite entre Pérote et Tepeji de la Seda, se prolongeant en s'élargissant vers le nord-ouest jusqu'à une hauteur qui répond à une ligne droite tirée de Guadalajara à San Luis de la Paz, se redressant alors franchement au nord pour s'élargir encore et nous donnant comme derniers points de repère Durango à l'ouest et Monterey à l'est.

« La limite nord de la région pathologique ne peut pas être déterminée, la partie connue s'arrêtera pour nous à la ligne qui réunit les deux dernières villes.

« La contrée limitée par nos lignes de convention comprend en effet la zone la plus élevée au Mexique, celle où existent le plus grand nombre de villes populeuses, où il n'y a qu'un seul grand fleuve, le Rio-Grande; où l'air atmosphérique est raréfié, le soleil ardent, l'ombre fraîche, les saisons sèche et humide nettement tranchées, le ciel d'une pureté admirable, la température moyenne de l'année la même que celle des pays de l'ancien monde notoirement salubres et agréables.

« En comparant les observations faites dans divers centres de population on n'arrive pas à une notion précise sur la partie de la zone centrale qui produirait les cas les plus graves et les épidémies les plus fréquentes. Les stations les plus élevées au-dessus du niveau de la mer seraient-elles plus particulièrement favorables au développement du typhus? tandis qu'à Mexico même, depuis deux ans, la maladie n'a jamais revêtu le caractère d'une épidémie grave, sans cesser cependant un seul moment de se montrer, des localités peu éloignées et plus élevées, Pachuca, par exemple, ont présenté en 1863 des constitutions épidémiques très-accentuées. Cette observation perd une partie de sa valeur quand on trouve que les sièges des épidémies les plus sérieuses de l'année suivante ont été des points dont l'altitude est inférieure à celle de la capitale, Zacatecas, San Luis Potosi, Guadalajara.

« Je suis disposé à admettre que pour toutes les localités où règne le typhus il n'y a d'autre différence dans les chances d'aggravation ou d'extension que celle qu'il y a entre les conditions d'existence de la population nombreuse et agglomérée d'une ville et de celle plus disséminée des campagnes.

« Les conditions climatériques sont sensiblement les mêmes dans toute la région que nous étudions; le type du climat des plateaux est celui de la capitale.

« Il serait intéressant d'aborder un ordre de recherches qui a pour but de découvrir s'il y a une liaison constante entre la constitution géologique du sol et la nature des maladies observées à sa surface. Puisque le développement de l'affection paludéenne paraît favorisé par une certaine disposition et une certaine composition des couches géologiques; puisque dans les vallées appartenant à des formations déterminées le goître paraît fatalement endémique; puisque le rivage de la mer paraît engendrer spécialement les plus redoutables fléaux, n'y aurait-il pas un terrain à typhus? L'avenir répondra peut-être d'une manière satisfaisante à cette question.

« Toutes choses égales d'ailleurs, il me paraît inopportun de rechercher dans les influences locales, partielles, particulières, les raisons d'un état de choses qui se montre sous un aspect identique sur une surface de pays aussi étendue. Bornons-nous à dire où est le typhus, d'autres diront peut-être un jour pourquoi il y est. »

CARTE
DE L'ABYSSINIE

V

L'ABYSSINIE

PARALLÈLE ENTRE LES HABITANTS DE DIVERS NIVEAUX EN ABYSSINIE ET A
LA NOUVELLE-GRENADE, PAR MM. ARNAUD D'ABBADIE, ET SAMPER.

L'Abyssinie est certainement le pays le plus extraordinaire parmi tous ceux que
nous avons décrits pour les besoins de notre étude, mais elle s'en distingue par des
particularités qui demanderaient une longue description. Mon but n'est pas, cependant, de m'arrêter à ce soin : je ne veux dire de l'Abyssinie que sa situation tropicale
et l'élévation à laquelle les hommes y ont établi leur résidence. Ce pays est situé
entre le 7e et le 16e degré de latitude boréale, marquant dans ce sens 960 kilomètres
de longueur sur 900 kilomètres de large entre le 32e et le 41e degré de longitude est
du méridien de Paris. Cette vaste étendue comprend environ 400 000 mètres (?) carrés
sur lesquels on compte une population d'environ 3 millions d'habitants.

Sans qu'il soit besoin de donner ici des dénominations à propos des différentes
divisions montagneuses qui constituent la contrée, nous dirons qu'elle consiste en un
vaste plateau diversement découpé par des ravins et des escarpements abrupts qui
rendent en général les communications difficiles. La région entière s'est elle-
même formée vers l'est, le sud-est et le sud, par des soulèvements qui transportent
tout à coup le sol à des hauteurs considérables, tandis que vers l'ouest et le nord-
ouest les pentes y sont un peu plus ménagées.

Ce qui distingue cette contrée de toutes celles qui nous ont occupés déjà dans ce
livre, c'est la difficulté, l'impossibilité même que l'homme y a rencontrée pour établir
son séjour vers les niveaux les plus inférieurs. Le terrain y est, en général, marécageux et chaud, à ce point qu'il en a fallu abandonner le domaine à la rapacité des
bêtes féroces. Les Abyssins ne sont guère descendus au-dessous de 1000 mètres.
Leur séjour de prédilection dépasse même, en général, 2 kilomètres d'altitude. L'habitude de former dans de semblables pays des divisions par zones horizontales est
d'ailleurs si naturelle, que nous la voyons partout établie. Ici les naturels ont désigné
les hauteurs dépassant 2400 mètres par la dénomination de *Déya*. Ils appellent *Kolla*
les niveaux inférieurs à 2000 mètres. La région intermédiaire s'est appelée *Wayna-
Déga*. Elle s'étend entre les 1900 et 2500 mètres environ d'altitude. La population
paraît avoir affectionné d'une manière particulière cette région intermédiaire. Il est
d'ailleurs très-certain qu'ils ne se sont pas égarés, à l'exemple des Tibétains, jusqu'à
des hauteurs bien extraordinaires. Les dispositions du pays ne se prêteraient pas facilement à un séjour s'approchant de 3500 mètres. D'autre part, nous avons dit que
l'habitation, si l'on excepte quelques points de la côte, devient difficile au-dessous
de 1000 mètres, et tout à fait impossible au niveau de la mer. Les hommes ne sont
donc pas séparés dans ce pays par de bien grandes distances verticales. Il est certain
néanmoins qu'ils ont trouvé, dans les distances qui les séparent en altitude, des occasions d'originalité distincte dont M. Arnaud d'Abbadie a fait ressortir l'intérêt en
termes dignes d'être rapportés. Je citerai textuellement cet auteur distingué dans le
parallèle très-attachant qu'il a établi entre les populations des trois zones dont nous

venons de parler. Ce passage servira d'appui à ce que j'ai moi-même décrit à propos des variétés de caractère du peuple mexicain dans des conditions analogues :

« Comme on doit le pressentir, la configuration de l'Éthiopie, formée d'altitudes si différentes ; la température fraîche et uniforme de ses deugas ombreux, fertiles et si longtemps verdoyants ; la froidure des contrées dites tchokés ; la température brûlante des kouallas, dont la végétation luxuriante alterne avec la stérilité et la sécheresse la plus extrême ; l'atmosphère tiède et voluptueuse qui caresse les woïna-deugas où les villes surgissent de préférence, comme pour convier les compatriotes d'altitudes si opposées à s'entrevoir commodément ; les variétés d'habitudes alimentaires et autres ; enfin, l'action de climats si opposés doivent, à la longue, influer de telle sorte sur le physique et le moral des habitants que, malgré une communauté de race, de religion et de mœurs, il s'établit entre eux des différences marquées.

« L'homme des kouallas est de petite taille, souple, musculeux et bien pris ; ses extrémités sont fines et sèches ; il devient rarement obèse, souvent même il est frappé d'émaciation ; il est, en général, plus barbu et velu que l'homme des deugas ; sa tête est petite, son visage court ; son teint, selon les indigènes, tend à se foncer, et ses cheveux à devenir épais et rudes ; sa denture est très-belle, ses yeux grands ; il a les traits accentués, le front souvent fuyant, le nez ordinairement droit, petit, aux ailes grandes et mobiles, et très-rarement aquilin.

« L'homme des deugas est d'une taille plus élevée, d'une ossature relativement forte, ses extrémités sont grandes et charnues, ses muscles peu apparents et ses chairs abondantes ; son teint est souvent aussi foncé, mais sur ces hauts plateaux l'on trouve plus fréquemment les femmes au teint clair, mat, légèrement doré, se rapprochant, comme il a été dit, du teint européen. Les mauvaises dentures, très-rares en Éthiopie, se trouvent plutôt chez le natif du deuga, dont les dents sont, en général, moins remarquablement belles ; son visage est plus souvent oblong que rond ; son front large et haut ; l'angle facial ouvert ; les yeux moins grands, le nez plus développé et quelquefois aquilin.

« La physionomie de l'homme des kouallas est expressive ; son regard mobile, ardent ; ses gestes et sa démarche trahissent la vivacité de ses impressions : aussi manque-t-il ordinairement de cette dignité de maintien résultant de la possession de soi même. Il est abrupt dans ses façons, original dans ses habitudes, persiffleur, goguenard et tapageur ; il parle haut, son élocution est rapide et figurée ; son organe vibrant, souple, musical, sa prononciation claire et sa voix blanche ; ses lèvres sont plutôt minces. Lorsqu'il a le don de la parole, il surprend, touche et remue plutôt peut-être que son compatriote des hauts pays ; mais il est enclin à corrompre la langue par des innovations pittoresques. Il passe pour être imprévoyant, susceptible, colère, franc, charitable, ostentateur, fantasque, actif et indolent par accès, peu soucieux de la vie et impétueux au combat. Il aime les longs festins, la parure, la danse, la musique, la poésie, et, lorsqu'au milieu du silence embrasé du midi ou sur le soir on entend dans la campagne une voix qui chante, c'est celle de quelque chevrier ou de quelque laboureur du kcualla qui monte jusqu'à vous.

« Sur le bord de son plateau, l'homme du deuga s'arrête, écoute et sourit de plaisir, mais aussi de dédain. Il est plus sobre de paroles et de gestes ; il manifeste moins bruyamment les mouvements de son âme ; sa physionomie et son maintien sont graves ; le regard est plutôt contemplatif, l'organe lourd, voilé ; il parle souvent en fausset ; sa diction est lente, il affecte la rudesse, aime les formes concises, sentencieuses, corrompt la langue à sa manière, mais parle plus purement que l'homme du koualla. On dit que, lorsqu'il a le don de l'éloquence, ce qui lui arrive plus rarement, il remue moins, mais domine et entraîne bien plus que son compatriote des kouallas. Il a la réputation d'être patient, mais de ne pas oublier l'injure, d'être calculateur, économe, défiant, âpre au gain. Il est moins querelleur, moins hospitalier, moins vain, plus orgueilleux, plus processif, plus fourbe; ses sentiments religieux sont moins démonstratifs et il est moins encombré peut-être de superstitions. Il aime aussi la poésie et la musique et préfère les airs lents, tristes, et les pensées mélancoliques. Il est moins bon fantassin, moins bon pour fournir à un effort subit et attaquer une position, mais, quoique supportant moins bien les fatigues et les privations, il est plus apte à faire de longues campagnes, à combattre en ligne et surtout à couvrir une retraite. Il mange, boit et dort plus que l'homme des contrées basses, et il vieillit bien moins vite, assure-t-on. Les indigènes disent qu'il n'est pas rare que le plus jeune d'une famille native du deuga, après avoir vécu quelques années dans un koualla, reparaisse au milieu des siens avec la chevelure et la barbe blanchies, tandis que ses frères commencent à peine à grisonner.

« Les femmes des kouallas passent pour être les plus jolies, les plus attrayantes, et savoir se draper avec plus de coquetterie dans la toge; leur éclat est précoce, mais peu durable; leur accortise, la beauté de leur regard, la gracieuse souplesse de leur démarche, la perfection de leurs formes et la mobilité de leur caractère, justifient, du reste, la jalousie proverbiale de leurs maris.

« Les femmes des deugas, plus grandes, plus fortes, sont moins avenantes, moins gracieuses, moins fécondes, dit-on, mais plus laborieuses, plus économes, moins fantasques et plus soumises; belles plutôt que jolies, elles passent pour exercer des séductions moins entraînantes que les femmes des kouallas, mais elles conquièrent dans la famille une prépondérance plus durable.

« Comme les libertés communales ont survécu à tous les bouleversements politiques, la famille est encore assez forte; la constitution du mariage civil dissoluble semble peu faite, il est vrai, pour la conserver dans cet état: aussi les us et coutumes ont-ils renforcé la puissance du père jusqu'au point de lui permettre, comme à Rome, de disposer de la vie de ses enfants. Au dire des indigènes, les familles des contrées kouallas, quoique fréquemment les plus nombreuses, se perpétuent moins, et les liens de famille sont moins forts que sur les hauts plateaux. Le père permet à l'enfant de développer sa personnalité de bonne heure, et, sinon en droit, en fait du moins, l'émancipation a lieu bien plus tôt; la mère exerce moins d'empire dans la maison: les allures et les mœurs domestiques ont un caractère indépendant et moins respectueux.

« En contrée deuga, au contraire, le père et la mère jouissent d'une autorité durable; on y remarque plus fréquemment le type de la matrone, siégeant depuis longtemps à l'arrière-plan de la vie, ou de l'aïeul conseillant et dirigeant la vie des petits-fils.

« On attribue cette différence à la pétulance ou au peu de gravité des natifs du koualla, dispositions peu favorables à l'obéissance filiale comme au prestige de l'autorité paternelle; on l'attribue également, et avec plus de raison peut-être, à l'instabilité du foyer domestique. En effet, les contrées kouallas sont d'une fécondité prodigieuse; souvent elles rapportent plus de 400 pour 1; mais leur production est sujette à des retours désastreux causés par les sécheresses, les sauterelles, les épizooties, les animaux sauvages, enfin, par la mortalité qui suit la recrudescence des fièvres du printemps et de l'automne, et qui arrête quelquefois, en quelques semaines, la prospérité d'une maison ou de tout un district: aussi les habitants des kouallas sont-ils souvent réduits à l'émigration. Comme je l'ai dit ailleurs, leur attachement à leurs terres est tel, que ce n'est qu'à la dernière extrémité qu'ils les abandonnent. Souvent ils vivent dispersés durant plusieurs années ; quelquefois même leur génération s'éteint à l'étranger, mais les enfants guettent le moment où ils pourront se rétablir dans le district paternel, et, trait digne de remarque, lorsqu'ils en reprennent possession, la tradition locale est assez vivante et assez précise pour qu'à la première assemblée la hiérarchie communale soit réinstituée d'après les règles qui auraient été suivies, si la population n'avait jamais quitté le district. La délimitation des propriétés est rétablie avec une exactitude qui prévient habituellement les procès ; les alliances et les démêlés avec les communes voisines sont renouvelés, et, si les premières récoltes, l'état de la politique et les conditions sanitaires, sont favorables, la commune redevient riche, mais la famille ne répare qu'imparfaitement les atteintes que de telles péripéties ont portées à son esprit. Dans les contrées deugas, au contraire, toutes salubres, la fertilité est bien moindre, il est vrai, mais elle est continue ; les sauterelles et les épizooties ne les envahissent qu'à de longs intervalles ; la richesse s'accroît lentement, mais sa durée sauvegarde le calme de la famille et la transmission inaltérée de son esprit.

« La portion la plus considérable, peut-être, de la nation éthiopienne, habite ces contrées d'altitude intermédiaire nommées Waïna-Deugas. Est-ce parce que, ordinairement, les termes moyens l'emportent, et que les moyennes sont à la fois les causes et le résultat des civilisations ? Le fait est que presque toutes les villes sont établies sur les Waïna-Deugas, et que les populations passent pour y être les plus civilisées ; leur climat, leurs productions agricoles, leur flore et leur faune, tiennent en partie du koualla et en partie du deuga. Les habitants de ces dernières contrées ne s'adonnent qu'à l'agriculture, à la guerre, à la chasse ou à l'élève des troupeaux. Les natifs des Waïna-Deugas s'adonnent de préférence aux métiers, aux industries et au commerce ; ils sont peu enclins à la vie militaire, et professent du dédain pour la condition du laboureur. Les musiciens, les trafiquants, les avocats, les histrions, les bouffons, les délateurs de profession, les usuriers, les professeurs de grammaire et de controverse religieuse, sont en général natifs des Waïna-Deugas ; c'est là que la langue est parlée avec le plus de pureté ; mais les professeurs d'histoire, de droit et de théologie, viennent des kouallas et surtout des deugas. Les habitants des Waïna-Deugas sont avenants, mais peu hospitaliers, sceptiques, inconstants, paresseux, moins irascibles, moins dévoués à leurs croyances, à leurs opinions ou à un parti politique, moins respectueux envers l'autorité paternelle que les habitants du deuga ou du koualla ; ils sont efféminés, enclins aux factions, très-rarement rebelles, et observant plutôt les pratiques extérieures de la religion que ses préceptes fondamentaux. Les chefs et les grandes familles ne négligent rien pour flatter ces populations intermédiaires, mais comptent peu sur leur dévouement ; ils regardent le Waïna-Deuga comme la proie la plus belle, le koualla ou le deuga comme la base la plus sûre de leur puissance. Dans les contrées Waïna-Deugas, la richesse consiste principalement en argent et en biens meubles ; l'affluence des produits des kouallas et des deugas y maintient une abondance presque toujours égale, malgré les exactions des hommes de guerre attirés par les ressources et les plaisirs qu'offrent les villes. Les Éthiopiens sont remarquables par leur curiosité, leur esprit critique et leur connaissance des lois. Les habitants des Waïna-Deugas, plus curieux et plus frondeurs que les autres, sont aussi plus au courant des ressources de la loi et plus enclins à y faire appel. Leur moralité est aussi de beaucoup plus relâchée. Tous sont très sensibles à la prosodie, au beau langage et à la poésie ; ils admirent, avant tout, l'homme brave, intrépide, et l'homme vraiment religieux ; mais le plus sûr moyen de les intéresser et de gagner leur cœur est de parler avec esprit et élégance. Malgré cette disposition, ils ont compris sous un seul nom appellatif les trouvères, les musiciens.

les chanteurs, les bouffons, les grotesques, les mimes, les danseurs de chica ou de vaudoux, les hilarodes, les bardes, tous ceux enfin adonnés au gai savoir, et ce nom est regardé comme injurieux et diffamatoire ; ils ne l'appliquent pas au poëte auteur ou chanteur de poésies religieuses, composées presque toujours en guez ou langue sacrée, à celui qui exécute des danses religieuses, au soldat coryphée, qui chante exclusivement des chants de guerre, et à ceux qui, aux funérailles, chantent ou composent des thrénodies. On remarque que les trouvères natifs du Waïna-Deuga font de préférence des couplets et distiques gnomiques ou épigrammatiques, des priapées, des facéties, des farces et des compliments ; ceux des kouallas et des deugas chantent ordinairement le mieux la guerre, la vie agreste, les faits héroïques et les funérailles ; les premiers passent pour savoir le mieux chanter l'amour, les seconds ont la réputation de savoir aimer le mieux et d'être moins ingénieux à le dire.

« Les familles des deugas et des kouallas s'allient très-souvent entre elles ; il leur paraît sage d'appuyer à la fois la prospérité d'une maison sur les chances de fortune qu'offrent les hautes et basses contrées. Malgré ces relations intimes, par l'effet sans doute de cette tendance qu'ont les hommes à critiquer tout ce qui les différencie, l'habitant des deugas a converti en épithète injurieuse le mot désignant l'habitant des kouallas ; celui-ci lui riposte par une épithète analogue, et l'un et l'autre s'y montrent on ne peut plus sensibles. Sous ce rapport, l'homme du Waïna-Deuga se regarde comme le plus heureusement né, et il raille le natif du koualla aussi bien que celui du deuga, celui-ci de ce qu'il est né trop haut, celui-là de ce qu'il est né trop bas. Cependant, quoique sa bouche déprécie ceux qui ne naissent pas de plain pied avec lui, il reconnaît au fond leur supériorité ; il cherche à contracter avec eux des alliances de famille, à se ménager chez eux un abri et des ressources contre les mauvais jours ; il tourne en ridicule leur naïveté, leur étroitesse d'esprit, traite leurs mœurs d'incivilisées, mais il craint et estime au fond les hommes du koualla et redoute ceux du deuga, comme formant la pépinière d'où sortent ses maîtres et ses conquérants.

« A ces traits distinctifs des populations des contrées deugas, waïna-deugas et kouallas, on pourrait en ajouter bien d'autres, tant le moindre changement dans les conditions de son existence peut modifier l'être humain, variant à l'infini et échappant d'autant plus à la définition et au classement, que tout jugement est conjectural ou porte sur des formes changeantes comme l'onde qui s'entr'ouvre et se referme de mille façons diverses sous la quille des vaisseaux qui la sillonnent. Aussi ne me serais-je peut-être pas hasardé, d'après mes seules observations, à diviser une population entière en trois classes basées non-seulement sur les différences sensibles aux yeux, mais encore sur les nuances morales, si je n'avais eu pour me guider l'expérience d'indigènes réputés sages et habiles dans les choses de leur pays. C'est donc surtout d'après leurs jugements que j'ai tracé les trois portraits typiques autour desquels gravitent les ressemblances individuelles. Du reste, ces populations s'harmonisent merveilleusement avec les contrastes qu'offre la nature physique du pays, et, s'il est vrai que l'uniformité ne retient que faiblement les affections, qu'il leur faille des inégalités, des aspérités même où se prendre, on pourrait attribuer, en partie du moins, à tous ces contrastes dans les hommes et dans les choses, l'ardent amour de l'Éthiopien pour sa patrie [1]. »

1. Arnauld d'Abbadie. *Douze ans dans la Haute-Éthiopie*, p. 96-106.

J'ai parlé longuement de l'influence des niveaux d'un pays sur les caractères de ses habitants. Je désire vivement ne pas paraître isolé dans ces appréciations. Je viens de trouver un appui remarquable dans le livre de M. d'Abbadie. Voici maintenant ce que pense à ce sujet un des hommes qui ont écrit de la manière la plus sensée sur les conditions d'habitation de la Nouvelle-Grenade.

INFLUENCE DES NIVEAUX SUR LES CARACTÈRES DES HABITANTS DE LA NOUVELLE-GRENADE

PAR M. SAMPER.

(Traduit du texte espagnol.)

« Quant à ce qui concerne les traits typiques des populations, on peut les distinguer de la manière suivante :

« Ce qui caractérise la masse de la population — purement indigène — des Andes, c'est la patience et l'amour du travail ; le sentiment religieux poussé jusqu'à l'idolâtrie et la plus grossière superstition ; l'absence de tout instinct véritablement artistique ; le goût de la vie sédentaire, de l'immobilité et de la routine ; une humilité craintive ; une malice secrète, qui tempère un peu la stupidité relative du *Muisca ;* une certaine impassibilité qui le rend étranger à toutes les émotions fortes ; une grande curiosité touchant les choses purement matérielles et extérieures ; un esprit d'hospitalité très-peu développé et une aptitude patente quand il s'agit d'obéir aux impulsions du progrès. Tous les Indiens du haut plateau de Bogota et des versants de la Cordillère qui le dominent du côté oriental, sont de très-petite taille. Ils ont la peau très-brune ; le regard froid et éteint ; le front étroit, déprimé et stupide ; le visage rond, dépourvu de barbe, sans expression et sans caractère ; les cheveux rudes, abondants, noirs et plats ; la voix gutturale, profonde et saccadée ; la marche lente et lourde, mais très-soutenue ; le corps gros et trapu ; les membres arrondis et très-musculeux, et les épaules ordinairement très-larges.

« L'Indien des hauts plateaux manque d'enthousiasme et de passion ; mais il aime le mariage et se montre fidèle au foyer domestique et à sa femme. Au reste, il est esclave de son goût pour la boisson du cru, et il aime la *chicha* avec un excès qui le conduit souvent à l'ivresse. Il adore les processions et les mascarades et manifeste une grande crédulité pour le merveilleux. Faible pour les luttes corps à corps, parce que sa force ne réside que dans la nuque, les épaules et les jambes, et dépourvu de tout élan dans les combats, il fait preuve cependant d'une solidité étonnante pour porter des fardeaux énormes et montre toujours le courage stupide de l'obéissance passive. Il ne sait courir ni à pied ni à cheval ; mais il marche plusieurs jours de suite, sans éprouver la moindre fatigue, pourvu qu'on lui donne de la chicha, et il voyage par des chemins et des sentiers affreux, portant sur son dos la charge énorme de 150 kilogrammes et plus, appuyé sur un long bâton, courbé sous le faix, mais jamais épuisé, jamais rendu. Aussi mauvais chasseur qu'il est faible lutteur, faute d'initiative, de hardiesse et d'agilité, il fait cependant un bon soldat d'infanterie de ligne, qui avance rarement, ne recule jamais et sait toujours mourir au poste, où il semble cloué dans la victoire comme dans la déroute. Le Muisca ne blanchit jamais, et cela fait qu'il est très-difficile, à première vue, de distinguer dans la race le jeune homme de l'homme âgé, à moins que ce ne soit par les rides du visage et la voix cassée au second.

« Pour l'Indien des campagnes des Andes, la société est un lien dangereux, le maître d'école un mythe qu'il ne peut pas comprendre, l'alcade un personnage inutile, le curé de la paroisse un demi-dieu, et le receveur des contributions un être qui n'est guère moins redoutable que la peste et la foudre. La vie se résume pour lui dans la hutte rudimentaire et dans le champ à labourer, et son grand jour de fête et de plaisir est celui où il va à la ville, surtout à Bogota, vendre au marché ses légumes, ses fruits, ses poules et ses œufs, dont il remplit des cages d'osier et qu'il charge sur sa tête et sur ses épaules. L'Indien Muisca n'est ni querelleur, ni communicatif, ni vindicatif, ni bassement soumis. Égoïste, timide et méfiant comme il l'est, il évite tout engagement écrit, se dérobe aux exercices de la garde nationale, se cache les jours de recrutement, d'élections, d'enquêtes relatives au recensement de la population et aux cadastres fiscaux, et fait tout ce qu'il peut pour se soustraire au payement des impôts. En résumé, le descendant des Muiscas est un être passif, une espèce de sourd-muet devant la civilisation européenne, incapable de faire le mal comme de faire le bien, grâce à la triste condition dans laquelle il a vécu depuis l'époque de la conquête et au peu d'élasticité de ses facultés intellectuelles et morales,

« Dans cette partie de la population indigène, l'individu mâle est toujours laid et d'une physionomie grossière et abjecte; mais il n'est pas rare de rencontrer dans l'autre sexe de très-gracieuses et même de très-jolies jeunes filles aux joues pleines et rosées, aimables et très-bien faites. Ce qui leur enlève toute espèce de charme, c'est l'horrible costume qu'elles portent et qui consiste en un chapeau de paille très-ordinaire, haut de forme et à bords rabattus ; en une mantille ronde de laine noire et grossière, avec un jupon de même étoffe extrêmement étroit et une chemise en toile du pays. Dans quelques districts, non loin de Bogota, les Indiennes conservent la coutume de porter, au lieu de jupon, une robe abominable appelée *chircate* (elle est regardée comme honteuse dans le pays), qui n'est autre chose qu'un gros chiffon de laine, de couleur foncée, attaché par une bande à la ceinture et entourant tout le corps, ce qui donne à l'Indienne qui le porte l'air d'une momie ambulante.

« Un fait est digne d'être observé, c'est que, chez les Indiens Muiscas, et même chez ceux qui appartiennent à la race chibcha pure, tandis que l'homme est généralement froid, méfiant et très-hypocrite, la femme, au contraire, est ordinairement candide, douce, dévouée, sensible aux bons procédés, aimante, bonne mère et reconnaissante. La femme, du reste, ne se montre pas moins énergique que l'homme pour voyager en portant de lourds fardeaux. Un autre trait qui est commun aux deux sexes, c'est l'esprit d'intérêt; on le pourrait définir ainsi : *l'amour de l'argent pour l'argent.* Ils aiment beaucoup à marchander pour toutes choses, allant même là-dessus jusqu'à l'extrême importunité, et ils examinent toujours la monnaie avec méfiance avant de la garder. Il est juste de reconnaître que presque tous leurs défauts sont plutôt la conséquence du vice des institutions antérieures et de l'exploitation plus ou moins astucieuse ou violente à laquelle ont été soumis ces pauvres indigènes par les curés et les grands propriétaires ou par les hommes influents des petites localités. On doit aussi, dans plusieurs districts ruraux, attribuer ces défauts au manque absolu d'instruction élémentaire, et il est à remarquer que les qualités de l'Indien Chibcha forment les traits particuliers de sa race.

Autres groupes ethnologiques.

« Si du haut plateau de Bogota nous descendons les pentes occidentales de la Cordillère, primitivement peuplées par les *Panches*, nous y verrons que le croisement des blancs avec les Indiens s'est opéré avec plus d'intensité et de persévérance que sur les hauts plateaux. Nous avons porté toute notre attention sur presque tous les groupes de cette population, et nous y avons rencontré les mêmes traits généraux dans la vaste région des montagnes secondaires où se trouvent situés les petites villes et les villages de La-Palma, Caparrapi, Guaduas, Villeta, Bituima, San Juan, Puli, La-Mesa, Tocaima, Anapoima, etc. Partout c'est l'élément Panche (et même l'élément *Colima*, tout à fait analogue) qui constitue la masse principale de la population, avec une forte infusion de sang espagnol et *muisca*, et sans aucun mélange de l'élément nègre.

« Le descendant de la race *Panche* a la peau assez claire, quoique un peu cuivrée; les yeux ardents, le front considérablement large et bombé, les cheveux moins rudes et moins noirs que les *Muiscas*, le nez moins gros; la taille plus haute, plus dégagée et plus musculeuse, les formes plus prononcées de lignes et de contours; la voix plus libre, plus rapide et sans accent guttural. L'Indien de cette race intermédiaire est peu courageux au début d'une rencontre et très-difficile à atteindre pour le service militaire; mais une fois aux prises avec l'ennemi, il ne fait pas mal son devoir et il tient bon, stimulé qu'il est par un sentiment de vanité. Le fils des Panches se plaît dans les querelles, mais sans y apporter une grande colère; il aime le bruit, la galanterie platonique (bien qu'il se marie facilement), la musique qui assourdit, la danse monotone, la bonne humeur et les fêtes où l'on fait grand bruit, tout en jouant de la mandore et en buvant du *guarapo*. Il est infiniment plus intelligent et plus passionné pour l'indépendance que le Muisca; son plaisir est de prendre part aux élections pour apporter son suffrage aux candidats libéraux, tandis que le Muisca donne le sien aux conservateurs. Ses mœurs domestiques sont douces et ses habitudes peu sédentaires. Il aime à parcourir les routes à pied en trafiquant ou en muletier, Il craint beaucoup plus l'alcade et le capitaine des milices que son curé; ses sentiments religieux, doux, sincères et candides ne l'entraînent jamais jusqu'au fanatisme. Au reste, il a un goût très-prononcé pour les étoffes de coton aux couleurs voyantes et gaies, — surtout pour les étoffes rouges, — il se complaît dans la culture des plantes potagères, des fleurs, des arbres fruitiers et dans les opérations qui se rattachent à la fabrication du sucre et de la mélasse, et il possède d'excellentes dispositions pour certains travaux industriels, tels que la fabrication des chapeaux de paille, des cigares, des nattes de jonc, etc.

« Cette population est généralement sympathique et présente un type agréable. On voit partout chez elle, particulièrement à Guaduas, à San Juan, à Puli, à la Mesa et à Fusagasugá, — sur des plateaux onduleux et dans de pittoresques vallons, — de très-jolies femmes, des physionomies douces et attrayantes, des naturels bienveillants, des mœurs très-hospitalières, des visages exprimant l'énergie, la vigueur et l'intelligence.

« Le fond de la vallée du Magdalena forme un contraste frappant avec le haut plateau de Bogota, à soixante kilomètres seulement de distance en ligne droite. C'est sur les bords de ce fleuve magnifique que nous sommes né, que nous avons longtemps vécu et que nous avons étudié la vie des populations vraiment tropicales de la Nouvelle-Grenade. Nous avons observé d'une manière toute particulière la physionomie des Indiens purs de Natagaima, de Calamoima et d'autres groupes descendant des anciens Yaporages, des Marquetons, des Gualis, des Colimas, et même des Panches et des Pantagores, et partout nous avons trouvé que, malgré certaines différences locales, il y a un ensemble de traits généraux qui met en évidence la vieille unité ethnologique des tribus de la vallée, entretenue par le climat, et, en même temps par l'influence des croisements qui se sont opérés.

« Ainsi, par exemple, à Natagaima et à Coyaima, localités situées au milieu de vastes prairies, entre quelques contre-forts de la Cordillère centrale, le rio Magdalena et

son beau et riche affluent le Saldeña, l'Indien (de la grande tribu des Yaporages) a
les cheveux noirs et luisants comme du jais, le regard doux et timide, le teint super-
bement bronzé, le visage large et rond, avec des pommettes peu saillantes. L'Indien de
Coello, de Guataqui, de Paquito, de Colombaima, d'Ambalema, de Beltran et d'autres
lieux situés sur les bords du Magdalena, au-dessous du confluent du Bogotá, — Indien
né au milieu des forêts et se rattachant aux familles des Panches et des Marquetons, — est
plus hardi, plus courageux, plus intelligent et plus accessible à la culture que celui
des plaines ouvertes; son regard est moins doux, sa voix moins sonore, ses cheveux
moins foncés, et sa physionomie, aux lignes plus accentuées, a aussi plus de rudesse
et d'expression.

« Si, traversant les forêts et les plaines, vous arrivez au pied de la Cordillère centrale, vous voyez que les quelques Indiens qui habitent à Ibaqué, à Venadillo, à Co-
loya et à Guayabal, et d'autres descendants des Marquetons (et même, en partie, des
Pantagores et des Gualis), ont une grande ressemblance avec ceux qui descendent des
hordes établies autrefois, avec plus ou moins de fixité, sur les bords du Magdalena.

« Partout on a vu s'opérer, avec une remarquable intensité, la fusion entre le blanc
et l'Indien, et entre ces deux derniers et le nègre d'Afrique.

« Bien qu'il y ait, distribuée dans toute la vallée du haut Magdalena, une forte masse
de population complétement blanche et d'origine européenne, il est évident que la
grande majorité des habitants de cette belle contrée est issue, dans des proportions
très-inégales, du croisement des trois races distinctes : la race indigène, la race européenne et la race nègre africaine.

« Il convient néanmoins de faire remarquer en passant une différence curieuse entre
la population des deux vallées du bas et du haut Magdalena, dans des proportions
très-distinctes. Les *Zambos*, qui sont si nombreux dans la vallée inférieure, font presque absolument défaut dans la vallée supérieure. Dans celle-ci, où l'esclavage a pris
peu de développement, l'Indien ne s'est croisé avec le nègre que d'une manière indirecte. C'est le blanc qui a fonctionné comme instrument de fusion, d'abord en s'unis-
sant, d'une part, au nègre pour produire le mulâtre, et d'autre part, à l'Indien, pour
donner naissance au *métis* presque blanc, et en mettant en contact les deux classes de
métis, qui se sont croisées sans difficulté, en vertu de leurs éléments communs. Dans
cette complication de croisements, l'élément blanc a notablement prédominé quant à
la couleur et à l'intelligence, tandis que le nègre a fait sentir son action dans les facultés morales (instincts aimants), et l'Indien, dans les traits physiognomoniques et
les formes de la taille.

« Pour embrasser dans son ensemble toute la population qui occupe la vallée du haut
Magdalena, particulièrement la partie comprise entre les affluents du Magdalena, —
le Saldeña, le Bogotá et le Guali. — et les versants des deux Cordillères, nous pourrions résumer ainsi qu'il suit les traits qui la caractérisent.

« La taille des hommes, assez droite et assez musculeuse, est, en général, au-dessus
de la moyenne, partout sur les bords du fleuve. Ils ont les cheveux presque crépus,
foncés, mais non absolument noirs; le teint d'un blanc mat, mais un peu jaunâtre,
l'œil ardent et très-passionné, l'accent ouvert, libre, rapide et animé; la démarche légère et facile; — les femmes en marchant ont, de plus, quelque chose de voluptueux
— des manières franches et dégagées, le caractère affable et gai. Dans cette contrée,
le sentiment de l'indépendance personnelle et le goût des affaires publiques s'accusent
plus énergiquement que le sentiment religieux. Les passions, qui sont violentes parmi
eux, s'enflamment et s'apaisent facilement. Les rixes y sont assez fréquentes, grâce,
dans la plupart des cas, à l'usage de l'eau-de-vie et aux rivalités d'amour. On y aime
la pêche, la chasse à pied, l'escopette, la natation, la musique, les chansons populai-

res, les bals bruyants et très-animés, les courses à cheval, — surtout au mois de décembre, ainsi qu'aux fêtes de saint Jean et de saint Pierre; — les réjouissances publiques, le cigare et la mandoline; l'agitation des élections, le luxe, la galanterie ardente et les repas en plein air. On n'y aime pas moins les cartes et les dés, et les courses de taureaux, très-différentes de celles qui se font en Espagne. On y aime, en un mot, tout ce qui est mouvement, tout ce qui émeut fortement, qui passionne et qui peut satisfaire des organisations tropicales.

« En dépit du climat, qui prédispose à la somnolence et à la paresse, à certaines heures du jour, où le repos est presque nécessaire, les gens aiment le travail, mais non le travail pour lui-même, bien entendu; c'est l'espoir du plaisir et des jouissances qui leur fait accepter toutes les fatigues. Du reste, chez eux, on travaille toujours en chantant, en sifflant ou en s'amusant par des bavardages bruyants et par des plaisanteries. La généralité de la population est honnête, très-hospitalière, bienveillante pour les étrangers, amie de la propreté jusqu'à la coquetterie, assez frugale et beaucoup plus sobre que les habitants des hauts plateaux. Les us et coutumes y sont généralement libres; le degré de bien-être très-supérieur à celui des populations andines. Les habitants du haut Magdalena sont très-accessibles au progrès, très-enthousiastes de réformes, de nouveautés utiles et d'idées libérales, assez intelligents, exempts de préjugés et faciles à diriger en les traitant avec bienveillance. Malheureusement ils manquent presque absolument d'esprit d'économie et de prévoyance; car ils dépensent régulièrement le dimanche ce qu'ils ont gagné dans la semaine; ou, s'ils économisent quelque chose, c'est pour le convertir en bijoux, pour le dépenser aux fêtes populaires de juin et de décembre, ou à la fête patronale de la localité.

« Si nous résumons la comparaison des trois groupes de la population (nous voulons toujours parler de la masse du peuple), on verra donc :

« 1° Sur les hauts plateaux, dans la région froide, — pays de la *chicha*, du blé et des *papas*, — douceur dans l'impassibilité, force d'inertie, isolement frisant l'égoïsme, méfiance, esprit absolu de conservation, immobilité morale, vie sédentaire, caractères passifs, superstition religieuse poussée parfois jusqu'au fanatisme, peu d'intelligence, force physique propre à supporter de grands poids, mais pas d'élan, pas de passion, pas de rapidité;

« 2° Sur les versants occidentaux de la Cordillère, dans la région tempérée, pays du *guarapo*, de l'arracacha et de la canne à sucre, caractères candides et bons, aptitudes industrielles, un certain goût pour la locomotion, mœurs paisibles, sans esprit de servitude, un type et une façon de vivre qui tiennent un peu de la manière d'être des habitants du haut plateau et de la vallée, sans caractère bien tranché et sans aucun mélange de sang africain.

« 3° Au fond des prairies et des forêts de la vallée; — le pays brûlant de l'eau-de-vie, de la banane et du maïs, du cacao et du tabac, où coulent de nombreux cours d'eau, très-poissonneux, — un croisement des races beaucoup plus intense que dans les deux autres zones, organisations ardentes, amour du plaisir et du bien-être, enthousiasme, hardiesse, sentiment de la personnalité, habitudes hospitalières, franchise, fortes passions; en un mot, une population tout à fait différente de celle qui occupe les plateaux des Andes. »

VI

RÉCIT PAR M. J. LAVERRIÈRE

DES DERNIÈRES HEURES DE SON EXPÉDITION AU CRATÈRE DU POPOCATEPETL.

(Traduit du texte espagnol.)

Ainsi que je l'ai dit dans mon texte (page 253), MM. Laverrière et Sonntag firent, en 1857, au cratère du Popocatepetl une ascension digne de mémoire. M. Laverrière en a publié le récit intéressant en langue espagnole dans le *Bulletin de la Société mexicaine de Géographie et de Statistique.* J'en traduis les dernières pages, qui ont pour les lecteurs de ce livre le mérite de rappeler les fatigues éprouvées par les voyageurs pendant une nuit entière passée sur les bords du cratère, à une hauteur de 5400 mètres au-dessus du niveau de la mer.

Je donne la parole à M. Laverrière.

. . . .

« Du haut de la plate-forme du Malacate, la vue embrasse presque toute l'étendue du cratère. Quoique l'aspect en soit grandiose, je n'éprouvai pas l'impression que j'en attendais. En pareilles circonstances, l'imagination prévenue et surexcitée d'avance passe quelquefois très-facilement d'un extrême à l'autre. En ce qui me touche, j'admirai cette fournaise immense et presque éteinte, sans ressentir cette horripilation dont parlent mes prédécesseurs. L'énorme diamètre de la circonférence supérieure et les monceaux de décombres qui se sont accumulés en bas, diminuent beaucoup la sensation que nous cause une grande profondeur. Les précipices des Alpes et les ravins profonds que l'on rencontre sur les versants des Cordillères font naître des émotions beaucoup plus fortes. Une force inconnue semble vous attirer dans ces gouffres, la tête bourdonne et se trouble, et l'on a vu des gens qu'on était obligé de retenir pour les empêcher de s'y précipiter. Quant à moi, je n'ai éprouvé aucune de ces sensations. J'ai pu ainsi profiter de ma tranquillité d'esprit pour tout voir de mon mieux.

« Les parois du cratère sont circulaires et forment un cylindre creux presque parfait. Sur les trois quarts de sa circonférence, la roche est perpendiculaire et se partage en zones horizontales d'une grande épaisseur, qui prennent une direction inclinée vers le Pico Mayor. A droite et à gauche de la plate-forme du Malacate, au bas de l'Espinazo del Diablo et près du Pico Mayor, la roche change de ton et passe du rouge pâle au gris de fer. Au lieu de se présenter en zones horizontales ou inclinées, elle se transforme en feuilles énormes, dentelées, piquantes et tranchantes, pressées les unes contre les autres et ne laissant voir que leur bord, comme la lame d'un couteau qui, vue de côté, ne montre que son tranchant. Ces feuilles, en tant qu'il m'a été possible de les suivre des yeux, se prolongent en pente douce non-seulement jusqu'au fond du cratère, mais probablement à une plus grande profondeur ; car c'est entre elles que serpentent les bouffées de fumée qui débouchent par la cime du volcan. Partout où la roche est disposée en couches horizontales ou seulement inclinées, il n'y a pas une seule ouverture qui donne de la fumée.

« Au pied des murailles circulaires, se sont accumulés en quantités considérables des morceaux de roche et du sable, en tombant de la partie supérieure du pourtour du cratère. Ces matériaux, en s'entassant en vertu de leur poids spécifique, ont formé, d'après M. Sonntag, un plan incliné de 45°. Les gros fragments ont roulé vers les parties inférieures, tandis que les sables restaient en haut. Mais le plan incliné est loin de s'élever à la même hauteur et de s'avancer à une distance égale sur le fond du cratère. A son point d'appui contre les murailles verticales, il décrit une ligne sinueuse qui varie de 12 à 60 mètres d'élévation ; et comme il conserve à peu près une inclinaison identique, sa projection sur le fond du cratère a lieu en proportion et accuse des sinuosités semblables. C'est vers la muraille du nord, justement sous la plate-forme du Malacate, que l'agglomération est le plus considérable et atteint la hauteur de 60 mètres. Le calcul de M. Sonntag qui, dans une seconde expédition, a pu descendre au fond du cratère, s'écarte peu, quoique fait à la simple vue, du résultat que je trouvai d'après les données de D. Pablo Perez. Effectivement, ce dernier ne pouvait descendre le plan incliné sans se cramponner à un câble qui lui tenait lieu de rampe, et qui, fixé solidement à la base de la muraille, était assez long pour arriver à l'extrémité de ce plan. La longueur de ce câble était à peu près de 120 vares (100^m,26), et cette longueur reconnue nécessaire démontre que l'angle de 45° admis par M. Sonntag n'est pas exagéré. A l'aide de ces éléments, il était facile de calculer la hauteur d'un triangle rectangle, dont l'hypoténuse est connue, avec son inclinaison. J'ai trouvé 63 mètres à la susdite hauteur, mesure qui ne diffère que de 3 mètres, comme on le voit, du calcul de M. Sonntag.

« Cet entassement de décombres occupe une grande partie du fond du cratère, dont la superficie se trouve ainsi considérablement réduite. Le milieu en est couvert de neige mêlée à des matières étrangères, comme du sable, du gravier et des particules de soufre. Tout autour et à des niveaux différents, on aperçoit des ouvertures d'où la fumée s'échappe avec une plus ou moins grande activité. Les principales — il y en a une de cette espèce en face la plate-forme du Malacate et une autre à gauche — lancent bruyamment une colonne de fumée, rouge à l'orifice, jaune ensuite et enfin blanche ; elles sont connues sous le nom de *respiraderos*. D'autres, de moindre importance, se trouvent plus disséminées et restent à l'état de *humaderos*. Le nombre des respiraderos varie. En 1856, il y en avait quatre dont deux lançaient de l'eau ; aujourd'hui il semble qu'ils soient plus nombreux. Ce fait en lui-même n'a pas une grande valeur ; il suffit d'un petit amas de fragments de roche pour boucher un respiradero et pour obliger le courant qui monte à changer de direction et à se partager en courants secondaires qui s'ouvrent peu à peu un passage du côté où se fait le moins sentir la pression atmosphérique.

« Vus de la plate-forme du Malacate, les respiraderos présentent l'aspect d'une colonne de fumée semblable à celles qui sortent de la cheminée d'une locomotive ; mais en bas M. Sonntag en reconnut les véritables dimensions. Celui que l'on aperçoit à gauche, à peu de distance de la paroi méridionale du cratère, a 9 mètres de diamètre. La puissance du jet est très-grande ; car des pierres de 8 à 9 pouces de diamètre, sortant de la partie centrale de l'orifice, sont lancées au dehors sans en toucher les bords. La température de l'eau qui en jaillit est si élevée qu'un thermomètre dont le maximum marquait 150° Fahrenheit (84° C.), mis en travers du jet, a crevé. Autour des respiraderos, on trouve le soufre, précipité soit par les eaux, soit par les vapeurs qui s'en dégagent. Il apparaît sous différentes formes ; on le trouve en petites masses compactes de cassure brillante et d'une grande pureté, en petits grains mêlés de sable et à l'état de fleur, déposé par les vapeurs condensées sur les murailles verticales.

» Suivant M. P. Perez, le volume d'eau des respiraderos varie ; il a considérablement augmenté depuis deux ans, tout en diminuant au commencement de la saison des pluies. Les eaux se rassemblent au centre du cratère pour y former de petits dépôts. Il y a deux ans, me dit M. Perez, on y voyait une mare d'environ 12 vares (10 mètres) de largeur, qui, à en juger par l'inclinaison de ses bords, ne pouvait pas avoir une plus grande profondeur. L'eau a une couleur jaune-verdâtre et répand une odeur de soufre, ainsi que tout ce qui s'y jette, d'où l'on doit présumer qu'elle contient des acides. Avant la formation de cette mare, le lieu qu'elle occupe était un composé de sable mêlé de soufre.

« Tous ces détails m'ont été confirmés par D. Narciso Bringas, administrateur de l'exploitation de soufre, pour le compte de D. Juan Mugica. Cependant, M. Sonntag, dans son mémoire, ne parle que d'une petite rigole située du côté de l'est, entre le bord de la neige qui couvre le fond du cratère, et la base de l'agglomération de décombres. Dans cette rigole, il y avait de l'eau en février, et M. Sonntag en remplit trois bouteilles ; mais au mois de juin suivant, la rigole et l'eau avaient disparu ; tandis que le capitaine Castro, qui descendit au fond du cratère le 31 mai, c'est-à-dire quelques jours auparavant, fait mention de l'existence de plusieurs dépôts. Quelles sont les lois qui régissent ces augmentations et ces diminutions d'eau dans le cratère ? je l'ignore, et je me contente d'indiquer les données que l'observation et les notices m'ont permis de rassembler.

« Partout, excepté dans le voisinage des respiraderos, le fond du cratère est couvert d'une neige durcie à la surface, et semée de dépôts sulfureux, de sable et de pierres. Le soufre, dans les conditions indiquées plus haut, s'y trouve en abondance. Une exploitation, assez mal conduite assurément, et dont nous parlerons plus loin, en extrait néanmoins en moyenne 7000 arrobas (environ 800 quintaux métriques). (Déclaration de l'administrateur.)

« À environ 35 vares au-dessous du Malacate (29 mètres), dit M. Perez, le mur de rochers du cratère est percé d'une espèce de caverne, appelée *Voladero*, d'où sort un courant d'air excessivement froid et d'une telle violence que les hommes qui descendent s'en trouvent très-incommodés et qu'il leur arrive souvent de tourner sur le câble comme des girouettes, tant est grande la force d'impulsion. J'avais recommandé à M. Sonntag de vérifier ce fait, lorsqu'il opéra sa descente en février ; mais il me dit qu'il n'avait rien remarqué à ce sujet. De plus, ajoute M. Perez, il y a des saillies de deux à trois pieds, qui permettent de se reposer pendant la descente.

« M. Sonntag trouva, au moyen d'une observation barométrique, que la hauteur du fond du cratère au-dessus de Mexico est égale à 2841^m,50. À l'aide de cette donnée, il nous sera facile de trouver la profondeur verticale du cratère sous les trois points principaux de la circonférence supérieure : Brèche Siliceo, Pico Mayor et Espinazo del Diablo.

Profondeur au-dessous de la brèche Siliceo, d'après M. Sonntag.

Hauteur de la Cueva del Muerto au-dessus du fond du cratère... .... 151^m,62
Distance verticale de la Cueva del Muerto à la brèche Siliceo.......... .... 9^m,84

Mesure directe de D. Pablo Perez.

Hauteur verticale du plan incliné au-dessous de la base du Malacate............... 63^m,00
Longueur du câble depuis la poulie jusqu'au point où commence le plan incliné.... 62^m,85
Distance verticale de la base du Malacate à la Cueva del Muerto.................... 7^m,00
Idem, id., de la Cueva del Muerto à la brèche Siliceo.......... .... 11^m,00

Profondeur .... 143^m,85

Profondeur au-dessous du Pico Mayor, d'après M. Sonntag..... .... 306^m,17

Profondeur au-dessous du Pico Mayor, d'après D. Pablo Perez, prise au moyen d'un
  cerf-volant.. 754^m,00

Profondeur au-dessous de l'Espinazo del Diablo, d'après M. Sonntag................ 120^m,88

Idem id. d'après D. Pablo Perez... .,.......... 366^m,20

« La situation de M. Sonntag empirait par moments; il se plaignait de maux de
tête, et surtout de douleurs lancinantes dans la région du cœur. Néanmoins, il eut
la force de se traîner jusqu'à la Cueva del Muerto, que j'avais donné l'ordre de débarrasser de la neige qui l'encombrait. Au moyen de quelques morceaux de planches,
on abrita l'intérieur de cette petite grotte le mieux que l'on put, et nous nous y
enfermâmes tous pour nous réchauffer les uns contre les autres.

« La nuit s'avançait, pendant que nous ne faisions que grelotter, et pendant ce
temps, de gros nuages voltigeaient légèrement au-dessus de nos têtes, au haut de la
bouche du volcan. D. Saturnino prit tout à coup la résolution de descendre jusqu'à
Tlamacas pour y passer la nuit, et nous laissa avec le guide et nos Indiens.

« A mesure que la nuit approchait, le froid devenait plus pénétrant. La grotte était
si petite, qu'elle pouvait à peine contenir cinq personnes. Nous étions assoupis, et le
profond silence que nous gardions' n'était interrompu que par le murmure sonore
qui montait du cratère ou par les soupirs plaintifs de mes compagnons. Les Indiens
seuls avaient conservé leur vivacité, et de temps en temps ils chantaient leurs re-
frains monotones, même bien avant dans la nuit. A la fin, ils s'accroupirent sur leurs
couvertures et s'endormirent sur un banc de rochers, n'ayant au-dessus d'eux d'autre
toit que la voûte du ciel.

« Cette nuit fut pour moi la plus cruelle de ma vie : une soif ardente m'empêchait
de dormir; j'avais la tête en feu et les membres gelés. De plus, un malaise augmenté par les émanations sulfureuses que nous respirions, m'agitait les nerfs au
point que j'éprouvais sans cesse le besoin de changer de posture, et mon pouls marquait cent vingt pulsations par minute. Du fond du gouffre s'élevaient de sinistres
sifflements qui parfois se confondaient avec le bruit de quelque rocher qui se déta-
chait pour s'y engloutir, ou bien avec les mugissements infernaux de ces fournaises
souterraines. On s'imagine facilement avec quelle impatience j'attendais le retour de
la lumière.

« Aussitôt que l'aube parut, je n'eus rien de plus pressé que de sortir de notre
grotte, et je m'acheminai vers la lèvre orientale où j'absorbai une quantité incroya-
ble de glace pour étancher ma soif. A ce moment, une faible lumière commençait à
briller vers l'est. On distinguait difficilement la vallée de Puebla encore enveloppée
dans d'épaisses ténèbres; mais nous vîmes bientôt s'éclairer le sommet du Pico d'Orizaba, qu'on aurait pris en ce moment pour un rubis étincelant monté sur un dôme
de l'argent le plus pur, et puis un disque colossal couleur de pourpre se lever majestueusement en projetant ses premiers rayons sur la cîme du Popocatepetl.

« L'horizon, de ce côté, paraissait baigné dans une mer diaphane irisée des plus
belles couleurs. On sentait, à chaque minute, augmenter la force des rayons lumi-
neux dont les extrémités descendaient du haut du volcan en chassant devant elles les
ombres de la vallée, qui se dissipèrent bientôt. La terre, les arbres, les ravins et la
plaine surgissaient comme par enchantement et semblaient se réveiller d'un sommeil
profond. Le paysage inondé de lumière paraissait vivre et respirer. C'était un spectacle sublime auquel il est nécessaire d'assister et qu'il faut savoir sentir; car la parole de l'homme est impuissante à le décrire.

« Il était déjà jour depuis longtemps lorsque mes compagnons vinrent me rejoindre.

Ils étaient tous rendus de fatigue. Leur sommeil avait été trop agité pour pouvoir suffire à la réparation de leurs forces. Je donnai des ordres pour qu'on réunît tous nos bagages et les Indiens furent chargés de les porter. Pendant ce temps, je pris quelques croquis, dont M. D. Francisco Sumichrast tira des dessins très-exacts. Enfin, vers dix heures du matin, nous sortîmes du cratère, après y avoir séjourné vingt heures environ. Nos chevaux nous attendaient près de la Cruz, et nous arrivâmes au rancho de Tlamacas vers une heure de l'après-midi. »

VII

NOTES DE MM. J. CROCÉ-SPINELLI ET SIVEL

Certains des résultats importants qu'on retirerait, aux points de vue météorologique, physiologique et même astronomique, des ascensions aérostatiques à grande hauteur, nous prîmes la résolution de suivre les traces de Gay-Lussac, de MM. Barral et Bixio, et surtout celles de M. Glaisher. Le ministère de l'instruction publique voulut bien entrer dans une partie des frais de l'ascension, la Société française de Navigation aérienne nous patronna, et plusieurs de ses membres, parmi lesquels nous citerons MM. Janssen, Hervé-Mangon et Bert, et aussi MM. Hureau de Villeneuve, Pénaud et Jobert, nous donnèrent des conseils, nous chargèrent de points à étudier et nous prêtèrent un grand nombre d'instruments.

Notre voyage aérien s'effectua le 22 mars 1874, à bord de l'*Étoile-Polaire*, aérostat de 2800 mètres cubes, appartenant à M. Sivel, et emportant une nacelle capitonnée intérieurement, sur les conseils de M. Janssen, pour diminuer l'intensité du choc à terre dans la descente et la sensation du froid. De plus, pour rendre l'arrêt moins brusque dans le traînage, le câble de l'ancre était muni de *cosses*, sortes de coulants à frottement progressif, imaginés par M. Sivel, et qui ont donné d'excellents résultats.

Partis de l'usine à gaz de la Villette, à 11 heures 33 minutes du matin, nous atteignîmes notre point culminant à 1 heure trente minutes. La pression barométrique était alors de 300 millimètres de mercure, correspondant à une altitude corrigée d'environ 7300 mètres. La température qui, à terre, était de $+13°$, s'était alors abaissée à $-22°$. L'altitude était donnée par un excellent baromètre holostérique, descendant jusqu'à 16 centimètres de mercure, et par des baromètres témoins cachetés; ces deux instruments nous avaient été prêtés par M. Janssen. La descente s'effectua près de Bar-sur-Seine, à 2 heures 12 minutes, après un trajet de 190 kilomètres dans deux couches aériennes de vitesse et de direction différentes.

Aujourd'hui, nous ne nous attacherons qu'aux observations spectroscopiques et physiologiques, ainsi qu'aux expériences sur les pigeons voyageurs, nous réservant d'insister dans une prochaine note sur les faits météorologiques.

M. Janssen avait prêté à M. Crocé-Spinelli un petit spectroscope, en lui indiquant les points à observer. Il s'agissait surtout de savoir ce que devenaient, dans les hautes régions, les deux bandes obscures qui se trouvent à droite et à gauche de la double raie du sodium et qui sont celles de la vapeur d'eau. M. Janssen, qui leur attribue une origine terrestre, pensait que, si l'on s'élevait suffisamment haut dans l'atmosphère pour laisser au-dessous de soi presque toute la vapeur d'eau, les bandes devraient devenir tout à fait invisibles. Suivant le P. Secchi, au contraire, qui admet de la vapeur d'eau dans le soleil, les bandes devaient persister. Les observations faites semblent donner raison à M. Janssen. A 5500 mètres environ, la bande à droite de la raie du sodium ne se voyait plus, et celle de gauche disparaissait à son tour vers 7000 mètres. Les raies E, et surtout F, étaient, par contre, très-visibles et plus accentuées qu'à la surface du sol. Le rouge s'était foncé, et dans cette couleur on apercevait difficilement les raies B et C.

Suivant la position de l'instrument par rapport au soleil, le spectre différait beaucoup : du côté opposé à l'astre, on n'apercevait qu'un spectre incomplet et des raies peu marquées ; au-dessus de 6000 mètres on ne voyait plus même que la partie jaune. sans raies. D'autre part, la vision directe du soleil était impossible avec ce spectroscope : il fallait regarder sous un angle de 5 à 7 degrés.

Nous appuyant sur les théories de M. Bert, qui conseille l'inspiration d'oxygène pour résister à la raréfaction de l'air, qui produisit chez les rares explorateurs des hautes régions ces malaises, ces torpeurs, qui allèrent même jusqu'à l'évanouissement chez M. Glaisher, nous avions emporté des ballonnets pleins de gaz oxygène.

Nous ressentîmes dans notre voyage des impressions analogues à celles que nous avions éprouvées dans les cloches à dépression de M. Bert, où nous étions entrés quelques jours avant l'ascension pour descendre jusqu'à la pression de 304 millimètres. Cependant, dans la nacelle, où nous arrivâmes à 300 millimètres, le malaise était bien plus vif que dans la cloche, ce qui doit être attribué au travail plus considérable effectué, au grand abaissement de la température et à la durée du séjour dans les couches élevées. Tandis que, dans la nacelle, nous avons subi un froid de 22 à 24 degrés, nous n'avions qu'une température constante de $+13°$ pendant la dépression à terre ; de plus, le séjour dans la cloche ne fut que d'une heure, ce qui est presque la durée des ascensions à grande hauteur au-dessus de 7000 mètres, tandis que nous restâmes deux heures quarante minutes en l'air, et une heure quarante-cinq minutes au-dessus de 5000 mètres. Ajoutons que, dans la cloche, l'oxygène pur que nous inspirions nous produisit des étourdissements analogues à ceux de l'ivresse, et qu'au contraire nous nous trouvâmes très-bien des deux mélanges, l'un à 40 pour 100 d'oxygène et 60 pour 100 d'azote, et l'autre à 70 pour 100 d'oxygène et 30 pour 100 d'azote, que M. Bert nous avait fournis pour notre ascension.

Nous commençâmes à respirer le mélange à 40 pour 100 à partir de 3600 mètres et jusqu'à 6000 mètres ; nous eûmes recours à celui de 70 pour 100 dans les grandes hauteurs, parce que le moins riche était insuffisant, surtout pour M. Crocé-Spinelli. Dans les régions les plus raréfiées, nous dûmes tous deux laisser dans la bouche les tuyaux de caoutchouc qui correspondaient aux ballonnets. Nous respirions ainsi de temps en temps, en ayant soin de serrer avec les dents l'ajutage élastique quand nous nous sentions mieux. Lorsque M. Sivel jetait du lest, ce qui l'empêchait de respirer du gaz, les sacs de 15 kilogrammes lui semblaient en peser 100.

Pour M. Crocé-Spinelli, tempérament lymphatico-nerveux, les effets étaient bien autrement marqués que pour M. Sivel, homme très-vigoureux, de tempérament sanguin. Lorsque le premier ne respirait plus d'oxygène, il était obligé de s'asseoir sur un sac de lest et de faire ses observations, immobile dans cette position. Pendant l'absorption du gaz comburant, il se sentait renaître, et, après une dizaine d'inspirations, il pouvait se lever, causer gaiement, regarder le sol avec attention et faire les observations délicates. L'esprit était précis et la mémoire excellente. Pour voir dans le spectroscope, il lui fallait inspirer ce gaz, justement appelé *vital* ; les raies, d'abord confuses, devenaient alors très-nettes.

L'oxygène produisit encore chez M. Crocé-Spinelli un effet dont l'explication est facile, après ce qui vient d'être dit. Pour réagir contre les effets combinés du froid et de la raréfaction, il essaya de manger. Le résultat ne fut d'abord pas favorable, mais, ayant eu l'idée de respirer en même temps de l'oxygène, il sentit l'appétit revenir et la digestion s'opérer facilement. Quant au pouls, il marquait chez lui, entre les hauteurs de 6560 et 7400 mètres, 140 pulsations avant l'absorption et 120 tout de suite après. Son pouls, à terre, est de 80 en moyenne.

Nous n'eûmes, ni l'un ni l'autre, ces saignements de nez, des lèvres et des oreilles, dont s'était plaint Gay-Lussac, bien que la face fût devenue très-rouge et les muqueuses presque noires. Nous ressentîmes, par moments, comme dans la cloche, de la chaleur à la face et des picotements dans la tête. Le front, par instants, semblait serré comme dans un étau, et l'on avait la sensation d'une barre dure, de faible diamètre, que l'on appuierait très-fortement au-dessus des sourcils. Une inspiration d'oxygène faisait disparaître en grande partie les sensations douloureuses.

La descente s'opéra presque sans lest et sans oxygène; la provision dont M. Crocé-Spinelli avait absorbé presque les deux tiers était épuisée. Vers 4000 mètres, alors que la température était remontée à — 7°, M. Sivel fut pris d'un tremblements très-fort et d'un malaise extrême. Sa figure était contractée, et sa bouche était ouverte avec un certain rictus. Son compagnon, moins vigoureux cependant, ne ressentait alors qu'un froid très-sensible produit par le passage rapide dans l'air. Tandis qu'à — 22° nous ne ressentions tous deux qu'une sensation de froid assez faible, parce que l'air était calme, nous grelottions dans la descente rapide. Il y avait d'ailleurs, certainement, une autre cause du malaise de M. Sivel : peut-être avait-il trop travaillé. Ce malaise disparut à 2500 mètres.

Nous avions des compagnons de nacelle : nous possédions, en effet, des pigeons voyageurs qui nous avaient été prêtés par M. Van Roosebecke. Quatre pigeons, choisis parmi les meilleurs coureurs, se trouvaient dans une cage, avec la plume préparée qui devait recevoir la dépêche. Ils semblaient fort mal à l'aise dans les hautes régions; ils s'appuyaient sur le ventre et avaient les paupières baissées.

Le premier pigeon fut lancé à 5000 mètres, une demi-heure après le départ. Il commença par battre des ailes, se soutint quelques instants en cherchant à remonter sur sa cage, puis, voyant que ses efforts étaient vains, il descendit, les ailes étendues, en décrivant des courbes de 200 à 300 mètres de diamètre, et cela avec une effrayante vitesse de translation d'environ 40 à 50 mètres par seconde. C'est le seul qui soit revenu avec sa dépêche, et cela après avoir mis plus de trente heures pour arriver à destination. Le second, lancé après le départ, vers 5200 mètres, se comporta de même. Il eut cependant la force de remonter en volant sur sa cage.

Les deux autres furent conservés pour la descente à terre. L'un se sauva pendant le court traînage de la nacelle à terre, et l'autre fut lancé à quatre heures du soir. Posé sur le bord de la nacelle, entouré d'un cercle de spectateurs nombreux, il hésita longtemps en se tournant de tous les côtés, puis enfin s'éleva, en décrivant des courbes de 200 à 500 mètres, et finit par rejoindre la Seine, qui coulait à un kilomètre, et dont il parut suivre le cours [1].

1. *L'Aéronaute*, n° de mai 1874.

VIII

EFFETS D'UN ABAISSEMENT CONSIDÉRABLE ET SUBIT DU BAROMÈTRE SUR LA SANTÉ. OBSERVATIONS.

Ce livre était déjà presque complètement imprimé, lorsque s'est présentée l'occasion d'observer les effets sur l'homme d'une dépression atmosphérique considérable produite par la tempête. Le 29 novembre dernier, le baromètre est descendu subitement au-dessous de 73 centimètres. Mes lecteurs n'ont pas oublié sans doute la violence avec laquelle le vent a soufflé sur Paris quelques heures avant le lever du soleil et pendant toute la matinée de ce jour. Je suis convaincu que des effets très-marqués auraient pu être notés par les praticiens de la capitale, si l'habitude n'existait pas de n'en tenir généralement aucun compte. Je dis que cette journée aurait pu être fort riche en résultats pour le sujet qui intéresse ce livre, parce que moi-même qui suis absolument retiré de la pratique, je me suis vu entouré de phénomènes très-dignes d'attention, dans le cercle fort restreint où mes regards ont porté.

Je citerai d'abord ma propre personne. Ma santé était, depuis quelque temps, des meilleures. Je suis sûr de ne m'être exposé à aucune cause qui puisse expliquer ce que je vais dire. Or, dans la journée du 29 novembre, l'appétit m'a fait complétement défaut à mon déjeuner. J'ai senti une forte amertume de bouche, un grand affaissement dans mes forces générales, une grande lourdeur de tête, un peu de vertige et beaucoup de tendance au sommeil. Je ne m'en suis pas soulagé le moins du monde dans la journée. Il m'a été impossible de dicter une seule ligne à mon secrétaire. Le lendemain matin, à mon lever, j'avais la bouche pâteuse avec un goût d'amertume très-prononcé; la prostration générale était d'ailleurs très-considérable. Je crus voir en tout cela un peu d'embarras gastrique; je pris, en conséquence, 30 grammes de sulfate de magnésie; je mangeai fort modérément et je bus dans la journée une infusion à froid de quassia amara.

Mon appétit revint dès le lendemain; mais je me sentis encore faible et le travail d'esprit ne me fut pas non plus facile ce jour-là. J'étais tout-à-fait bien le jour suivant.

Ce léger accident ne serait pas à remarquer s'il fût resté isolé; mais il est devenu tellement frappant parmi les personnes qui m'entourent ordinairement, que je ne puis croire qu'il n'en ait pas été de même dans tout Paris et partout ailleurs. Une femme de chambre à notre service, en se levant, le matin du 29, a été prise de vertige et ne s'est habillée qu'avec peine, tant sa tête était alourdie. Elle a senti un grand abattement de forces; son appétit était complétement perdu et, comme elle s'efforça de prendre de la nourriture à son déjeuner, elle ne put en effectuer la digestion et y gagna quatre jours de diarrhée. Sa santé se remit du reste complétement après ce délai.

Mon valet de chambre et mon cocher furent dérangés de la même manière, à un moindre degré. Je ne puis pas croire que ces indispositions qui appellent l'attention en se groupant dans une même maison ait eu pour cause quelque défaut d'attention dans les soins culinaires; car les autres personnes de ma famille, nourries comme nous, n'ont pas été incommodées.

Comme j'étais fort occupé de l'impression de mon livre en ce moment-là, mes mou.

vements étaient très-limités. J'allais cependant tous les jours chez mon beau-frère. Or, chez lui, son valet de chambre éprouva, le 29, en se levant, une forte lourdeur de tête et un grand abattement. En aidant à mettre le couvert pour le déjeuner, il fut pris de vertige, ses forces l'abandonnèrent tout à coup et il eut un commencement de syncope sans perte de connaissance. Ce jeune homme est habituellement très-fort; il n'est jamais malade. Trois personnes au service de la même maison présentèrent également des signes d'embarras gastrique avec lourdeur de tête.

Ces phénomènes furent, du reste, de courte durée; je ne m'en ressentais plus, pour ma part, dès le quatrième jour, et je ne sache pas que les sujets dont j'ai parlé en aient été indisposés plus longtemps.

Mais j'ai pu me convaincre que ni eux, ni moi-même ne pourrions attribuer notre court accident à une autre cause que la tempête et la dépression atmosphérique considérable qui en a été la conséquence; c'est à ce titre que ces indispositions passagères appartiennent au sujet traité dans ce livre.

IX

LE GOITRE ENDÉMIQUE DANS L'ÉTAT DE TABASCO.

RÉSUMÉ DU MÉMOIRE DE D. JUAN JOSÉ LÉON, LICENCIÉ EN MÉDECINE ET EN CHIRURGIE DE L'UNIVERSITÉ DE YUCATAN.

(Traduit du texte espagnol.)

L'État de Tabasco est la partie de la République mexicaine où le goitre existe d'une manière endémique, dans la proportion générale d'un goitreux pour cent habitants. Il se montre très-fréquemment dans certaines localités, rarement dans d'autres; mais nulle part il ne fait défaut.

Dans le mémoire dont ces lignes sont un extrait, mon intention n'a pas été d'écrire la monographie du goitre; outre qu'il en existe plusieurs, et de très-bien faites, j'ai voulu employer le peu de temps dont je pouvais disposer : 1° à signaler les traits caractéristiques qui distinguent notre goitre de celui que l'on connaît généralement; 2° à indiquer certains faits de nature à corroborer ou à combattre les opinions qui se rapportent à l'étiologie de cette maladie.

I. L'hypertrophie simple de la glande thyroïde constitue le goitre de Tabasco. Toutes les autres variétés dont les auteurs ont traité sont excessivement rares dans le pays.

Les femmes en sont affectées plus souvent que les hommes, dans la proportion de un de ceux-ci pour cent de celles-là.

Ce n'est ni dans la race espagnole pure, — soit étrangère, soit indigène, — ni dans la race indienne non plus, que nous trouvons les exemples les plus fréquents de goitre; les mulâtres et les métis sont les plus propres à le contracter.

Le goitre est héréditaire dans l'État de Tabasco; mais le cas est si rare qu'on doute dans le pays de la réalité de ce fatal héritage.

L'enfance n'est pas, en général, l'époque de la vie où l'on y contracte le goitre; ce n'est qu'à l'âge de puberté qu'il commence à se développer chez les enfants, en sorte que je n'ai pas vu jusqu'ici un seul goitreux qui eût moins de onze ans, sauf les cas de transmission par héritage; mais alors une observation attentive démontre que l'enfant est né avec la glande hypertrophiée d'une manière plus ou moins sensible.

Le cas le plus communément observé est celui d'un goître sans complication de scrofules, et encore moins, de crétinisme; car je n'ai rencontré qu'une jeune fille atteinte d'un crétinisme complet et un seul jeune homme à moitié crétin, sans goître, et nés de parents qui en étaient exempts.

Dans l'État de Tabasco, on trouve le goître en très-grande abondance dans les localités mêmes les plus salubres.

Il n'y a pas d'idiots dans Tabasco.

Les malades emportent presque toujours dans la tombe leurs goîtres durs et énormes. Il est extrêmement rare que ces tumeurs se terminent par suppuration, ramollissement, gangrène, etc., et on n'observe pas de transformation dans les tissus malades.

Le goître grossit sans cesse jusqu'à la mort de l'individu qui en est affecté, et c'est pour cela qu'on remarque si souvent d'énormes tumeurs chez les vieillards. J'en ai vu une qui mesurait quarante-huit pouces de circonférence chez un vieux mûlatre de quatre-vingt-deux ans.

Je n'ai jamais été témoin et n'ai, même, jamais entendu parler d'asphyxies par suite de diminution ou manque d'air, ni d'apoplexie par la stase du sang dans le système veineux cérébral, ni de l'impossibilité de se nourrir par suite d'une difficulté ou d'un obstacle opposé à la déglutition des aliments. Il paraît que le goître, dans l'État de Tabasco, n'expose à des accidents d'aucune espèce.

II. Faisons en peu de mots, mais exactement, la description de l'État de Tabasco. Nous exposerons ensuite nos observations, nos expériences et nos raisonnements pour voir si tout est conforme, ou non, aux idées de M. Grange et de M. Chatin.

L'État de Tabasco est une partie de la République mexicaine située entre le tropique du Cancer et l'équateur. Il est borné au nord-ouest par le golfe du Mexique, et l'on ne rencontre, disséminée, sur ses côtes, qu'une population sans importance.

Il n'y a pas de goîtreux dans les rares et petites localités situées sur les bords de la mer.

L'aspect général de Tabasco est celui d'un pays plat; car les lieux, tant soit peu montagneux qu'on y trouve, confinent à l'État de Chiapas : c'est dire qu'il n'y a de montagnes que dans une partie restreinte de son étendue.

La superficie en lieues carrées de l'État de Tabasco est de 1719, et celle de la partie montagneuse est à peine de 200 lieues et demie; mais il n'y a de montagnes que dans un rayon de cinq ou six lieues.

Le sol, composé de craie rouge, est en quelques endroits argilo-sablonneux.

On ne connaît pas dans l'État de Tabasco de mines métallifères. Il y a dans la partie montagneuse du sud de petites mines de gypse.

Du nord au sud, et sur une étendue de 30 à 40 lieues de long et de 1 à 5 lieues de large, le sol s'élève insensiblement au-dessus du niveau de la mer, mais sans que cette élévation devienne jamais très-remarquable.

Plusieurs fleuves, des rivières nombreuses et une infinité de petits ruisseaux sillonnent le pays dans tous les sens. Il y a peu de lacs, mais beaucoup de lagunes et un très-grand nombre de marais.

Le pays ne donne naissance à aucun des cours d'eau qui l'arrosent; mais ceux-ci reçoivent le tribut des ruisseaux qui y prennent leur source ou qui descendent des hauteurs voisines.

Il y a dans Tabasco trois sources d'eau minérale, deux sources d'eau thermale sulfureuse et une d'eau saline.

La végétation de l'État de Tabasco est d'une richesse proverbiale.

Les animaux y sont, eu égard à l'étendue du pays, peu nombreux et de petite taille, mais forts et sains.

Les hommes sont d'une taille ordinaire et ont généralement un aspect jaunâtre et maladif, par suite des fièvres intermittentes qui règnent constamment dans presque toutes les parties du pays; mais, malgré cela, ils ne manquent ni d'énergie, ni de force.

La température est, dans tous le pays, remarquablement chaude et humide; car il y pleut presque toute l'année.

Dans la plupart des localités, les habitants boivent de l'eau des rivières qui les traversent; néanmoins, l'usage des puits va se généralisant de jour en jour, et le temps viendra où leurs eaux serviront à tous les besoins de la consommation.

Les habitations n'ont qu'un seul étage. Elles sont construites en briques ou en roseaux, et couvertes en tuiles de terre rouge ou en paille. Ces maisons sont situées, ainsi que les villages, sur les points les plus culminants du sol, de sorte qu'elles se trouvent à l'abri des fréquentes inondations causées par le débordement périodique des rivières et par les pluies continuelles.

La population de Tabasco, qui ne descend pas au-dessous de 63 580 âmes, se trouve surtout disséminée dans les nombreuses exploitations de cacao qui existent dans le voisinage des villes, des bourgs et des hameaux, et c'est là, dans la campagne, que le goître est le plus fréquent.

Les coutumes tabasquènes ne diffèrent guère de celles des autres habitants de la République. La race espagnole pure et la race étrangère conservent celles qu'elles ont importées de leur pays, et les créoles n'ont pas tout à fait renoncé aux usages de leurs pères. Les Indiens du pays sont moins vêtus que les blancs et les métis, mais se couvrent plus que les Indiens de l'État voisin, le Yucatan, où le goître est absolument inconnu.

Le maïs et le cacao sont les grains dont on fait le plus généralement usage, et le premier de ces aliments forme la ressource presque exclusive des Indiens. Dans l'État de Tabasco, le sel de table provient, en totalité, des salines du Yacatan.

L'ivrognerie est générale et très-fréquente chez les Indiens.

Une seule des subdivisions de Tabasco doit fixer notre attention; c'est la Sierra, ainsi appelée parce que ce n'est que dans cette partie de l'État qu'on trouve des terrains montagneux. Je dis que ce district doit fixer notre attention, parce qu'il renferme dans ses limites les deux localités où le goître domine.

La Sierra est située entre le 17e et le 18e degré de latitude septentrionale, et entre le 6e et le 7e degré de longitude orientale du méridien de Mexico.

J'ai déjà dit, et il n'est pas inutile de le répéter, que rien n'indique que la Sierra se trouve sensiblement élevée au-dessus du niveau de la mer.

La température y est toujours humide et chaude. Le thermomètre (centigrade) monte jusqu'à 35 degrés au temps des plus fortes chaleurs, c'est-à-dire au mois de mai; et dans les jours les plus froids et les plus rigoureux, qui arrivent en décembre, il descend à 20 degrés. Ce sont là les deux points extrêmes. Il y a une infinité de degrés intermédiaires, et les changements brusques de température sont excessivement fréquents. La Sierra est, en somme, le district le plus tempéré et le plus agréable du Tabasco.

Teapa et Tacotalpa sont les deux principales localités de la Sierra, et Tacotalpa et Teapa fournissent un plus grand nombre de goîtreux que tout le reste du pays. La

Sierra compte environ 17 000 habitants, et il y en a quinze sur cent qui sont affligés de la tumeur.

Le point culminant de la Sierra, et, par conséquent, de tout le pays, c'est le cerro appelé del Madrigal, au sud-est de Teapa et au sud de Tacotalpa, d'où deux lieues le séparent. Il court du sud au nord, et il a trois cents mètres de hauteur. Au nord-est de Teapa s'élève [le cerro de Cocona, qui s'étend dans la même direction que le premier, bien qu'un rameau qui s'en détache lui donne une forme mi-circulaire. Il est un peu moins élevé que le Madrigal. Entre Teapa et Tacotalpa existe un groupe de cerros parallèles, plus ou moins élevés, mais toujours inférieurs en hauteur aux deux sommets dont nous venons de parler. Enfin, un rameau de la Cordillère du Mexique se rapproche tellement de Teapa, qu'on peut dire que la ville est bâtie sur son versant. Ce rameau est au sud de Teapa.

Il résulte de ce que j'ai dit que Teapa s'élève dans une vallée ouverte seulement du côté du nord, et que cette ville est moins entourée de montagnes que Tacotalpa.

Teapa est située à trente-deux lieues de la mer, et Tacotalpa à trente-quatre.

A Teapa, on respire un air exempt de toute mauvaise exhalaison ; car il n'y a ni lagunes ni marais dans ses environs. L'eau qu'on y boit prend sa source près de la ville. Cette eau, qui glisse sur un lit naturel de cailloux, se précipite des hauteurs voisines et va payer son tribut à la rivière au fond de pierres, dont les eaux calcaréo‑sulfureuses lèchent les pieds de la cité sans jamais déborder.

Tacotalpa se trouve à cinq lieues est de Teapa, et s'élève, comme cette dernière, sur la rive gauche d'un rio à fond argileux, qui déborde souvent. C'est cette rivière qui fournit l'eau nécessaire à la consommation publique.

Teapa est à 17° 22′ 33″ de latitude nord, et à 6° 2′ de longitude est du méridien de Mexico.

Tacotalpa a, de plus que Teapa, deux ou trois minutes de latitude nord et deux ou trois minutes, aussi, de longitude est.

A Teapa et à Tacotalpa, l'atmosphère, depuis le mois de janvier jusqu'au mois de mars, se charge de nuages qui viennent du côté du nord. A mesure que le jour avance, ces nuages finissent par envahir tout l'horizon et laissent tomber une pluie fine qui dure ordinairement toute la journée, quoiqu'il n'y ait pas d'orage. L'aquilon est le vent qui règne. Il est toujours chargé d'humidité, mais il souffle sans beaucoup de force. Depuis le mois de juillet jusqu'au mois d'octobre, le ciel se couvre vers le couchant de gros nuages noirs qui envoient de fortes ondées, souvent accompagnées d'un violent orage qui éclate généralement dans l'après-midi et s'apaise le soir. En novembre et en décembre, le vent du nord se met à souffler et fait rage. Ce sont alors d'affreuses rafales mêlées d'une pluie fine plus ou moins intense, qui ne cesse de tomber que pour laisser l'atmosphère toute chargée de brouillards. Au printemps, un soleil splendide, mais dévorant, ranime les prairies, réveille la nature, qui ne meurt jamais tout à fait dans le Tabasco, et ajoute à la richesse du sol une parure que le Créateur se plaît, dans cette région plus qu'en aucun autre lieu du monde, à offrir à l'admiration des hommes. Le soir, commence à souffler du sud un vent délicieux qui non-seulement tempère la chaleur, mais donne encore de la vie et de la force aux semences confiées à la terre.

A deux lieues au sud de Teapa, on trouve les deux sources d'eau thermale sulfureuse dont nous avons parlé, et entre cette ville et le bourg de Tacotalpa, aussi vers le sud, à deux lieues et demie environ, la source d'eau saline également mentionnée plus haut. Il résulte du voisinage des sources sulfureuses que, lorsqu'on a le vent du sud, l'odeur d'œufs pourris que dégage l'hydrogène sulfuré devient insupportable pour la ville de Teapa. Personne ne fait usage de ces eaux, et, par conséquent, personne ne songe à les exploiter, par la raison que l'ignorance, l'incurie et les préjugés s'opposent à cette exploitation.

Le district d'Usumacinta est, après celui de la Sierra, celui qui compte le plus grand nombre de goîtreux; après lui vient le district de la Chontalpa, et en troisième lieu celui du Centre ; mais dans aucun d'eux on ne voit de montagne.

Dans la Sierra, Tacotalpa et Teapa; dans l'Usumacinta, Macuspana, à quelques lieues de la mer; dans la Chontalpa, San Antonio de Cárdenas, que plusieurs lieues séparent également de la mer; Huimanguillo, situé à la même distance de la côte; et, dans le Centre, San Juan Bautista, à vingt-quatre lieues du golfe; voilà les localités qui (avec les haciendas ou les plantations de cacao des environs) sont, dans l'ordre même où je viens de les énumérer, les plus sujettes au goître; qui étalent la plus luxuriante végétation; où les hommes et les animaux sont les plus sains; dont le climat, enfin, est le moins rigoureux, et où les changements brusques de la température se font le plus rarement sentir. De sorte que, à Teapa et à Tacotalpa, le goître figure comme dix, tandis qu'à San Juan Bautista, il est représenté par un. Teapa est de beaucoup plus riche en végétation; les hommes et les animaux y ont une meilleure trempe et une taille plus élevée, et les conditions thermométriques et hygrométriques y sont plus douces qu'à San Juan Bautista.

On peut dès à présent poser un fait, c'est que l'iode ne manque pas dans le sol de Tabasco. Je rendrai d'abord compte de mes expériences, et ensuite j'exposerai les raisons sur lesquelles je fonde mon opinion.

Nous avons analysé les sels blanc et gris du Yucatan; ce sont ceux dont on fait exclusivement usage dans l'État de Tabasco et qui contiennent autant d'iode que les sels analysés par MM. O-Henri et Réveil.

Les eaux pluviales et la rosée sont également iodurées sur tous les points de Tabasco, malgré la très-notable différence qui existe entre eux sous le rapport du nombre de goîtres.

Le maïs et une grande partie des plantes employées comme aliments ont donné, à Tacotalpa, autant d'iode qu'à San Juan Bautista. C'est entre ces deux localités que l'on observe la plus grande différence en ce qui touche le nombre des goîtreux; ce qui n'a rien d'extraordinaire, puisque, d'après M. Chatin, « les substances alimentaires sont iodurées dans les mêmes proportions que le sol qui les produit[1]; » et comme j'ai déjà dit qu'il pleut beaucoup dans l'État de Tabasco, et que les eaux pluviales y sont assez iodurées, il est clair que le sol du Tabasco, en général (car il n'y a pas de différence sensible entre les diverses régions de cet État), doit être aussi assez ioduré, puisque « les pluies, et par leur abondance et par leur qualité, influent sur l'ioduration du sol[2]. »

En repassant nos expériences, nous avions présentes à l'esprit les préventions de M. Machard, pour ne pas nous exposer aux reproches de M. Luca[3].

C'est faute de moyens que nous n'avons pas analysé l'air; mais M. Chatin nous dit « que l'ioduration des eaux douces est généralement en rapport avec celle de l'air[4]; » et voici, d'ailleurs, ce que nous savons des eaux potables de l'État de Tabasco.

Les eaux douces qu'on emploie en boisson dans le Tabasco sont généralement sélé-

---

1. Voir le *Bulletin* de l'Académie impériale de médecine de Paris; séance du 17 avril 1860 p. 540.

1. *Bulletin* cit., tome XVII, p. 343.

Auteur et passage cités plus haut.

Mémoires de l'Académie de médecine de Paris, tome XIX, p. 120 et 318.

4. *Bulletin* cit., tome XVII, p. 341.

niteuses. Leur température élevée est en harmonie avec celle de l'atmosphère, et possède une grande influence sur le pouvoir qu'elles ont de se débarrasser des composés iodés. Il faut bien avouer que, à l'analyse, nous les trouvons peu chargées d'iode, et que, vu l'insuffisance de nos moyens, il nous a été impossible d'en évaluer le poids avec exactitude. Cependant, mon collègue et ami, le Dr français M. Gaidan et moi, nous avons procédé à de nombreuses analyses et nous sommes parvenus à établir les proportions suivantes :

Eau de la rivière de Tacotalpa, iodurée comme...................... 1.
Eau de la rivière de Teapa, iodurée comme........................ 1 1/2.
Eau des ruisseaux de Teapa, iodurée comme........ . ... 1 1/4.
Eau de la rivière de Huimanguillo, iodurée comme............... ... 1 1/2.
Eau des puits de Huimanguillo, iodurée comme.. .... 1.
Eau des puits de San Antonio de Cárdenas, iodurée comme.......... 2.
Eau de la rivière de San Juan Bautista, iodurée comme............. 1.
Eau des puits de San Juan Bautista, iodurée comme....... .. .. 3.

En sorte que les eaux les moins iodurées sont celles des rivières de Tacotalpa, de San Juan Bautista et des puits de Huimanguillo. Viennent ensuite sur l'échelle descendante les ruisseaux de Teapa, les rivières de Huimanguillo et de Téapa, les puits de San Antonio de Cardenas, et enfin les puits de San Juan Bautista.

Donc, pour en revenir à l'air, je crois que si ce que dit M. Chatin est certain, à savoir que « il a trouvé peu d'iode dans l'air, lorsqu'il n'y en avait pas dans les eaux [1], » l'air doit en contenir, — pour peu qu'il y en ait dans les eaux, — sinon en abondance, du moins dans un rapport appréciable.

Mon opinion emprunte une nouvelle force au sentiment exprimé par le même auteur quand il dit : « Je persiste à soutenir qu'il est facile de démontrer l'existence de l'iode dans l'air en analysant la pluie, la rosée, etc. [2] » Il va encore plus loin en disant : « De l'iode des plantes j'ai conclu à celui des eaux, et de l'iode des eaux j'ai conclu à celui de l'air. » « L'iode de la terre et des eaux douces, mal fixé par le calcium, par la magnésie et par le fer, ajoute enfin le même médecin, se décompose à une certaine température, se dégage spontanément des matières organiques et se répand dans l'atmosphère [3]. »

On peut dire, en définitive, que le *maximum* d'ioduration des eaux potables dans l'État de Tabasco est de 1 milligramme dans vingt litres d'eau, et le *minimum* de 1 ¼ milligramme.

L'iode est dans Tabasco le spécifique du goître. La manière la plus ordinaire de l'employer est l'usage externe dans une pommade composée d'iodure de potassium et d'une teinture du même métalloïde. Je l'ai administré à l'intérieur par la méthode genevoise avec le plus grand succès, faisant usage de sel commun, qui contient pour mille grammes un décigramme d'iodure de potassium. J'ai guéri aussi plusieurs goîtreux par l'emploi du sachet.

On a la conviction dans le pays qu'on guérit le goître, ou du moins qu'on en paralyse le développement, en exerçant tous les jours, à jeun et longtemps, une pression et un massage sur la tumeur : je ne possède pas une observation exacte de ce fait.

J'ai vu plusieurs goîtreux guérir en changeant d'habitation : le vulgaire attribue ces

1. Loc. cit.
2. *Bulletin* cit., t. XXIII.
3. Loc. cit.

guérisons au changement d'eaux. Les personnes ainsi guéries remplacent quelquefois les eaux de pluie par les eaux de rivière et *vice versâ ;* mais le changement véritablement salutaire consiste en ce qu'elles quittent de chétives habitations entourées de gros arbres, qui interceptent le passage de l'air et même de la lumière, pour aller vivre dans des sites spacieux, bien aérés et bien éclairés. L'opinion des savants est parfaitement fixée aujourd'hui sur la composition chimique des eaux potables, considérées dans leur influence sur le goître; et quiconque aura lu les excellents travaux de M. Ferrus et de Bouchardat sur le goître et le crétinisme, trouvera naturel que je ne m'étende pas davantage sur ce sujet.

Quant à l'idiotisme constitutionnel, je puis affirmer qu'ayant, pendant quatre ans et demi, guéri ou traité plus de cinq cents goîtreux, jamais je ne l'ai vu se produire, bien que les malades aient passé des lieux les plus iodurés à ceux qui le sont le moins, même à la côte. Je m'en tiens sur ce point aux opinions de M. Trousseau et autres.

Je ne crois pas devoir omettre, en résumant ma pensée sur l'étiologie du goître, les trois tableaux ou états comparatifs suivants :

I

Tableau comparatif des conditions orographiques dans les différents districts de l'État de Tabasco
Importance du goître dans chacun de ces districts

Tacotalpa. — Peu de montagnes. — Goîtres en très-grande abondance.
Teapa. — Beaucoup de montagnes. — Goîtres en abondance.
Huimanguillo. — Point de montagnes. — Beaucoup de goîtres.
San Antonio de Cardenas. — Point de montagnes. — Beaucoup de goîtres.
San Juan Bautista. — Point de montagnes. — Peu de goîtres.

II

Tableau comparatif des conditions orographiques du Tabasco et des États limitrophes.
Tabasco. — Peu montagneux. — Goîtres endémiques en très-grande abondance.
Vera-Cruz. — Peu montagneux. — Point de goîtres.
Chiapas. — Éminemment montagneux. — Peu de goîtres.
Yucatan. — Très-montagneux. — Point de goîtres.

III

Tableau comparatif de l'ioduration des eaux potables de l'État de Tabasco et importance du goître
dans les lieux traversés par les eaux.

Tacotalpa. — Eau de rivière, iodurée comme 1. — Goîtres extrêmement nombreux.
Teapa. — Eau de rivière, iodurée comme 1 1/2. — Goîtres extrêmement nombreux.
Teapa. — Eau de ruisseaux, iodurée comme 1 1/4. — Goîtres extrêmement nombreux.
Huimanguillo. — Eau de rivière, iodurée comme 1 1/2. — Beaucoup de goîtres.
Huimanguillo. — Eau de puits, iodurée comme 1. — Beaucoup de goîtres.
San Antonio de Cárdenas. — Eau de puits, iodurée comme 2. — Beaucoup de goîtres.
San Juan Bautista. — Eau de rivière iodurée comme 1. — Peu de goîtres.

Il me semble que l'on peut conclure de cet exposé :

1° Que dans l'État de Tabasco, le goître existe indépendamment des scrofules et de toute autre maladie ou dégradation, en dehors du crétinisme, par exemple, puisque les deux cas uniques relevés par hasard, comme dans la Gironde, *n'appartiennent pas à des familles affectées du goître;*

2° Que ni la nature du sol, avec la composition séléniteuse des eaux, ni les autres conditions géographiques, orographiques, météorologiques, etc., n'expliquent d'une manière satisfaisante l'endémie du goître dans l'État de Tabasco, relativement aux territoires limitrophes et aux notables différences qui existent dans la fréquence de l'hypertrophie entre les divers districts de cet État ;

3º Que, bien que ni les expériences ni le raisonnement n'indiquent un manque absolu d'iode dans les eaux et dans l'air de Tabasco, ce principe semble être très-rare dans le pays ;

4º Que le goître, dans Tabasco, ne peut être attribué au défaut d'ioduration des substances alimentaires, et encore bien moins au manque de sel marin ;

5º Que, quoique l'iode soit en général rare dans Tabasco, il n'y a pas un juste rapport entre sa distribution uniforme dans tout le pays et les alternatives très-sensibles d'abondance et de rareté de goîtres dans les divers districts de cet État ;

6º Qu'il n'y a pas eu, au moins que je sache, un seul cas d'idiotisme constitutionnel ;

7º Qu'il est bien prouvé que l'iode guérit le goître de Tabasco, quels qu'en soient la préparation, la dose et le mode d'emploi.

Je vais résumer l'opinion que j'ai osé développer dans mon mémoire relatif à l'étiologie du goître.

Il y aurait eu prudence de ma part à me tenir renfermé dans le doute ou à confesser mon ignorance ; mais, je l'ai déjà dit, *j'ai osé*, et maintenant je répète que je vais oser faire, à titre de proposition seulement, un exposé succinct de mes idées.

Si l'on fait attention que dans Tabasco il existe plusieurs conditions remarquables qui rendent très-frappante la différence qu'il y a entre cette région et les autres États qui composent la République mexicaine ; si l'on fait attention qu'il n'est pas dans tout le Mexique de territoire où la végétation montre la même puissance, où les insectes surtout surabondent autant, c'est-à-dire où le règne organique l'emporte à ce point sur le règne inorganique ; si l'on veut bien considérer que l'État de Tabasco est de toutes les parties de la République celle où l'on voit le plus souvent la température normale, continuellement chaude et humide, subir de brusques changements ; si l'on songe qu'il y pleut presque toute l'année, et enfin que ce n'est que dans cet État que le goître est endémique, n'est-on pas naturellement porté à croire que l'hypertrophie de la glande thyroïde a quelque rapport avec ces phénomènes particuliers ?

Veut-on se faire une idée de l'exubérante végétation de l'État de Tabasco, il suffit de savoir qu'on jouit dans ce pays d'un printemps qui ne finit jamais : les lieux habités ne sont que de faibles éclaircies dans les bois épais qui couvrent toute la surface du sol, à telles enseignes qu'on retrouve dans les rues, dans les places publiques au cœur même de la capitale, l'interminable tapis de verdure qui embellit sans cesse les campagnes ; les arbres énormes et variés à l'infini ne se dépouillent jamais de leurs belles parures ; il n'y a pas une époque de l'année où l'on ne soit forcé d'admirer de toutes parts l'éclat charmant des fleurs qui font de ce pays un jardin d'éternelles délices ; la quantité comme la variété des fruits qu'il produit en toute saison est infinie ; on y récolte les céréales, notamment le maïs, trois fois par an, et le cacao, qui fait la principale richesse de l'État de Tabasco, donne quatre récoltes annuelles. Le district de la Sierra, dont nous avons beaucoup parlé et qui est le plus petit du pays, possède 4 738 600 arbres à cacao aujourd'hui en plein rapport.

Ce qu'il y a de prodigieux, je pourrais dire d'effrayant, c'est le nombre et la variété de reptiles et d'insectes qui infestent l'État de Tabasco. On en rencontre là, dans d'excessives proportions, des variétés infinies de toutes les espèces, de tous les genres, de toutes les familles appartenant aux deux sections qui forment les deux branches de l'ordre des Diptères; mais le genre *Culex*, de la famille des Culicides (moustiques) est celui qui appelle particulièrement notre attention. Les cousins abondent à ce point dans Tabasco que quelquefois, le soir, ils ne vous permettent même pas de parler, parce qu'ils vous entrent dans la bouche. Ils forment, pour ainsi dire, une autre atmosphère animale. Leurs larves et leurs nymphes (gusarapos) peuplent à l'infini les eaux courantes comme les eaux dormantes, et l'on sait si l'eau manque dans ce pays.

Il y a un fléau qui fait périodiquement son apparition dans Tabasco : c'est l'*acridium migratorium* (la sauterelle, *chapulin* dans le Tabasco). Le fléau dure quatre ans, et personne n'ignore en quelles quantités prodigieuses ces insectes meurent et se reproduisent.

Enfin, je crois rendre un service à la géographie entomologique, en assurant, sans crainte de me tromper, que Tabasco est de tous les pays du Mexique, et peut-être de toutes les Amériques, celui qui produit positivement le nombre le plus considérable d'insectes, et qu'il n'y en a pas un au monde où le genre Culex soit plus abondant.

Ces insectes n'ont qu'une existence éphémère, mais ils se reproduisent sans cesse; les oiseaux qui les dévorent sont rares.

Le nombre des hommes et des animaux ne suffit pas, de beaucoup, à la consommation des produits végétaux. De là une immense quantité de dépouilles végétales et animales qui, plongées dans une atmosphère chaude et humide, est une source iné-puisable de miasmes putrides.

Dans l'État de Tabasco, la succession constante de composition et de décomposition, de cette vie et de cette mort apparentes, qui constituent la vie réelle de la nature, n'est pas équilibrée dans ses éléments. Les éléments de mort relative sont en excès, au moins pour l'homme. Il reste de nombreuses dépouilles que l'homme — non moins que le sol — est impuissant à faire tourner à son avantage, et qui, par conséquent, lui deviennent funestes. Faut-il donc s'étonner s'il se montre ici avec un principe de dégradation, avec une difformité? Est-il étonnant, en un mot, qu'il y ait des goîtreux?

Si ce que l'on observe dans Tabasco et dans les Indes orientales a lieu également, quoique d'une manière plus difficile à apprécier, chez les peuples d'Europe où le goître est endémique, il me semble que M. Vingtrinier, qui trouve la cause du goître dans les émanations locales de la partie superficielle du sol jonché de dé-pouilles organiques, a vu juste, et que son opinion est celle qui se rapproche le plus de la vérité.

Villa de San Antonio de Cardenas, dans l'État de Tabasco, le 10 janvier 1862.
Juan Léon, licencié.

X

LAC DE TETZCOCO

PAR D<sup> MANUEL OROZCO.
(Traduit du texte espagnol.)

Le nivellement exécuté par Enrico Martinez, au commencement du dix-septième siècle, donna 1^m,10 de différence de niveau entre la grande place de la ville et le lac de Tetzcoco. La même opération, faite par MM. Vélasquez et Castera, et considérée par M. de Humboldt comme le relevé le plus exact, indique 1ᵐ,24 à l'extrémité méridionale du palais. Dans les deux siècles qui s'écoulent entre ces deux observations, quelle que soit, dans le fond du bassin, l'épaisseur de la couche produite par les éboulements qui n'ont pu avoir d'autre résultat que l'élévation du sol, le niveau des eaux baisse cependant de 1ᵐ,14. Si la masse liquide eût été constamment la même, le niveau des eaux se serait élevé proportionnellement aux mouvements du sol, ou les eaux se seraient répandues loin des bords sur les terrains bas, en raison aussi du volume qui en aurait été déplacé. Pour le moment, la hauteur de Mexico au-dessus de la superficie de Tetzcoco est de 1ᵐ,907. Il résulte de la comparaison de ce chiffre avec celui qui précède que, dans une soixantaine d'années, le niveau du lac a descendu de 0ᵐ,667 au-dessous du plan de la ville; et quoique les variations du niveau des eaux ne permettent pas de déterminer ce rapport avec une exactitude rigoureuse, il n'en est pas moins hors de doute que si les ensablements et le limon exhaussent le fond du bassin, on ne peut pas dire de même qu'ils fassent monter la surface du liquide, qui baisse au contraire notablement et plus rapidement aujourd'hui qu'autrefois.

Si nous réfléchissons que le sol abandonné par les eaux est nu et stérile; que depuis les premiers temps de la domination espagnole on a procédé sans réflexion au déboisement des terres restées à découvert, au grand préjudice de la végétation qui se plaît à l'ombre des arbres; que le sol a été remué partout pour le rendre propre à la culture; si nous tenons compte d'autres circonstances de moindre importance, nous pourrons alors comprendre comment les atterrissements du lac doivent se trouver aujourd'hui plus considérables qu'autrefois, et comment aussi le lac doit recevoir une moindre quantité de liquide, tout en perdant davantage par l'évaporation. De plus, le fond doit monter rapidement de nos jours, car les sables et les limons charriés par les affluents qu'il reçoit, s'étendent maintenant sur une moindre superficie, tandis que le vent jette continuellement dans le bassin le sable et la poussière dont ses bords sont couverts; cette dernière circonstance, insignifiante en apparence, ne l'est pas en réalité, attendu que, la plus grande partie des mois de l'année, des vents violents soufflent dans la vallée.

Il reste à résoudre la question de savoir si la baisse du lac tient aux causes indiquées ou s'il existe au fond du bassin des couches permettant, jusqu'à une certaine limite, l'infiltration des eaux. Dans les siècles précédents, on tenait pour chose évidente l'existence d'une fuite par où le liquide s'échappait. Ceux qui croyaient à cette fuite en donnaient pour preuves les sacrifices qui avaient lieu dans un endroit déterminé du lac, des peintures hiéroglyphiques représentant le *resumidero*; le témoignage unanime des navigateurs qui assuraient avoir vu le remous à la surface et s'être senti entraîner par le courant; les dires de vieux Indiens déclarant qu'au temps de la gentilité on connaissait bien cet endroit et qu'on le désignait sous le nom de l'anti-tlan. Mais en dépit de tant de preuves qui semblent concluantes, lorsque les autorités voulurent s'assurer du fait, les plus actives recherches, faites avec la perspective d'une récompense de cent mille piastres, demeurèrent sans résultat. Vraie ou non, la chose passe maintenant pour un conte propre tout au plus à amuser les enfants.

Quant aux couches absorbantes, si jamais elles ont existé, les dépôts qui se sont accumulés au fond du lac doivent les avoir recouvertes depuis longtemps et rendues désormais impropres à fonctionner. On objecte à cela qu'il est complétement impossible d'admettre la non-existence de fuites souterraines, attendu que l'époque des pluies, pendant laquelle le niveau du lac accomplit son mouvement ascensionnel, est à peine passée, que les eaux décroissent avec une rapidité telle que cette diminution ne saurait s'expliquer ni par l'évaporation ni par les autres causes qui concourent à cette déperdition de liquide. On ajoute que, dans les lieux les plus bas, on voit avec surprise, dans l'espace de deux à quatre jours, le bassin se rétrécir de trois à quatre mille mètres, chose que ne suffisent pas à expliquer les théories qui ont eu cours jusqu'à ce jour. Nous n'avons pas les données nécessaires pour résoudre la question; nous nous abstenons par conséquent de la juger, et nous la posons à ceux qui seront à même de l'étudier.

Nous avons déjà dit en passant que les eaux superflues des lacs de Chalco et de Xochimilco entrent à Mexico par le canal de la Viga et qu'elles sortent par le canal de San Lazaro pour aller se jeter dans le lac de Tetzcoco. Elles reçoivent, en traversant la ville, ou plutôt charrient dans leur cours, non sans difficulté, à cause de la pente peu sensible du lit du canal, les immondices et les boues des égouts. Pour en rendre l'écoulement possible, force est d'intercepter toutes les nuits le cours du canal de la Viga en fermant les écluses de Santo Tomas, situées à l'entrée du canal dans la ville; car alors le niveau des eaux du canal baisse, et les tuyaux ou les égouts peuvent s'y vider.

« En ce qui concerne Mexico, dit le lieutenant Smith dans un rapport, l'écoulement des eaux s'effectue au moyen d'égouts existant, pour la plupart, au milieu des rues, dans la direction de l'ouest à l'est. Ces égouts ont, en général, deux pieds et demi de large et cinq et demi de profondeur, et vont tous se décharger dans un canal qui traverse la ville. Ce canal, qui va de la promenade de la Viga à la porte de San Lazaro, met en communication le lac Chalco et celui de Tertzcoco; et comme toute amélioration était subordonnée à la connaissance de la hauteur respective des égouts, des eaux du canal et du lac, mon attention se porta d'abord tout naturellement de ce côté. Deux lignes de niveau furent tirées à partir du lac et de l'endroit du canal où les égouts se vident, et de là à la grande place. Je trouvai que la hauteur générale de ce dernier point est de six pieds et demi plus élevée que Tetzcoco, et que la surface de l'eau du canal, à l'endroit où le conduit se décharge près de la porte San Lazaro se trouve de trois pieds, un pouce et un tiers au-dessus de la lagune. Le résultat de tout ceci, c'est que les égouts sont toujours pleins d'une bourbe presque liquide qui dégage des miasmes infects, au grand détriment de la santé publique, et que loin de servir à l'écoulement des eaux sales, ils forment uniquement un foyer de corruption. »

En effet, toutes les matières fécales, les résidus animaux et végétaux qui restent de la consommation, se rendent aux égouts par des tuyaux étroits. Comme les conduits n'ont pas une pente assez prononcée, les matières s'arrêtent, fermentent, entrent en putréfaction, répandent des gaz délétères et sont la source de l'insalubrité de la ville. Les immondices et la boue qu'on y mêle forment la bourbe moitié liquide dont parle Smith, et c'est cette même bourbe qui, exposée dans les rues lorsqu'on fait le curage, séjourne là dans un état qui soulève le cœur, jusqu'à ce que, ayant séché au soleil, elle soit enlevée et transportée autre part. Les eaux qui sortent de la ville et les pluies de la saison entraînent vers le canal tout cet amas de saletés et les charrient lentement jusqu'au lac de Tetzcoco. Si ce lac avait un écoulement quelconque, le mal ne serait pas grand; mais, comme la déperdition de liquide à laquelle il est soumis est due en grande partie à l'évaporation, les matières infectes qui ne cessent de s'accumuler successivement dans le bassin achèvent de s'y décomposer; les matières solubles se mêlent à l'eau; les matières insolubles se précipitent au fond, et, lorsque l'époque des grandes chaleurs arrive et que le lac se trouve réduit à son minimum, l'eau subit une concentration qui lui donne une apparence huileuse, et les matières organiques qui jonchent le sol mis à découvert reçoivent de nouvelles modifications des rayons solaires auxquels elles restent exposées. Il en résulte alors que le lac est un foyer d'infection, qu'il exhale des miasmes putrides nuisibles à la santé publique, et que ces miasmes arrivent en droite ligne sur Mexico, lorsque les vents soufflent de l'est et du nord-est. En pareil cas, on sent dans la ville une odeur qui ressemble à celle de la marée pourrie. Ces conditions pernicieuses s'aggravent d'année en année, et peut-être le Tetzcoco deviendra-t-il un jour dans notre vallée ce que sont les Marais-Pontins dans la campagne romaine.

La salubrité de Mexico est donc en rapport avec le lac de Tetzcoco, et le mal commence dans les rues et dans les maisons de la ville à cause de la manière imparfaite dont les égouts se dégorgent dans le canal. Il y aurait un remède à cela, puisque la différence de niveau ne peut pas augmenter sur le coup : c'est de destiner une bonne partie des eaux à faciliter le passage des ordures dans les égouts, pour les empêcher d'entrer en décomposition sous nos yeux et de nous faire respirer des miasmes pestilentiels.

Heureusement, le mal se trouve modifié par les réactions chimiques qui s'opèrent nécessairement dans le lac de Tetzcoco au moyen des sels que les eaux tiennent en dissolution. Le bassin a de tout temps contenu un liquide salé, contrairement à la lagune de Mexico, qu'on appelait la lagune d'eau douce. On s'est toujours posé jusqu'à présent la question de savoir d'où proviennent ces sels et à quelle cause on doit attribuer leur présence dans le lac. . . . .

. . . .

. . . .

De tous les lacs de la vallée, celui de Tetzcoco est, en résumé, celui qui a les eaux les plus impures. Dans la saison sèche, pendant laquelle elles se concentrent, ainsi que nous l'avons déjà dit, par l'effet de l'évaporation, elles finissent par contenir 8 ou 9 pour 100 de sels. Il résulte de là que les poissons ne sauraient y vivre et qu'aucune végétation ne peut s'y produire. Elles décolorent les matières soumises à leur influence, attaquent l'épiderme des personnes qui ne sont pas habituées au contact du liquide, et agissent de telle sorte sur le plumage même des canards, que beaucoup de ces oiseaux sont mis dans l'impossibilité de voler et que les Indiens leur font la chasse avec des harpons.

Le terrain abandonné par les eaux du lac présente dans toute son étendue l'image de la désolation et de la mort, et remplit le cœur de tristesse : ce sont de vastes espaces unis où l'on rencontre à peine quelque maigre pâturage composé d'une herbe dure et vitreuse que les Mexicains désignent par le nom de *tequix quicacatl* et qui n'excite guère l'appétit des animaux. On voit croître en quelques endroits les *pourpiers*, les *triantemas*, quelques *gratioles*, les *atriplex*, les *chenopodiums*, les *salsolées*, et d'autres plantes qui abondent au milieu du natron, c'est-à-dire qui peuvent vivre dans une terre imprégnée de tequezquite. Le reste du sol offre une croûte de sels efflorescents blancs ou jaunes qui, frappés par les rayons du soleil, blessent les yeux et produisent dans l'âme une pénible impression de tristesse et de découragement. Il ne reste plus rien de ce qui faisait la joie du lac, ni les jardins, ni les fraîches forêts que les conquérants y trouvèrent ; rien qui révèle au voyageur la luxuriante végétation des tropiques. On dirait que la colère de Dieu a passé par là comme sur les villes maudites de la Pentapole.

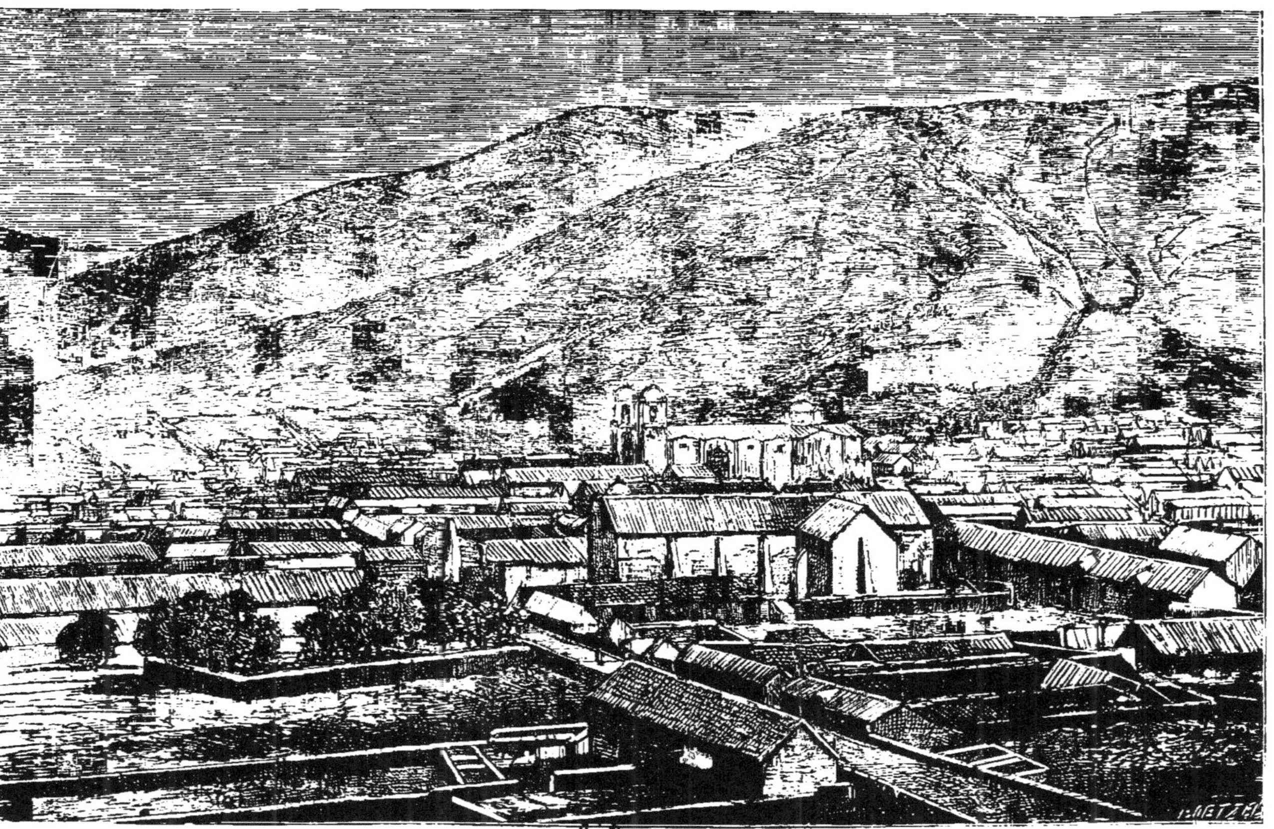

VUE GÉNÉRALE DE LA VILLE DE PUNO, PRÈS DU LAC TITICACA (PÉROU). — 3923 MÈTRES D'ALTITUDE.

D'après M. Paz Soldan.

XI

CHEMINS DE FER EXÉCUTÉS SUR LA CORDILLÈRE DES ANDES.

Les exigences du siècle, eu égard aux moyens de communication, ont porté les peuples à mépriser les aspérités du sol ou à en faire disparaître les inconvénients au moyen de leur industrie. La grande nation des États-Unis a donné les premiers exemples des entreprises les plus audacieuses en ce genre. Leur grande voie ferrée qui joint New-York à San-Francisco, a dû franchir, en effet, les montagnes rocheuses à côté d'épouvantables précipices et jusqu'à la hauteur de 2000 mètres.

Le Mexique, obéissant à cette impulsion du siècle, a mis aussi sa capitale en communication avec Veracruz au moyen d'un chemin de fer qui dépasse 500 kilomètres d'étendue. Des œuvres d'art d'une grande importance ont été nécessaires pour arriver à la hauteur du plateau central. La difficulté principale venait de ce qu'il n'était pas possible d'arriver en pente graduelle jusqu'à cette altitude considérable. Les obstacles, sous ce rapport, n'étaient pas d'une importance sérieuse jusqu'à Maltrata, village du parcours, situé après Orizaba au pied de la grande descente des Cumbres, à la hauteur de 1753 mètres au-dessus du niveau de la mer. Mais il s'agissait, à partir de ce point, de franchir tout d'un coup et sans qu'il fût possible de l'éviter par de grands détours, une différence de niveau d'environ 600 mètres, à travers des anfractuosités effroyables connues sous la dénomination de *Barranca de Metlac*. Cet obstacle a été l'occasion de travaux qui font le plus grand honneur aux ingénieurs auxquels en est due l'initiative.

Après cet effort de l'art, la plaine continue du plateau s'est prêtée sans aucune difficulté à l'achèvement de la ligne qui s'étend à une hauteur de 2000 à 2400 mètres, jusqu'à la capitale du pays.

L'admiration que ce genre de travaux est bien digne d'inspirer, s'empare plus puissamment de l'esprit en présence des grandes entreprises qui se sont déjà exécutées ou sont en voie d'achèvement dans la grande République péruvienne. Un chemin ferré, complètement achevé, met en communication directe le lac Titicaca avec la côte voisine, au point nommé Méjia, à peu de distance du port d'Islay. La première partie de ce parcours extraordinaire joint la ville d'Aréquipa à la mer, franchissant une distance de 172 163 mètres. Cette construction a nécessité des travaux considérables dont les résultats sont surtout dignes d'admiration dans les tranchées de Cahuintala et de Huasamayo, ainsi que dans le labyrinthe de Posco. Dans une seule section de 43 443 mètres de long, il a fallu mouvoir 2 millions 500 000 mètres cubes. Le travail de déblai, de remblai et d'excavation est calculé à plus de 7 millions de mètres cubes. Dans la section de Cahuintala, on a dépensé plus de 19 000 barils de poudre, et sur toute la ligne, 2 millions 750,000 livres. On arrive à Aréquipa sans traverser aucun tunnel. Il n'y a pas d'autre pont que celui de Tingo, qui a 100 pieds de longueur et 62 de hauteur.

La ligne d'Aréquipa à Puno est encore plus digne d'admiration. Son parcours est de 373 288 mètres.

Pour effectuer les travaux considérables nécessités par cette grande entreprise, il a fallu mouvoir 7 millions 800 000 mètres cubes de terre, argile et cailloux, et 1 million

100 000 mètres cubes de roche et granit. Dans tout le trajet il n'y a qu'un seul tunnel; mais on a dû construire plusieurs ponts et faire de grands travaux pour consolider le sol, qui est mou et marécageux dans quelques localités.

La ligne de Puno traverse la Cordillère par une de ses chaînes les plus élevées. Quoiqu'on ait cherché à s'éloigner le plus possible des points culminants, on n'a pu éviter d'arriver à une hauteur de 4458 mètres au-dessus du niveau de la mer, à l'endroit appelé le *Crucero*.

D'après l'auteur de la notice qui nous sert de guide dans ce récit, nous dirons qu'il n'existait jusqu'alors, nulle part, aucun chemin de fer gravissant d'aussi grandes hauteurs. On craignait que les locomotives connues jusqu'à présent ne fussent pas assez puissantes pour le trafic et le service de ces lignes. Mais dans le chemin de fer de Puno, la question était résolue d'une manière satisfaisante : les locomotives américaines qui vont d'Aréquipa à la côte peuvent traîner à la montée 50 tonneaux net de charge, à raison de 16 090 mètres par heure, sur une pente de 4 pour cent combinée avec des courbes de 107 mètres de rayon.

Les hauteurs parcourues de Méjia à Aréquipa et d'Aréquipa à Puno sont les suivantes ;

HAUTEURS AU-DESSUS DU NIVEAU DE LA MER :

Posco	767 mètres.	Yura	2767 mètres.
La Hoya	1265 —	Uyupampa	2774 —
Uchumayo	1748 —	Sumbay	4086 —
Cahuintala	942 —	Colca	4416 —
Huasamayo	1642 —	Crucero	4458 —
Corralones	1885 —	Lagunillas	4221 —
Mollebaya	1946 —	Maravillas	3974 —
Pampa de Congata	1969 —	Caracota	3806 —
Haïco	2037 —	Hatuncolla	3544 —
Tingo Grande	2162 —	Taya-Taya	3891 —
Aréquipa	2323 —	Puno	4226 —

Cette ligne extraordinaire doit se prolonger de Puno à Cuzco, c'est-à-dire, dans un parcours de 370 070 mètres, à des altitudes dépassant souvent celles des villes de Puno et de Cuzco qui forment ses deux têtes, à 3923 et 3468 mètres de hauteur au-dessus du niveau de la mer. Les situations des principaux points traversés par la voie sont les suivantes :

Juliaca	3836 mètres.	Sicuani	3531 mètres.
Ayavire	3877 —	San Pablo	3475 —
Pucara	3868 —	Cumbapata	3458 —
Santa Rosa	4284 —	Cumpata	3290 —
La Raya	4308 —	Cuzco	3458 —

L'entreprise la plus extraordinaire est le chemin de fer de Callao à la Oroya, se développant dans une étendue de 233 305 mètres. Cette voie franchit la crête principale des Andes et passe au côté oriental de la Cordillère en un point le plus élevé que les locomotives aient encore atteint et qui n'est pas moindre de 4756 mètres au-dessus du niveau de la mer. Le chemin de fer de la Oroya est donc le plus élevé du monde. Mais ce n'est pas dans l'altitude seulement que gisent les plus grandes difficultés qu'il s'est agi de vaincre. Il a fallu remuer 4 millions de mètres cubes de terre, de cailloux et de roches granitiques.

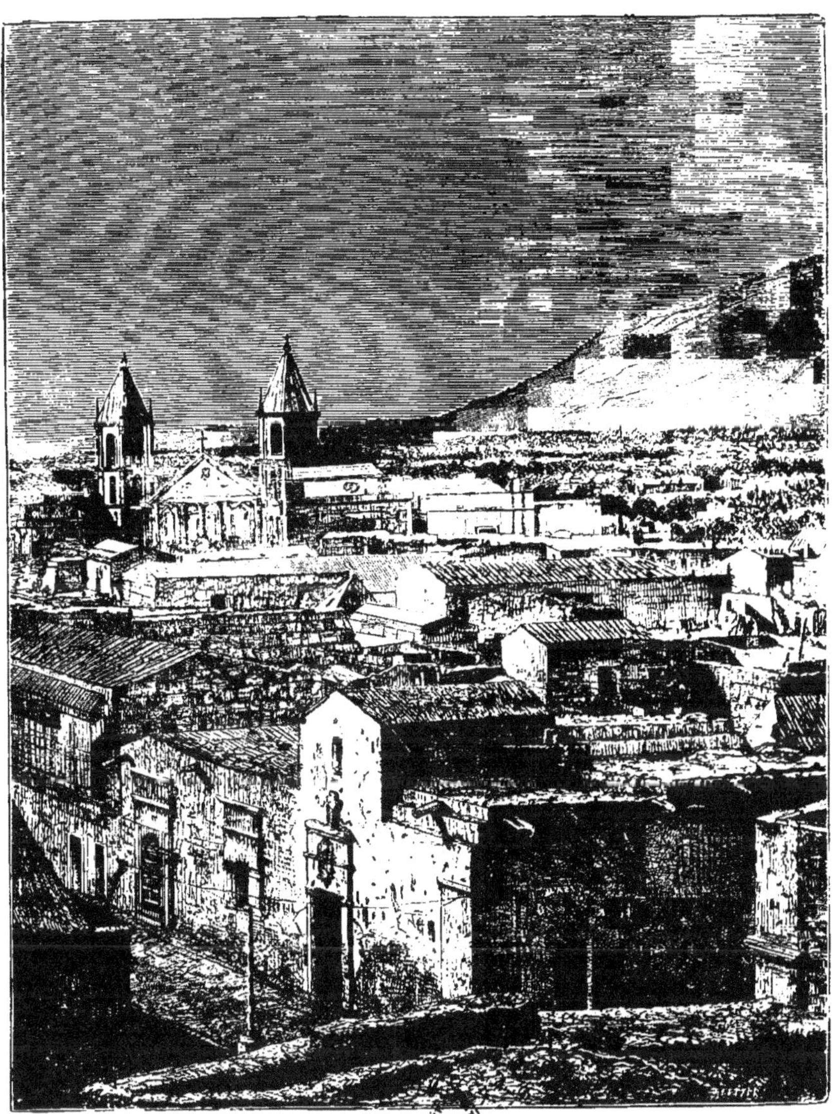

VUE D'AREQUIPA (Pérou). — 2392 MÈTRES D'ALTITUDE.

D'après M. Paz Soldan.

Les principaux points du parcours sont les suivants, désignés avec leur hauteur au-dessus du niveau de la mer :

Callao..................	0	mètres.	Surco........................	2023	mètres.
Lima..........	136	—	Matucana	2417	—
Quiroz.................	245	—	Challapa....................	2417	—
Santaclara..................	399	—	San Matéo..................	3201	—
Chosica....................	851	—	Infernillo........	3542	—
Cocachacra.........	1395	—	Tunnel de la Cime...........	4756	—
San Bartolomé...............	1491	—	Yauli...............	4080	—
Agua de Verugas......	1775	—	Oroya..................	3702	—

Avant de terminer ces renseignements tout à fait authentiques, il importe de donner l'attention à ce fait que le tunnel de la cime est construit à 4756 mètres et que la locomotive arrive par conséquent, à une altitude qui n'est guère inférieure à la cime du mont Blanc. On m'assure que cette situation est difficilement supportée par la plus grande partie des voyageurs, qui s'en trouvent très-vivement éprouvés, quoiqu'ils ne fassent que fort peu usage de leur système musculaire. Le foyer de la locomotive n'y trouve lui-même que des éléments insuffisants de vitalité. Il a fallu un choix spécial de combustible pour remédier à cet inconvénient[1].

XII

MÉMOIRE SUR LA MORTALITÉ DE LA VILLE DE MEXICO

RÉDIGÉ PAR DON JOSÉ MARIA REYES.

(Traduit du texte espagnol.)

L'importance de la statistique générale est universellement reconnue, et l'expérience démontre journellement que, si les affaires sont souvent mal expédiées, il en faut chercher la cause dans l'admission d'hypothèses plus ou moins plausibles, quand on devrait faire de cette science la base fondamentale d'une bonne administration. Peu de sujets, cependant, ont moins captivé la sollicitude de nos gouvernements qu'une organisation convenable et systématique de cette branche de nos connaissances. Dans le champ immense de ce vaste domaine, je veux fixer mon attention sur la mortalité, et je tâcherai de tirer quelques déductions des notes nécrologiques incomplètes qui sont parvenues au Conseil supérieur de salubrité, et qui, à mon sens, n'ont besoin que d'être perfectionnées pour servir utilement aux progrès de la science,

Je ne m'arrêterai point à démontrer l'importance de la statistique, quand il n'est pas un médecin instruit qui ne reconnaisse que c'est la base la plus solide sur laquelle puissent s'appuyer les principales mesures d'hygiène publique destinées à empêcher la genèse de certaines maladies endémiques, le développement et la propagation d'un grand nombre d'épidémies.

Il est à regretter que, faute d'ordre et de méthode, nous manquions des ressources

1. Les chiffres qui précèdent ont une origine absolument officielle. Il ne m'est pas permis d'élever le moindre doute sur leur parfaite exactitude.

immenses que les tableaux nécrologiques fournis par les paroisses pourraient nous procurer pour mettre la police sanitaire au niveau des besoins de la capitale. Jusqu'à présent les paroisses, comme les hôpitaux, les maisons de reclusion et les communautés des deux sexes, donnaient tous les mois une liste détaillée des décès survenus dans la ville, avec indication de sexe, d'âge et de maladie pour chaque personne qui mourait. On conçoit de quelles erreurs ces listes sont chargées, en songeant qu'on inscrivait uniquement sur les registres des paroisses la déclaration de la personne chargée de régler l'enterrement; or, celle-ci déclarait sur la cause de la mort ce quelle ne savait que par ouï-dire; on désignait naturellement une foule de maladies par des noms vulgaires, inintelligibles même pour les médecins les plus sagaces. Ainsi, d'autres dénominations se ressentaient de ce qu'on prenait un symptôme pour le mal dont il n'était que la manifestation, et, lorsque le malade succombait sans être assisté par un médecin de la Faculté, ou sous la direction d'un empirique ignorant, on se servait nécessairement, pour qualifier la maladie, de termes qui ne signifiaient rien, ou qui, la plupart du temps, n'étaient rien moins qu'absurdes. Que faut-il entendre par le mot *daño* employé si souvent par le vulgaire? Dans quelle classe faut-il ranger, comme indicatif d'une maladie, le mot *étique* et celui d'*hydropique*, depuis que l'on sait que les œdèmes, les anasarques et les dépôts abdominaux sont des symptômes communs à différentes maladies organiques ou fonctionnelles?... Or, les termes de ce genre ne manquent pas dans les notes que j'ai sous les yeux.

Il en existe quelques-unes, en petit nombre, il est vrai, qui ne sont pas exemptes d'intérêt et qui peuvent grossir les données d'une bonne statistique; mais cela même s'est perdu depuis que les officiers de l'état-civil sont chargés du registre de la mortalité. Avant que ces bureaux fussent établis, on publiait chaque mois une table qui, malgré tous ses défauts, offrait une assez grande utilité pour les personnes adonnées à ce genre de travaux. Depuis que cette publication a cessé d'avoir lieu, le Conseil supérieur de salubrité n'a pas reçu la moindre note, et les journaux se sont bornés à nous apprendre que, tel mois, il y a eu tant de naissances, tant de mariages et tant de décès, ayant eu pour résultat une certaine augmentation ou une certaine diminution de la population; et pour comble d'absurdité, certains bureaux publiaient ce travail, tandis que d'autres ne le publiaient pas. De là nécessairement l'erreur insensée de dire que le nombre des habitants croissait ou décroissait, parce qu'on l'avait constaté ainsi dans la circonscription d'un bureau.

Jamais, en votant la loi qui régit l'état-civil, le législateur ne s'était imaginé devoir arriver à de si pauvres résultats. On aurait obtenu des avantages à s'en tenir à la forme usitée, tout imparfaite qu'elle était; la division en quartiers possède, en effet, une certaine régularité, et quand on connaît l'insalubrité d'une section, il est facile d'en rechercher la cause et d'y porter remède; résultat important qu'on ne saurait obtenir avec les notes des paroisses, tant que nous verrons dans un seul îlot de maisons un certain nombre de fidèles appartenir à deux ou trois paroisses à la fois.

Cependant, bien que je n'aie d'autres données dont je puisse disposer que celles dont je viens de parler, je vais y soumettre le peu d'appréciations qui rentrent dans le cadre de mon travail. Je commencerai par résumer la mortalité de quatre années ordinaires, pendant lesquelles il n'y a pas eu d'épidémie. Je diviserai ensuite le produit par 4 pour dégager la mortalité annuelle. Les années 1845, 1852, 1858 et 1859 m'ont présenté toutes les garanties désirables. Je n'ai pas jugé à propos d'en réunir un plus grand nombre, parce qu'il m'aurait fallu choisir parmi des époques déjà éloignées, et alors, tous les avantages qu'il y a à opérer sur une grande échelle disparaîtraient devant les erreurs graves qui viendraient nécessairement encombrer mes calculs, les unes dues à l'accroissement accidentel de la population, les autres aux changements qu'a subis le rayon de la capitale en vertu de dispositions législatives.

MORTALITÉ GÉNÉRALE.

MOIS.	ANNÉES.				TOTAUX.
	1845.	1852.	1858.	1859.	
Janvier.......................	483	461	520	529	1,993
Février.......................	428	478	580	418	1,904
Mars.........................	477	570	550	459	2,056
Avril.........................	460	530	666	536	2,192
Mai..........................	502	588	795	596	2,481
Juin.........	480	587	817	509	2,393
Juillet....	584	801	797	487	2,669
Août.........	540	760	595	555	2,450
Septembre.......	490	735	538	523	2,286
Octobre	534	710	469	554	2,267
Novembre	505	674	412	520	2,111
Décembre	472	1,600	421	504	2,997
Totaux...	5,955	8,494	7,160	6,190	27,799

Si nous divisons par quatre la somme totale des décès dans les quatre années, nous trouverons que la mortalité annuelle est de 6 949 3/4, soit près de 19 personnes par jour, chiffre très-faible par rapport à l'importance de la population. On peut donc assurer, quoiqu'on ne connaisse pas exactement le nombre d'habitants compris dans le rayon de la capitale, que la mortalité ne dépasse pas 5 pour 100. Et encore doit-on faire la déduction de ceux qui succombent par suite de blessures, et qui n'ont rien à voir avec l'état sanitaire de la ville; si je les ai portés sur le tableau des maladies, ç'a été pour deux motifs : d'abord, pour consigner un fait de statistique criminelle, et, en second lieu, parce qu'il est indispensable de savoir ce qu'il faut de terrain, qui puisse suffire, pour le panthéon ou les panthéons de la capitale, à la totalité des inhumations.

Sur les 27 799 décès, voici à quelles maladies se rattachent ceux que nous énumérons dans ce tableau :

Pneumonie....................................	3,666
Fièvre typhoïde................................	1,582
Dyssenterie..........	2,424
Diarrhée....................................	2,646
Phthisie pulmonaire......	1,561
Apoplexie.............	943
Hépatite................................	627
Blessures...................................	618
Éclampsie.................	1,748
Maladies du cœur.............................	299
Fièvres intermittentes......................... ..	94
Scarlatine..........	121
Vieillesse....................................	179
Total ....,...........	16,508
Non classés......	11.251
	27,759

Je n'ai pu porter comme classés que les décès qui figurent dans la liste ci-dessus, parce qu'un groupe assez considérable se relie aux hydropisies, aux dépôts abdominaux et aux anasarques, et que ces dénominations signalent un symptôme de diverses maladies telles, par exemple, que les affections des poumons, du cœur, des gros vaisseaux, du foie, des reins, etc. Je n'ai pas pu non plus mettre en ligne les malades connus sous la dénomination d'*étiques*, parce que le public l'applique non-seulement aux personnes atteintes du tabès mésentérique, mais encore à celles qui souffrent d'une consomption lente et graduelle dont la cause n'est pas bien déterminée. Ces groupes et d'autres semblables, je les range dans la catégorie de ceux qui ne sont pas classés.

Pour que l'on puisse mieux se rendre compte de la mortalité, je divise l'année en ses quatre saisons, représentées par les mois de mars, avril et mai : le printemps ; de uin, juillet. et août : l'été ; de septembre, octobre et novembre : l'automne ; de décembre, janvier et février : l'hiver. La mortalité générale, en adoptant cette division, se trouve distribuée comme suit :

<pre>
Printemps........................ ... ..   1,682 1/4
Été..............................   1,878
Automne   1,666
Hiver........................ .... 1,723 1/2
                                          ─────────
                                          6,949 3/4
</pre>

La table qui précède est déduite de la somme des décès survenus dans chaque saison, pendant une période de quatre ans, au moyen du même procédé que nous avons suivi pour toute l'année. Comme on le voit, l'automne est l'époque où il y a eu le moins de morts, et l'été celle où il y en a eu le plus. Différence entre les deux extrêmes : deux cent douze individus. Entre l'été et l'hiver la différence est de cent cinquante et demi, et de cent neuf trois quarts entre le printemps et l'été. Celle qui existe entre l'automne et l'hiver est de cinquante-sept et demi seulement. Ces faits démontrent que la mortalité se présente dans l'ordre suivant : 1° l'été. 2° l'hiver, 3° le printemps, 4° l'automne.

Il serait difficile de se prononcer d'une manière absolue sur la cause véritable de ces variations ; mais si nous fixons notre attention sur ce fait, que juin, juillet et août sont les mois où l'on remarque le plus de changements dans la température, puisque les soirées et les matinées sont très-froides et qu'il fait très-chaud aux autres heures de la journée, nous trouverons peut-être dans ces transitions une explication à la grande mortalité de l'été, et dans ces mêmes causes, dans le passage violent du froid à la chaleur, dans la réaction naturelle du corps à la suite de ce changement, et dans la facilité de dégagement des exhalaisons malsaines dues à l'élévation de la température, nous trouverons celle de la mortalité considérable inhérente au printemps. L'automne a une température plus uniforme. L'air, à cette époque, est moins vicié, parce que les foyers d'infection se trouvent, jusqu'à un certain point, couverts d'une nappe d'eau débitée par la saison antérieure, et que la fraîcheur atmosphérique met obstacle à des exhalaisons rapides et violentes.

Si nous entrons dans l'appréciation de chaque maladie en particulier, nous trouvons un terme de comparaison dans le total des décès, et nous pourrons établir les rapports de la mortalité avec les quatre saisons. Nous commencerons par la pleurésie et la pneumonie : ce sont deux affections que le praticien distingue fort bien ; elles vont presque toujours de compagnie, reconnaissent les mêmes causes déterminantes et doivent par conséquent trouver place dans le même tableau. Les tables nécrologiques donnent les résultats suivants pendant notre période de quatre ans :

Janvier..   389
Février.........   439
Mars   377
Avril..................   343
Mai....................   352
Juin...........   293
Juillet.   298
Août.........   246
Septembre............   212
Octobre   217
Novembre..................................   250
Décembre.....   270
                Total.................. **3,686**

Divisé par 4, ce total donne 921 1/2 pour la mortalité annuelle. Il est à remarquer que le mois de février, qui compte le moindre nombre de jours, est celui qui présente la plus forte mortalité; car il dépasse même janvier de cinquante individus.

Voici le nombre de ceux qui ont succombé dans le cours de chaque saison.

Printemps....   268
Été......... ....   209 1/4
Automne.......... .. ..   169 3/4
Hiver.................... ....   274 1/2
                Total.. ....   **921 1/2**

On voit que l'hiver et le printemps sont les saisons les plus funestes pour les pneumonies et les pleurésies, et l'automne la moins redoutable; il n'y a entre les deux premières que la différence de 6 1/2, tandis que l'hiver présente avec l'automne l'énorme écart de 104 1/2. L'été offre sur cette dernière saison un excédant de 39 1/2. Ce résultat n'est pas tout à fait conforme à ce qu'on observe à Paris, selon M. Grisolle : dans les deux pays le *maximum* des décès a lieu pendant l'hiver et le printemps; mais cette dernière saison l'emporte sur celle-là : égale inversion se fait remarquer entre l'été et l'automne.

En recherchant la cause de ces différences, il est indispensable de remonter au principe généralement admis dans la science : c'est que les transitions brusques de température déterminent et aggravent les pneumonies et les pleurésies; et lorsqu'on voit en janvier et en février la température se montrer variable à ce point, que ces deux mois se sont fait donner par le peuple le nom de *fous* (locos), ce ne serait pas une erreur de supposer que ce sont ces variations qui sont la cause de la plus forte mortalité. On sait également qu'à Mexico, à l'exception de l'automne, qui jouit d'une température plus uniforme, il règne, le reste de l'année, une inégalité frappante entre les heures du jour et les heures de la nuit, bien que ces transitions aient lieu sur une moindre échelle que celles, beaucoup plus fréquentes, qu'on remarque dans les mois que nous venons de mentionner.

Fièvre typhoïde.

Sur le nombre total de 1582 décès, les 395 1/2 appartenant à une seule année se répartissent ainsi :

Printemps......... ....   108 1/2
Été................................. ....   94 1/2
Automne..................................   103
Hiver....................................   89 1/2
                Total....... ....   **395 1/2**

Au rebours de la pneumonie, l'automne est, avec le printemps, l'époque où la fièvre typhoïde amène le plus grand nombre de dénoûments mortels. Il n'y a entre les deux saisons qu'une différence de 4 1/4. L'été et l'hiver offrent le tableau de la mortalité la plus faible et cette dernière saison peut être considérée comme la plus favorable. Ainsi, l'idée généralement répandue dans le public que les mois des grandes pluies sont, avec l'hiver, les meilleures époques pour la santé, se trouve erronée, quand il est question de la mortalité prise dans son ensemble; mais elle est absolument exacte, lorsqu'il ne s'agit que de la fièvre pourprée. A Mexico, comme en France, c'est en automne que se déclare la plus forte mortalité; mais, pendant l'été, on ne remarque pas dans ce pays d'Europe la même diminution que dans la capitale du Mexique.

Ce n'est que dans les statistiques des grands établissements hospitaliers qu'on peut vérifier si le nombre des morts par l'effet de la fièvre est considérable par rapport à celui des individus qui sont atteints de cette maladie. Je suis porté à croire que non. Néanmoins, on craint plus dans le public la fièvre typhoïde que la pneumonie, ce dont on a lieu d'être étonné quand on songe que cette dernière affection est dans la proportion de deux tiers plus meurtrière que la première.

Dyssenterie.

Les 2424 individus décédés dans l'espace de quatre ans font 606 pour une année et se répartissent ainsi :

Printemps	120 1/2
Été	207
Automne	181
Hiver	97 1/2
Total	606

Ce résultat, complétement d'accord avec celui qu'ont obtenu les auteurs qui ont traité de cette maladie après l'avoir observée dans les pays chauds, vient surtout corroborer le principe que la chaleur unie à l'humidité est le plus souvent la cause déterminante de cette affection. Toutes les années auxquelles j'ai emprunté mes renseignements me présentent les mois d'août et de septembre, qui, à Mexico, déversent la plus grande masse d'eau, comme étant les plus abondants en décès, et les mois de janvier et de février comme étant ceux qui font le moins de victimes.

Apoplexie.

Le nombre total 943 donne 237 1/2 par an, et par chaque saison les proportions suivantes :

Printemps	59
Été	59 1/4
Automne	78 1/2
Hiver	40 3/4
Total	237 1/2

D'après le tableau qui précède, le plus grand nombre de décès par apoplexie a lieu en automne et le moindre en hiver. Résultat explicable par une subite transformation de la température, qui, après l'équinoxe, passe tout à coup de la chaleur au froid et de la raréfaction à la condensation de l'air. L'hiver se prépare d'une manière graduelle, ce qui explique pourquoi, les secrétions substitutives de la transpiration une fois équilibrées, il y a en décembre, janvier et février, une notable diminution d'apoplectiques, et pourquoi le nombre s'en accroît à l'entrée du printemps, sur une moins large échelle, il est vrai, que dans la transition précédente, parce que le retour de la chaleur s'effectue toujours moins rapidement. Cela n'empêche pas qu'on ne meure de cette maladie dans tous les mois de l'année; car, indépendamment des changements brusques de température, mille causes la déterminent.

Diarrhées.

Dans les quatre ans, il y a eu 2746 morts, ce qui fait annuellement 686 1/2. Des nombreuses raisons que j'ai pour ne pas entrer dans le calcul du nombre de diarrhétiques appartenant à chaque saison, la principale, c'est que la diarrhée est le plus souvent colliquative, et, dans ce cas, je commettrais une grave erreur si je voulais apprécier l'influence des saisons par un mal intestinal qui n'existe en réalité que d'une manière secondaire. En outre, le caractère chronique qu'il affecte communément est cause que les pauvres et pas mal de gens aisés le négligent; il arrive fréquemment que les uns, par misère et les autres par ignorance ou par incurie n'ont recours au médecin que lorsqu'ils se trouvent entièrement épuisés pour avoir suivi un traitement peu rationnel, au mépris des lumières de la science. Après des mois et même des années de souffrance, ils meurent d'une véritable inanition. Qui pourrait, en de telles circonstances, faire exactement la part de l'influence d'une saison? D'ailleurs, dans le rapide examen que j'ai fait de la mortalité parmi les diarrhétiques portés sur les listes, tous les mois fournissent un nombre à peu près égal de décès; c'est une raison de plus pour ne m'occuper de ce groupe que dans le seul but de signaler le fait à l'attention des médecins, qui doivent convaincre les malades de la nécessité d'appliquer leurs soins à cette maladie, la plus meurtrière après la pneumonie.

Phthisie pulmonaire.

Il y a eu, pendant quatre ans, 1561 cas de mort, soit 390 1/4 annuellement, ce qui correspond à peu près, à la vingtième partie de la totalité des décès. Ce groupe, comparativement petit, ne peut être soumis à l'influence des saisons que d'une manière indirecte; car il est bien reconnu que la phthisie est une maladie constitutionnelle qui parcourt régulièrement ses périodes et qui se développe sous l'influence de causes diverses; seulement sa marche plus ou moins rapide vers la mort peut être influencée par les divers états de l'atmosphère.

Les listes nécrologiques nous donnent :

Printemps	91
Été	104
Automne	105 1/4
Hiver	90
Total	390 1/4

A l'encontre de l'opinion générale, à Mexico, l'hiver et le printemps ont été les époques les moins meurtrières, tandis que les deux autres saisons, réputées les plus favorables, à cause d'une plus forte température, représentent ensemble presque les deux tiers du total. Je crois qu'il ne faut pas mépriser cette considération : que la phthisie s'aggrave plus par les transitions et par les vents que par une basse température seulement.

Hépatite.

Les inflammations du foie, pendant une période de quatre ans, fournissent à la mortalité le chiffre de 627 et celui de 156 3/4 dans l'espace d'une année.

La faiblesse de ces chiffres par rapport à la population de Mexico ferait supposer à première vue que les inflammations du foie sont peu fréquentes, si la pratique de tous les maîtres ne démentait pas cette assertion. Il est probable que beaucoup de ceux qui passent pour hydropiques ou pour être morts d'une ascite, sont des hépatiques non reconnus par les personnes chargées de régler l'enterrement. D'un autre côté, comme il est peu de maladies qui se guérissent mieux quand elles sont prises à temps, on ne doit pas s'étonner que, malgré la fréquence des hépatites, il y ait un nombre peu considérable de décès causés par cette affection.

Les 156 3/4 cas de mort se classent de la manière suivante :

Printemps	33
Eté	43 1/2
Automne	39 1/2
Hiver	40 3/4
Total	156 3/4

Le printemps et l'automne sont les époques où l'on a à constater la moins grande mortalité. On ne peut cependant rien conclure de la faiblesse de ce chiffre. En général, la science considère l'époque des chaleurs comme la plus propice au développement de cette maladie, et même, sur la très-petite échelle du tableau qui précède, la question est résolue dans ce sens; mais comme il y a beaucoup de guérisons à Mexico, ce n'est que dans les grands hôpitaux qu'on pourrait se rendre compte de l'influence des saisons.

Éclampsie.

Cette maladie présente un chiffre considérable sur les registres nécrologiques, et je n'ose cependant tirer aucune conséquence de ce fait; car il n'y a pas d'affection qui, chez les gens ignorants, donne lieu à plus d'erreurs que les convulsions. Pour le vulgaire, l'éclampsie est la maladie de l'enfant qui a des attaques d'épilepsie, de ceux qui meurent d'une méningite, des fiévreux chez lesquels le cerveau est intéressé, et de ceux qui sont atteints de convulsions sympathiques affectant un grand nombre d'états pathologiques divers. Il est impossible de tirer des conséquences d'un groupe sujet à tant d'interprétations. Je ne devais pas le ranger parmi les non classés; car je ne devais pas non plus omettre le nombre considérable d'enfants qui meurent de ce qu'on appelle communément convulsions. Mais comme objet de curiosité, ou, si l'on veut, vaguement, d'une manière justifiée par le caractère des maladies qui attaquent idiopathiquement ou sympathiquement les centres nerveux des enfants, je vais rendre compte de la mortalité dans ses rapports avec les saisons.

Le total, pour une période de quatre ans, est de 1748 décès et de 437 pour une seule année. Ce nombre ne manque pas d'importance, si l'on considère qu'il ne s'agit ici que d'enfants au-dessous de cinq ans; car, dans les notes que j'ai eues sous les yeux, il ne s'en trouve pas un seul qui ait dépassé cet âge, et l'on ne peut pas non plus y avoir compris les inhumations clandestines de petits enfants dont quelques-uns ont dû certainement succomber à l'éclampsie, cette maladie étant très-commune primitivement et consécutivement dans l'enfance.

Décès :

Au printemps.....................	102
En été....	112 1/2
En automne....................	115
En hiver..............................	107 1/2
Total................	437

Il y a une très-légère différence d'une saison à l'autre ; car celle de 13 décès entre le maximum et le minimum est insignifiante sur un total de 437.

Maladies du cœur.

Quant à ce genre de maladies, on chercherait inutilement la précision du diagnostic établi par la science, quand, dans la plupart des cas qu'on a relevés, il n'y a pas eu la moindre intervention de médecin. Quoique parmi les hydropisies que je porte comme non classées, il se doive rencontrer des affections organiques du cœur, il n'en est pas moins vrai que le chiffre de 299 en quatre ans, soit 74 3/4 dans un an, paraît très-faible, quand il s'agit de maladies nécessairement mortelles.

Fièvres intermittentes.

Le tableau nécrologique des fièvres intermittentes offre encore moins d'importance : 94 décès dans quatre ans, 23 1/2 à peine par année, se répartissent ainsi :

Printemps..	3 1/4
Eté.......	5
Automne......	9 1/4
Hiver.......... ... ...:..	6
Total..	23 1/2

En considérant l'état sanitaire de la capitale, il nous faut réduire ce nombre, parce que parmi ceux qui meurent des fièvres intermittentes, il se trouve beaucoup de muletiers des terres chaudes qui en rapportent le germe de leur maladie. Cela ne veut pas dire qu'à Mexico on n'ait pas à souffrir de cette maladie, mais on y compte peu de cas de fièvre maligne contractée et développée dans la capitale même, où presque tous les cas, qui ne sont pas très-rares, revêtent un caractère bénin.

Fièvre scarlatine.

Sauf dans les temps d'épidémie, la scarlatine est une des maladies les moins meurtrières. Il n'est survenu que 121 décès dans quatre ans, c'est-à-dire 30 1/4 chaque année, et à l'exception de ceux qu'on a constatés pendant l'été, tous appartiennent au printemps et à l'automne.

Vieillesse.

C'est à dessein que je n'ai pas voulu appeler morts naturelles les décès qui figurent dans ce groupe ; car la majorité des octogénaires ne finissent pas leurs jours de mort naturelle, mais de légères complications que le médecin diagnostique difficilement et dont la connaissance occupe très-peu l'attention du commun des gens. Dans les notes dont je me suis servi, figurent 179 individus morts de vieillesse, ce qui donne un chiffre annuel de 43 3,4 : tous ont dépassé l'âge de quatre-vingts ans, et dans le nombre total, 18 ont vécu plus d'un siècle, c'est-à-dire, 4 3/4 par an.

Par rapport aux blessés, je me borne à l'énumération en bloc que j'en ai faite au commencement : quant, aux autres maladies, je ne puis faire autrement que de les considérer comme non classées. C'est ainsi que mes calculs se rapportent à un peu plus de la moitié des cas de mortalité. Je n'ai pu en rattacher approximativement que 16 508 à la véritable maladie; quant aux autres 11 251, il m'a été impossible de leur assigner une cause. Cette difficulté même est le meilleur argument qu'on puisse opposer au système suivi jusqu'à ce jour; elle démontre la nécessité qu'il y a à ce que toute notice nécrologique soit accompagnée d'un billet du médecin qui a assisté le malade, avec la simple indication du diagnostic qu'il a formé.

Mais indépendamment de l'exactitude de la notice, il faut poser les moyens d'en retirer quelque avantage pratique pour la capitale. Un des principaux, ce serait de dresser des tables particulières pour les 32 petits quartiers, portant ce qui suit : 1º Quartier; 2º Ilot de maisons; 3º Nom du mort; 4º Sexe; 5º Patrie; 6º Résident ou passager; 7º Age; 8º Maladie constatée par un certificat du médecin. Comme la comparaison qu'on établirait entre les différents quartiers ferait connaître la maladie dominante de quelques-uns, il serait facile de rechercher la cause de ce fait dans les conditions hygiéniques de chaque quartier; il serait également facile de vérifier si le mal a pris son origine à Mexico ou s'il y a été importé de l'extérieur.

Il est hors de doute que les cimetières, les fossés privés d'écoulement, les loges à porcs, les mégisseries, les dépôts d'immondices, les fabriques de certains produits, les égouts et mille industries qui font partie des nécessités de la vie sociale, exercent une influence funeste sur la santé des hommes. La tâche d'une bonne administration ne consiste pas à détruire les choses qui existent, mais à réclamer le secours de la science pour les rendre incapables de nuire. Car s'il est absolument nécessaire de veiller à la salubrité publique, il n'est pas moins important de ménager les moyens d'existence de nombreuses familles. Pour procéder avec succès en pareille matière, il faut beaucoup de connaissances pratiques que peut seule nous procurer une bonne statistique de la mortalité. Combien ne voyons-nous pas aujourd'hui d'établissements publics qui, plus tard reconnus inoffensifs, ont d'abord été proscrits par les préjugés ou par des vues purement théoriques! Que de fabriques, réputées dangereuses pour la population, ont été mises hors d'état de nuire par de légères améliorations introduites dans un appareil insignifiant!

Les nécessités des grands centres de population demandent, de notre temps, une foule d'établissements dont les émanations passent pour malsaines, et cependant, dans tous les pays civilisés ils sont organisés de telle manière que la population n'ait pas à souffrir de leurs funestes effets.

Si nous en jugions par la malpropreté de la ville, par le nombre de gens chargés d'enlever les immondices, par l'engorgement des tuyaux d'écoulement, par la formation de mares infectes, par la mauvaise situation des cimetières et par l'état permanent de tant de foyers de décomposition putride que nous voyons à Mexico, on s'imaginerait facilement que notre capitale est constamment infectée par le typhus, par les fièvres pernicieuses, par la scarlatine maligne et par toutes les maladies contagieuses; cependant le tableau nécrologique de chacune de ces maladies n'est pas comparable à la liste de celles qui reconnaissent pour cause un changement brusque de la température. Cela n'empêche pas que nous ne voyions de temps en temps éclater des épidémies d'un caractère alarmant; mais il ne faut pas oublier que la pathogénésie de ces maladies leur reconnaît fréquemment une origine facile à détruire quand elle est reconnue à temps, et cette connaissance nous est fournie très-souvent par une bonne statistique de la mortalité.

Elle pourrait également, en aplanissant la voie pour remonter aux causes, venir en aide à l'hygiène publique par la constatation des époques de la vie où les dangers de mort augmentent ou diminuent.

Je n'ai pas pu, dans le court essai que j'ai écrit sur ce sujet, mettre à profit les relevés qui m'ont servi de base pour les maladies ; mais en ayant trouvé d'autres relatifs à l'année 1843, qui ne sont pas incomplets, comme les premiers, en ce qui touche les différents âges, je crois qu'il y a quelque intérêt à les publier pour une supputation générale. Nous n'avons qu'un chiffre modique pour une seule année ; mais, réfléchissant qu'il n'y a pas eu d'épidémie dans le cours de cette année-là, et que, pour établir un simple rapport entre les différents âges, près de cinq mille décès ne sont pas à mépriser, je me suis décidé à les mettre à profit.

J'ai formé trois sections depuis la naissance jusqu'à dix ans. Cette division me paraît commandée par la nature même du développement des enfants. La première section commence à la naissance et finit avec la première année ; car c'est l'époque de l'allaitement, le début de la dentition et des accidents dus à une mauvaise grossesse ou à des couches laborieuses. La seconde comprend les quatre années qui suivent ; c'est l'époque du sevrage, la conclusion de l'évolution dentaire et le commencement de l'alimentation. La troisième renferme l'espace qui précède immédiatement l'instant où commence une vie de mouvement et d'agitation physique et morale. Passé la dixième année, je poursuis mes calculs par périodes décennales jusqu'à quatrevingts ans, et je forme enfin une section pour ceux qui dépassent cette limite d'âge.

J'ai consigné dans le tableau suivant la mortalité de chaque mois, pour pouvoir étudier l'influence des saisons.

ANNÉE 1843.

MOIS.	AGES.										
	1	5	10	20	30	40	50	60	70	80	Au-dessus.
Janvier..	94	64	14	17	35	51	45	33	28	15	4
Février	71	54	10	11	21	38	48	26	37	13	5
Mars......	89	76	9	15	23	38	45	37	29	15	4
Avril	65	93	15	20	41	41	34	41	33	14	7
Mai...............	69	84	23	17	24	35	46	36	38	12	5
Juin..............	76	88	12	11	21	44	55	36	34	7	8
Juillet............	52	100	17	35	46	40	50	39	28	7	7
Août..............	63	118	16	16	31	38	37	28	39	16	3
Septembre	71	104	18	21	56	47	61	37	39	25	3
Octobre...........	47	86	21	15	32	36	43	31	23	15	3
Novembre..........	81	70	21	13	24	34	50	32	28	14	6
Décembre..........	53	60	14	16	26	34	40	38	34	21	5
	831	997	190	206	380	476	554	414	390	174	60

Nous voyons dans le tableau ci-dessus le nombre considérable d'enfants qui succombent dans les dix premières années de la vie. 2009 sur une mortalité totale de 4788 représentent plus de 42 pour 100. Quoique la somme des sujets portés sur cette liste s'élève à 4672, il y manque 116 individus dont l'âge n'a pas été relevé.

Mais ce qui doit pourtant attirer notre attention, c'est qu'il est mort 831 enfants dans la première année de leur naissance seulement, et 997 à peine dans le cours des quatre années suivantes. Si, pour l'explication de ce résultat, il nous est permis d'at-

tacher quelque valeur à cette considération : que les enfants sont d'autant plus délicats qu'il y a moins longtemps qu'ils sont nés, on ne peut se défendre d'un sentiment
pénible en voyant la négligence dont ils sont l'objet chez les pauvres gens. On n'y
prend point de précautions contre l'action du froid, de la pluie, du vent et des autres
intempéries; on n'y montre nul souci du mode d'alimentation des mères et des nou-
veau-nés, et l'on ne fait attention aux maladies de ces derniers que pour leur administrer des breuvages nuisibles, préparés par un tas de charlatans en jupons qui se
posent en praticiens et reçoivent l'encens de la crédulité publique. Chaque jour nous
voyons, nous autres médecins, des pauvres gens nous apporter dans nos maisons de
petites créatures atteintes des plus graves maladies, telles que la pneumonie, la dyssenterie, la coqueluche et même le croup.

Ces faits expliquent l'accroissement de la mortalité chez les enfants, indépendamment de leur constitution délicate. Je suis certain que, si l'on établissait sur une
grande échelle un hôpital destiné uniquement à recevoir les enfants des pauvres, et
qu'on obligeât ces derniers à y conduire les petits malades dans les cas de quelque
gravité, on verrait diminuer sensiblement le chiffre des décès.

Parmi ceux qui sont morts dans la première année, on en voit figurer 397 qui
ont succombé à l'éclampsie. Ce nombre confirme approximativement pour cette maladie le chiffre que j'ai dégagé de ma période de quatre ans; j'ai eu, en effet, 437 pour
résultat, c'est-à-dire, 40 de plus que pour l'année 1843. Cette différence s'explique
facilement par ce fait, que le premier cas comprend jusqu'aux enfants morts à l'âge
de cinq ans ; et l'on sait que plus l'époque de la naissance est éloignée, plus on voit
diminuer, non-seulement la fréquence, mais encore la gravité de l'éclampsie.

La mortalité entre dix et trente ans, période traversée par tous les orages de la jeunesse, descend au chiffre de 586, représentant le quart environ des dix premières années, quoique le calcul repose sur une double durée.

En supposant, avec quelque fondement, que l'âge adulte commence à trente ans et
finisse à cinquante, nous avons, pendant cette vingtaine d'années, une mortalité re-
présentée par 1020, ce qui fait à peu près le double de celle qui regarde la jeunesse.

A cinquante ans commence la vieillesse, qui se termine à soixante-dix. Dans le cours
de cette période, la mortalité diminue considérablement, car elle ne donne que 804
pour total.

A soixante-dix ans vient l'époque de la décrépitude. Elle compte, en 1843, 234 morts.
C'est plus de 4 pour 100 sur la mortalité générale de l'année. Ce chiffre répond vic-
torieusement à ceux qui, sans aucun fondement, ne cessent de faire ressortir la faiblesse de notre race.

Relativement aux saisons, la mortalité, pour la première année, se résume dans le
tableau suivant :

Printemps	223
Été	191
Automne	199
Hiver	218
Total	831

L'été et l'automne représentent, avec une très-légère différence, les époques où l'on
compte le moins de décès ; ce qui ferait supposer l'influence bienfaisante de la chaleur dans la première année de la vie. Pareille remarque a été faite en France par
M. Villermé.

On n'en peut pas dire autant pour les quatre années qui suivent; car il suffit de jeter un simple coup d'œil sur le tableau nécrologique, pour voir que, durant les mois de juillet, août et septembre, il y a eu 323 décès : près du tiers de la mortalité de cette époque de la vie. Cela s'explique très-bien pour quiconque connaît à Mexico les saisons et les habitudes des enfants de la classe pauvre. Dès la mi-juin, en effet, commencent les fortes et continuelles averses qui inondent les rues, trempent d'humidité le rez-de-chaussée de certaines dépendances et pièces basses des maisons, et les enfants de tout âge dorment et habitent dans ces lieux humides. Il n'est même pas rare de les voir, lórsqu'il pleut, aller se mouiller dans la rue et garder leur linge trempé, jusqu'à ce qu'il se sèche à la chaleur naturelle du corps. Ajoutez à cela les repas de fruits verts et malsains, comme les pommes, les coings et autres fruits de la saison, que les enfants recherchent avec avidité, sans que les mères les empêchent d'en manger, et nous ne serons pas surpris du chiffre des décès relevés dans le cours de ces mois.

Dans l'espace compris entre dix et trente ans, il est mort 140 personnes au printemps, 160 personnes en été, 161 en automne et 125 en hiver. L'hiver et le printemps paraissent favorables à la jeunesse; car ils fournissent, en décès, près d'un tiers de moins que l'été et l'automne. Le froid domine dans ces deux premières saisons et la chaleur dans les autres. Ce sont les seules circonstances qui semblent appréciables ; car malgré les divers changements météorologiques particuliers à l'été et à l'automne, la mortalité est à peu près égale dans les deux saisons.

L'été et l'automne représentent, à un degré différent, la plus forte mortalité parmi les adultes; sur 1020 morts, 535 appartiennent à ces deux époques de l'année, et 485 à l'hiver et au printemps.

Dans la vieillesse, au contraire, l'hiver et le printemps doivent être regardés comme défavorables ; car ils offrent 410 décès, tandis que l'automne et l'été n'en fournissent que 394.

Cette dernière saison est la plus favorable à l'âge de la décrépitude : sur 234 décrépits il en est décédé 50 pendant le printemps, 48 pendant l'été, 66 en automne et 63 pendant l'hiver. Les décès additionnés de ces deux dernières saisons donnent un total de 129 ; 25 de plus que pour le printemps et l'été.

Quelque défectueux que puissent être mes travaux, je n'ai pas hésité à les offrir au public, parce que je crois le moment venu de commencer l'étude de ce genre de questions. Je ne les aborde pas pour obtenir des applaudissements ; j'attends plutôt des rectifications de la part de ceux qui se consacrent à l'étude de la statistique, dussent-ils humilier mon amour-propre. Car tout doit être subordonné à la découverte de la vérité.

Mexico, 24 janvier 1863.

FIN DU DEUXIÈME VOLUME.

TABLE ANALYTIQUE

DES MATIÈRES

TROISIÈME PARTIE

CONSTITUTION PATHOLOGIQUE DES ALTITUDES

CHAPITRE PREMIER

DE L'ANOXYHÉMIE OU ANÉMIE BAROMÉTRIQUE

CHAPITRE II

IMMUNITÉ DES ALTITUDES POUR LA PHTHISIE PULMONAIRE

CHAPITRE VI

ÉTUDE SUR LES RAPPORTS DE L'ALTITUDE AVEC LES FIÈVRES DE MARAIS ET AVEC LES MALADIES A BASE INFECTIEUSE

QUATRIÈME PARTIE

CLIMATS DE MONTAGNE

CHAPITRE PREMIER

RÉFLEXIONS PRÉLIMINAIRES

CHAPITRE II

INFLUENCES MORALES DE LA MONTAGNE SUR SES HABITANTS

CHAPITRE III

INFLUENCES PHYSIQUES DE LA MONTAGNE SUR SES HABITANTS

CINQUIÈME PARTIE

LES TRANSITIONS BAROMÉTRIQUES

CHAPITRE PREMIER

LES TRANSITIONS BAROMÉTRIQUES NATURELLES

FIN DE LA TABLE ANALYTIQUE DU DEUXIÈME VOLUME.

15365. — Typographie Lahure, rue de Fleurus, 9, à Paris.

INDICATION ET COLLOCATION DES GRAVURES

CHROMOLITHOGRAPHIE

CARTES GÉOGRAPHIQUES EN COULEUR

Pages	Lignes	Au lieu de	Lisez
199	29	et rarement la contrée mon-tueuse a des conditions	et ramènent la contrée montueuse à des
298	4	Or il paraît évident qu'il existe des étendues sous-marines à la distance verticale de 2000 mètres.	Or il paraît évident qu'il existe des étendues sous-marines, vastes encore à la distance verticale de 2000 mètres [1].

1. Je n'ai pas voulu dire que la vie animale n'est pas organisée plus bas encore, mais qu'elle est très-abondante à cette profondeur.

15365. — Typographie Lahure, rue de Fleurus, 9, à Paris.

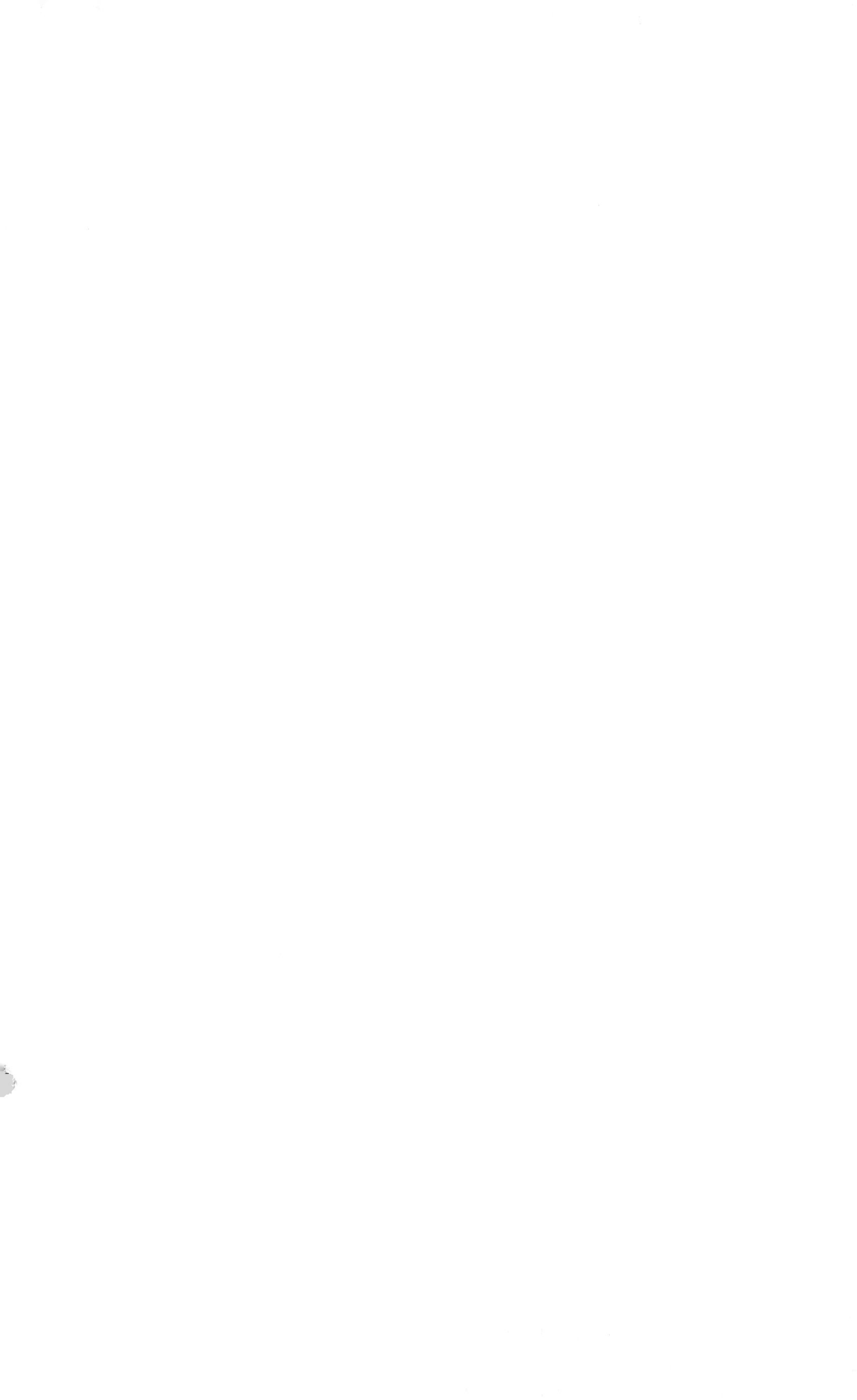